健·康·与·调·养

明代名医说健康

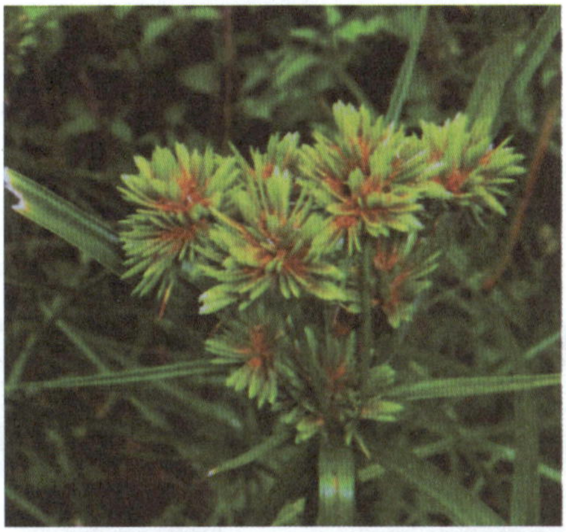

万象文画编写组 编

内蒙古人民出版社

图书在版编目(CIP)数据

明代名医说健康/《万象文画》编写组编.--呼和浩特:
内蒙古人民出版社,2010.8
(万象文画.健康与调养)
ISBN 978-7-204-10650-9

Ⅰ.①明… Ⅱ.①万… Ⅲ.①养生(中医)-基本知
识 Ⅳ.①R212

中国版本图书馆 CIP 数据核字(2010)第 173080 号

健·康·与·调·养

明代名医说健康

万象文画编写组 编
执行主编 李玲 黄淑芳 梁纪文

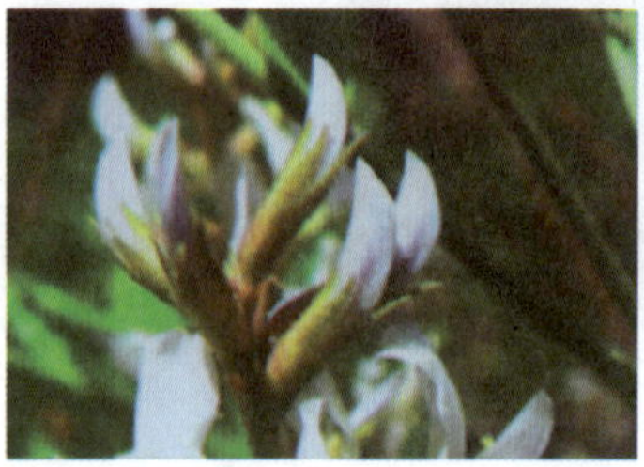

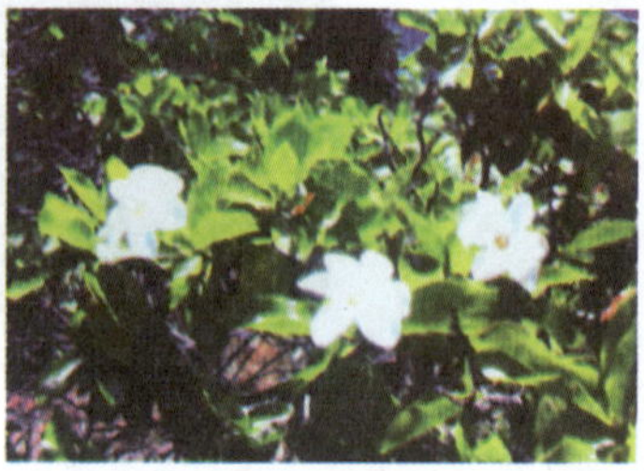

策　　划 王东生 段秋艳
责任编辑 王继雄
装帧设计 纸上魔方
出版发行 内蒙古人民出版社
地　　址 呼和浩特市新城区中山东路 8 号波士名人国际 B 座
网　　址 http://www.impph.com
印　　刷 三河市华新科达彩色印刷有限公司
开　　本 720×1000　1/16
字　　数 160 千
印　　张 20
版　　次 2011 年 1 月第 1 版
印　　次 2011 年 1 月第 1 次印刷　2017 年 3 月第 2 次印刷
书　　号 ISBN 978-7-204-10650-9
定　　价 39.80 元

如出现印装质量问题,请与我社联系。
联系电话:(0471)3946173　3946120

前 言

爱美是女人的天性，爱美的女人们把各种化妆品涂在脸上的同时，往往忽视了身体的健康。美，是由内而生的，悉心关注身心的阴阳平衡，才是正确的保健养生之道。

《红楼梦》里贾宝玉说，女人是水做的。如若从养生的角度上来讲，女人是“血”做的骨肉更为恰当。中医理论认为：血液运行全身，内至五脏六腑，外达皮毛筋骨，血液对各脏腑组织器官起着营养和滋润的作用。良好的血液循环，能够促进新陈代谢、缓解身心疲劳，然而女人有其特有的生理规律，比如月经和生子不但会面临着大量的血液流失，而且会引起诸如月经不调、经期紊乱、痛经以及各种产后疾病。所以保健养生对女人来讲是非常重要的。

本书依据明代太医王肯堂所编撰的医学名典《六科证治准绳》理论，将女性在各个生理阶段中可能遇到的疾病、以及治疗方法都做了比较详细的介绍。既可以作为一本女性养颜的美容秘笈，也可以作为一本女性了解自身自我保健的手册。

敬告读者：出版此书重在使读者了解我国古代医学的成就，普及中医中药知识，并非提供治疗疾病的药方。每个人的病情、病因不同，身体差异很大，若生病或身体不适，必须找医生诊治，请遵照医生的处方用药，千万不能个人主观判断，自行配置服用。

因编者水平所限，书中差错在所难免，恳请广大读者批评指正。

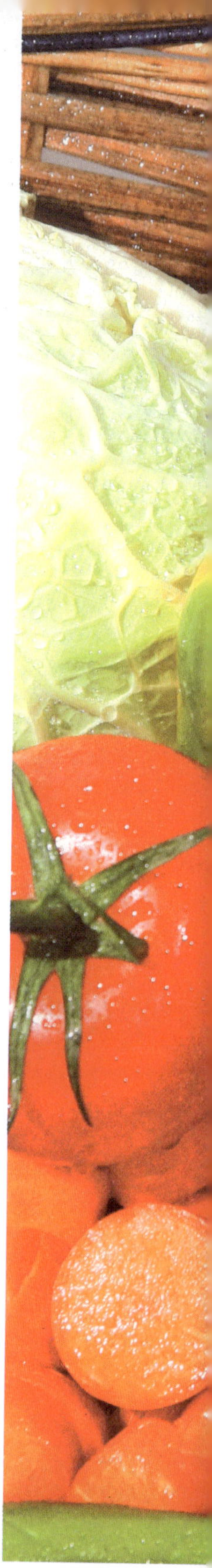

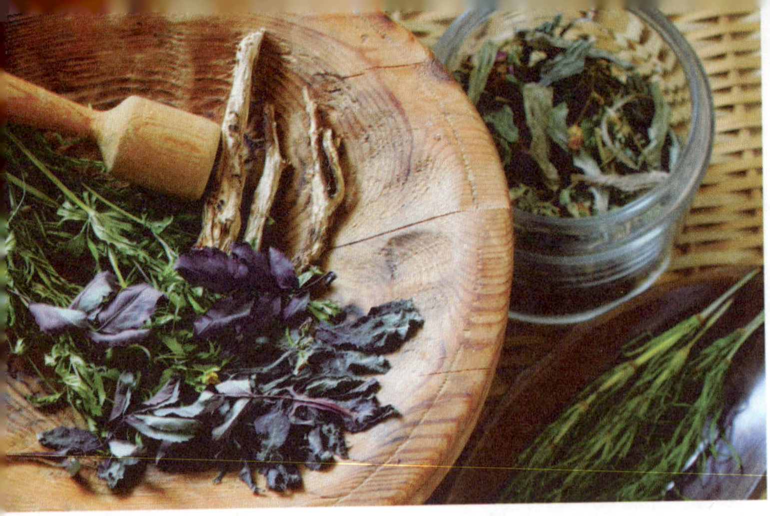

一代神医王肯堂

王肯堂（1552～1638），字宇泰，一字损仲，别号损庵，自号念西居士，江苏金坛人。出身官宦世家，祖父王皋，父王樵，均为进士。肯堂平生好学，天资聪颖，工书法，擅石刻，娴习文史，酷爱医学，留心医药方术，博览医著药书。

王肯堂起初不是医生，小时候因为母亲多病，才开始攻读医书，后来妹妹病危，求医各方名家都束手无策。在这种情况下，少年王肯堂根据平常从医书中学来的知识，亲自为妹妹切脉细诊，又根据妹妹的脾性和独特病情，开方抓药，煎药，连服数帖，妹妹的病竟然痊愈了。从此之后名声大噪乡里，周围乡亲生病就向他求医问药。由于出身仕宦，父母仍然想让他去博取功名。他于明万历十七年（1589）中进士，同年选为翰林检讨，官至福建参政。在任翰林院检讨期间，参与国史编修，著有《尚书要旨》、《论语义府》等。

由于朝廷不纳他的抗倭疏议，他愤然称病辞职回乡，从此重操少时喜爱的医学，一边为当地百姓治疗疾病，一边撰写医书。在此期间他曾成功地为一位眼窝边生毒瘤的患者进行过切除手术，还用“以惊驱惊”的疗法治愈了一位富家子弟因科举得中惊喜过度而得的精神病。更为人所称奇的是他还为一位掉了耳朵的人成功地进行了再植手术，在当时的医学界可是一位响当当的名人。

王肯堂在医学上的贡献，主要是他收集了历代医药文献，结合临床经验，以十年时间编著成《六科证治准绳》。这是一部集明代以前医学大成的名著，书中对各种疾病的症候和治法叙述颇详，史称“博而不杂，详而又要”，这部巨著为我国中医临床之重要文献，自明代刊行以来，影响甚大，为历代医家所推崇。

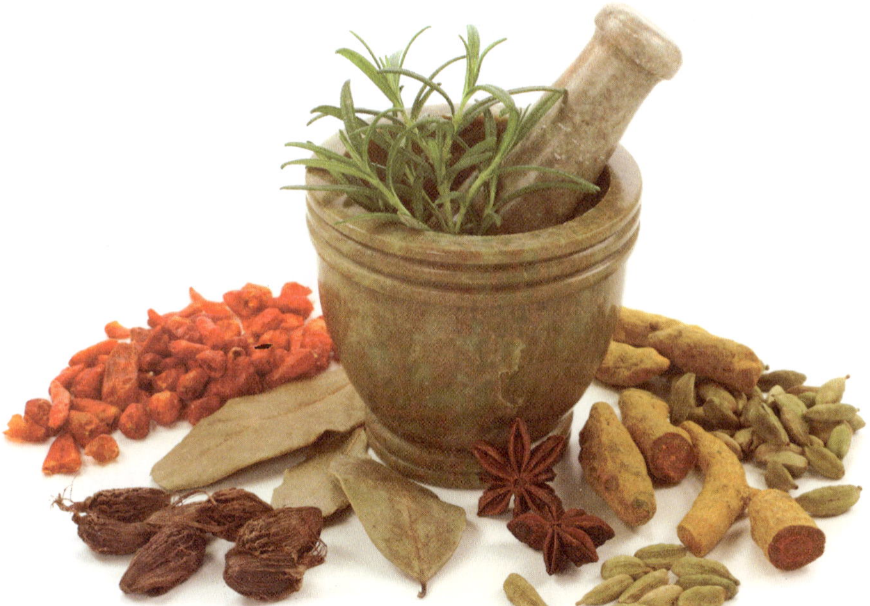

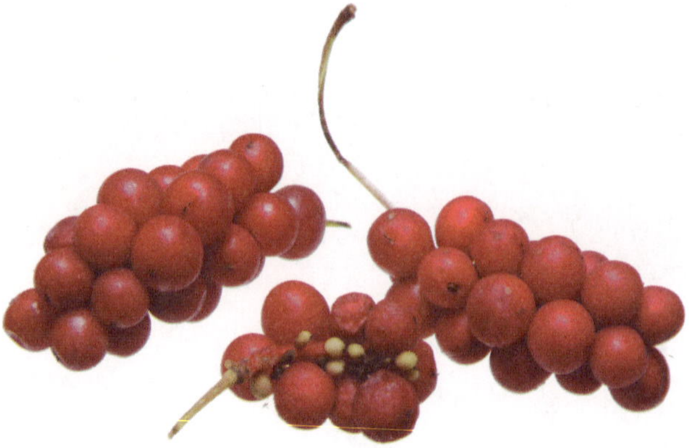

医家圭臬
——《六科证治准绳》

明代是中国历史上政治相对稳定，经济高度发展的王朝，在中后期的时候出现了资本主义萌芽。经济的发展推动了科学技术的进步，科学技术的发展从理论观点、方法、技术以至资料上都为对医学的发展奠定了坚实基础。

明代官方尊崇儒学，倡导孝悌，在“不为良相，便为良医”的社会大背景下，大批知识分子由儒入医，在很大程度上改善了医生的文化素质和知识结构，使医生的社会地位相应提高。医学知识的普及，推动了养生思想的发展。明代从医家到普通百姓都很重视养生保健，出现了不少关于养生方法的专著，《证治准绳》便是其中极为有影响的一部。

《证治准绳》又名《六科证治准绳》、《六科准绳》，共四十四卷，全四十册，约成书于万历三十六年（公元1608年），分为：《女科证治准绳》、《疡医证治准绳》、《幼科证治准绳》、《类方证治准绳》、《杂病证治准绳》和《伤寒证治准绳》。

王肯堂广泛收集历代医药文献，结合临床经验，以十年时间编著成《六科证治准绳》，是集明代以前名医方论融合而成的代表作，以“列证最详、论治最精”而著称，对各种疾病的症候和治法的叙述“博而不杂，详而又要”。书中往往是先述名医治验，后阐己见，条理清晰，持论公允，以证辨治，为历代医家所宗。

《六科证治准绳》这本书内容广博宏丰，理法方药齐备，体例井然有序，不仅有“医家圭臬”之称，还可使“不知医不能脉者，因证检书而得治法”。因此，成为十七世纪流传最广的医学著作之一，也是外科学中出色的著作。在养生保健话题日益为人们所津津乐道的今天，我们更应该从优秀的古典医学书籍中汲取有益的养分，真正将健康、长寿进行到底。

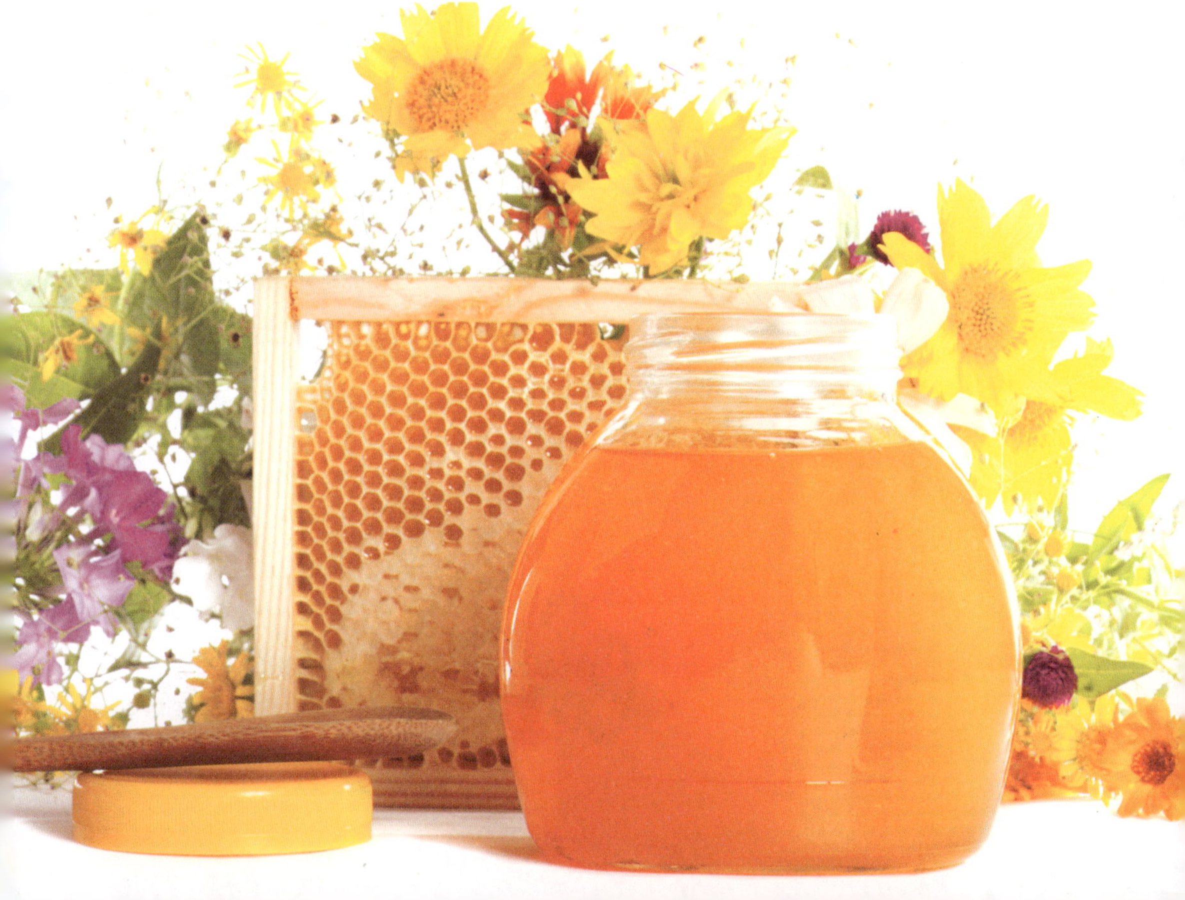

目录

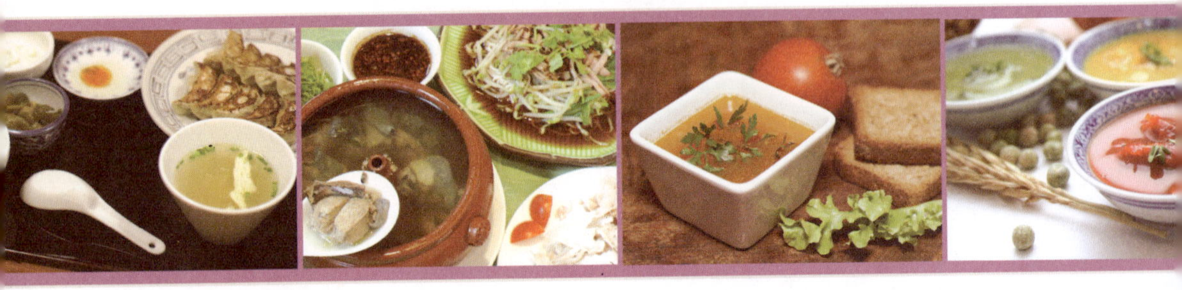

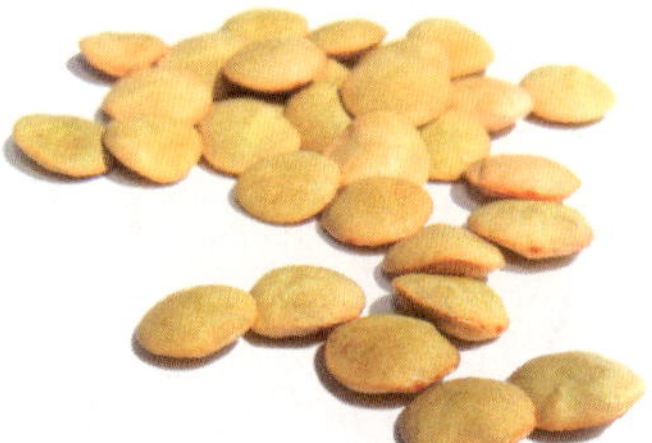

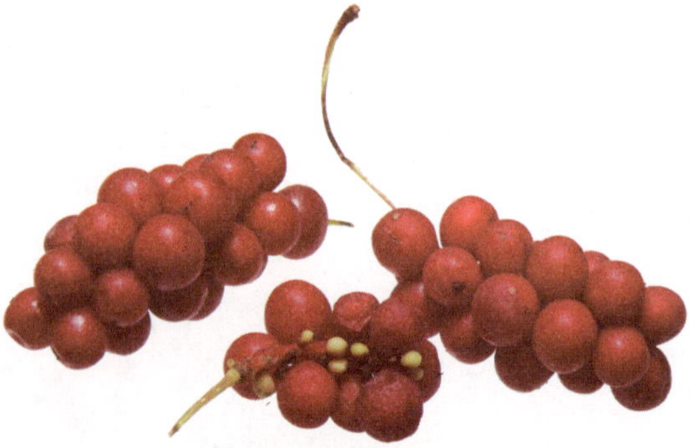

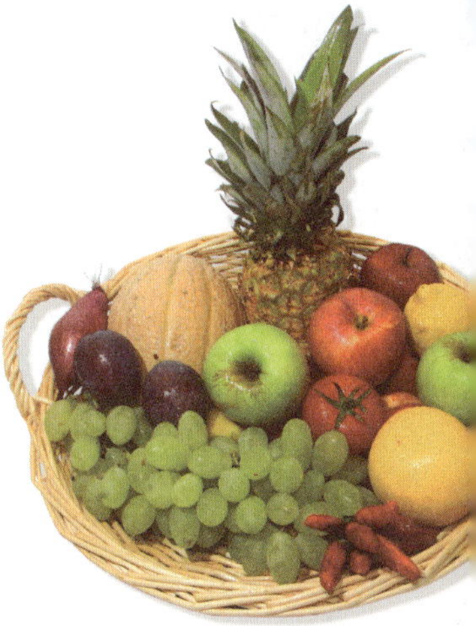

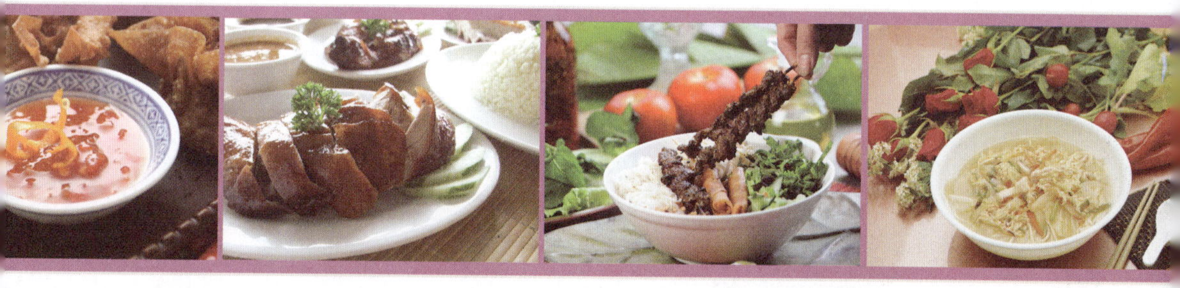

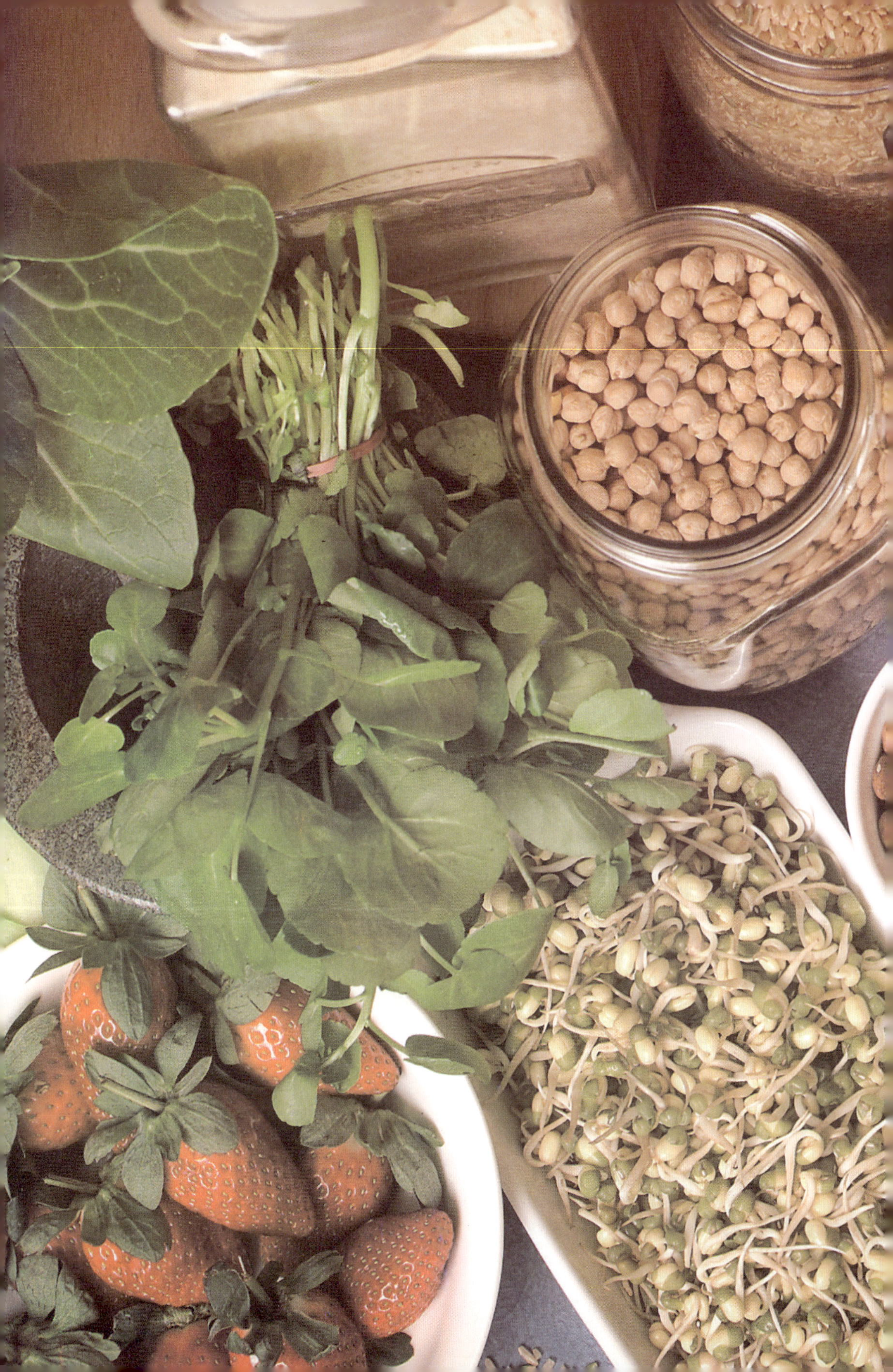

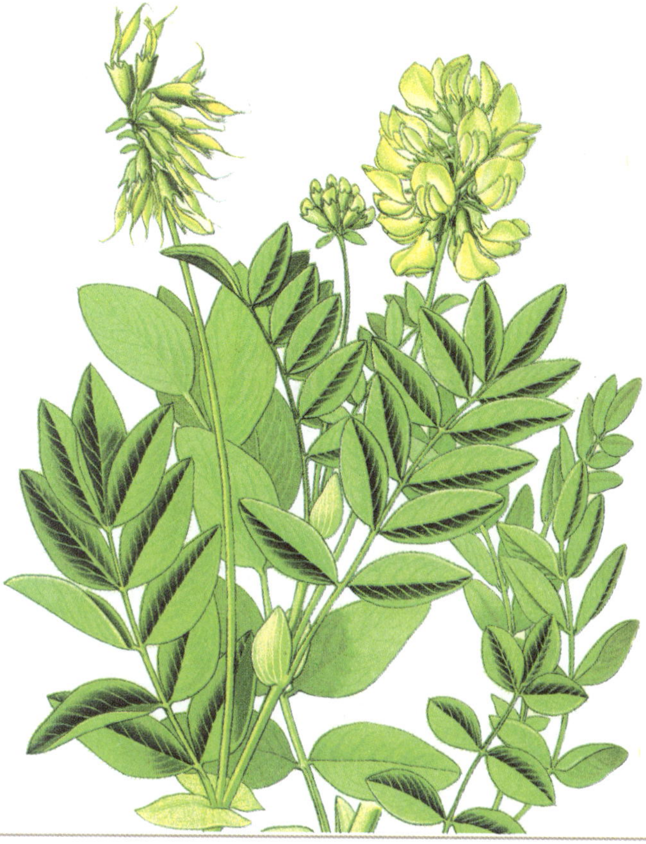

补养篇

中医学认为，肝，主疏泄、藏血。《素问·六节脏象论》说："肝者，罢极之本，魂之居也"。肝主疏泄的功能主要表现在调节精神情志，促进消化吸收，从而达到维持气血、津液畅通运行的目的。

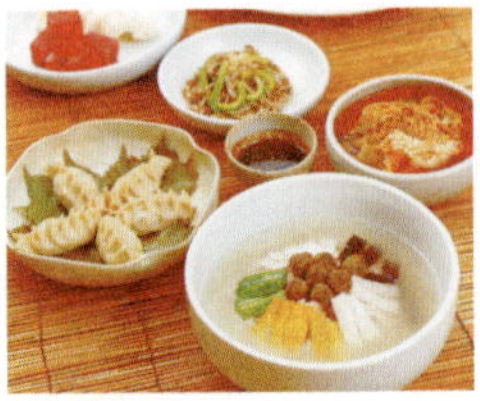

养血益气保健康

两千多年前，我国的阴阳五行学说就被应用于医疗领域，《内经》云：“夫自古通天者，生之本，本于阴阳。”在古代中医学的理论体系中，阴阳五行学说常常用来研究人体的组织结构、功能活动、疾病的产生和发展以及药物治疗等领域。

在五行学说中，天、地、人甚至人世间的万物都是由阴阳结合而产生的。天地气候、人体的成长都是由阴阳变化决定的。其中，天为阳，地为阴；男为阳，女为阴。就人的身体而言，各个部位、经络等都有阴阳之分。生活的不规律及七情六欲的变化，易引起“阴阳失调”。中医调养身体讲究的是阴阳平衡，而阴阳平衡才能够达到身体各部位的和谐，因此，我们要根据女性独特的生理特点和每个人的不同情况，准确判断后对症下药。

益气养血是关键

中医学认为，肝，主疏泄、藏血。《素问·六节脏象论》说：肝者，罢极之本，魂之居也。肝主疏泄的功能主要表现在调节精神情志，促进消化吸收，从而达到维持气血、津液畅通运行的目的。

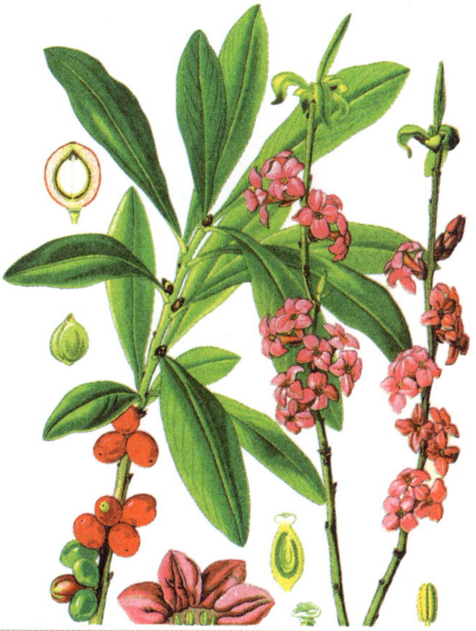

养血先养肝

中医学认为，女性血虚，应该注重调肝脏。《素问·六节脏象论》说：“肝者，罢极之本，魂之居也”。肝主疏泄的功能主要表现在调节精神情志，促进消化吸收，从而达到维持气血、津液的畅通运行。肝主藏血是指肝脏具有贮藏血液和调节血量的功能，肝脏就是人体的“血库”，当身体因为疾病或者其他生理原因，造成需血量增加时，这时肝脏就把贮藏的血液排出来，以供身体活动的需要。

如果肝脏产生病变，那么藏血的功能就会失常，就如“血库”干枯了一般，不足以给人体提供相应的需求。如果肝脏失于疏泄，就像“血库”漏水一样，储藏不住血液，从而引发出血病变，如妇女月经过多或崩漏、衄血等。

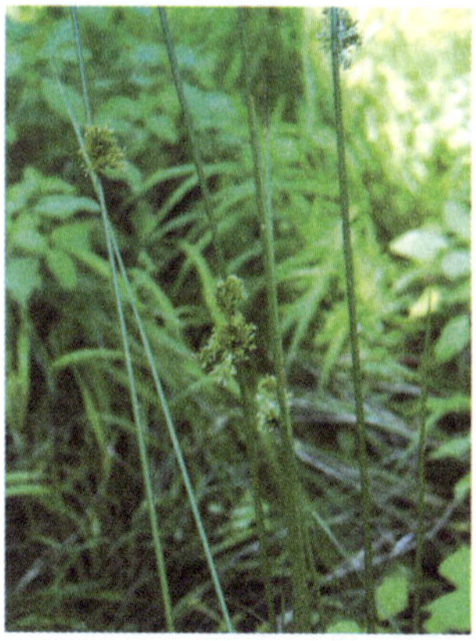

灯心

所以，我们下面所介绍的中医补肝血的经黄药方“四物汤”。其主要功能就是调理肝血。

相信会对广大的女性朋友，在日常的保健养生方面有所帮助。

神奇的四物汤

“四物汤”是中医补益肝血的经黄药方。也是治疗妇科疾病的最常用的药物

所谓的“四物汤”，是指其成分由四种中药组成。即：当归、川芎、熟地黄和芍药，其中又以当归、熟地黄为主药。

四物汤的主要功用是调理气血、滋养身体。在治疗妇女月经不调、月经疼痛等方面具有显著疗效。既可治疗由月经不

调引起的各种疼痛，如腰足痛、腹中痛或者崩中带下、半产恶露过多、停留不出等症；也可治疗妊娠期间的腹痛下血、胎动不安、产后出血过多、恶露不止等疾病，效果都是很不错的。在使用时，须加茱萸煎服，若是治阳脏，则需少加茱萸；若是治阴脏，则要多加茱萸。以上四味药为粗末，水煎服。

四物汤中各药物的不同作用

当归的首要功效就是补血调经，此外还有润颜养肤的功效。中医认为当归通心经，主和血，腹中刺痛状如刀割可用此药。

熟地黄可通肾经。能对付女性脸色苍白、头晕目眩、月经不调，与当归配伍还能增强当归的补血、活血疗效。如果小腹疼痛亦可使用此药。

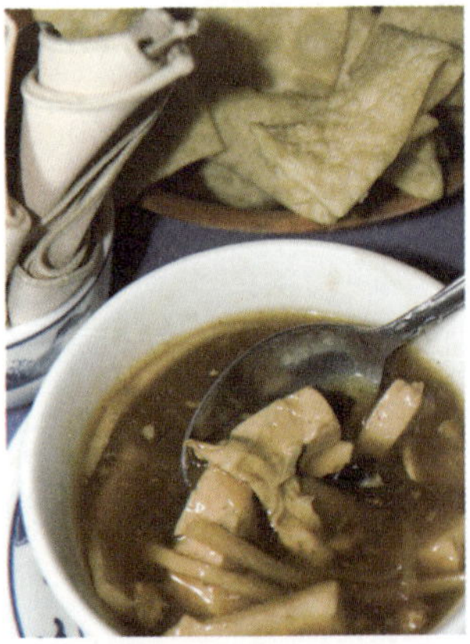

川芎可通肝经，为妇科主药，能治疗血虚引起的头痛，还能影响内分泌系统，减轻乳房不适、心情焦虑及沮丧等经前症状。可治风，泄肝气的郁结。

芍药对脾脏有医疗功用，通脾经，可和血理脾。《唐本草》说它“益女子血”，现代中医认为它能够养血柔肝，对月经不调有着很好的疗效。若腹中虚痛可使用此药。

以上四味药均为粗末，用水煎服。

四物汤的显著特点

四物汤有一个显著的特点，就是当四味药物的比例发生变化时，药汤的功用亦随之变化，从而药汤的功能也变的更为广泛。如多用熟地黄、当归、而少用川芎，是补血良方；川芎和当归少用或不用，则可保胎养胎；多用川芎、当归，而少用芍药，则能治疗月经量少、血瘀型闭经等症。

四物汤的使用原则

随着季节的转变，四物汤的应用原则也会随之变化。春天，川芎加倍使

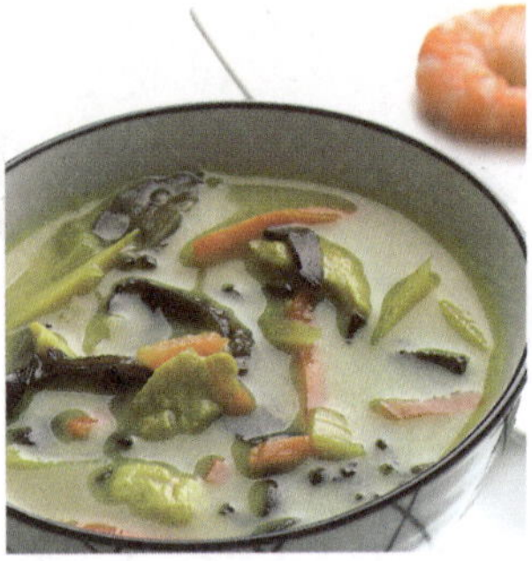

用，可治脉弦而头痛。夏天芍药加倍使用，可治脉洪而飧泄。秋天地黄加倍使用，可治脉涩而血虚。冬天当归加倍使用，则可治脉沉且寒而不食。

春季使用防风为佳，且防风的用量要多于川芎的用量；夏季使用黄芩，且其用量要多于芍药；秋季当加入麦门冬，麦门冬的用量要多于地黄的用量；冬季须加入桂枝为宜，桂枝量比当归要多一些。

在当归、川芎、芍药、熟地黄四味中药即四物汤的基础上加入几味其他药物，可对以下症状的治疗起到更佳的效果。

所谓“腹痛六合”，即是表现出血气不足，腰部腹部有疼痛感，身体惧风有汗等不适症状，可在四物汤基础上加入白术和桂枝。

所谓“风六合”，即是出现中风眩晕症状，可另加入秦艽和羌活增加治疗效果。

“气六合”，即是有身体虚弱无力，行走突发摔倒，气息脉向虚弱等整体症状，加入浓朴、陈皮可使治疗效果愈加显著。

“热六合”，针对身体燥热，无法入睡症状，黄连和栀子两味药物是辅助四物汤药效的不错选择。

“寒六合”，则是身体虚弱寒凉，气息脉向微弱症状，加入干姜、附子味药来辅助四物汤的治疗效果。

“湿六合”，是身体四肢沉而无力，出汗偏冷，此症状者宜另外加入白术和茯苓来增进疗效。

其中治疗风六合的方法，对于女性筋骨和四肢关节疼痛、头痛、脉弦和畏冷等症状，是较为适宜的。

遇至不同的表现症状，各种味药及其用量有所差别。

气息血行虚弱不畅，身体虚弱无力，且伴有发晕的症状，需四物汤四两，羌活和防风各为一两。

气息血行活力较强，肋下腹部有闷胀感，此时适用四物汤四两，木香和槟榔各一两。

腹部肚脐以下虚冷，腰脊有闷痛感，则适用四物汤四两，玄胡和苦楝各一两。其中苦楝可捣碎或炒焦方式入药均可。

女性月经次数频繁，期间伴有肚脐以下小腹疼痛等不适感，以服用四物汤四两，芍药加倍，黄芩一两为佳。

或有女性在月经期来

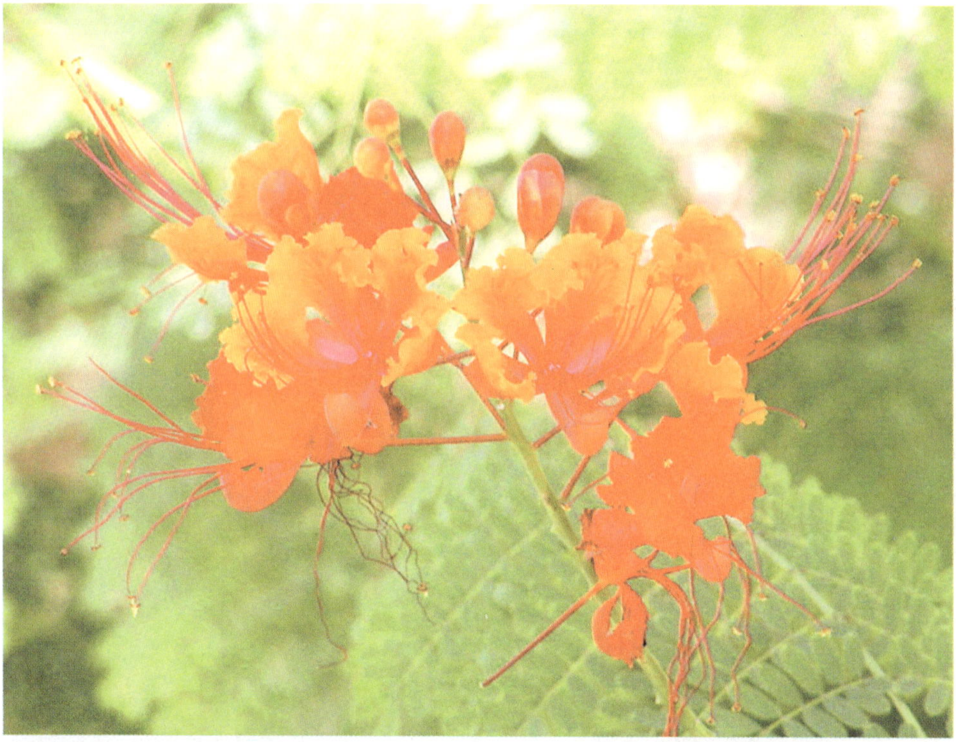

苏木

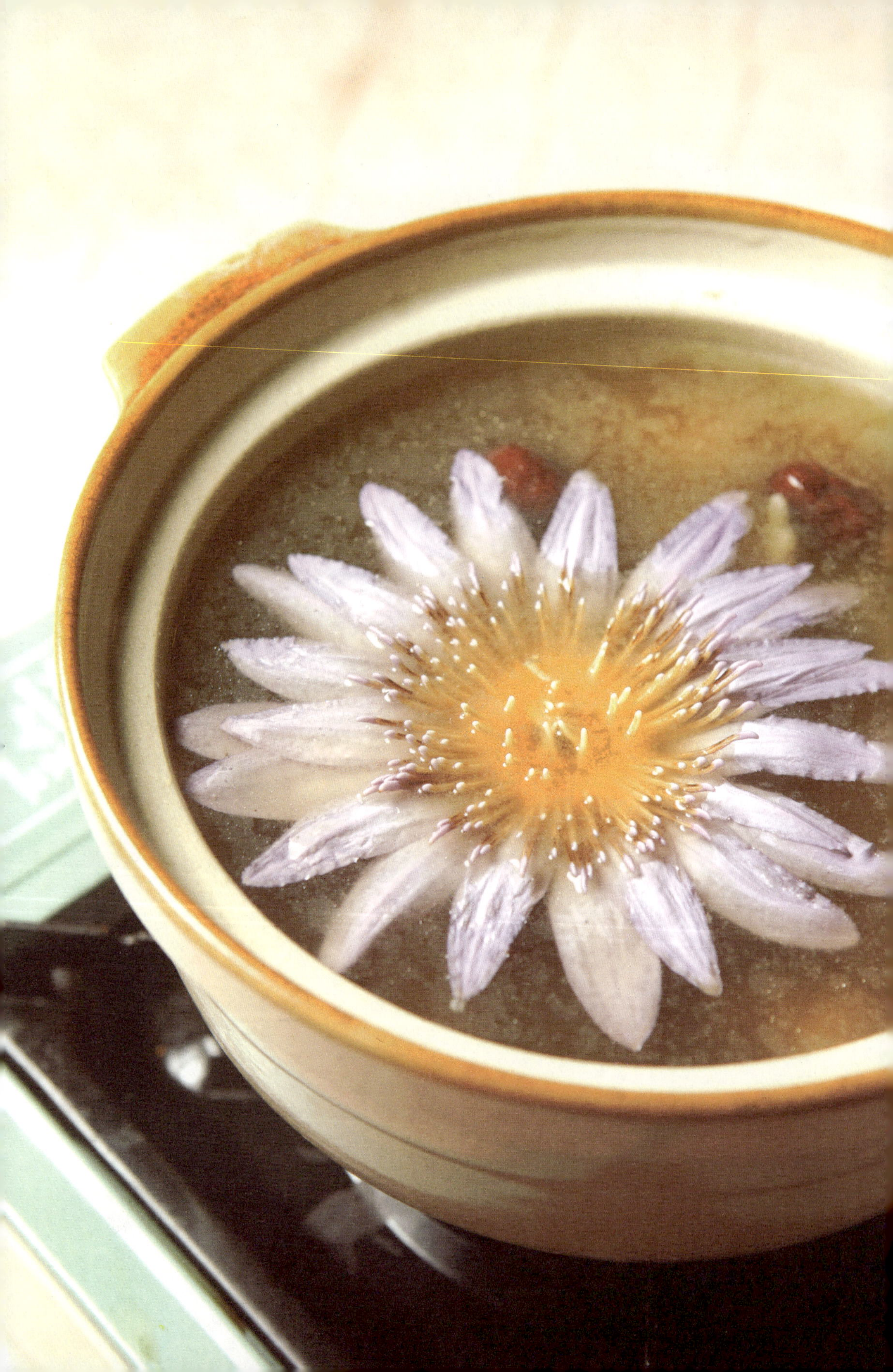

临之前即有腹部疼痛、脐下小腹绞痛难耐，可用以四物汤四两，玄胡、槟榔、苦楝（捣碎式）和木香各一两。

腹部有刺痛感，有异物置于其中无法消除的症状，应加大当归和芍药的用量。

脐下小腹部有疼痛感，可煎服四物汤和玄胡味药。

将四物汤中的地黄去之，替代以干姜，称之为“四神汤”。对血行虚弱，心腹疼痛难耐的症状，服用四神汤的效果为佳。

腹部疼痛难忍，经脉走向缓慢，可煎熬服用熟地黄和桂心。其中熟地黄的用量须加倍，桂心剂量一半即可。

四物汤调理经期疾病

对女性经期不适的调理。

月经期间腹部疼痛，腰酸背痛的症状，可以热服以七下味药。即芸苔、牛膝、红花、吴茱萸、炙甘草、银器、灯心。

月经期间经量较少的情况，可用四物汤，并外加熟地黄、当归各一两予

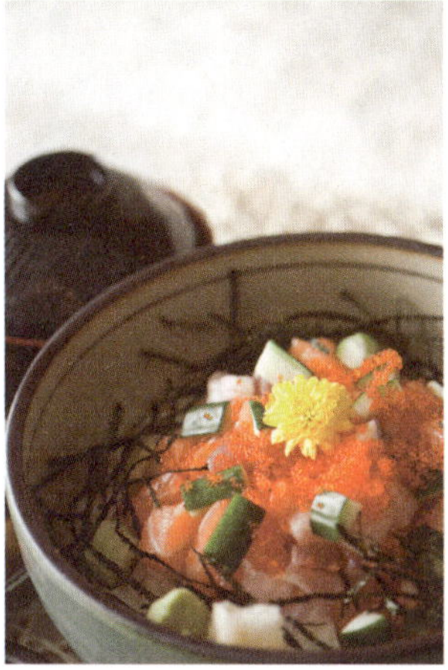

以改善。

月经期间经量较多的情况，可用四物汤并外加黄芩。或者也可以服用黄芩六合汤，即用四物汤四两，外加黄芩和白术各一两制成服用。

月经期经血颜色如黑豆汁的症状，用以黄芩和黄连各一两。

月经期经血较多且持续症状，可加入干瑞莲房，炒后入药制成。

月经时来时断，无周期规律性的女性，可先行服用小柴胡汤去除寒热，再服用四物汤加以调理。

月经期经血流量大，且呈持续状的，入药要加入生地黄和蒲黄。加入百草霜、棕灰、首绵灰、蒲黄（炒后入药）、龙骨、白姜等药，可有利于缓解这种情况。因经量持续失血过多引起的血脏虚寒情况，可使用阿胶、艾辅助调理。

对上述情况涉及到的经前经后不调，经血量过多过少，腹部虚胀呕吐等症状，都可以用陈艾和黄芩入药改善。

白带不正常也属女性常见病症，其具体症

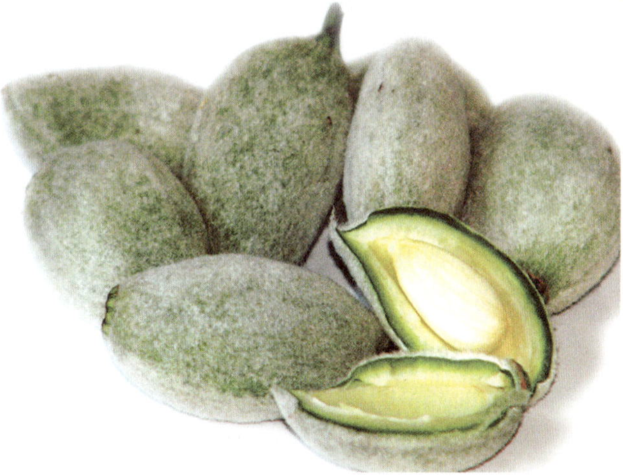

杏仁

状不同则需对应不同的用药，才能达到更好的调理效果。

一般有赤白带的症状，可服用四物汤四两，桂枝、香附各五钱。该种入药方式誉为香桂六合汤。

对于上了年纪的中老年女性出现的赤白带症状，适合把四物汤研成细末，用蜜制成如梧子大小的丸，空腹，就米饮下三四十丸。

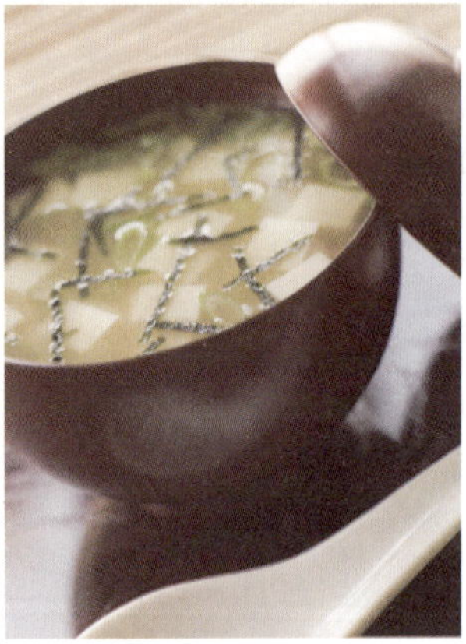

女性白带过多的，可以服用肉桂、蒲黄、百草霜、甘草、黑豆、白术、玄胡索、白姜、龙骨。在空腹时就盐，用酒服下。

对女性月经特殊情况的调理

如是出现经期经血排出停滞，腹部疼痛，可以加入相同份量的广术、官桂。

月经期间小腹有鼓胀

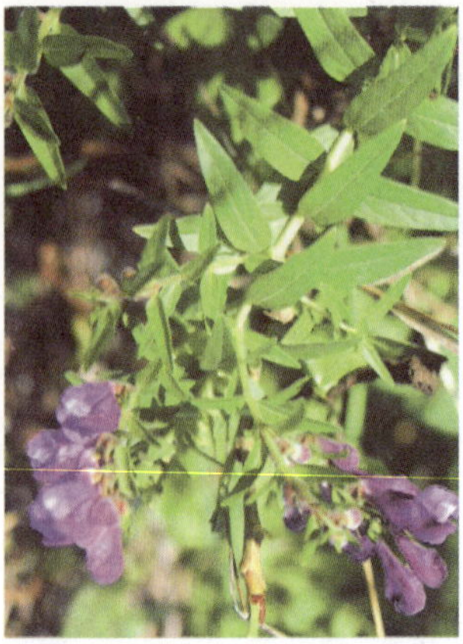

黄芩

感，经血不能排出，可加入各二钱半的桃仁和红花。

若是月经停止不来，可加入以下十一味药加以调理。枳壳、大黄、荆芥、黄芩、青皮、滑石、木通、瞿麦、海金沙、山栀子、车前子。

如果是月经持续不来的时间较长，可以加入肉桂、甘草、黄芩、姜钱、枣子、木通、红花。

因受寒引发月经期间经血量少的症状，可加入甘草、乌梅、柴胡、桃柳枝。

月经不通，可加入老酒、野苎根、牛膝、红花、苏木。用水煎服。

血气不调，可加入甘草半两，吴茱萸一两。

治愈败血。四物汤研细末，加入半两甘草，用蜜炼制成丸，每一两作成八个药丸，以酒、醋各半杯，煎汤剂服用。

因身体阴阳气血虚亏引起的身体发虚发热症状，可服用补心汤或五神汤来调理滋养身体血气。补心汤用四物汤和参苏饮合而制成。五神汤则由四物汤和柴胡制成。

潮热症状可合用四物汤和黄芩、地骨皮、柴胡，或者合用四物汤和柴胡、干葛、黄芪、人参。

虚热口干症状，可在四物汤基础上加入麦门冬、黄芩。

虚渴症状可在四物汤中加入人参、干葛、乌梅、栝蒌根。

体虚多汗，可在四物汤中加入牡蛎、麻黄根，两种味药各半两。

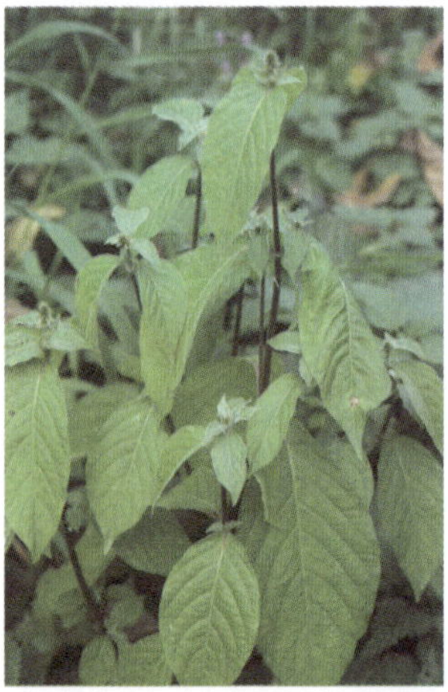

牛膝

虚寒潮热症状，可在四物汤中加入柴胡、地骨皮、白术、茯苓、甘草、秦艽、知母、黄芩、麦芽、贝母、人参、乌梅、枣子。

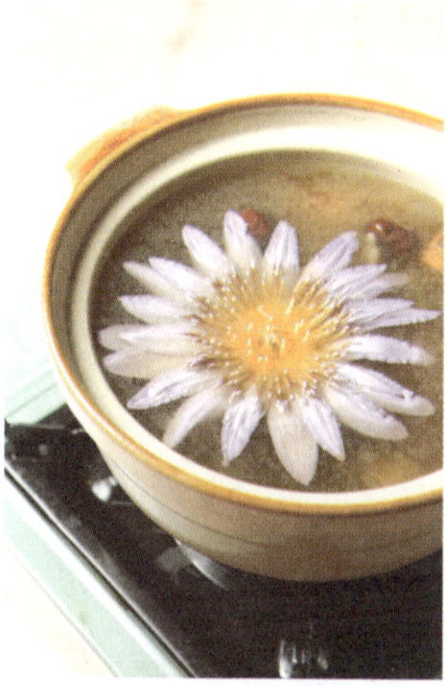

如果身体四肢肿痛，举止行动困难，适宜煮用同等份量的四物汤和苍术。

四物汤中加入缩砂仁，还可起到助怀孕、保胎气的妙效。如果体内过热，可将四物汤和黄芩合用。

因体内燥热而出现伤风症状，可用四物汤、川芎、柴胡和防风进行治疗。

在四物汤中加入荆芥、柴胡一起服用，可治疗因血气亏损引起的劳伤，

在四物汤中加入大黄、荜茇、乳香服用，可治疗因血气不足导致中风而引起的胁部疼痛，或盘肠拧结。

四物汤外加人参、乳香、没药、麝香、甘草、五灵脂、羌独活、防风、荆芥、地龙、南星、白附子、泽兰，研为细末后做成蜜丸，再配以咸木瓜汤一同服下，可有效调理由血气不足引起的伤风，四肢麻痹、疼痛，行走艰难等症状。

四物汤外加甘草、木香、枳壳、马兜铃、葶苈、紫苏、藿香、地黄，空腹状态下服用，可对症治疗因血风而出现的胸腹部胀痛症状。

在四物汤中加入大黄、桃仁一起服下，可对脏腑郁结症状起到较好的调理效果。

滑泄症状，则适用在四物汤中加入官桂、附子服用。

在四物中加入人参、川芎、白芷、蒲黄、阿胶、白术、茱萸、续断、干姜、附子、肉桂、黄芪、赤石脂、甘草，做成蜜丸，配以咸梅汤服下，则有效治疗由血气不足、身体虚弱引起的腹泻症状。

针对因身体不适出现的呕吐和咳嗽症状，中医也讲究不同程度的不同方剂。

如果仅是呕吐状况，可在四物汤中加入白术和人参，或者在汤中加入生姜服下。

遇至呕吐不止的症状，可服用四物汤外加藿香、白术各半两，人参二

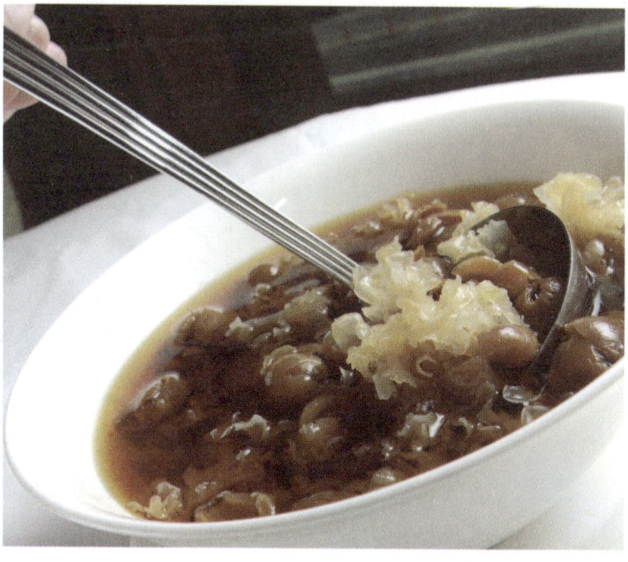

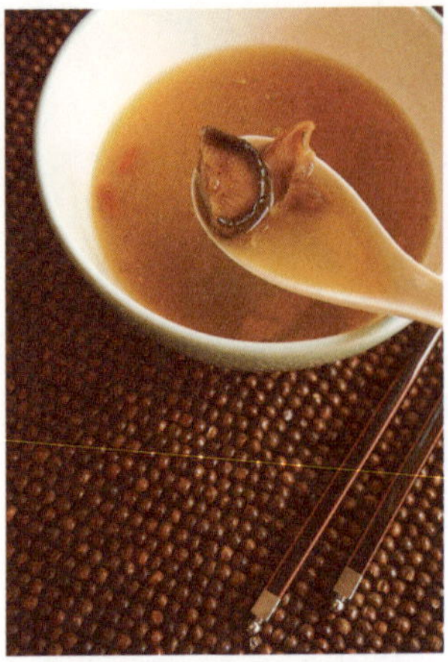

钱半。

如果呕吐程度加重不能吃东西，或者吃些东西就吐的症状，可在四物汤中加入白术、乳香、甘草、人参、缩砂、益智仁、胡椒。

轻度咳嗽，可在四物汤中加入桑白皮、半夏、人参、生姜、北五味子、甘草一同服用。

在四物汤中加入款冬花、知母、阿胶、半夏、麻黄、甘草、马兜铃、黄芩、杏仁、柴胡、姜钱、诃子、乌梅，可针对因伤风引起的咳嗽有效治疗。

四物汤治疗体虚引起的各种病症

由体内虚寒引起的发热症状，可在四物汤中加入干生姜、牡丹皮、柴胡调理。或者用四物汤中配之芍药。

因体虚出现的身体时而发冷，时而发热症状，可以服用四物汤中配之干姜（炮）、牡丹皮，其用量各一份即可。

体虚也会导致身体瘦弱疲倦、眩晕，月经不来的情况，此时可以用生姜和薄荷配同四物汤一起服用。

由体虚引起的类似伤寒的症状，可在四物汤中加入人参、柴胡、防风一同服用。

由体虚引起的烦闷，无法安然入睡的症状，可在四物汤中加入竹叶、人参服用。受寒也会引起上述症状，可用酒煎服四物与白术各半，再加入天麻、茯苓、穿山甲。

四物汤对肠胃的调理作用

心腹胀满不适，用四物汤配以枳壳、青皮一同服用治疗；如果身体同时伴有出虚汗的症状，应麻黄根；虚汗过多者，加入浮麦效果更佳。

肠胃受风寒，大便带血，四肢发冷伴有膨胀感，可在四物汤中加入槐

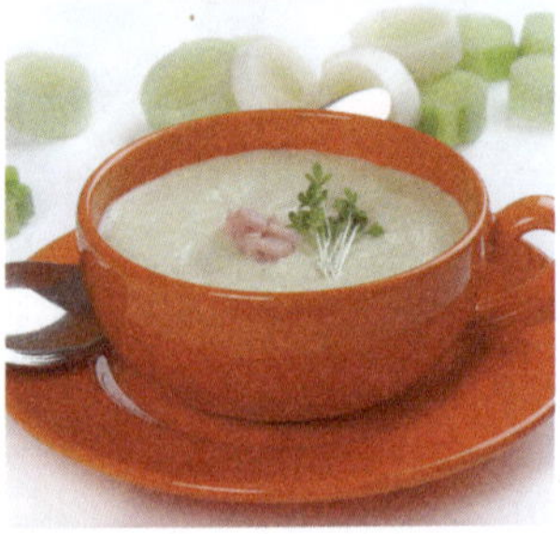

花、枳壳、漏芦、荆芥、木香、白鸡冠花、木通、红内消、紫草、石榴皮、陈皮、青皮、黄芩、甘

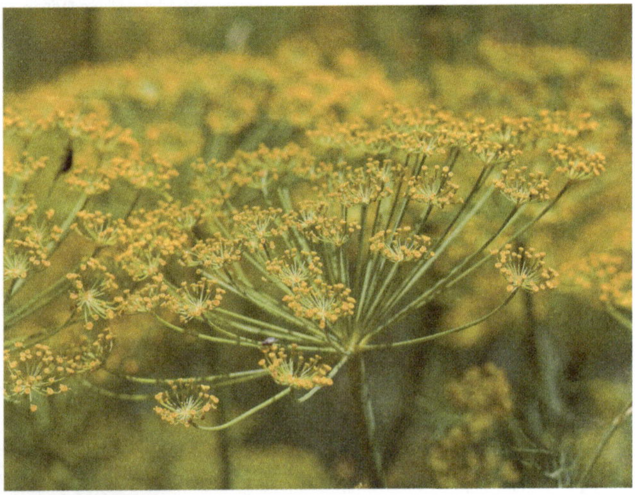

茴香

草、白茅根、槐角同服。

老年人因风邪而出现的大便秘结并伴有眩晕、腹胀、风热感冒等症状，可煎服等份量的四物汤及青皮。

肠风下血，可用四物汤配以槐角、槐花、枳壳、荆芥、黄芩、大腹皮、红内消、地榆、石楠叶、白鸡冠花，研成粉末状，煎后与盐水、老酒调和，在空腹状态下服用。

四物汤对身体各器官病症治疗

头晕，脖子僵硬，可在四物汤中加入人参、黄芩服用。

头部受风疼痛，眼睛发红，可在四物汤中加入薄荷、清茶服用。

眼睛发红，体内受风生寒，可在四物汤中加入防风、黄芩服用。

流鼻血、吐血症状，可在四物汤中加入竹青、蒲黄、藕节、半夏、丁香、诃子、桂花、红枣、飞罗面、白茅根、蚌粉服用。

口感易渴，在四物汤中加入知母、石膏服用。

风疮赤红肿痛，可在四物汤中加入荆芥、牛蒡

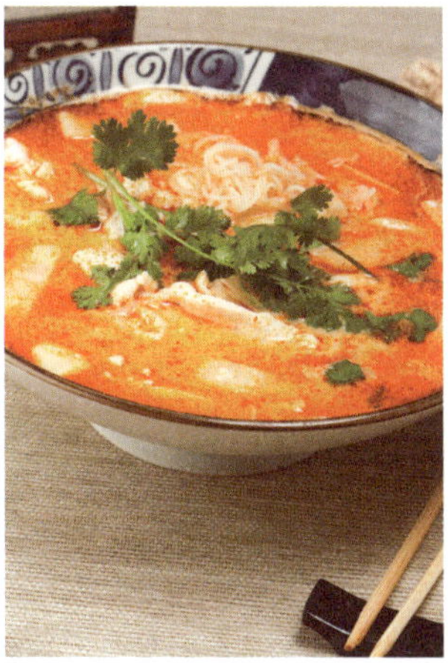

子、何首乌、甘草、防风、羌活、地黄、盐、酒服用。

乳房上生痈疮，可在四物汤中加入连翘、茨菰子、红内消、白芷、菰片、荆芥、牛膝，山蜈蚣、乳香、没药、漏芦、生地黄服用。

脚肿，可在四物汤中加入大腹皮、赤小豆、茯苓皮、生姜皮服用。

一般伤寒感染，在出汗后饮食不振，身体发虚，可以服用八物汤调理。即用四物汤四两，黄芪、白术、茯苓、甘草各一两制成。

四物汤保护妊娠期

四物汤调理妊娠期的伤寒感染

妊娠期感染伤寒，身体虚弱出汗，头痛脖子硬，身体发热却感觉寒冷，脉象微弱，可服用表虚六合汤。即是用四物汤四两和桂枝、地骨皮各七钱制成。

妊娠期感染伤寒，身体发热但无汗，头痛，脉搏跳动过快，可服用表实六合汤。即是用四物汤四两、麻黄、细辛各半两制成。

妊娠期感染伤寒，头

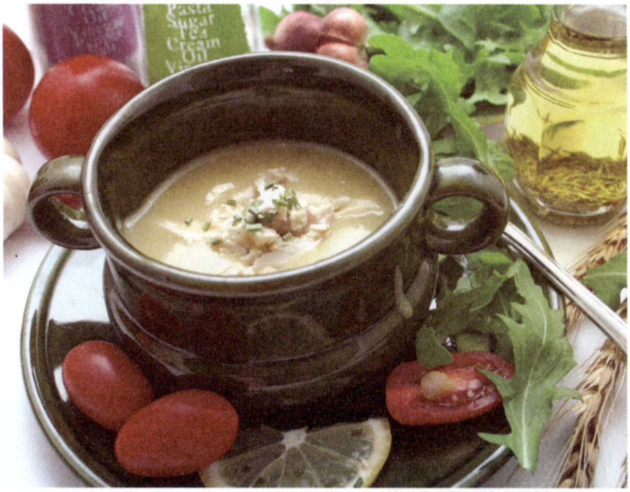

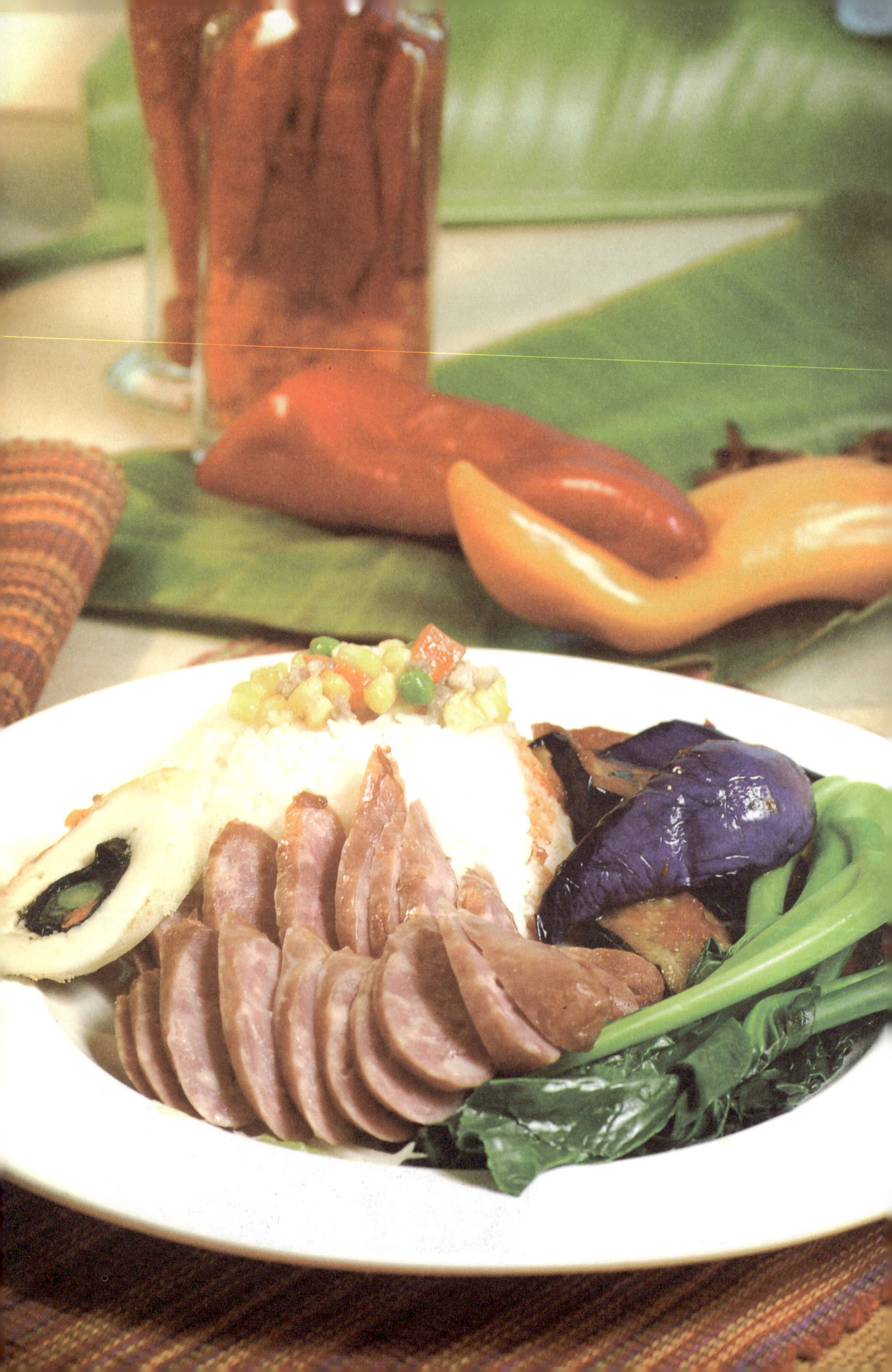

痛，发热，受风湿侵害骨关节疼痛，可服用风湿六合汤。即是用四物汤四两，防风、苍术各七钱制成。

妊娠期感染伤寒治愈，但下次月经来临时复发，身体由于受毒气侵害出现像锦纹般的斑迹，可服用升麻六合汤。即是用四物汤四两、升麻、连翘各七钱制成。

妊娠期感染伤寒，头

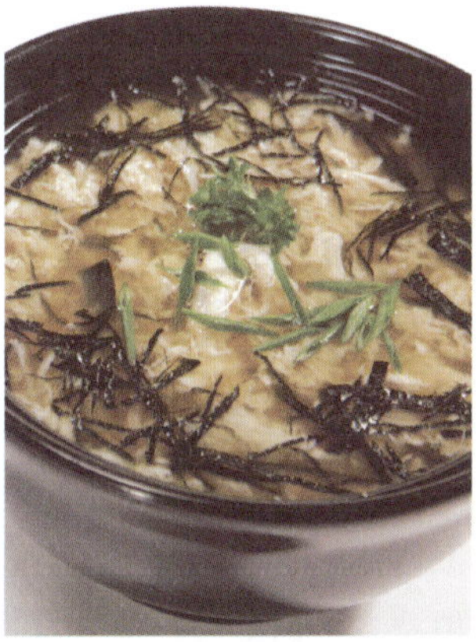

部昏沉，颈部僵硬，胸腹疼痛，可服用柴胡六合汤，即是用四物汤四两、柴胡、黄芩各七钱制成。

妊娠期感染伤寒，体内因有毒而出现大便干硬，小便呈红色，可服用大黄六合汤排毒。即是用四物汤四两，大黄半两，桃仁（十个，去皮、尖，用麸炒）制成。

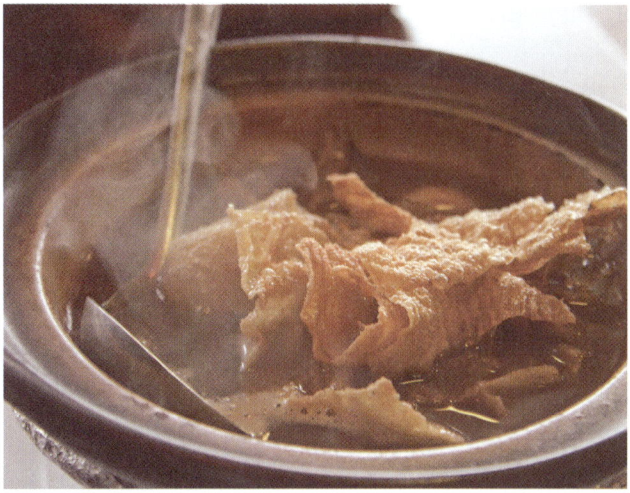

妊娠期感染伤寒，出汗后咳嗽不停，可服用人参六合汤。即是用四物汤四两、人参、五味子各半两制成。

妊娠期感染伤寒，出汗后身体虚弱无力却感到胀满，可服用浓朴六合汤。即是用四物汤四两、浓朴、枳实麸炒，各半两制成。咳嗽、气喘症状也同样适用于浓朴六合汤法。

妊娠期感染伤寒，出汗后无法入睡，可服用栀子六合汤，即是用四物汤四两、栀子、黄芩各半两制成。

妊娠期感染伤寒，体热口干渴，可服用石膏六合汤。即是用四物汤四两，石膏、知母各半两制成。

妊娠期感染伤寒，排尿困难，可服用茯苓六合汤。即是用四物汤四两、茯苓，泽泻各半两制成。

妊娠期感染伤寒，小便如血样般发红，可服用琥珀六合汤。即是用四物汤四两、琥珀、茯苓各半两制成。

妊娠期感染伤寒，出汗后出现血漏不止，胎气受损症状，可服用胶艾六合

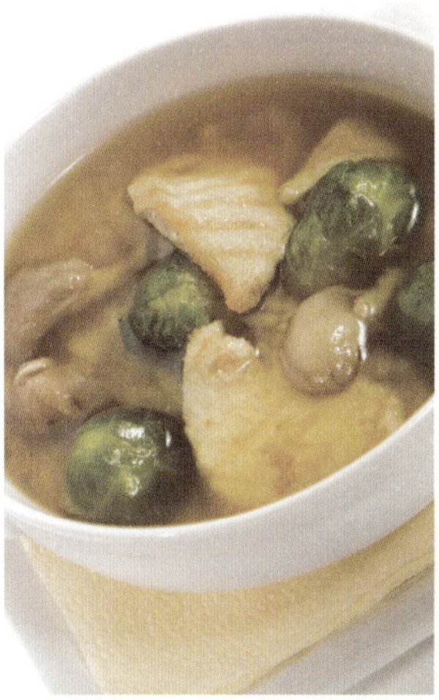

汤。即是用四物汤四两、阿胶、艾叶各半两制成。

妊娠期感染伤寒，四肢拘挛收紧，难以屈伸，身体发凉出汗，腹内疼痛，可服用附子六合汤。即是用四物汤四两、附子（炮，去皮脐），肉桂各半两制成。

妊娠期感染伤寒，体内存有瘀血，适宜服用四物大黄汤来排除体内瘀血，最好不要用堕胎药。四物大黄汤即是用四物汤四两，生地黄、大黄（酒浸）各半两制成。

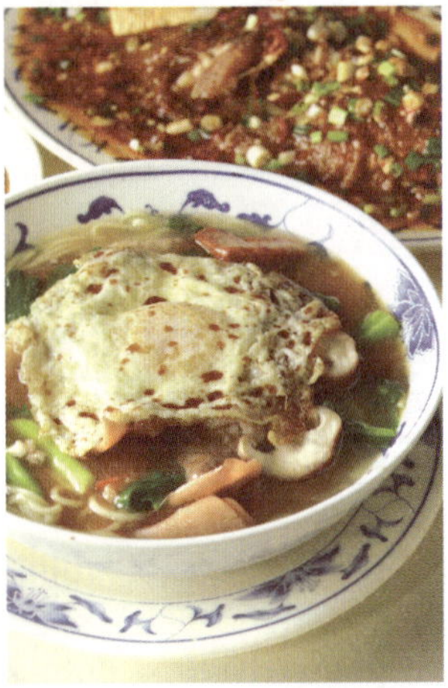

四物汤调理妊娠期的其他病症

妊娠期阴道流出暗红或褐色血液，需要安胎的，可在四物汤中加入炒过的阿胶、大艾、甘草、蒲黄服用。

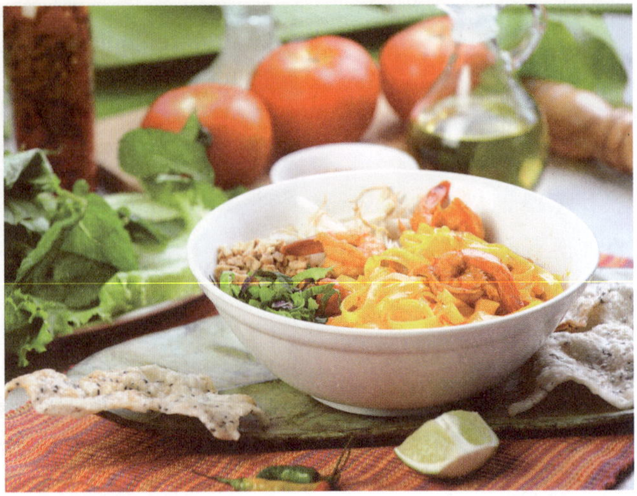

妊娠期胎动不安，阴道出血不止，可在每次服用四物汤中加入五到七片艾叶，葱白、阿胶末、黄芪的总量为四物的一半，加入小半当归。如果症状严重，可用各半两的四物（细锉），四盏水，一块鸡蛋大小的熟艾，五或七片的阿胶，一同熬取水剩二盏半时，沥去渣滓，分四回在一天内服用完。

由气虚引起的经血不调症状，可用四物加黄芪、柏叶、阿胶、甘草制成服用。

如果平常经血持续不断，经量或多或少，颜色或赤或白，不定时漏下，可长时间服用四物加黄芪、柏叶、阿胶、甘草见效。

怀孕后小肠疼痛，可配以木香、茴香服用。

妊娠期间咳嗽，可在四物汤中加入枳壳，甘草、款冬、知母、马兜铃、半夏、木通、葶苈、人参、苦梗、麦门冬一起服用。

妊娠期间胎气上行至肝引起的腰脚麻痹，行动不便，可在四物汤中加入枳壳、木通、连翘、荆芥、地黄、羌桂、独活、

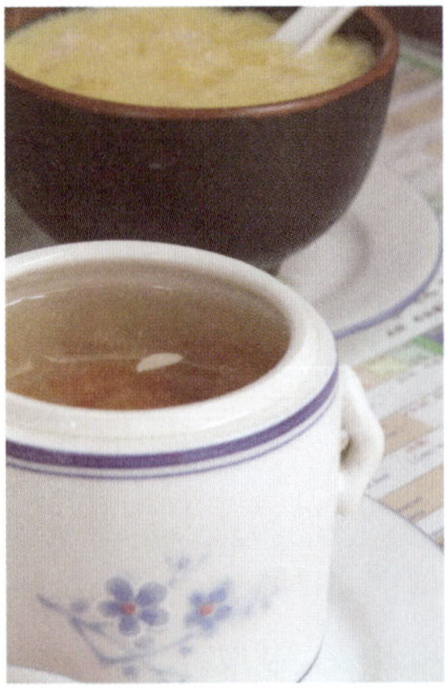

山栀、甘草、灯心，在空腹状态下服用。

妊娠期间心烦意乱，可在四物汤中加入竹茹一块服用。分娩后恶露不下或下而不畅，导致恶血上冲，扰乱心神，最好选用近上节的当归和红芍药、生地黄调配四物汤合用。

妊娠期间身体寒冷，面色憔悴发青，恶心呕吐无食欲，可在四物汤中加入陈皮、枳壳、白术、茯苓、甘草一起服用。

怀孕期间由于气血劳伤而引起的流血不止，头痛、寒热、耳鸣，可在四物汤中加入黄芩、荆芥、生地黄、赤芍药、生姜一起服用。

临产之前小腹疼痛，可在四物汤中加入红花、滑石、甘草、灯心、葵子一起服用调理。

四物汤调理产后疾病

产后恶露，腹痛不止，可在四物汤中加入桃仁、苏木、牛膝一起服用。

产后腹痛，血块攻入肠中，可在四物汤中加入大艾、没药、好酒。

产后排除体内毒素，

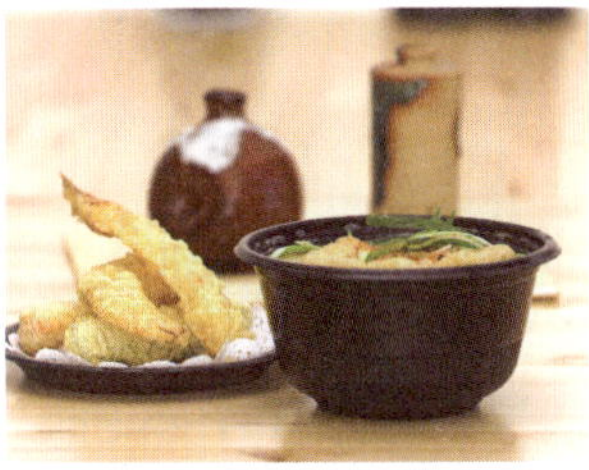

补血气，治疗各种不适，可在四物汤中加入生姜，同煎后服用。

产后受到惊吓，导致气血不畅，积滞败血，腹痛腹胀，或者身体发寒热，四肢疼痛，用玄胡索、没药、香白芷，与四物等份研为细末，用淡醋汤、童子尿或酒调和后服下。

产后伤风，头疼发热，骨关节疼痛，用四物汤一两，加入荆芥穗、天麻、香附子、石膏、藿香各二钱五分，每次服用三钱，水一盏，熬取七分服用。

产后伤风头痛，可在四物汤中加入石膏一两，甘草半两一起服用。

产后身体疲惫，发热烦闷，可在四物汤中加入生地黄服用。产后腹胀，可在四物汤中加入枳壳、肉桂各三钱一起服用。

产后忽冷忽热，可在四物汤中加入柴胡、麦门冬各半两一起服用。

产后浮肿，气急时腹部胀大，喉中发出像水鸡一样的声音，有此症状者可在四物汤中加入牡丹皮、荆芥、白术、桑白皮、赤小豆、大腹皮、杏仁、半夏、马兜铃、生姜、葱白、薄荷一起服用。

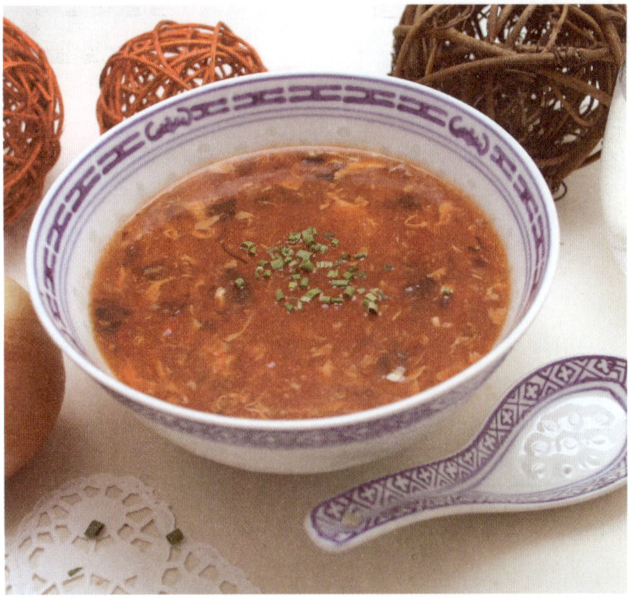

妇科圣药——芎归汤

当归、川芎各等份，治疗一切因血流过多、眩晕、气闷、动了胎气失血、产后流血不止，拔牙失血、受到金属利器的创伤后流血不止、抬头头晕欲倒等，皆可治愈。

当归、川芎各五钱，用水煎过后，不定时服用。

治疗产后眩晕，可在芎归汤中加入芍药。

治疗产后腹部疼痛难忍，可在芎归汤中加入官桂、童子尿，用酒浸泡过后服用。

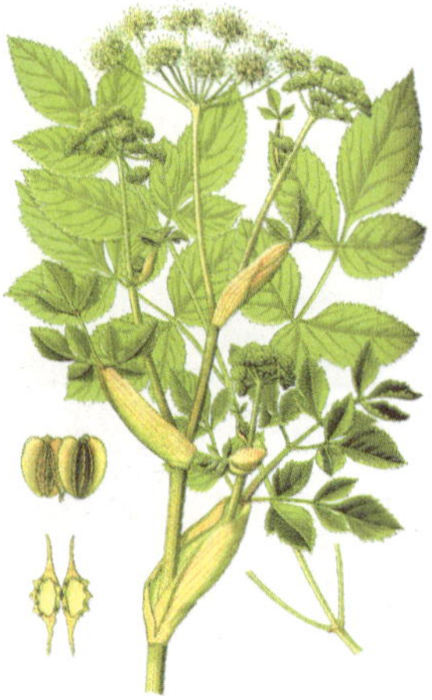

当归

治疗妊娠期间胎儿死亡，或者是胎动，芎归汤用酒水合煎后服用即下死胎，胎儿未死者即安。

如果身体虚弱腹痛气短，头晕目眩，身体出汗，可在芎归汤中加入羊肉一两，生姜十片，水煎服。

如果是在快要生产的时候服用芎归汤，有下胎的作用。

如果少女、妇女心腹疼痛，月经不调，可用水煎服。

如果妊娠期间胎气不安，产后有疾患，可用酒煎服。

如果难产，可用百草霜、香白芷等份，童子尿、好醋各一盏，煮沸，将药物放入其中浸泡，之后服下。如果情况严重可以再次服用，自然会顺利分娩。

如果是由血气不畅引起的上喘下肿，可用芎归汤煎艾叶，空腹服下。

如果产后郁积的血上注入心，引起腹痛、喘急、头晕胸闷，可用黑豆加入生姜汁煎服。

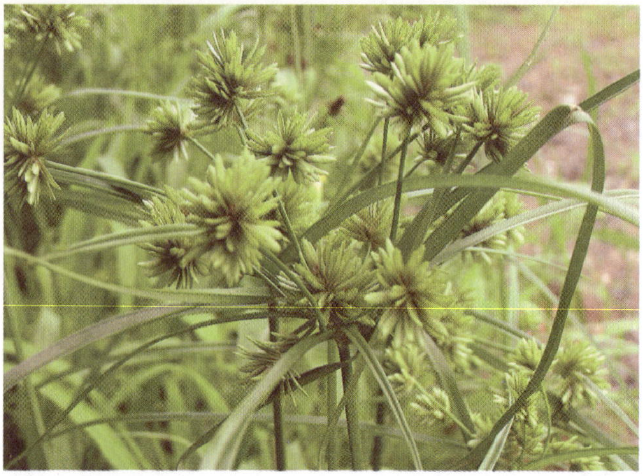

香附子

如果产后感到头痛，可在芎归汤中加入荆芥同服。

如果不在行经期，阴道大量出血，或持续下血，淋漓不断，可加入炒香附，每两中加入一钱甘草，煮沸后按时服下。

如果有白带，可在芎归汤中加入芍药半两，干姜等份，用米汤服下。

异香四神散

异香四神散又被称为“四神汤”，专门用来调理女性血气不调，胎前产后的

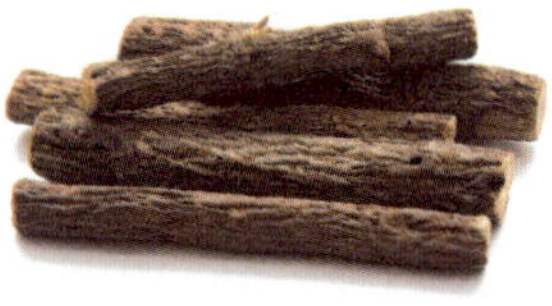

甘草

诸种疾病均能治疗。大家都知道，女人以气血为主，却不太清楚女性的许多疾病是因为气先不调，然后导致血脉不顺而引起的。治疗由此类原因引起的妇科诸症，这个药方有非常神奇的功效。

香附子（去毛，炒）半斤，乌药（炒）四两，甘草（炙）一两。

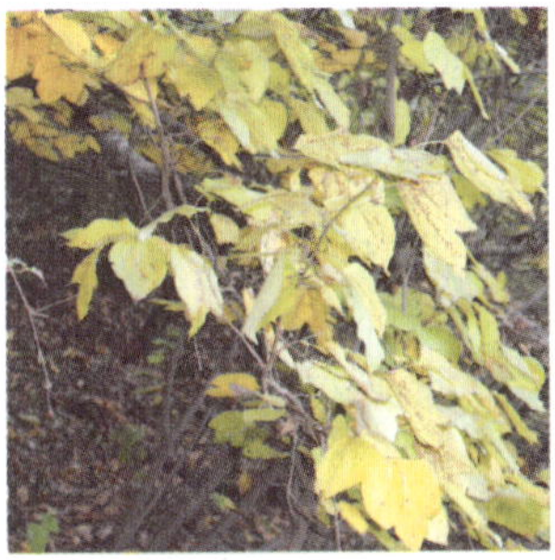
乌药

以上各味药捣碎，每服五钱重，配水一盏，生姜三片，枣一个，煎至七分后沥去渣滓，空腹温服。

如果是治疗其他妇科疾病，可根据实际情况适量添加或减少，功效立见。

妇女气血不顺，胸腹胀满，加入紫苏叶同煎后服用。

惊忧闷气，喜怒伤神，心满腹痛，面目虚浮及一切气疾，可一并加入石菖蒲同煎后服下。

血脉不调，瘀血阻滞胸中引起的反胃、呕吐，可用老姜一块，烧到发黑的时候，切成五片，加入少许的盐，同煎后服用。

脾胃感到寒冷也用此方。

血积、血晕、闷血、症血、刺血，将以上几味药煎好后放入醋中，慢慢服下。

月经期间受到风吹雨打或是惊扰而造成的月经不调，被称之为搐脉，症状表现为腹痛、腹胀，腰腿疼痛，可在每服药中加入炒茴香一撮，同煎后服用。

血气不顺，气急咳喘，面目浮肿，可加入生姜、紫苏叶同煎后服用。

唾血，咯红痰，喉咙中有腥气，可在异香四神散中加入黄桑叶三四片，皮花桑尤佳。

血气不畅，大便结滞不同，宜在汤中加入枳壳数片，或者去白的青皮也可。

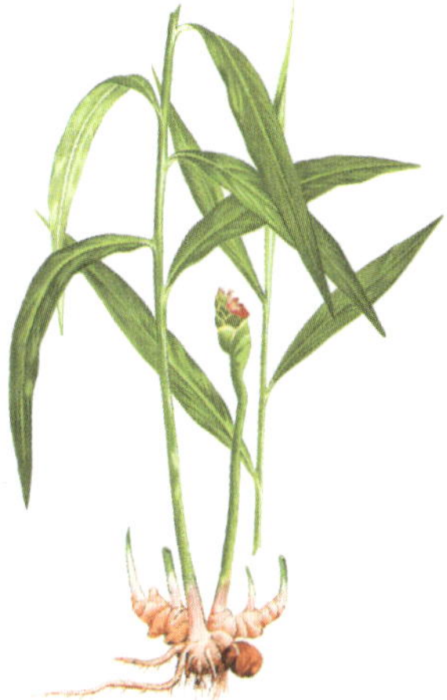
姜

凡是血脏虚冷、血涩腹痛、血海久冷、血崩、赤白带下，小便次数多，还有血脉紊乱、渗入大肠（肠风）等症状，都可以将异香四神散与炒吴茱萸一匕，同

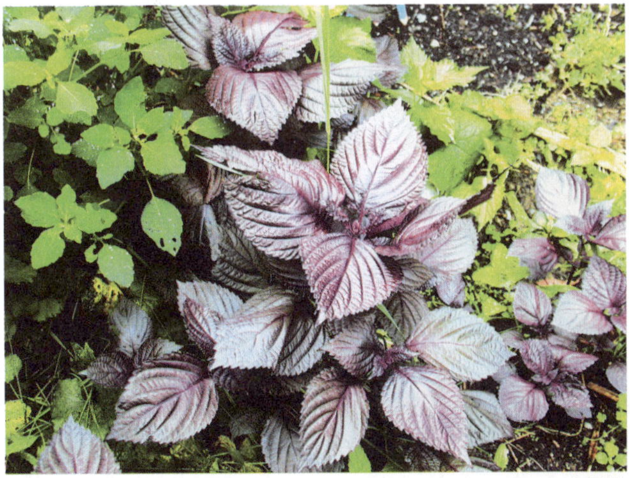
紫苏

煎，此方也被称作温经汤。

经络受热，经血因热而不断流出，血脉紊乱，这种病被称作热崩，可加入生地黄同服。

体内瘀血攻至脾胃，血噎、气血、咳逆，可加入生姜三片、柿蒂五个。

血气不畅导致的头晕胸闷，心腹刺痛，可加入良姜、赤芍药，用水、酒各半盏同煎后服下。

妊娠期间伤食，胸膈憋闷，心腹胀满，噎气口臭，可加入南木香或缩砂仁同煎服用。临近生产，孕妇感到胸胁胀满，喘急、烦躁不安，可加入姜片与紫苏同煎后服用。

有些产后疾病，不明血脉去留，不辨虚实冷热，皆宜先用此药通顺气血，然后根据具体症状对症下药。

产后因受寒腹部疼痛，肚脐下方刺痛，皆是因为寒气进入腹中的原因，这种病症又被称作“寒疝”，可加入吴茱萸同煎后服用。

因为在生产过程中用力过大，造成子宫脱垂，可先用四神汤顺气安肠，然后再用樗树根或枝梗，同葱白、花椒煎汤，用其热气熏洗私处。

蒲黄黑神散

调理女性由于风寒劳累引起的一切血气之疾，以及胎前产后血行滞涩、经水受阻不得下行、恶露淋漓不快、瘀血等症状均宜服用。

生过孩子之后，首先应当进食乌金散，以治疗妇女因为失血过多引起的头晕。排出瘀血之后，第二天便可吃此药，去瘀血，生新血，自然身体健康，百病不生。

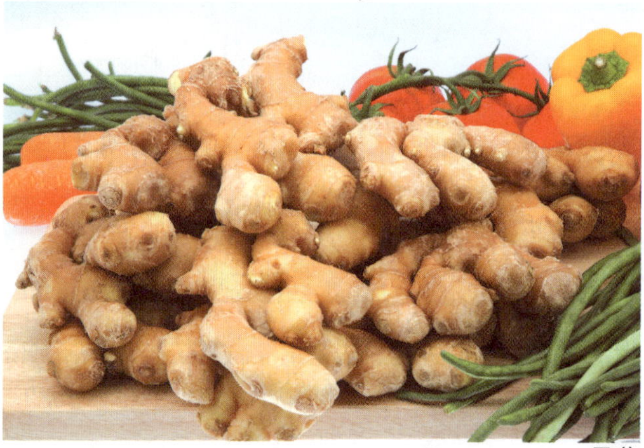

干姜

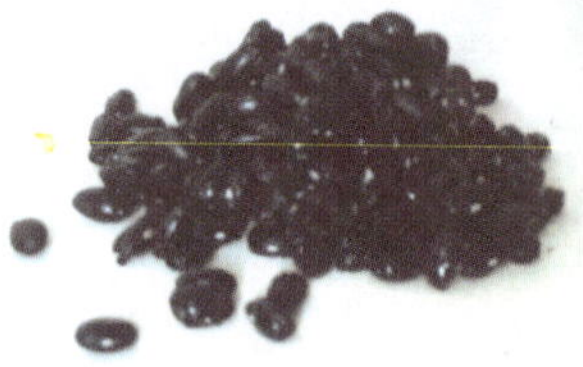

黑豆

乌金散

麒麟竭、百草霜、男子乱发（烧灰）、松墨（煅，醋淬）、鲤鱼鳞（烧，为末）、玄胡索、当归（去芦）、肉桂（去粗皮）赤芍药各等份。

粉碎为末，温酒调服。

这个方子非常灵验，疗效很好。如果用此药来调理妇科疾病，炼蜜为剂，每个一两三钱重，分作十丸服用。也可以用酒加入面糊同煮，制成梧桐子般大小的药丸，每服三十到五十丸，根据不同的病症配以不同的汤服下。随着治疗病症的变化，此种药丸的名字也跟着不断变化，比如益阴丹，通真丸，金钗煎，保生丸，四顺理中散等。

黑豆（炒热去皮）一

升，香附子（末）四两，干姜（炮）、生姜、蒲黄各一两。

上为末，每服二钱，用温酒调过后饭前服下。也可用酒加入面糊同煮，制成梧桐子般大小的药丸，用温酒、米汤服下。

临产之时，小儿胞衣不下，可用童子尿与此药同煎后用酒调和服下。产后

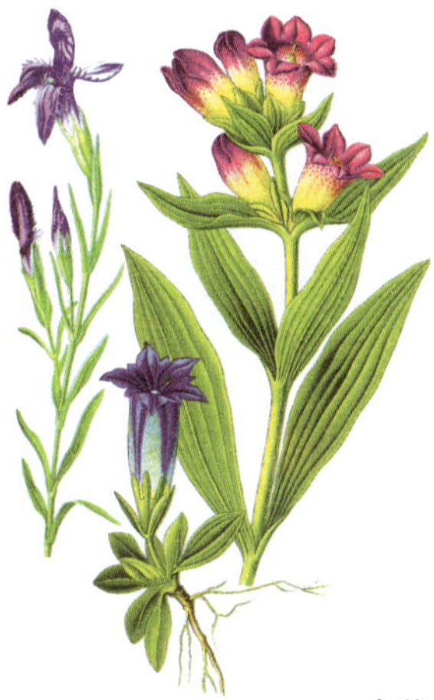

秦艽

体内坏死蜕膜等无法排出体外或者排出不畅，瘀血上攻导致双眼昏黑，头晕胸闷，无法开口说话，不省人事，可用温酒调和此药后服下。

如果症状比较严重，可将秤锤烧红之后立即放入酒中，之后用此酒服药即可。

前面所说的黑神散，又叫四顺理中丸，炼成梧桐子大的蜜丸，主要用于治疗以下症状：刚生过孩子以后身体虚弱，血气不足，经常出汗，可空腹，用米汤服下三十丸。如果炼成弹子般大小的蜜丸，又被称作保生丸，主要用来治疗产前的一些病患，比如妇女刚受孕后胎气不安，喜卧懒起，不思饮食等症。可以每日服用一丸。服用时捣碎，并与苎根、糯米同煎后服下，或者是与秦艽、糯米同煎后共服亦可。

孕后气血虚弱，或肾虚，血热等因素导致冲任不固，不能摄血养胎，常见阴道不时下血，量少或按月来血，并伴有腰酸腹痛及小腹下坠等症，可用温酒服此药。

刚受孕时有气盛心

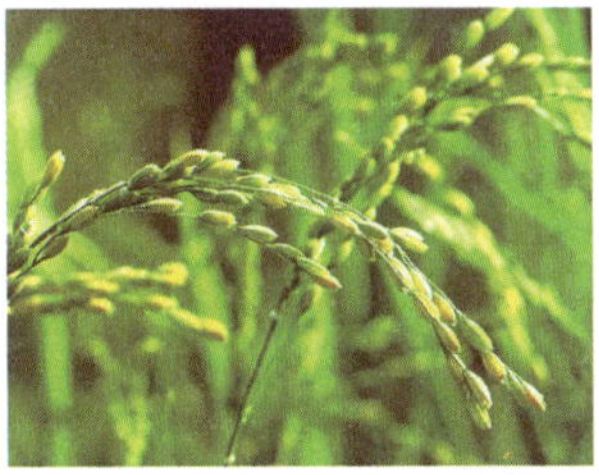

糯米

烦、胸闷呕吐、腹内膨胀、不思饮食、多痰等症状的，可用淡竹青同橘皮煎汤后服下。如果因为房事原因引起的胎动，阴道出血（伤胎），可用温酒服药。如果是因为多次堕胎而导致的难以保胎，也用温酒服此药。

气血顺畅，母体能够吸收到血液中的养分，自然可以补胎安胎，使胎息安固。如果有早产的征兆，可用真知母煎汤服

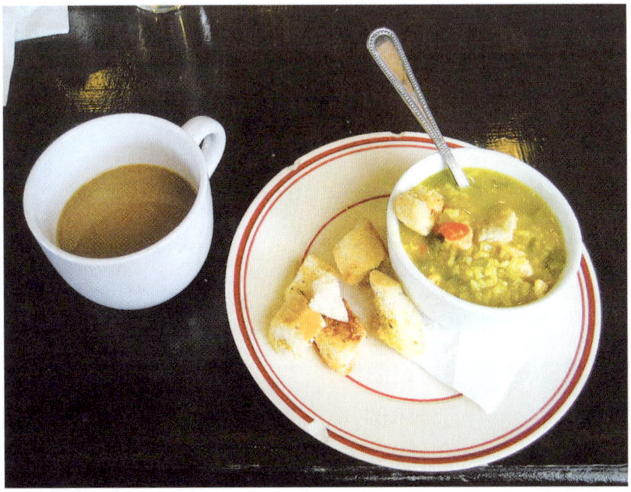

药。如果胎气上逆，造成孕妇胸腹胀满，甚至喘急疼痛，烦躁不安，可用川芎煎汤服下。

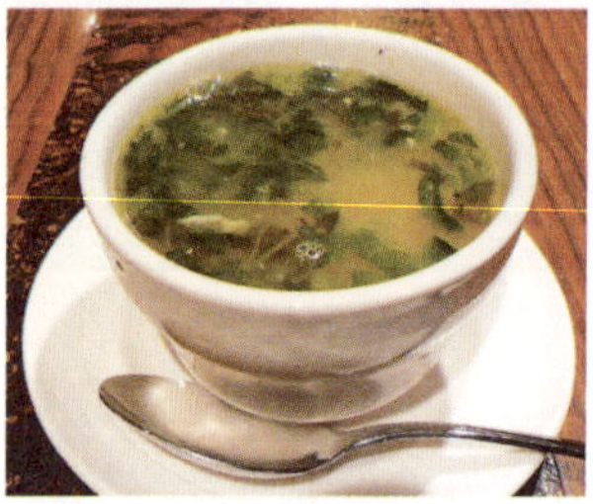

怀孕至七八月时宜常服此药，可以益气养血，安胎保胎，对胎儿五脏的发育很有好处。如与枳壳、糯米煎汤饮下，还可使孕妇易产，只用糯米煎汤饮下也可达到同等效果。

如果产后服用此药，以温酒或米汤服下，可以治疗产后的许多病症，因此又被称作“胜金丹”，如治疗血虚、血劳、血气、血风等病，也可用温酒或米汤服下，此药被称作益阴丹。

如果女人因为气血虚寒造成的面白脱色，青筋突出，用酒服此药效果甚佳。

如果女性想要调理经期，滋养身体，也可用酒服此药，可以治疗月经不调、经水浑浊、腹部刺痛以及阴虚血弱，经脉不匀。

有一些少女，月经已经来过一两次，此后过了一两年又不来月经，还有的一年来一次，之后又三五个月一次，这些大都是因为血脉柔弱，血气不足，月水时断时续，宜服用此药顺气润血，血气旺后月经自通。

女性经漏下血，杂见五色，血少气寒，面色青白，也可服用此药。以温酒或米汤饮下还可益气补虚，有助于产后百日内生养新血，有效的预防疾病。

诸上所说，蒲黄黑神散中的药物品性温和，看上去毫不起眼，却自有妙理，与普通的一些药方不同，对症下药能取得很好的疗效。《黄帝内经》上讲，用一些秘方滋养子宫，从而使妇女受孕的，稍微

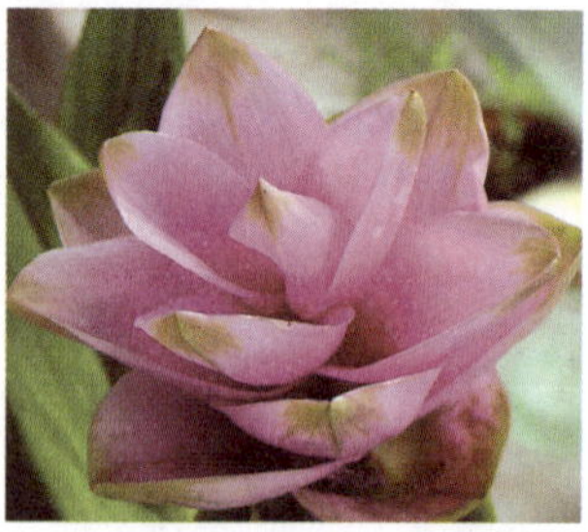

蓬莪术

受些寒温身体就会不适，容易造成流产。就此种情况，《黄帝内经》上又说，稍微受些风寒就感到身体疼痛，受些燥热就感到惊悸的孕妇，有许多汤剂是不能够随便服用的。孕妇动怒就会伤到胎气，待生过孩子以后，全身骨关节都张开，血气损失过多，体内津液燥少，阴阳俱虚，五

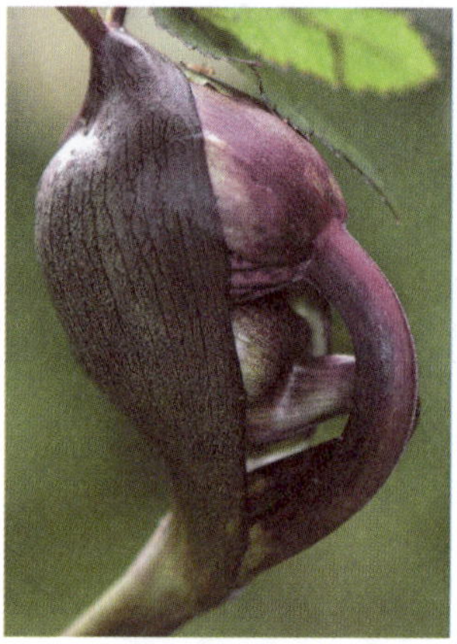

白芷

脏六腑也很脆弱，偶尔的生一些小病，或者受了一点小伤，都可能导致很大的危险。疾病刚刚发作的时候可能微若秋毫，严重的时候就重于嵩岳了。

所以，凉冷、刚燥之类的药剂最好不要用，微量使用也可能引起其它疾病。如果确实有伤风、感冒、发热等症状，也最好根据轻度用药，慢慢调理。即便有虚寒极冷的症候，也同样适合用性温平和的

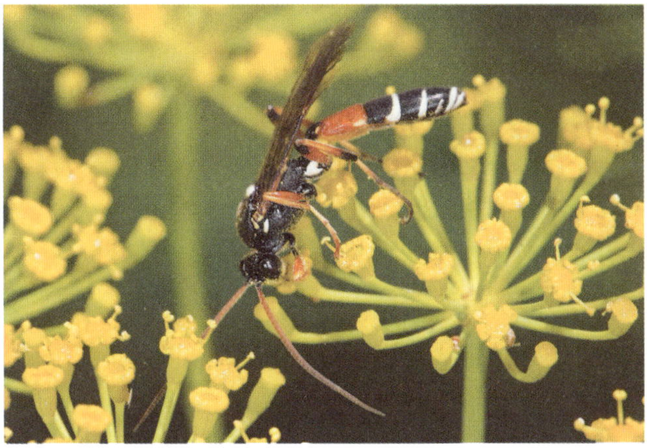

茴香

药疗救，可以逐渐加大用药量，切戒盲目用药，疏忽大意。如果能照此用药，则产前胎后，万无一失。千万不可为了治疗一时之急，胡乱用药，这样不仅不能达到治病的目的，反而会深受其害，这一点一定要牢记。

妇女养生蓬莪术散

使用蓬莪术散时，要根据病症酌量加大。

蓬莪术（煨）、川芎、当归（去泥）、熟地黄（酒蒸，洗）、白芷、茴香、杨芍药、甘草各一两。

将以上各味药物均研为细末，每服二钱，用盐、酒调和后服下。

治疗月经不调，此药方加入灯芯，在银器中熬制后服下。

安胎可在此方中加入黄芪、生地黄。补虚调气可加入生姜、红枣。

治疗遍身虚肿可加入当归，以酒送服。小便不通可加入滑石末。

治疗心虚，可将朱砂研末，与此药调匀后同服。

瘀血上行，郁结胸腹，腹部疼痛如刀刺，可将秤锤烧红淬酒后用此酒服下药物。如果症状仍未减轻，可与五灵脂同服，用酒送下。

全身血流不畅，身体疼痛，可与炒姜一起用酒送服。

吐酸水，用丁香七粒煎汤同服。

血风上攻引起的眼目浮肿，可在此方中加入荆芥同服。

小腹疼痛，加入木瓜同服。

浑身浮肿，配以姜汤或者葱汤服用。

胃虚恶心，配以藿香同服。

头脸面目肿胀，配以赤豆，用荆芥汤送服。

流血不止，配以木瓜汤服下。

受冷咳嗽，可与桑白皮、干柿同服。头痛，可加入川芎、细辛同服。

血风潮热，加入生姜、红枣同服。

出虚汗，加入麻黄根同服。

呕吐不止，加入青、陈

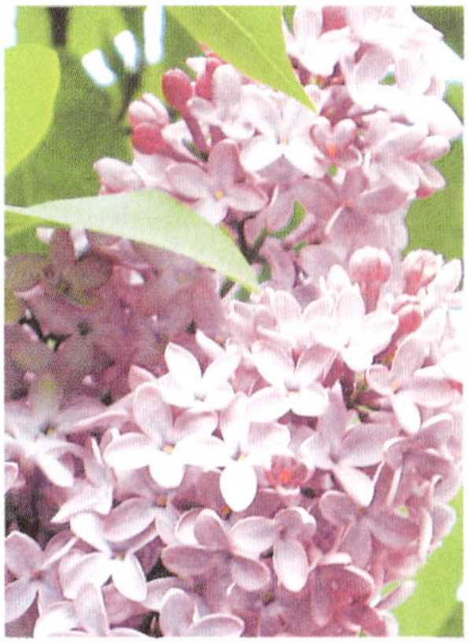

丁香

皮同服。

血风腰痛，加入砸碎的芸苔子同服。

女性血结不通，双手痉挛，可用荠菜一撮，取其汁后与此方同服。

血崩，赤白带下，可用真龙骨末与上好的红酒调过之后配以此药服下。

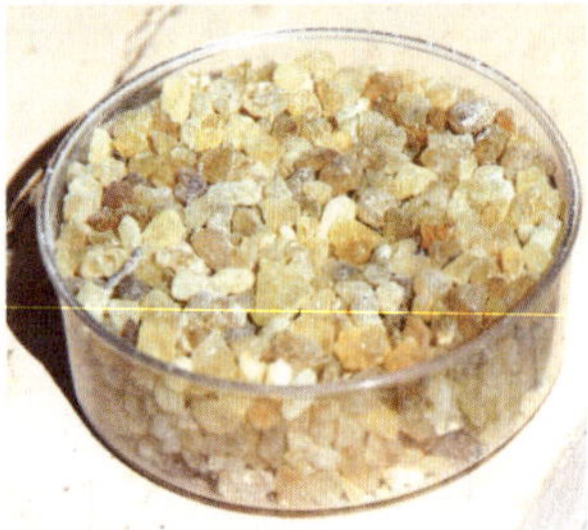

乳香

血气上行，攻入心中，导致狂言乱语，浑身发热，可用桃柳枝七寸，与此药同服。

妇女有虚热、伤风、潮热、憎寒等症状，都可先服此药三服，然后根据具体的病症辅以其他药物进行调理，效果都很好。

受冷咳嗽，可用猪血与此药同服。

心内烦躁，宜用猪肝与此药同服，用酒送下。

催生，可将顺流水、滑石、禹余粮、榆白皮、坯子、乳香、葵子、酸车草汁，黄柞叶垂下者煎汤，与此药同服。

胎衣不下，可再加蓬莪术、地黄、竹青同服。

畅通血气，可用生地黄、红花、苏木、陈艾、赤芍药梢与此药同服。

止血圣药玉仙散

玉仙散治疗妇女各种疾病。

香附子（瓦器炒黑色，勿焦）、白芍药各一两，甘草一钱。

以上各种药材研为细末，每服三钱，开水服下。

血崩不止，用竹叶煎汤服下。

女性月经不来，手足发热，在药物中加生姜、炒当归，同木通煎汤服下。月经不调，在药物中加当归，用酒送服。

频频下血，难以止住，玉仙散配米汤服下即可。气血不通引起的经期疼痛或是绝经妇女忽下血，可在药物中加入炒姜黄，并用炒过的陈皮汤服下。

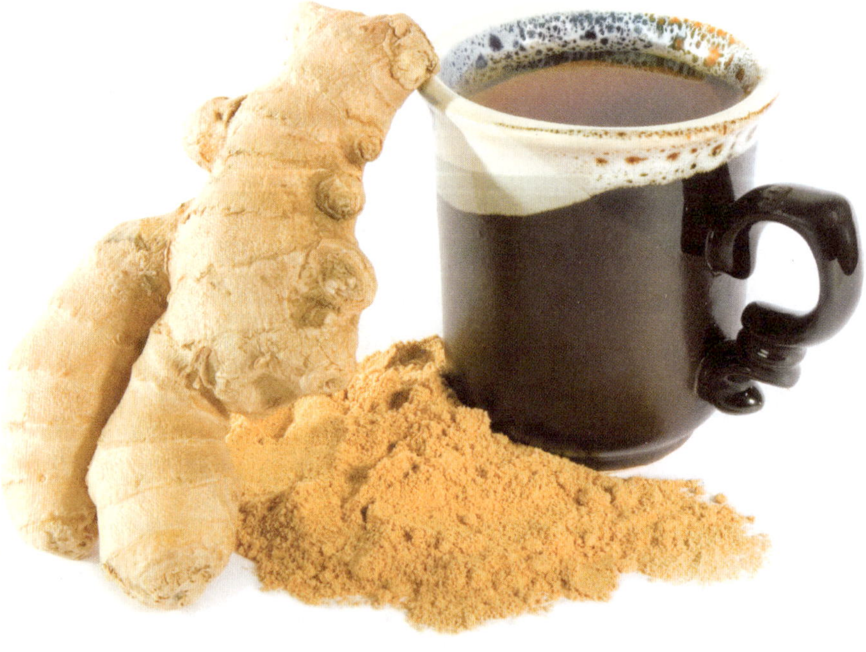

修炼女人“气”质

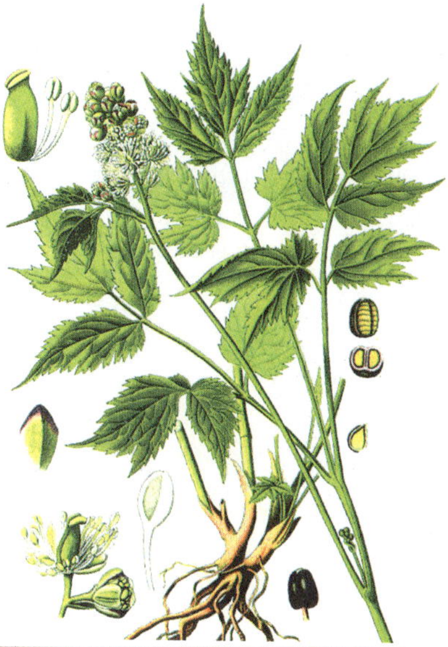

治疗妇女血气不足，身虚发冷，血晕、血癖、血崩、头痛恶心，经脉不调，赤白带下，长期服用可以暖子宫，和血气，悦颜色，退风冷，消除诸多疾病。将三棱二两，蓬莪术（切片，煨）一两，苍术（泔浸，去皮）、枳壳（去穰）、大艾（去梗）、刘寄奴、香附子（净）、败姜各一两半，乌豆三合。

养颜济阴丹

◆治疗妇女血气不足，身虚发冷，血晕、血癖、血崩、头痛恶心，经脉不调，赤白带下，长期服用可以暖子宫，和血气，悦颜色，退风冷，消除诸多疾病。

将三棱二两，蓬莪术（切片，煨）一两，苍术（泔浸，去皮）、枳壳（去穰）、大艾（去梗）、刘寄奴、香附子（净）、败姜各一两半，乌豆三合。用谷醋三升，煮干取出，在容器中烘干。

把当归身（酒蒸）、橘皮（去白，细红者佳）、白芍药各一两半，

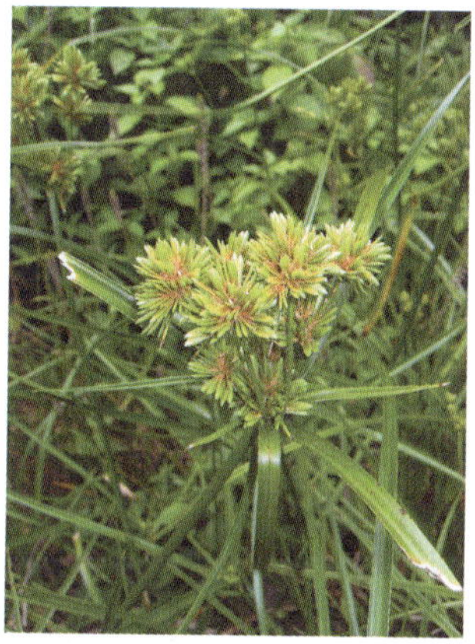

香附

蒲黄（隔纸炒）、牡丹皮（去骨）、官桂（去粗皮）、赤芍药、片姜、黄芪、青皮（去白）各一两，生地黄（酒浸）、熟地黄（酒浸）、川芎各七钱半，玄胡索（炒）、五灵脂（酒煮）、白术（煨）各半两。一起研成细末，以糯米粉、谷醋打糊制成如绿豆大的药丸，每次服用五十丸，空腹服用，沉香汤送下。或者用茅苏汤、盐水送下亦可。

南岳魏夫人济阴丹

◆治疗妇女因血气寒而导致的不孕、月经不调、月经过多、腹内血积成块、小便白浊等疾病。

将木香（炮）、京墨

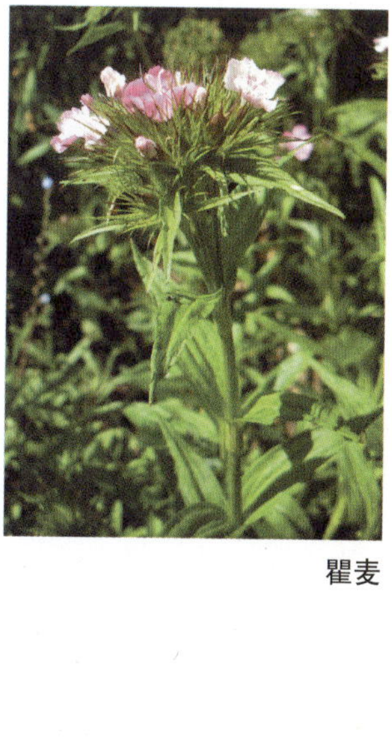

瞿麦

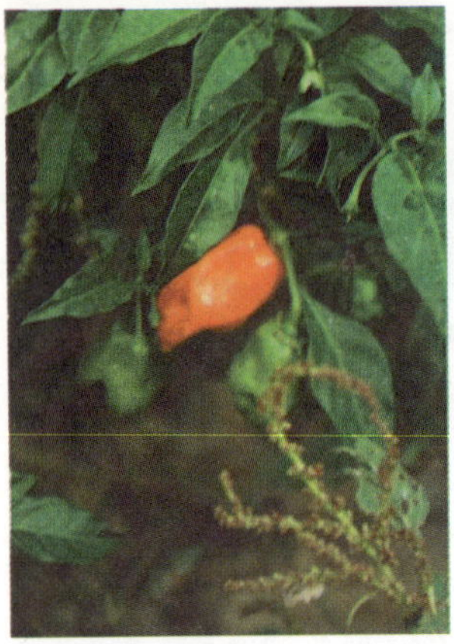

川椒

（煨）、茯苓、桃仁（去皮尖，麸炒）各一两，蚕布（烧）、藁本、秦艽、石斛（酒浸，炒）、桔梗（炒）、人参、甘草各二两，牡丹皮（去心）、干姜（炮）、细辛、桂心、当归、川芎各半两，苍术（米泔浸）八两、大豆卷（炒）半升，川椒（去目并合口，炒出汗）、山药各三两，泽兰叶、熟地黄（酒浸蒸焙）、香附子（炒）各四两，糯米（炒）一升。一起研成细末，炼蜜和丸，每一两做六丸，如弹子般大小，每次服用一丸，切片后捣碎后用温酒送下，空腹、饭前服用。

理气行血皱血丸

◆治疗妇女因阳气不足导致的气血不调、血崩不止、带下赤白、腹内结块、疼痛难忍、胁肋胀痛、面黄体虚、饮食减少、胎气多损，产前产后一切病患。

将菊花（去梗）、茴香、玄胡索（炒）、香附（炒，酒浸一宿，焙）、肉桂（去粗皮）、当归、芍药、熟地、黄芪、牛膝、蒲黄、蓬茂各三两。一起研成细末，用醋煮黑豆一升，晾干后研成细末，再加入两碗醋，煮至一碗，成糊状的时候制成如绿豆大的药丸。每次服用二十丸，用温酒或醋汤服下。服药时忌食鸭肉、羊血。

加味五积散

◆将苍术（用淘米水浸泡过后炒）一两，白姜、陈皮各一两三钱，浓朴（去粗皮，用姜汁炒）、半夏（洗）、枳壳（炒）、杨芍药、香附子（炒，去毛）、桔梗、人参（去芦）、茯苓（去皮）、川白芷、川芎、当归（去土）、茴香（炒）、木香、肉桂、粉草各一两。一起碾碎，配

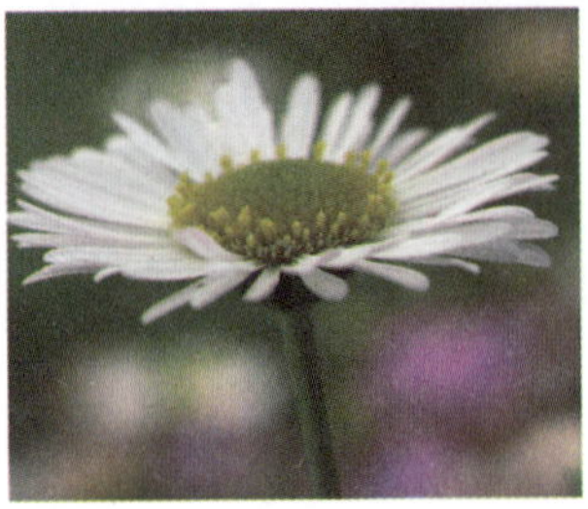

菊

以生姜、木瓜，用盐煎后服用。

功能主治：

治疗血气不足引起的伤寒，加入生姜、附子同服。

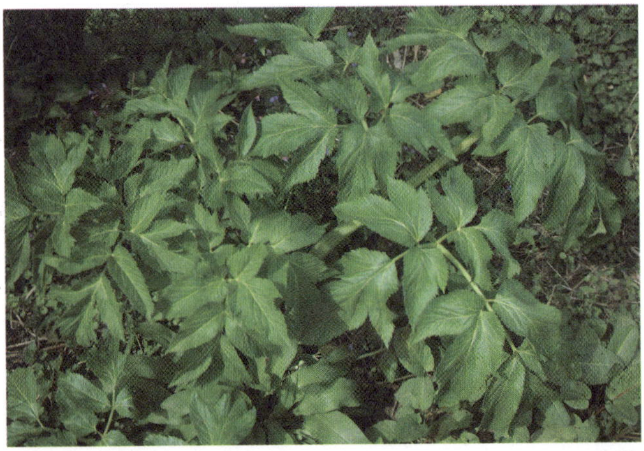

白芷

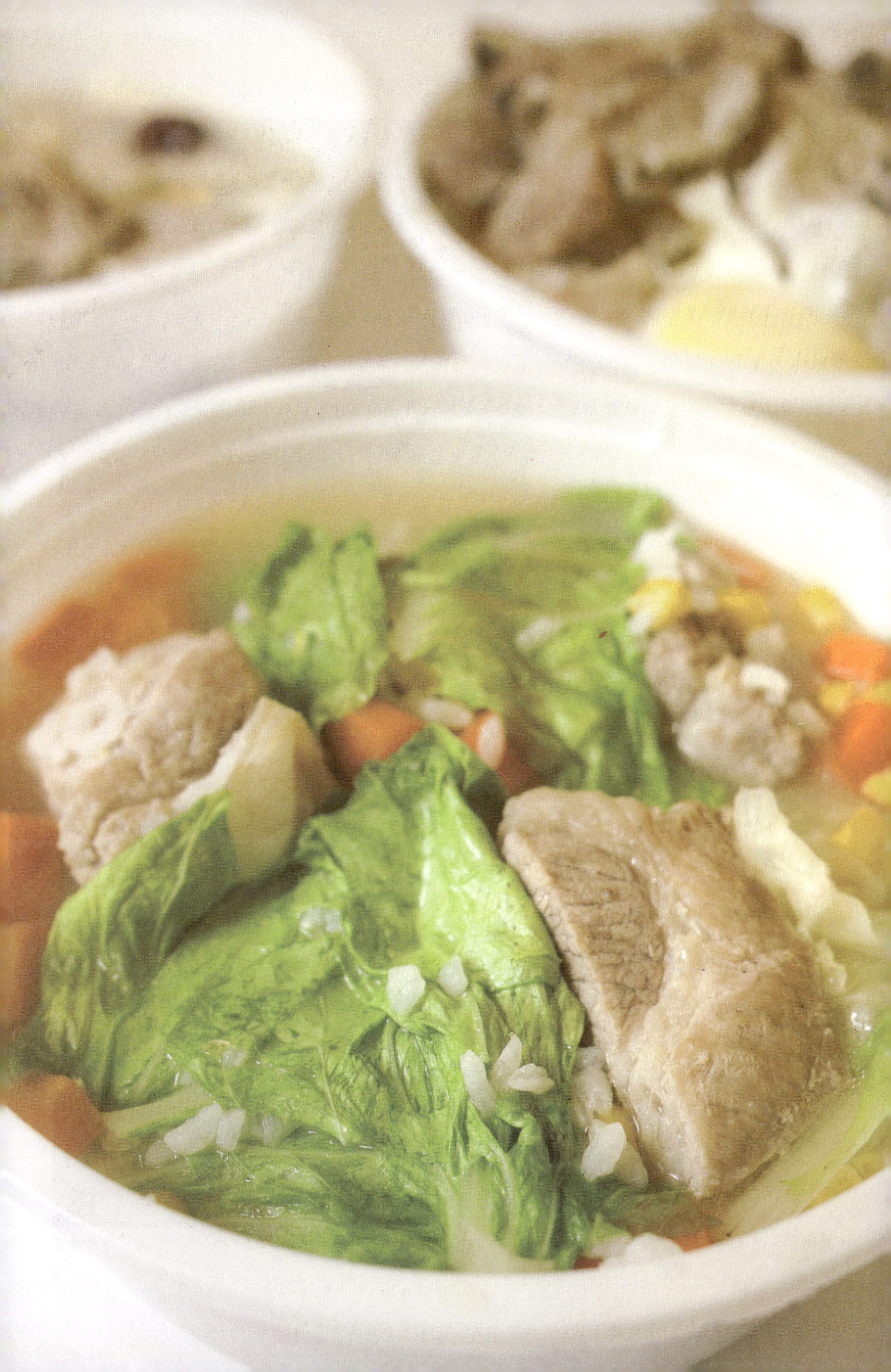

◆治疗血脉不匀，加入紫苏服用。

◆治疗气虚引起的咳嗽，加入乌梅、姜同服。

◆治疗心躁，头晕，抽筋痉挛，腰脚酸疼，与生地黄、当归同服。

◆治疗胃部受凉造成的口苦舌干，吞酸嗳气，与生姜、盐同服。

◆治疗脾胃不和，羸弱怕冷，以及其他一切气血亏虚的病症，加入苏、盐同服。

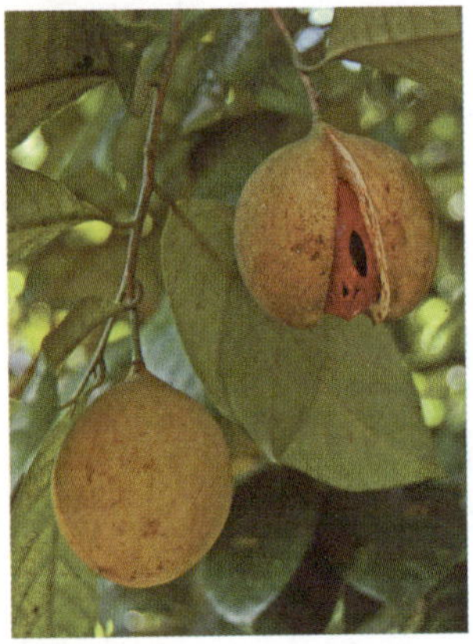

肉豆蔻

◆治疗身体受凉腹泻，加入炒过的生姜、乌梅、肉豆蔻、陈米，煎汤同服。

养血润燥卷柏丸

◆此药可和经络，暖五脏，润肌肤，除风。

将卷柏（去根）、当归（洗，焙）、艾叶（炒）各二两，熟地黄（洗，焙）、川芎、白芷、柏子仁（微炒）、肉苁蓉、牡丹皮各一两。一起研成细末，用炼蜜和制成如绿豆大的药丸，每次服用五十丸，用温酒或米饮送下，空腹服用。

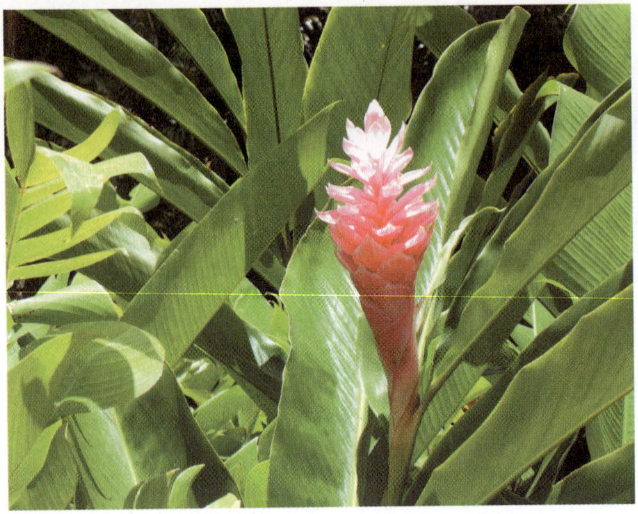

姜

乌鸡煎丸

◆乌鸡煎丸可治疗妇女胎前产后各种疾患。

将乌雄鸡（一只），乌药、石床、牡丹皮、人参、白术、黄芪各一两，苍术（淘米水浸泡，切、焙）一两半，海桐皮、肉桂（去粗皮）、附子（炮，去皮脐）、白芍药、蓬莪术、川乌（炮）、红花、陈皮各二两，玄胡索、肉豆蔻、木香、琥珀、熟地黄（洗，焙）、草果各半两。一起碾碎后，用雄乌鸡一只，去毛及肠肚，洗剖干净，将药物放入鸡肚中，装入新瓷瓶，倒入好酒一斗同煮至干，然后去掉鸡骨，将肉单独盛出，放油在容器中烘干，研成细末，用炼蜜调和制成如绿豆大的药丸，每次服用三十丸。

功能主治：

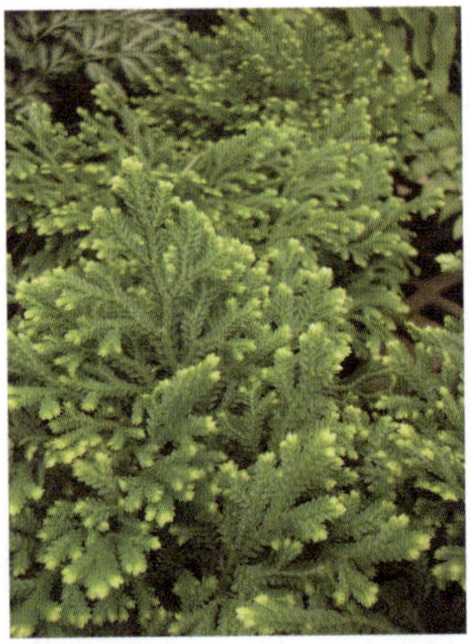

卷柏

赤白带下，与生姜、地黄同服，用酒送下。

产后瘀血冲心，与童子尿、炒姜同服，用酒送下。

产后血块淤积不下，心腹疼痛，与玄胡索同服，用酒送下。

怀孕后呕吐，用姜汤送服此药。

催生，与炒蜀葵子同服，用酒送下。

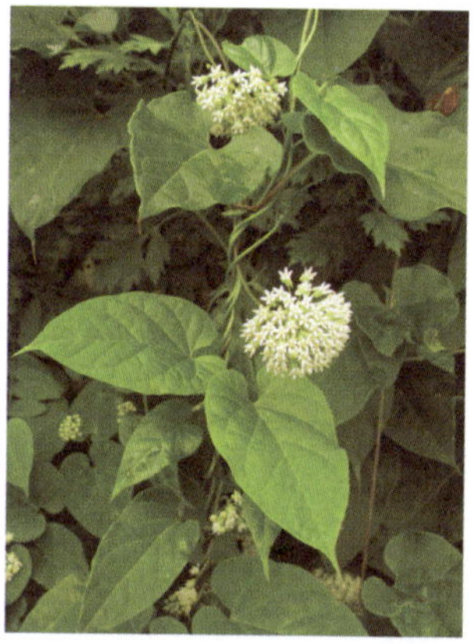

白薇

安胎，用此药与盐、酒同服。

未婚女性经脉当通不通，四肢疼痛，与煎红花同服，以酒送下。

子宫长期虚冷，用此药与温酒或枣汤同服，空腹服用，每日一次。

经血不足，脏器亏损，用此药与人参同服，用酒送下。

小腹疼痛，与炒茴香同服，盐、酒送下。

遍身虚浮黄肿，与赤小豆同服，用酒送下。宜经常服用，温酒或醋汤送下皆可，应空腹服用。

小白薇丸

◆治疗妇女冲任虚损，子宫受寒，久不怀孕，腰腹疼痛，面黄肌瘦。

将覆盆子（去梗）、菖蒲（微炒）、远志（去心）、桃仁（去皮尖，麸炒黄）、白茯苓（去皮）、藁本（去苗）、卷柏（去根）、肉桂（去粗皮）、人参、白芷各三分，白龙骨、川椒（去目并合口者，炒出汗）、白薇（去苗）各一两，干姜（炮）、细辛（去苗）、蛇床子（炒）、当归（去芦）、车前子、川芎各半两，熟地黄、麦门冬（去心）各一两半。一起研成

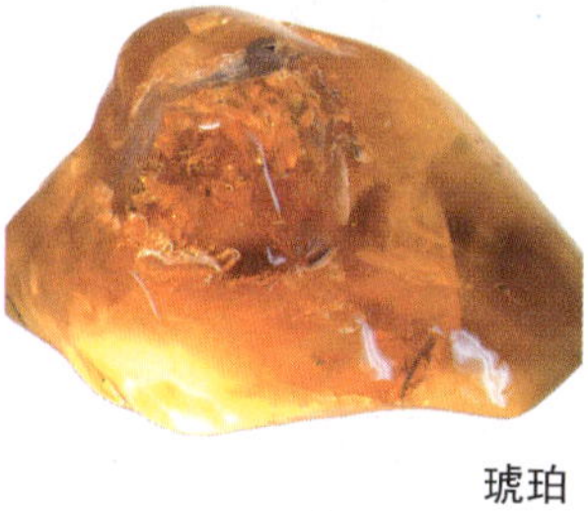

琥珀

细末，用炼蜜调和制成如绿豆大的药丸，每次服用三十丸，空腹服用，温酒或米汤送下。经常服用可壮筋骨，益血气，暖子宫，除风冷，令人有子。

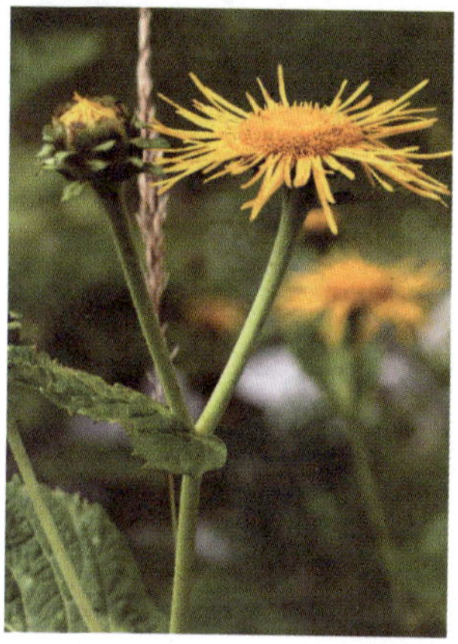

木香

琥珀泽兰煎

◆治疗手足酸疼、瘀血攻心、头旋眼花、浑身浮肿、妊娠胎动、胎死不出、产衣不下等症

将琥珀、泽兰叶（去梗）、牡丹皮（去心）、紫巴戟（去心，糯米炒）、茴香、五味子（去梗）、五加皮、刘寄奴草（去枝）、白芷、川当归（酒浸）、赤芍药、金钗石斛（去根，酒浸）、川芎、白芍药、生地黄（洗，焙）、熟地黄（洗，焙）、人参、白术、附子、艾叶（醋炒，糯米糊调成饼，在容器中烘干为末）各一两。一起研成细末，炼蜜和丸如弹

子大小，每次服用一丸，饭前用温酒化开服用。

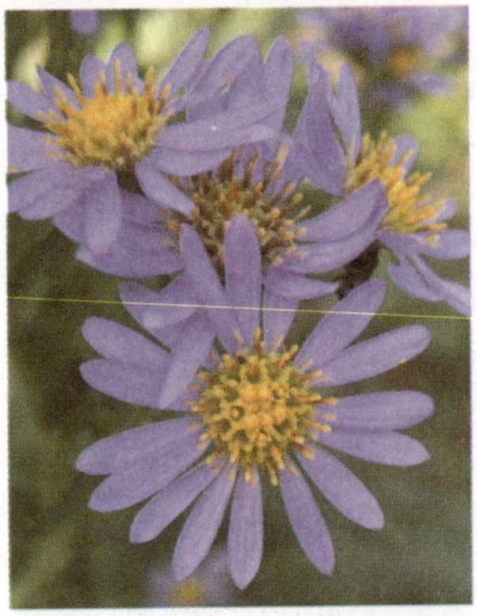

紫菀

内灸散

◆治疗妇女血崩虚惫，腹胁胀痛，气逆呕吐，冷血、冷气凝积，沥血腰疼，颜色青黄，劳伤虚弱，头晕目眩，瘀血攻心，体虚多汗，手足发冷等症。

将茴香、藿香、丁皮、熟地黄（洗，焙）、肉桂（去皮）各一两半，川芎、藁本、黄芪（去芦）、干姜（炮）各二两，木香一两，陈皮（去白）四两，白芍药十两，当归（去芦）、山药、白术、白芷、甘草（炙赤）各八两。一起研成细末，每次服用三钱，水一大盏，加入生姜五片，艾一团，同熬取七分，空腹服用，热服。

胜金丸

◆治疗女性由于气血久虚造成的不孕不育，手脚麻痹、半身不遂、赤白带下等妇科疾病，

将藁本、当归、石脂（赤白皆可）、白芍药、人参、白薇、川芎（不见火）、牡丹皮、桂心、白芷、白术（用淘米水浸泡）、白茯苓、玄胡、甘草（炙）、没药各一两。一起研成细末，制成弹子大的蜜丸，每次服用一丸，温酒化下。

龙骨散

◆治疗白带、赤带、月经不调、阴胎、子脏坚、子宫肿瘤、腹部发冷等症。

将龙骨三两、半夏、黄柏、灶中黄土、桂心、干姜各二两、石韦、滑石各一两，乌贼鱼骨、代赭各四两，白僵蚕五枚。一起在容器中烘干、碾细，筛取细面，每次取方寸匕用酒服下，每日三次。

温白丸

◆可以治疗妇女多种疾病如带下病，月经失调等。

将桔梗、柴胡、菖蒲、吴茱萸（汤泡七次，在容器中烘干）、紫菀（去苗土）、黄连（去毛）、肉桂（去粗皮）、浓朴（去粗皮，姜汁炙）、人参（去芦）、茯苓（去皮）、皂角（去皮子，炙）蜀椒（去目并合口，炒出汗）、巴豆（去皮心膜，出油炒，细研）各半两，川乌（炮，去皮脐）二两半。一起研成细末，研匀后炼成如绿豆大的蜜丸，每次服用三丸，饭后睡前用姜汤送服。

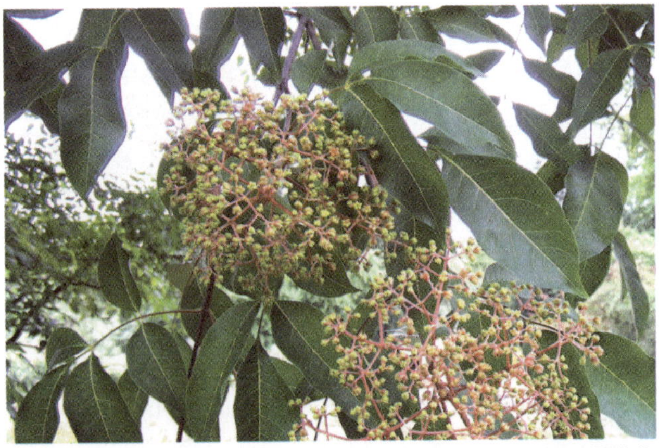

吴茱萸

经期不准调理法

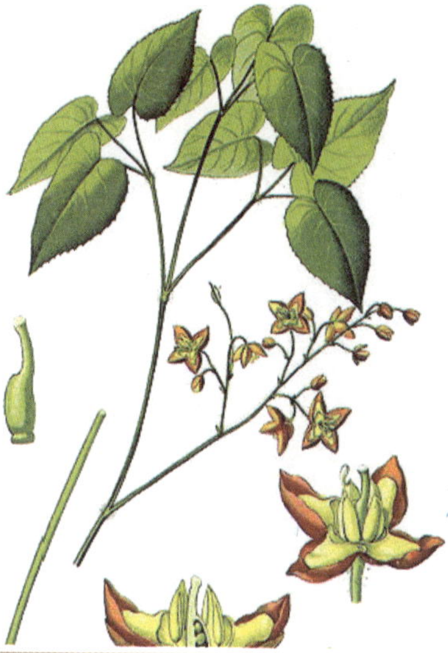

妇人病多是月经乍多乍少，或前或后，将发疼痛，医者不审，一例呼为经病。不知阳胜阴，阴胜阳，所以服药无效。盖阴气乘阳，则包藏寒气，血不营运，经所谓天寒地冻，水凝成冰，故令乍少而在月后。若阳气乘阴，则血流散溢，经所谓天暑地热，经水沸溢，故令乍多而在月前。当和血气，平阴阳，斯为福也。

调经与养生

在妇科病中，如月经量突然增多或突然减少，或提前或推后，月经到来前引发的疼痛等症状，中医把这些与月经有关的病症通通称为经病。本章我们专门对诸如此类疾病进行阐述。

中医认为血液，是人体通过摄入食物中的营养物质以及存在于自然界的精华，然后通过心、肝、脾胃和肾等脏腑的生理功能的综合作用而形成的。

在男子体内，血液精华化为精子和精液；在女子体内，则是上化为乳汁，下化为经血。所以说，虽然心主导全身的血液，肝脏贮藏血液，两者皆统摄于脾胃。用合适的食物补益脾脏和胃脏，能让血液自生。

由此可见食物对血液质量和成分起到相关重要的作用，所以妇女月经将来之时，饮食和用药上要相当注意，一定不要食用苦寒、辛散的食物和药物。

月经虽然是女人的一个规律性的“麻烦事”，但医生却可以根据月经的情况来了解女人身体的健康状况，及时准确的给予治疗。

月经过多或过少都称

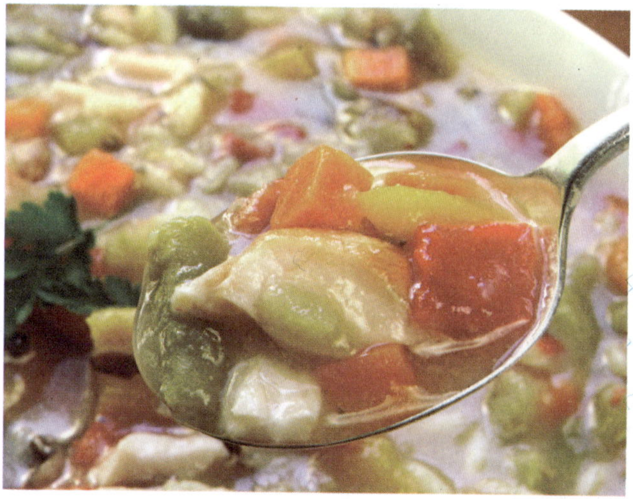

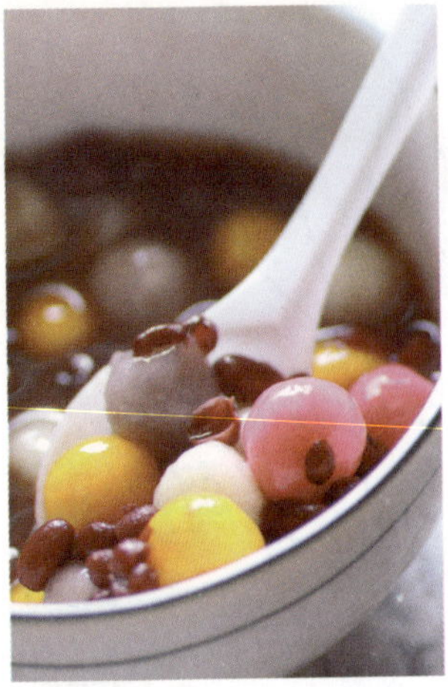

之为月经不调，身体阳气过盛则月经提前而至，阴气过重则月经推迟。女子月经不调，是由于风邪内侵于子宫，伤了冲脉、任脉、手太阳、少阴之经的缘故。

人体的冲任之脉，起于子宫之中，是一切经络的源泉，与手太阳小肠经、手少阴心经互为表里，上走成为乳汁，下行成为经血。经血受经络掌控，倘若能够调摄得宜，那么月经自然会应时而至。

而月经量过多、过少、闭经、崩漏不止……也是由气血失调所导致的。

下面我们介绍几种治疗此类疾病的中医验方。

经期提前

加味小柴胡汤

◆治疗因为脾经血燥、肝经怒火引起的经期提前。

将柴胡二钱五分，黄芩、人参、生地黄、甘草各一钱，半夏六分。水一盅半，加生姜三片，熬取八分，饭后服。

归脾汤

◆治疗脾经郁滞引起的经期提前。

将白术、当归、白茯苓、黄芪（炒）、远志、龙眼肉、酸枣仁（炒）各一钱，人参二钱，木香、炙甘草各三分。加生姜、大枣，用水煎服。

加味四物汤

◆治疗血热引起的经期提前。

四物汤加柴胡、丹皮、山栀。

先期汤

◆治疗月经期提前，可凉血固经。

将生地黄、黄芪、川当归、白芍药各二钱，黄柏、知母各一钱，黄芩、黄连、川芎、阿胶（炒）各八分，艾叶、香附、炙

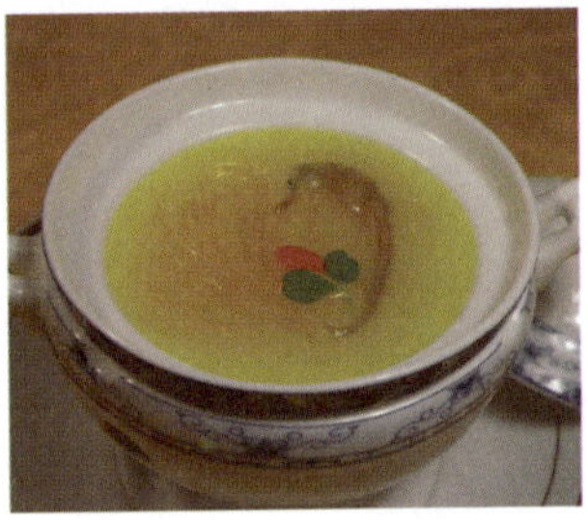

甘草各七分用水二盅，熬取一盅，饭前温服。

经期推迟

过期饮

◆治疗血虚气滞引起的经期推迟，可补血行气。

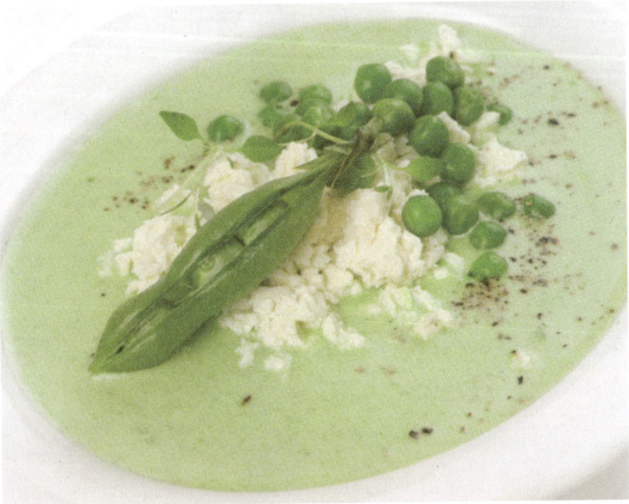

将熟地黄、黄芪、白芍药、当归、香附各二钱，川芎一钱，红花七分，桃仁泥六分，蓬莪术、木通各五分、甘草、肉桂各四分。用水二盅，熬取一盅，饭前温服。

滋血汤

◆治疗心肺虚损，血脉虚弱引起的经期推迟。

将人参、山药、黄芪各一钱，白茯苓（去皮）、川芎、当归、白芍药、熟地黄各一钱半。用水二盅，熬取一盅，饭前服用。

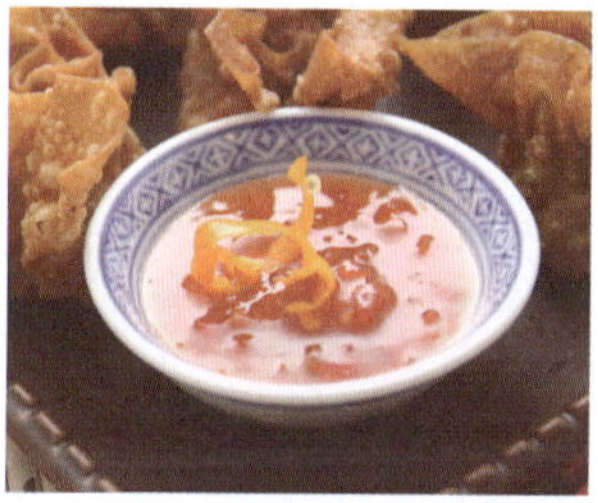

调经诸方

调经当归散

◆治疗经脉不匀，月经长期不行或者一月两次。

将当归、川芎、白芍药、黄芩（炒）各一两，白术、山茱萸肉一两半。一起研成细末，用温酒调下二钱，空腹服用，每日三次。

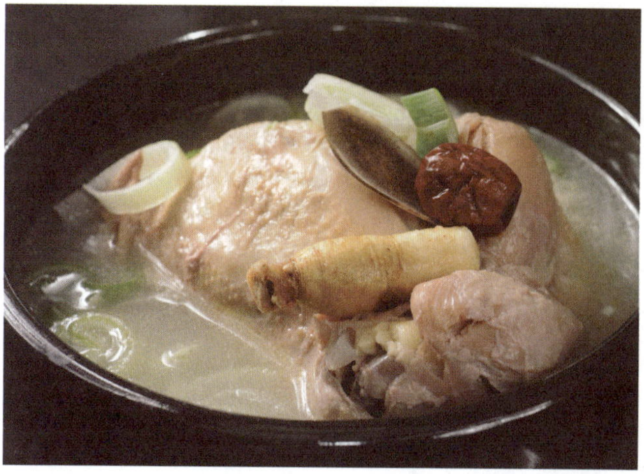

人参养血丸

◆治疗女性因体质虚弱而引起的血气虚损。可补冲任，调经候，暖下元，生血气。

将乌梅肉三两，熟地黄五两，当归二两，人参、川芎、赤芍药、蒲黄（炒）各一两。一起研成细末后，制成绿豆大小的蜜丸，每次服用八十丸，用温酒或米汤服下。

调经逍遥散

◆治疗血虚烦热，月经不调，脐腹胀痛，咳嗽痰多，身体潮热。

将当归、白术、白芍药、柴胡、茯苓各一两，甘草（炙）半两。切片后捣碎，加入姜、薄荷叶煎服，每次服用半两。

增损四物汤

◆治疗治月经不调，心腹疼痛，有补血温经，驻颜的作用。

将川芎、当归、芍药、熟地黄、黄芪、牡丹皮、白术各一钱半，地骨皮一钱。用水二盅，熬取一盅，饭前服用。

澹寮煮附丸

◆治疗经期不规律，血气刺痛，腹胁膨胀，头晕恶心，崩漏带下等症。

将香附子（擦去皮，不以多少，米醋浸一日，用瓦铫煮令醋尽），以醋调和成

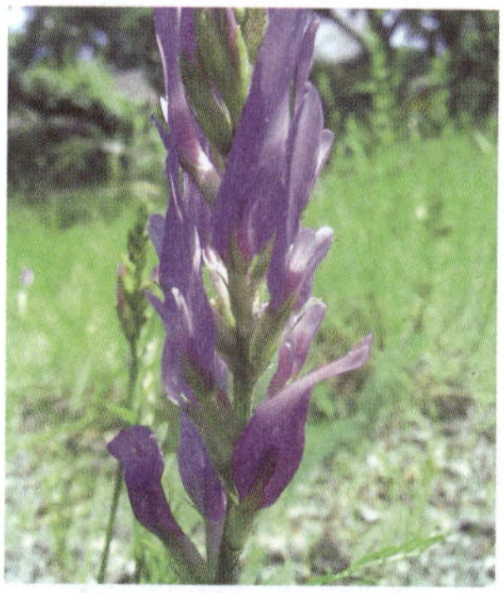

黄芪

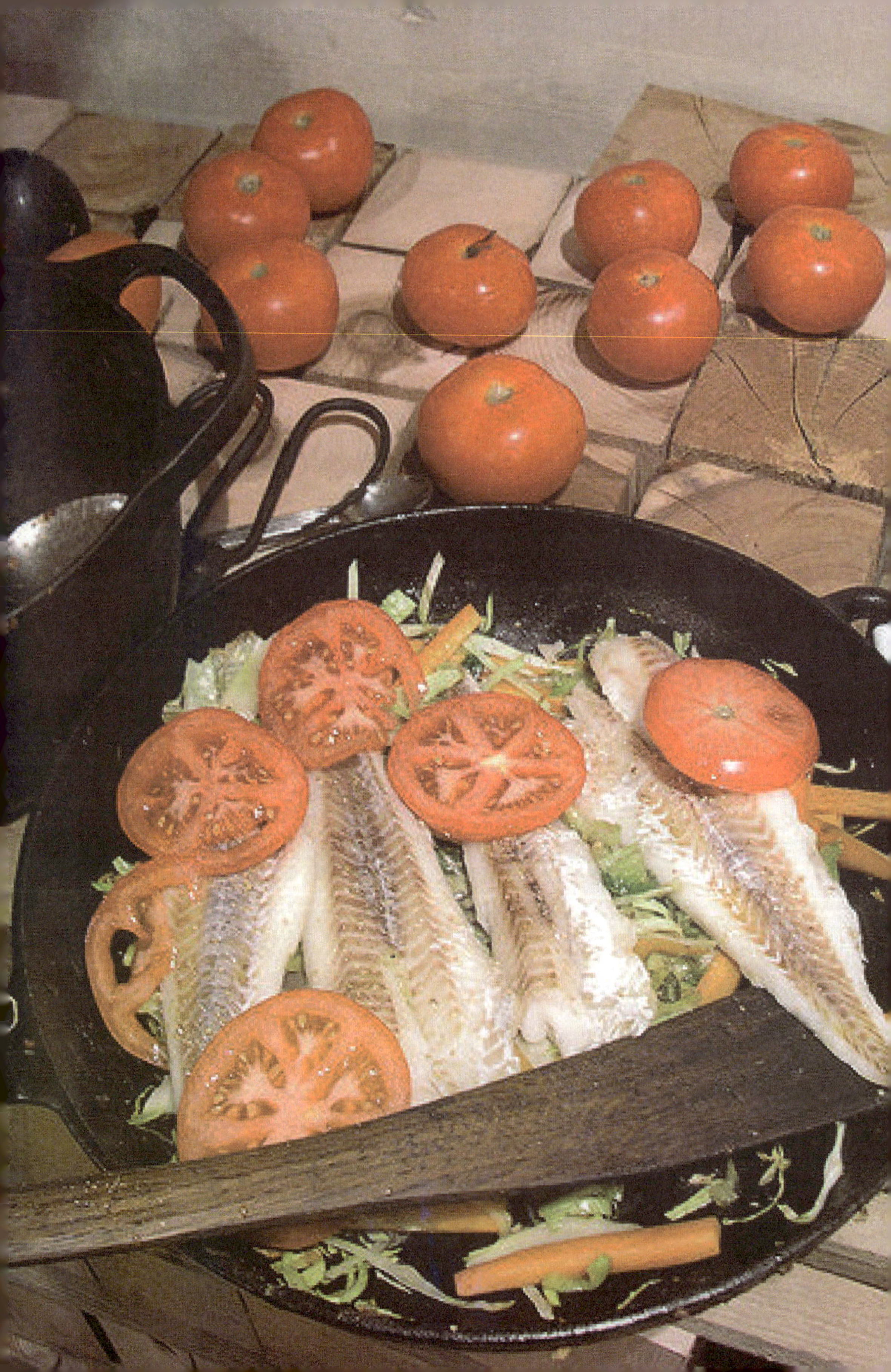

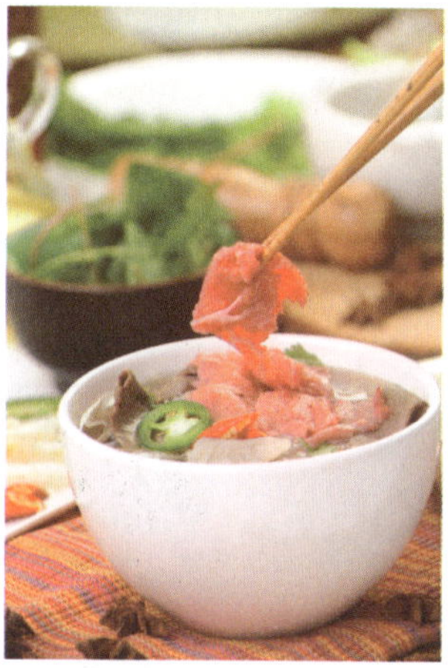

糊状后，做成绿豆大的药丸，晾干后服用，每日五十丸，用淡醋汤送服。

绀珠正气天香汤

◆治疗妇女因气而生的病症。如气上攻心，心胸闷痛，胁肋刺痛，月经不调等症。

将台乌药二钱，香附子八钱，陈皮、紫苏叶各一钱，干姜半钱。切片后捣碎，每次服用七八钱，用水煎服。

李东垣益胃升阳汤

◆治疗妇女月经不调，或行经后血脉虚弱，食欲不振。

将黄芪二钱，白术三钱，炒曲一钱半，当归身、陈皮、炙甘草、人参各一钱，升麻、柴胡各半钱，黄芩（秋去之）半钱。切片后捣碎，每次服用半两，用水煎服。如有腹痛，可在此方中加入芍药，如有咳嗽，则可去掉人参。

大温经汤

◆治疗月经不调引起无法受孕，经血不止，瘀血攻心，小腹疼痛，心胸烦热等症。

将茱萸（汤泡）、牡丹皮、白芍药、肉桂（去粗皮）、人参、当归（去芦）、川芎、阿胶（碎、炒）、甘草（炙）各一钱，麦门冬（去心）二钱，半夏二钱半。用水二盅，生姜五片，熬取一盅，饭前服用。

小温经汤

◆治疗经期不规律，血脏冷痛。

将当归、附子（炮）各等份。切片后捣碎，每次服用三钱，水一盏，煎八分，空腹温服。

温经汤

◆治疗妇女血海虚寒，月经不调。

将川芎、当归、芍药、蓬莪术各一钱半，人参、牛膝各二钱，桂心、牡丹皮各一钱，甘草

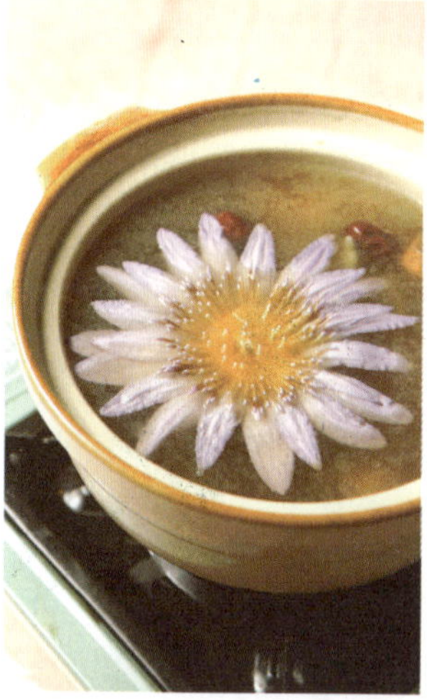

半钱。用水二盅，熬取一盅，随时服用。

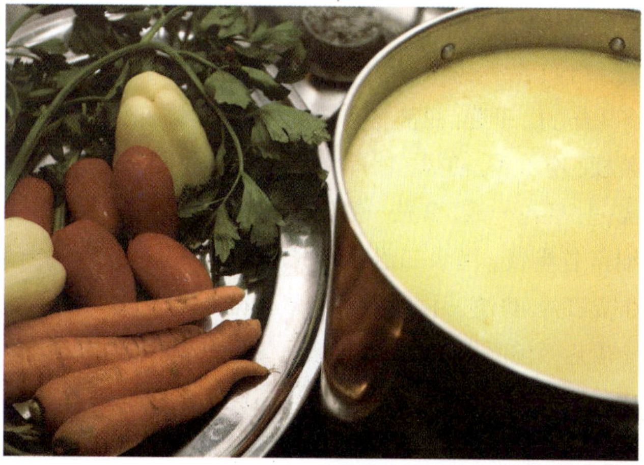

滋血汤

◆可养荣血，补血气。

将当归一钱半，川芎、麦门冬（去心）、牡丹皮、人参、芍药、琥珀（另研）各一钱，半夏、曲、官桂、阿胶（炒）、酸枣仁、甘草各半钱。用水二盅，生姜三片，熬取一盅后饭前服用。

加味吴茱萸汤

◆治疗经期错后或时前时后，崩漏不止，赤白带下，小腹急痛，行经期间头晕目眩等症。

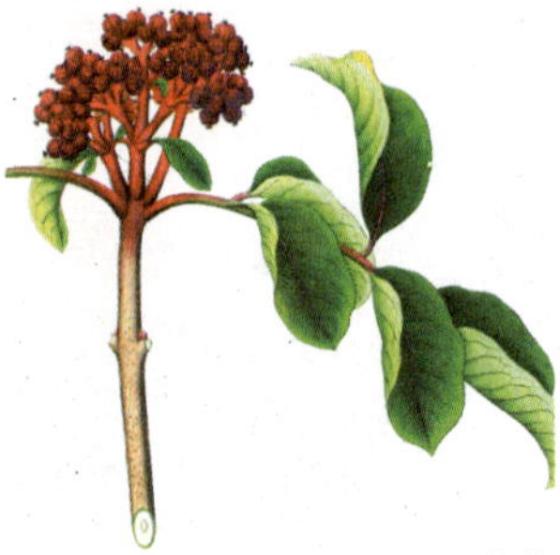

吴茱萸

将半夏二钱，吴茱萸、当归各一钱半，麦门冬（去心）、干姜、白茯苓、苦梗、南木香、防风、牡丹皮、甘草各一钱，官桂、北细辛各半钱。用水二盅，生姜三片，红枣一枚，熬取一盅后饭前服用。

桃仁散

◆治疗妇女月经不调，淋沥不断，身体虚倦等症。

将仁、半夏、当归、川牛膝、桂心、人参、蒲黄、黄芪、牡丹皮、川芎、泽兰叶各一钱，赤芍药、生地黄各一钱半，粉草半钱。用水二盅，生姜三片，熬取一盅后饭前服用。

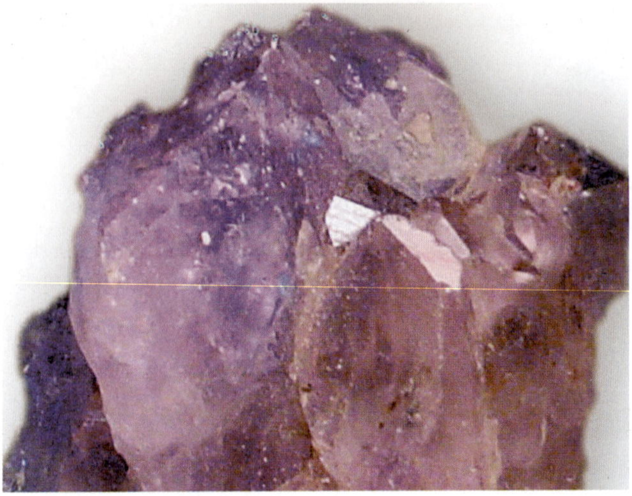

紫石英

姜黄散

◆治疗月经不调，脐腹刺痛。

将姜黄（片子者）、白芍药各二钱，玄胡索、牡丹皮、当归各一钱半，蓬莪术、红花、桂心、川芎各一钱。用水二盅，酒半盅，熬取一盅，随时服用。

紫石英丸

◆治疗月经忽多忽少，经期或前或后，经期疼痛等症。

将志（去心）、泽泻、桑寄生、桂心、龙骨（别研）、当归、人参、肉苁蓉（酒浸）、石斛、干姜（炮）、五味子、甘草（炙）各一两，牡蛎、川椒（去目并合口者不用，炒出汗）各半两。一起研成细末，炼成如绿豆大蜜丸，每次服用二十丸，饭前用米汤送服。

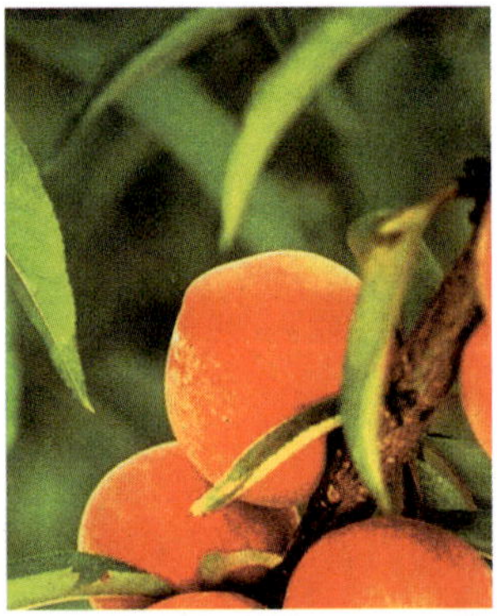

桃

暖宫丸

◆治疗血气久冷，月经不调，以及因此造成的不孕。也可治漏下血，赤白带下等症。

将硫黄六两，赤石脂（火煅红）、海螵蛸、附子（炮去皮脐）各三两，禹余粮（火醋淬）九两。一起研成细末，和醋调和为糊状后制成梧桐子大的药丸，每次服用三十丸，空腹，用温酒或米汤送服。

内补当归丸

◆治疗血气虚损，月经不调，崩中漏下，经水过多，以及经前腰腿疼痛等症。

将当归（去芦，炒）、阿胶（炒）、白芷、续断、干姜（炮）、川芎、甘草（炙）各四两，熟地黄（焙）半两，附子（炮，去皮脐）、白芍药、肉桂各二两，吴茱萸（汤泡，焙）、白术各三两，蒲黄（炒）八钱。

一起研成细末，制成如绿豆大的蜜丸，每次服用五十丸，空腹用温酒服下。

熟干地黄丸

◆治疗妇女伤风受冷，身体虚劳，脾胃虚弱，肠虚受冷等症。

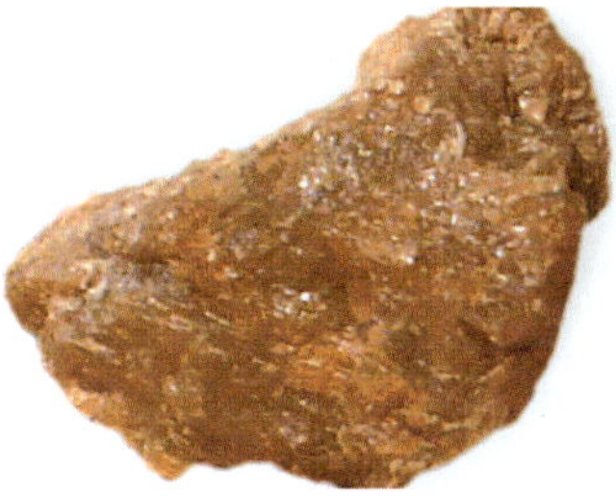

禹余粮

将熟地黄、黄芪、五味子各一两半，柏子仁（炒，另研）、牛膝（去苗，酒浸焙）、川芎、禹余粮（火，醋淬）、白茯苓（去皮）、肉苁蓉（酒浸）、卷柏（去根）、山药、浓朴（去粗皮，制）、干姜（炮）、白芷、细辛（去苗）、防风各一两，赤石脂（另研）二两，杜仲（去粗皮，炙）、芜荑（炒）、人参（去芦）、川椒（去目并取合口者）、蛇床子、艾叶（炒）、续断各七钱半，紫石英（另研，水飞）、石膏（另研）各三两，当归（去芦，炒）、泽兰（去梗）、官桂（去粗皮）各二两二钱半，石斛一两一钱半，甘草（炙）一两七钱半。一起研成细末，制成如绿豆大的蜜丸，每次服用五十丸，空腹，用温酒或米汤送服。

禹余粮丸

◆治疗血虚烦热，月经不调，赤白带下，渐成崩漏。

将余粮（烧，醋淬）、白石脂各一两，附子（炮，

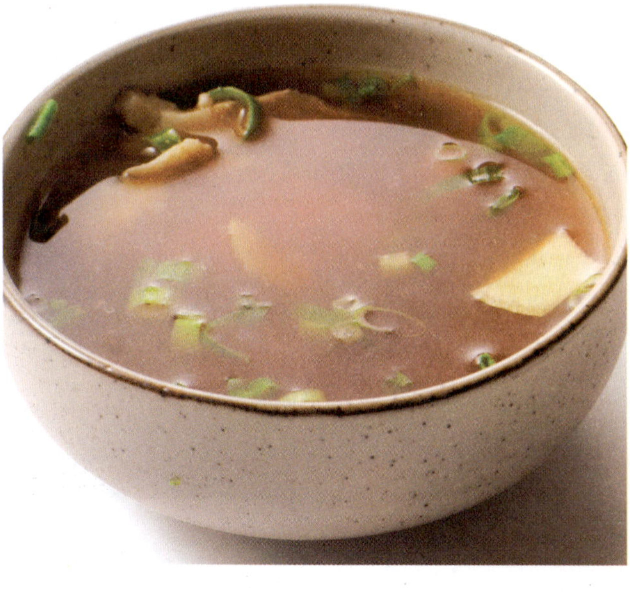

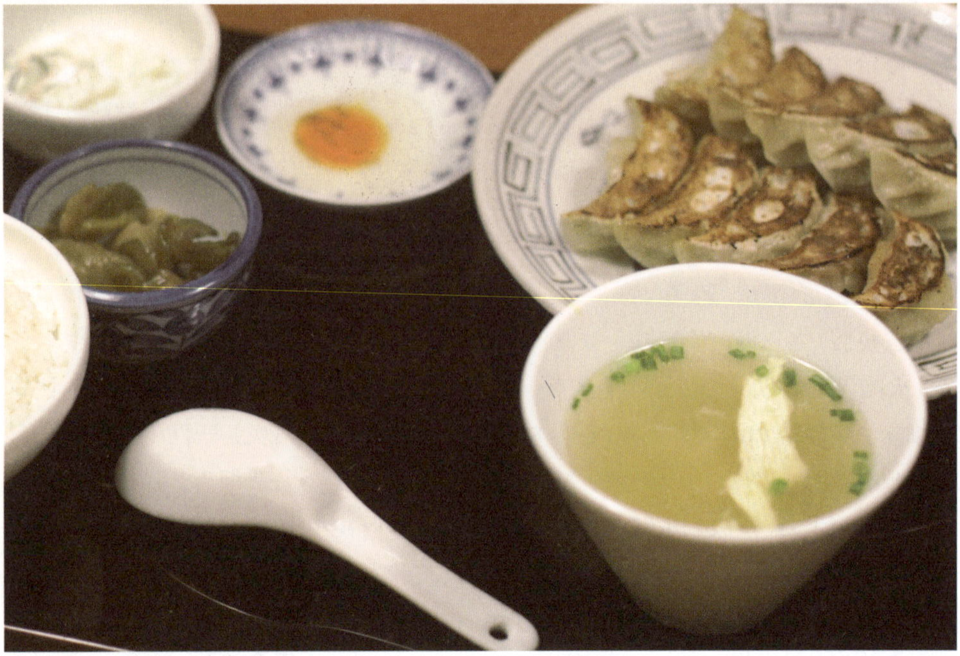

去皮脐）、鳖甲（去掉边缘的肉质部分，醋炙）、桑寄生、白术、浓朴（去粗皮，制）、当归（去芦）、柏叶（炒）、干姜（炮）各一两，白芍药、狗脊（去毛）各七钱半，吴茱萸（汤泡焙）半两。一起研成细末，制成如绿豆大的蜜丸，每次服用五十丸，空腹，用米汤或温酒服下。

升阳举经汤

◆治疗月经不调，气血俱脱。

将胡根、当归根、白术、黄芪（根，去土）各三钱，羌活根、防风根各二钱，红花、白芍药各五分，独活根一钱半，桃仁（去皮尖研）十枚，细辛六分，川芎、熟地黄（水中沉者）、人参（去芦）、黑附子（炮去皮脐）、甘草梢（炙）各一钱，肉桂（去粗皮，秋冬五分，夏不用）。一起研成细末，每次服用二钱，用水二盏，熬取八分，空腹温服。

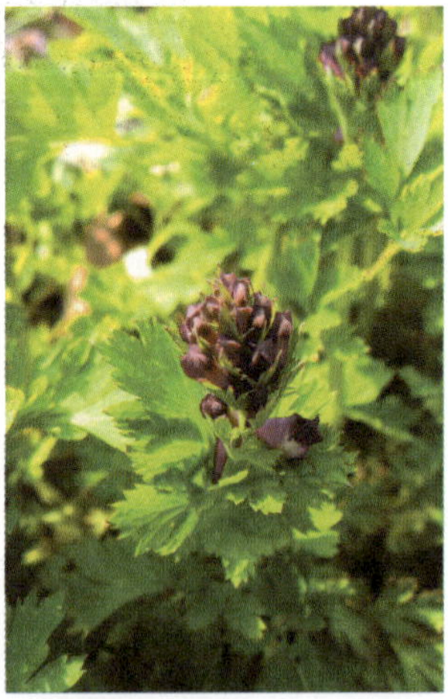

玄胡索

大玄胡索散

◆治疗妇女月经病，产后腰痛，心腹疼痛。

将玄胡索、赤芍药、川楝子（去核）、蓬莪术京三棱（煨）、浓朴（姜制）、当归、黄芩、川芎、桔梗、槟榔各一钱，木香、官桂（去粗皮），甘草各半钱，大黄二钱。用水二盅，熬取一盅，饭前服用。

痛经

经血是用来行血气、通阴阳以调节全身机能的。气血旺盛，阴阳协调则身体各部分都畅通。如果血气不足，在行经的时候身体就会疼痛。

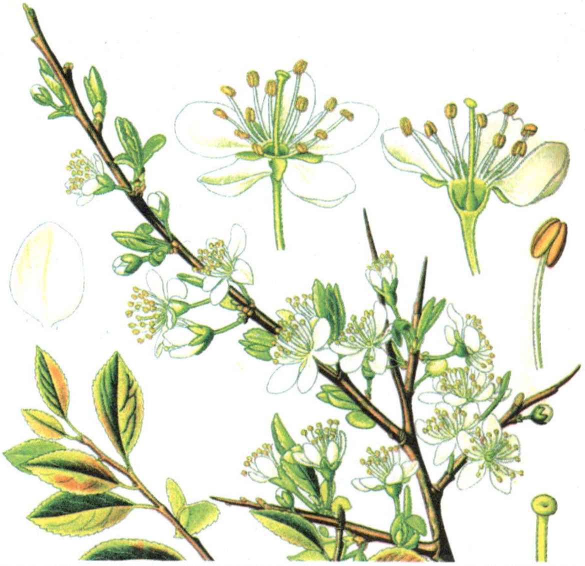

痛经

经血是用来行血气、通阴阳以调节全身机能的。气血旺盛，阴阳协调则身体各部分都通畅。如果血气不足，在行经的时候身体就会疼痛。

越痛散

◆治疗痛经。

将虎骨五铢，茯苓、甘草（根）、防风、白芷、当归、芍药、续断、白术、附子各三铢。一起研成细末，每次服用五钱，用二盏，姜五片，枣二枚，熬取一盏，无需定时服用。

桂枝桃仁汤

◆治疗子宫或卵巢经络伤风受冷造成的痛经。

将桂枝桃仁汤，桂枝、芍药、生地黄各二两，桃仁（制）五十个，甘草一两。一起研为粗末。每次服用半两，用水八两，加生姜三片，大枣一个，熬取四两，去掉药渣温服。

地黄通经丸

◆治疗因气血不通而导致的痛经。

将地黄通经丸，生地黄三两，虻虫、水蛭、桃仁各五十个。一起研成细末，制成如绿豆大的药丸。每次服用五丸，酒送下。

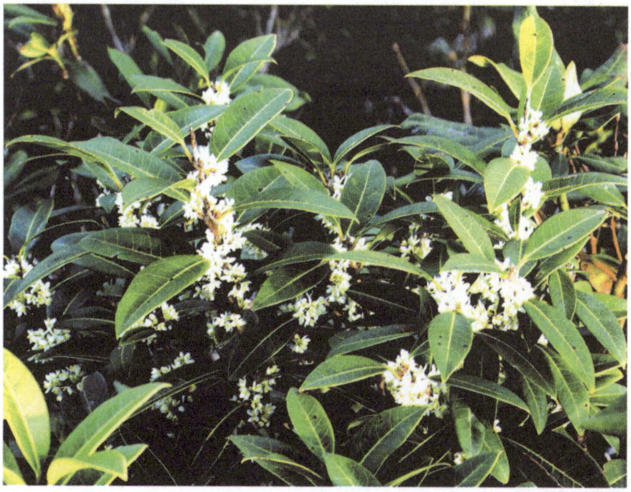

桂枝

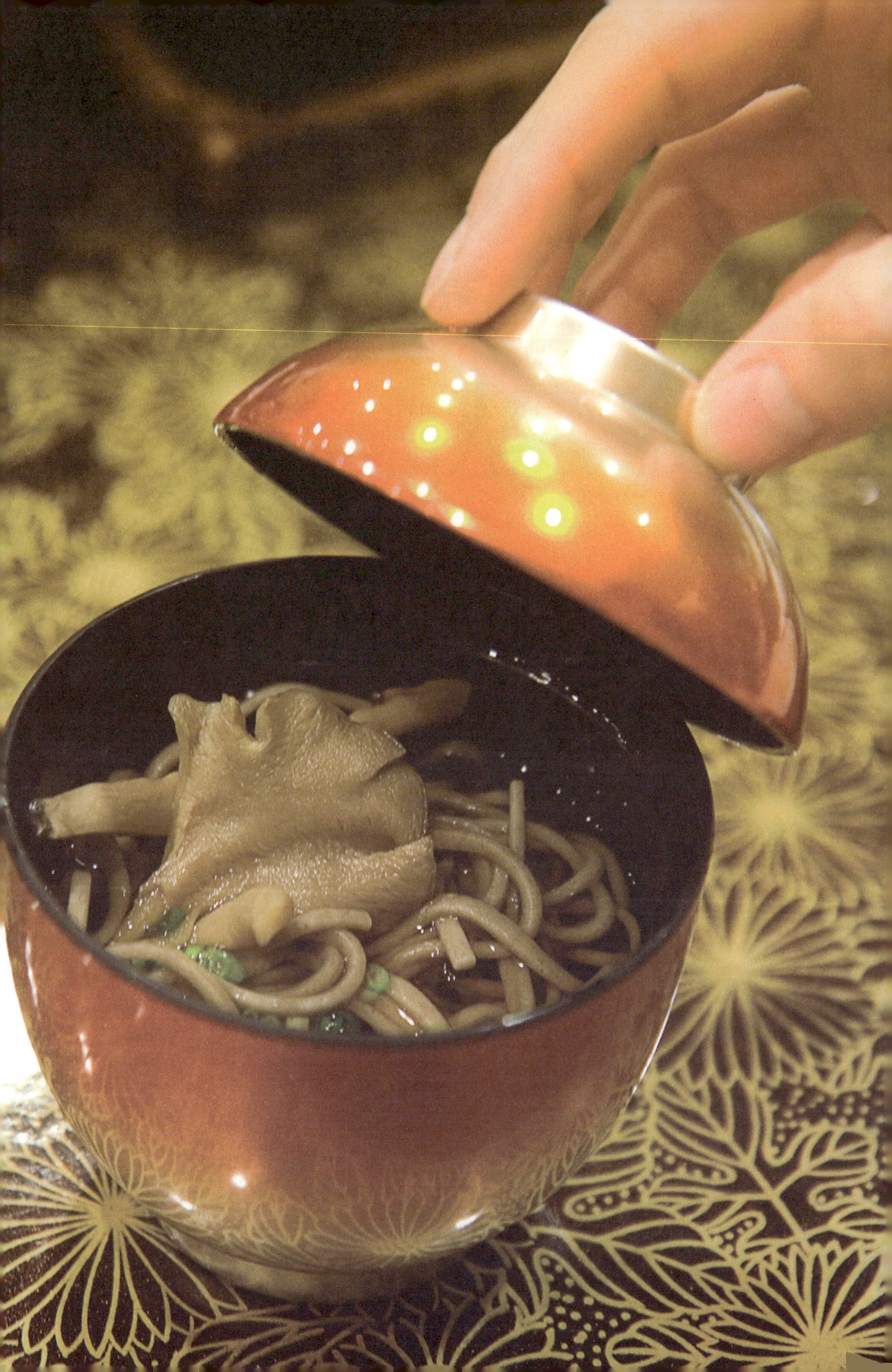

万病丸

◆治疗经水中有血块。

将干漆（杵碎，炒烟尽）、牛膝（去苗，酒浸一宿，在容器中烘干）各一两。一起研成细末，加在一升生地黄汁中，然后放入银器内慢火熬至可调和成丸时止，丸如梧桐子大，每次服用二丸，空腹，用米汤或温酒送服。

八物汤

◆治疗气血淤积导致的临经前脐腹绞痛。

将川芎二钱，当归、芍药、熟地黄各二钱，木香、槟榔、玄胡索、苦楝（碎、炒焦）各一钱。用水二盅，熬取一盅，饭前服用。

琥珀散

◆治疗妇女经水不通，心、腹、脐疼痛难忍等症。

将京三棱、蓬莪术、赤芍药、刘寄奴、牡丹皮、熟地黄、官桂、菊花、真蒲黄、当归各一两。前五味用黑豆一升，生姜半斤（切片），米醋四升，同煮至豆烂后在容器中烘干，入后五味，一起研成细末，每次服用二钱，温酒调和后空腹服下。

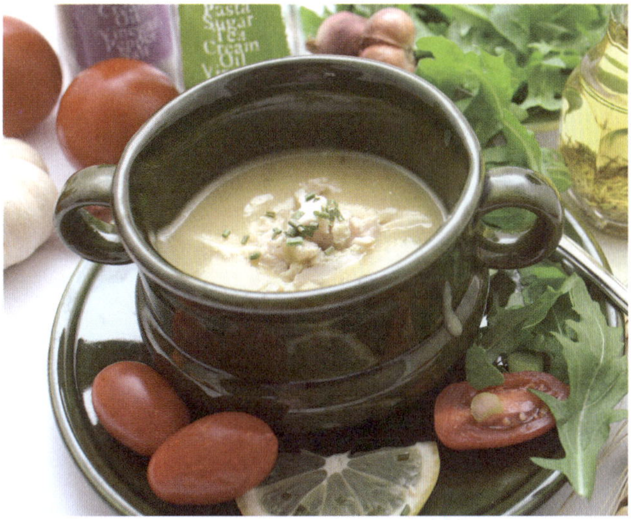

交加散

◆治疗血气不和导致的经血浑浊，腹痛等症。

将生姜（捣汁，存滓）、生地黄（取汁，存滓）各二斤，白芍药、当归、桂心各一两，红花（炒，无瘀血不用）、没药（另研）各半两，玄胡索（醋纸包，煨热，用布擦去皮）、蒲黄（隔纸炒）各一两。用地黄汁炒生姜滓，生姜汁炒地黄滓，然后分别在容器中烘干，研为细末，每次服用三钱，温酒调和后服下。

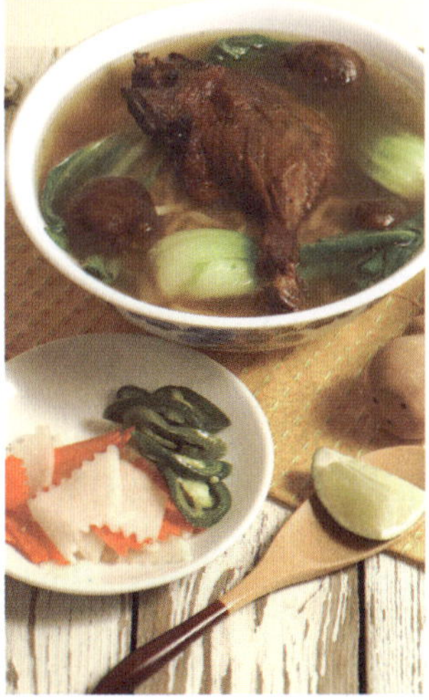

交加地黄丸

◆治疗妇女月经不调，气结血积，肚腹疼痛。

将生地黄（捣汁，存滓）、老生姜（捣汁，存滓）各一斤，玄胡索、当归、川芎、芍药各二两，明没药、木香各一两，桃仁（去皮尖）、人参各半两，香附半斤。一起研为细末，先以生姜汁浸地黄滓，以地黄汁浸生姜滓，然后晒干（皆以汁尽为度），同醋调和后做成药丸，空腹用姜汤服下。

玄胡索汤

◆治疗妇女、少女血气不和，心腹作痛，或是腰胁、背部刺痛以及由于血气原因引起的疼痛。

将当归（去芦，酒浸，锉，炒）、玄胡索（炒去皮）、蒲黄（炒）、赤芍药、官桂（不见火）各半两，子

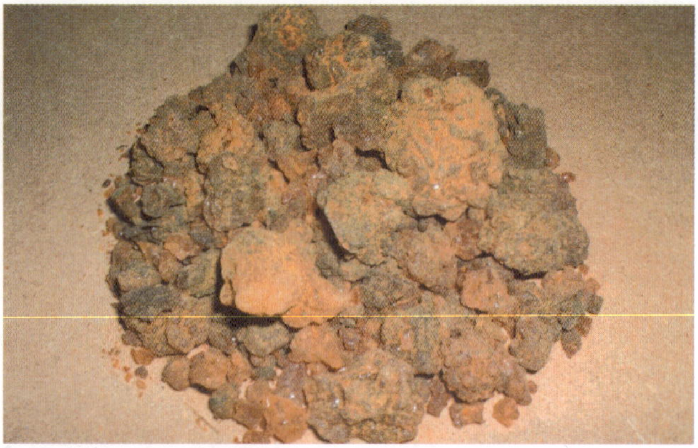

没药

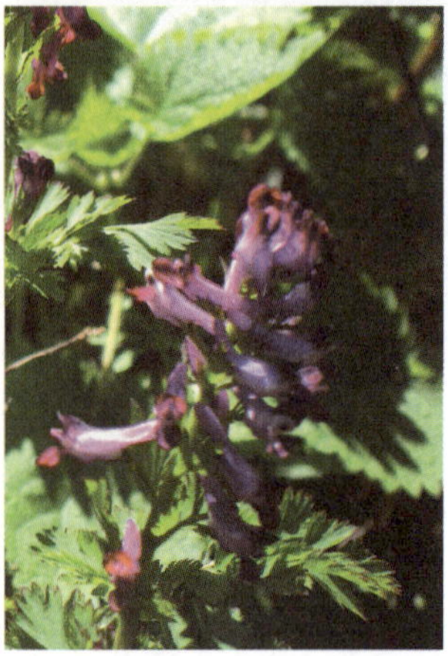

玄胡索

姜、黄芪（洗）、乳香、没药、木香（不见火）各三钱，甘草（炙）二钱半。切片后捣碎，每次服用四钱，用水一盏半，生姜七片，熬取七分，去掉药渣后饭前温服。

体内瘀血，可用下列药物治疗：

将香附子（醋煮）四两，桃仁（去皮尖）、牡丹皮、大黄（蒸）、当归各一两，川芎、红花各半两，瓦龙子（煅，醋煮一昼夜）二两。一起制成梧桐子大的药丸，空腹，温酒服下三五十丸。

三神丸

◆治疗少女腹中刺痛，经水过少，月经不调，经来疼痛等症。

将橘红二两，玄胡索（去皮，醋煮）、当归（去芦，酒浸，锉，略炒）各一两。一起研成细末，用酒煮过后与米调和成如梧桐子大的药丸，每次服用七十丸，空腹，用艾汤送服（米汤亦可）。

柴胡丁香汤

◆治疗妇女月经来临之前肚脐、腰腹疼痛，经期缩短等症。

将柴胡、羌活、丁香、全蝎、当归（身）、生地黄。用水四盏，熬取一盏，去掉药渣，饭前温服。

没药除痛散

◆治疗伤风寒邪引起的腹痛。

将蓬莪术（炮）一两，当归（焙）、玄胡索、五灵指、肉桂（去粗皮）、良姜（炒）、蒲黄（炒）、甘草（炙）、没药各半两。一起研为细末，每次服用五钱，温酒调和后服下。

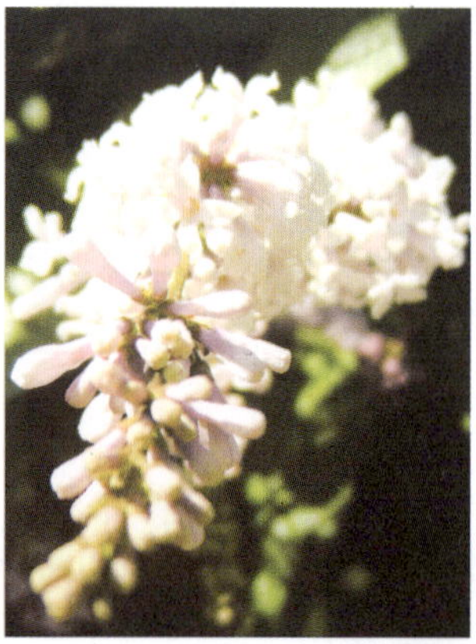

丁香

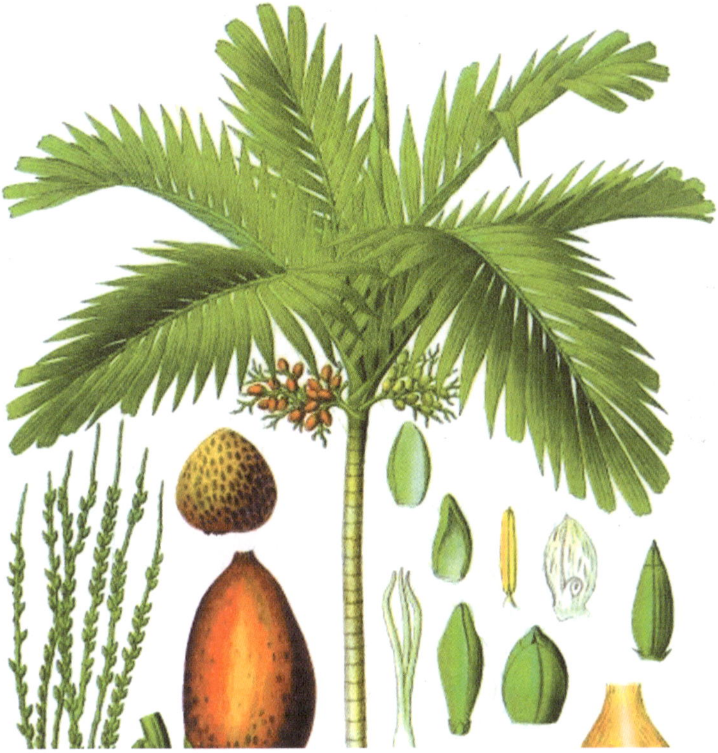

求子篇

胡氏（孝）曰：男女交，其所以凝结而成胎者，虽不离乎精血，犹为后天滓质之物，而一点先天真一之灵气，萌于情欲之感者，妙合于其间，朱子所谓禀于有生之初，《悟真篇》所谓生身受气初者是也。

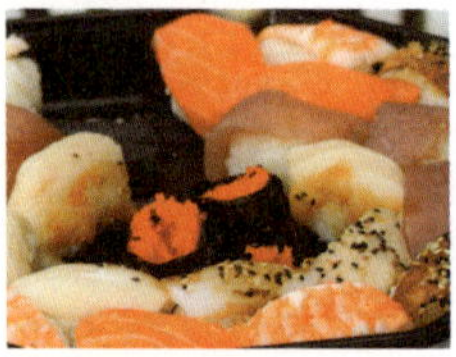

求 子

胡氏（孝）曰：男女交，其所以凝结而成胎者，虽不离乎精血，犹为后天滓质之物，而一点先天真一之灵气，萌于情欲之感者，妙合于其间，朱子所谓禀于有生之初，《悟真篇》所谓生身受气初者是也。医之上工，因人无子，语男则主于精，语女则主于血。着论立方，男以补肾为要，女以调经为先，而又参之以补气行气之说。察其脉络，究其亏盈，审而治之，夫然后一举可孕。天下之男无不父，女无不母矣。

中医学认为：男生精，女生血，精血结合便会产生胚胎。因此，对于受孕前的准备，男人要以补肾为主，女人则以调经为先，同时再辅之以补气，各方面调养和谐，自然可以达到受孕的目的。

男人养精求子法

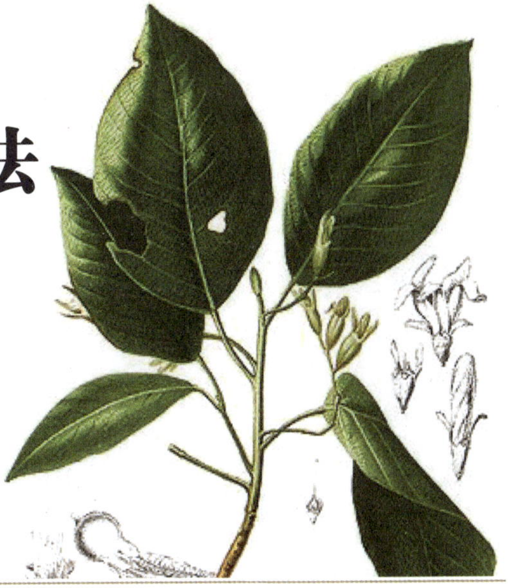

胡氏（孝）曰：男女交，其所以凝结而成胎者，虽不离乎精血，犹为后天滓质之物，而一点先天真一之灵气，萌于情欲之感者，妙合于其间，朱子所谓禀于有生之初，《悟真篇》所谓生身受气初者是也。

男人养精补气之道

男人养精之道总的说来有五个方面，分别是：寡欲、节劳、息怒、戒酒和慎味。

现在谈养生者，多推崇采阴补阳，久战不泄，这是极为荒谬的。肾是精液的储存库，凡是进行性活动，就不可能不影响肾脏，肾动则精血随之而流，即使是精液不外泄，精气已离开肾脏，就算坚忍不泄，也免不了有真精数点，随身体分泌物而溢出，所以养精贵在寡欲。

精成于血，不单是日常性交活动能损耗血气，其他如用眼过度，用耳过度，劳心忧思，都可以导致消耗血气，所以日常生活劳动中要保重身体，不要过于疲劳，那么血气才能得以滋养，精气才会强盛。所以养精贵在节劳。

肾脏聚精，肝脏解毒，这两个脏器都属火。发怒则能伤肝动火，动火可使肾脏功能减退，虽没有性交，但精气却已经不知不觉中潜耗了。所以养精应当息怒。

人身体里的血气，常凝聚在不同的脏器里，酒能促使血液循环紊乱，人饮酒后则面色通红，身体发热，就是因为酒精促使血液在身体内四处流动的

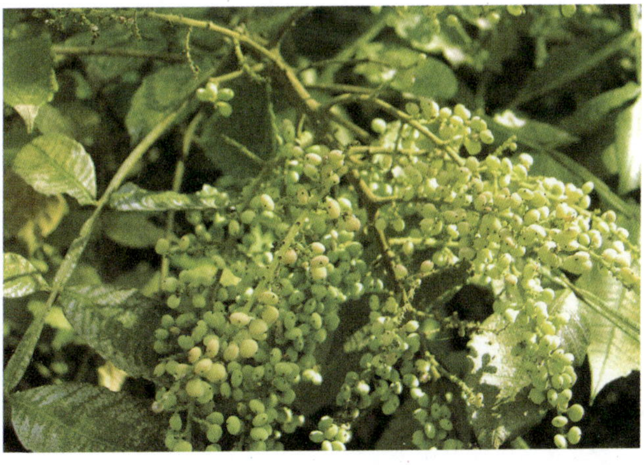

五倍子

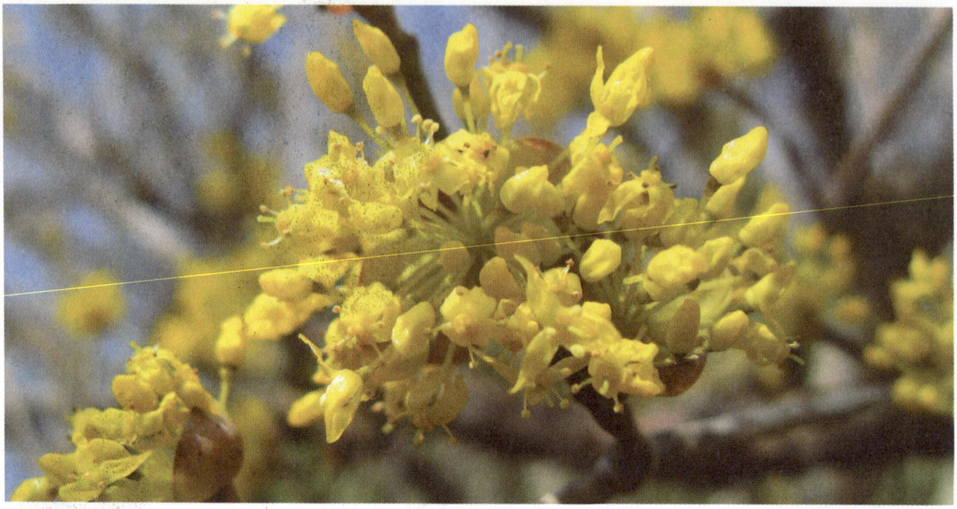

山茱萸

结果。血气强盛的人，即使数月没有性生活，精液质量也可以，如果一夜大醉，精液随之就会变的稀薄。所以养精应当戒酒。

体虚精弱者，应该补充美味的食物。然而味道浓郁的食物，是不能生精补气的，只有清淡的食物之味，才能补精益血。世上的各种食物都有其真

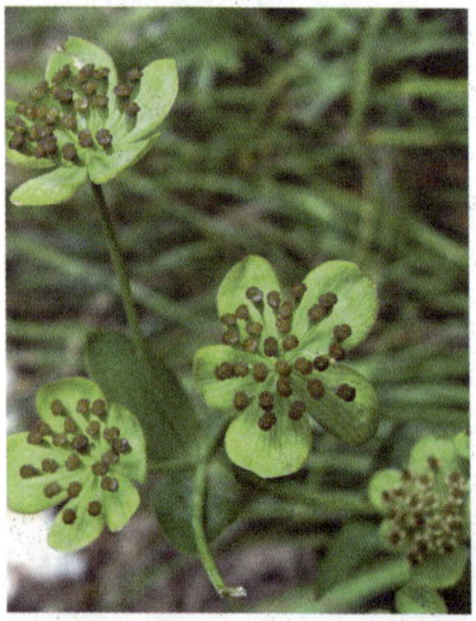

柴胡

味，调味过重就会掩盖食物真味。不论腥素，淡煮得法，自会有清心之气荡涤肺腑，益人肠胃。这就古人所谓的慎味。

《洪范》论述到：世间之物，惟五谷得味之正，但能淡食谷味，最能养精。又凡煮粥饭而中有浓汁滚作一团者，此米之精液所聚也，食之最能生精，试之有效。炼精有诀，全在肾家下手，内肾一窍名玄关，外肾一窍名牝户，真精未泄，干体未破，则外肾阳气至子时而兴，人身之气与天地之气两相吻合，精泄体破而吾身阳生之候渐晚，有丑而生者，次则寅而生者，又次则卯而生者，有终不生

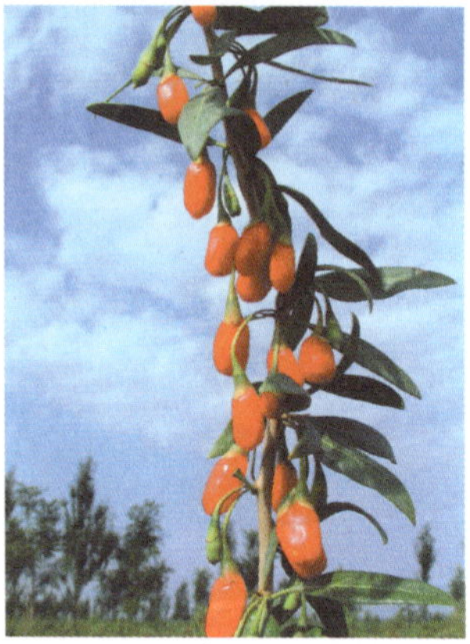

枸杞

者，始与天地不相应矣。

葆真丸

◆可治疗男性性功能障碍，可补十二经络，滋阴壮阳。

将益智仁（去壳）、鹿角胶（锉作豆大，用鹿角霜拌炒成珠后研细）半斤，杜仲（去粗皮切碎，用生姜汁一两，加蜜少许，拌炒断丝）三两，

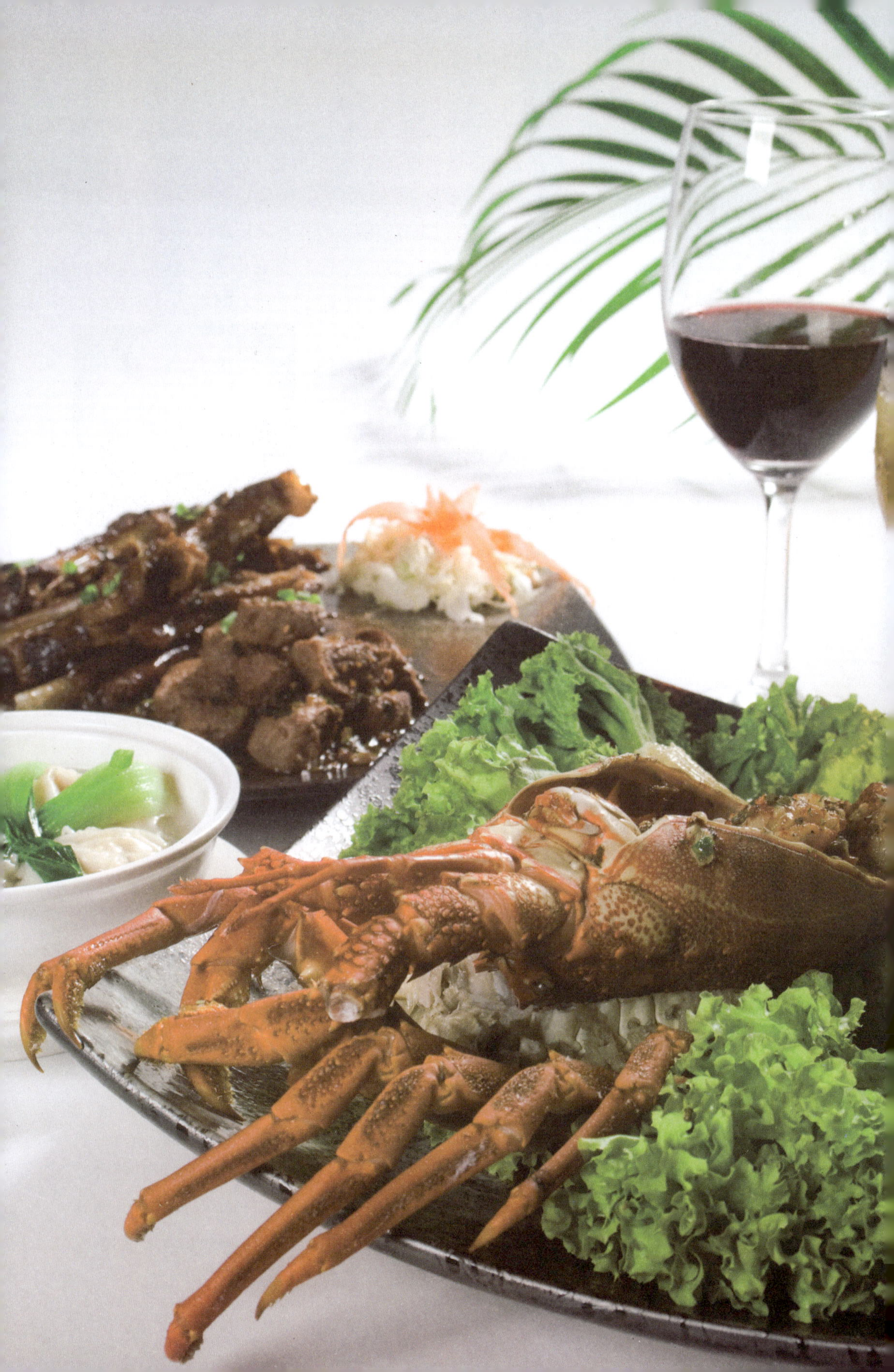

干山药、白茯苓（去粗皮，人乳拌后晒干，来回五七次）、远志（泔煮，去骨）、小茴香（青盐三钱同炒）、川楝子（去皮、核，取净肉酥炙）、熟地黄各二两，菟丝子（酒蒸，捣，焙）、山茱萸肉各一两半，北五味子、川牛膝（去芦，酒蒸）、川巴戟（酒浸，去心）各一两，破故纸、胡芦巴（同故纸入羊肠内煮，焙干）各一两，柏子仁（去壳，另研如泥）半两，穿山甲（酥炙）、沉香各三钱，全蝎（去毒）一钱半。一起研成细末待用，然后用酒将上好的嫩肉苁蓉洗净，除去鳞甲、皮垢，开腹，如果里面有黄白膜也应去掉，取净二两，用好酒熬成膏状，之后同炼蜜和前药末和在一起捣千余下，制成梧桐子大的药丸。每次服用五十丸，用淡秋石汤或者好酒送服，之后吃点东西将药物压下，药量逐渐加大至百丸。连服七日后即能明显感到四肢光泽，面色红润，手足温和，语言清亮。除此之外，此药还具有消食理脾，轻身和气等功效。

千金种子丹

◆可治疗虚损引起的梦遗，白浊脱卸等症。

将沙苑蒺藜（取净末如蚕种，同州者佳，再以筛子筛出二两极细末，二两粗末，用水一大碗熬膏备用）四两，莲须（极细末，金色者固精，红色者败精）四两，山茱萸（极细末，从一斤之中选取鲜红有肉者，然后制末）三两，覆盆子（细末）二两，鸡头实（五百个，去壳，如大小不一，取细末四两）三两，龙骨（五色者佳，火煅）五钱。先将一斤蜜炼至无沫，滴入水中成珠的程度后备用（只用四两），然后将五味药与蒺藜膏调和在一起，再加入炼蜜，放入石臼中捣千余下后制成豌豆大的药丸。每次服用三十丸，空腹，盐水送服。服药期间需忌房事二十天。

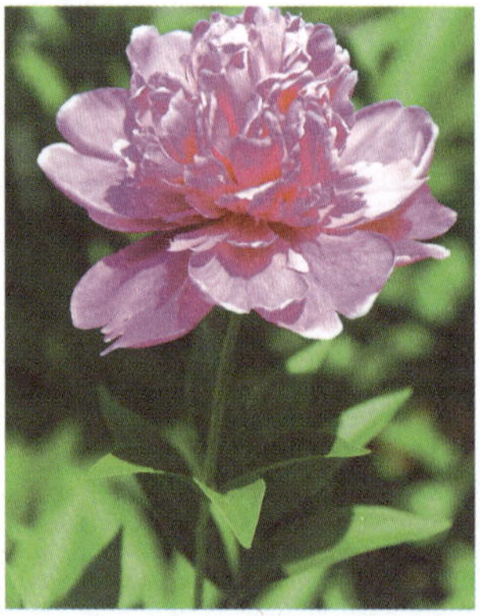

牡丹

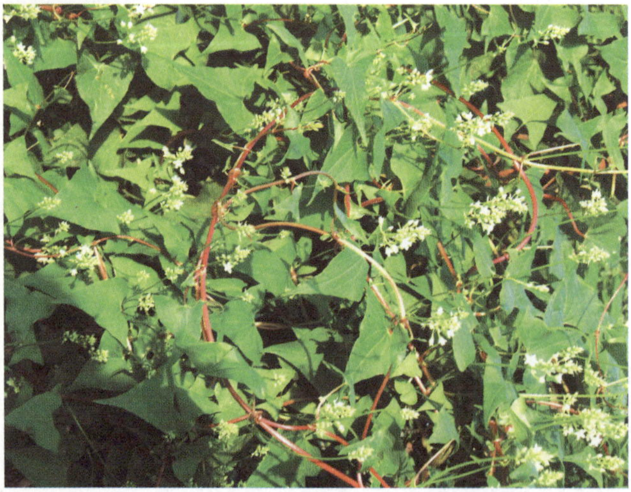

何首乌

聚精丸

◆将黄鱼鳔胶（选取白净者，切碎，用蛤粉炒成珠）一斤，沙苑蒺藜（马乳浸两宿，取出后蒸一炷香的时间，焙干）八两。研成细末，和蜜炼成梧桐子大的药丸，每次服用八十丸，空腹，温酒或白汤送服。忌食鱼肉及牛肉。

五子衍宗丸

◆具有添精补髓，疏通肾气的功效。

将优质、新鲜的甘肃枸杞子、菟丝子（酒蒸后捣成饼）各八两，辽五味子一两，覆盆子（酒洗去目）四两，车前子（炒）二两，焙后晒干，研成细末后与蜜炼制成梧桐子大的药丸。每次服用九十丸，空腹，白沸汤或盐水送服，冬季用温酒送服亦可。

十子丸

◆可治疗男性不孕。

将槐角子（和何首乌蒸七次）、覆盆子、枸杞子

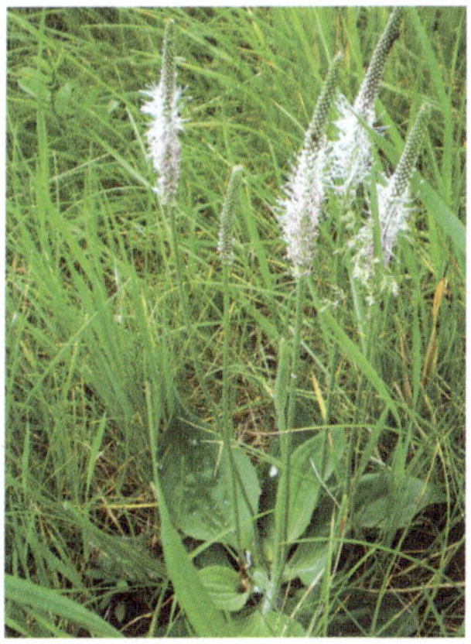

车前子

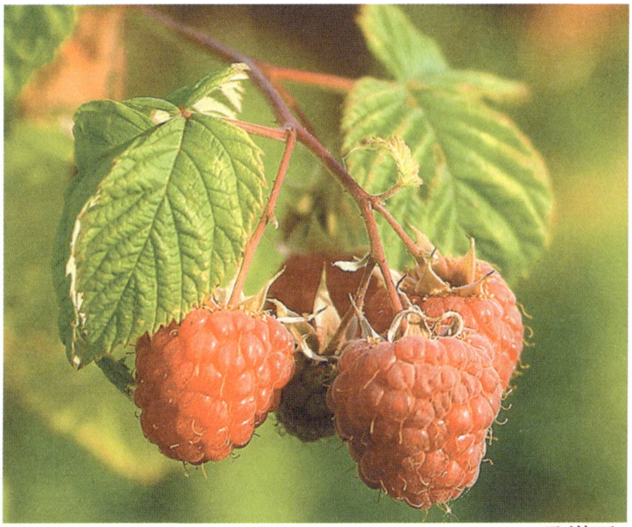

桑椹子

（去枯者及蒂）、桑椹子、冬青子（四味共蒸）各四两，菟丝子（制，去壳，酒蒸）、柏子仁（酒浸，蒸）、没石子、蛇床子（蒸）、北五味子（去枯者，打碎用蜜蒸）各二两。一起研成细末，和蜜炼成梧桐子大的药丸，每次服用五六十丸，淡盐水服下后再吃些干点心压药。

赵氏加味六子丸

◆可治疗男性不孕。

将菟丝子（淘洗，酒蒸）、川牛膝（去芦，酒蒸）、麦门冬（去心，酒蒸）、山茱萸（取肉）、原蚕蛾、五味子各一两三钱，蛇床子（酒蒸）一两六钱，车前子（淘洗）一两七钱，大甘草（炙）一两，沙苑蒺藜（马乳浸蒸）、覆盆子各二两二钱，破故纸（淘洗炒）二两三钱，肉苁蓉（酒浸去鳞）二两五钱。一起焙干

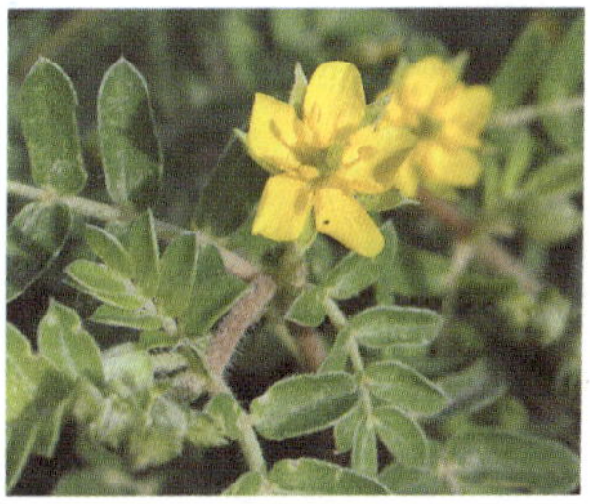

蒺藜

捣碎，和蜜调和成梧桐子大的药丸，每次服用三十或四十丸，淡盐水送服，早晚皆服。

治疗男性不孕还可用针灸的办法：将盐填满肚脐，用熟艾一团做成艾在盐上灸，感觉疼痛时即换盐，直到艾团灸完为止。

女子调经求子法

胡氏（孝）曰：男女交，其所以凝结而成胎者，虽不离乎精血，犹为后天滓质之物，而一点先天真一之灵气，萌于情欲之感者，妙合于其间，朱子所谓禀于有生之初，《悟真篇》所谓生身受气初者是也。

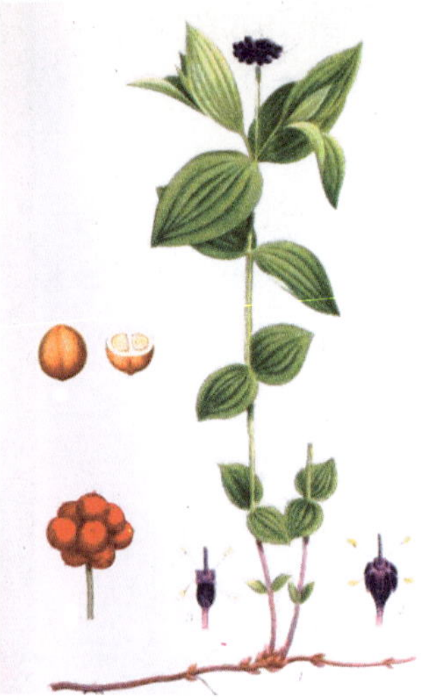

女子调经

女子要想生育一个健康的孩子，必须先做好准备工作，然后才能开始生育小孩的具体操作。求子的前提，一定是先调理好月经。

患有不孕不育症的妇女，月经大多有以下问题：有的月经或前或后；有的经血或多或少；有的经前腹痛；有的行后腹痛；有的经血颜色不正常或紫或黑或淡；有的经血凝结成块，只有治愈这些月经异常的病症，才能顺利受孕。

具体来说月经不调的原因有几个方面，

有的月经或前或后，及行经后疼痛是虚症。

月经量少而淡者是血虚，月经量多是气虚。痛经及凝块不散原因是血滞不通。月经颜色紫黑的，是血滞不通并带有虚热。

医治方法是：血虚者喝四物汤。气虚是者四物汤加参。血滞者喝四物汤另加香附、缩砂、木香、槟榔、桃仁、玄胡。体内虚热者，四物加黄芩、黄连。体内虚寒者，四物加肉桂、附子及紫石英之类。等到积血散去、血气通畅、虚体恢复，即能孕子。

治月经不调还有一个秘方：取一味香附末，用醋调和成药丸服用，也是简单易行的方法。调经补虚最常用的中药是加味六味地黄丸。

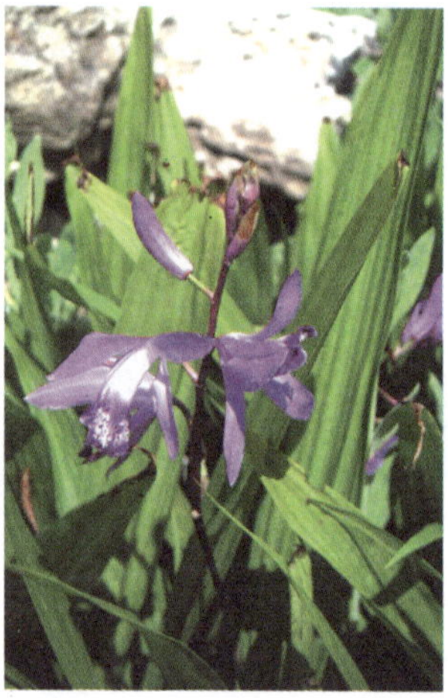

白芨

加味六味地黄丸

虽然有的妇女在月经不调的情况也能够怀孕，但是这并非是很理想的孕育，如果之前服用加味六味地黄丸进行调养的话就能收到很好的效果。

将熟地黄四两，山茱萸肉、山药各二两，牡丹皮、白茯苓各一两五钱，泽泻、香附米（童便浸三次后炒）各一两，蕲艾叶（去筋醋煮）五钱。一起研成细末，用蜜调和后制成绿豆大的药丸，每次服用七十丸，用白沸汤送服。

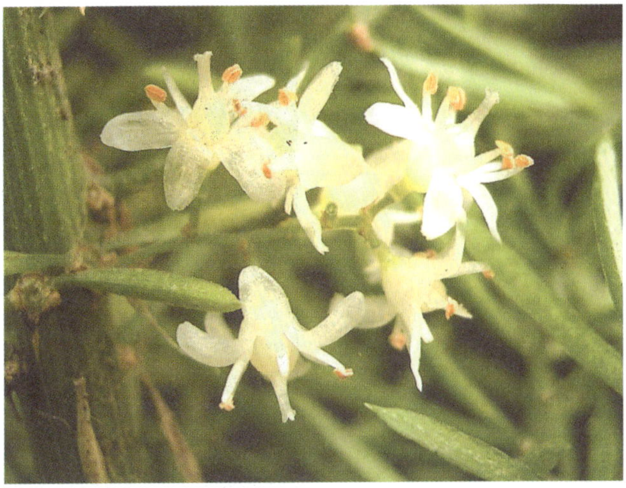

天门冬

妇女血虚容易造成月经推迟，宜服用四物汤加人参、当归、陈皮、白术进行调理；妇女血热容易引起月经提前或者形体肥胖而多痰，经血紫黑色等病症，宜服用四物汤加黄芩、黄连进行调理；妇女气滞容易一起经前疼痛，宜服用归身、尾、香附米及桃仁、红花、黄连以行气，或者服用四物加蓬莪术、玄胡索、木香亦可；妇女气血俱虚则容易造成经行后疼痛，宜服用八物汤。另外，女性体型的胖瘦也会影响月经的周期，进而影响孕育。体型偏瘦也可能不孕不育。体型肥胖的妇女要想孕育，应先服药调理月经。下面具体介绍几个药方。

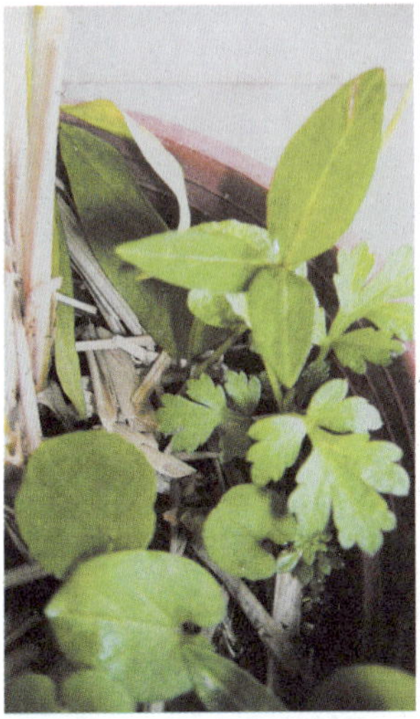

半夏

◆将茯苓（二两），当归（酒洗）一两，川芎（七钱半），白芍药、白术、半夏（汤洗）、香附米、陈皮、甘草各一两作十帖，每帖用姜三片，水煎后服用。

◆将白术（二两），半夏、酒曲、川芎、香附米（各一两），神曲（炒）、茯苓各半两，橘红四钱，甘草二钱研成细末后与粥调和为丸，每次服用八十丸。体热者还应在上述药方中加黄连、枳实各一两。

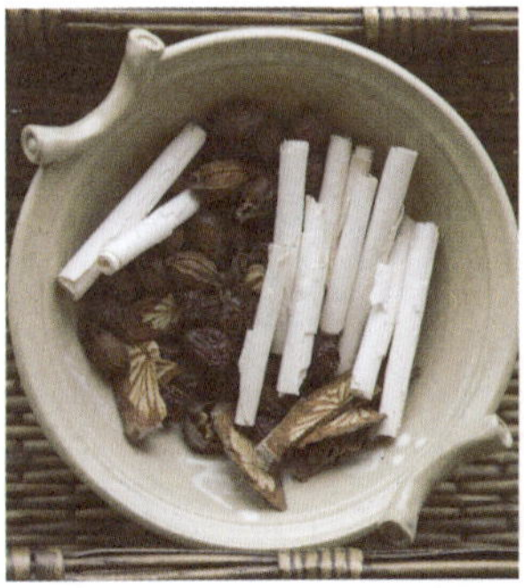

茯苓

◆将附子、茯苓各六钱，浓朴、杜仲、桂心、秦艽、白薇、半夏、干姜、牛膝、沙参各二钱，人参四钱，细辛五钱研成细末，和蜜炼成小豆大的药丸，每次服用五丸（加至十丸也可），空腹，用酒送服。忌食牛马肉，怀孕三月后不能服用。

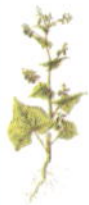

抑气散

◆可治疗妇女气盛于血引起的不孕不育，平常有头晕目眩、膈满体疼、怔忡等症状者也可服用。

将香附子（炒净）二两，陈皮（焙）二两，茯神、甘草（炙）各一两研成细末，每次服用二三钱，与白汤调和后服下，不必定时服用。

大五补丸

◆将天门冬、麦门冬（去心）、菖蒲、茯苓、人参、益智、枸杞子、地

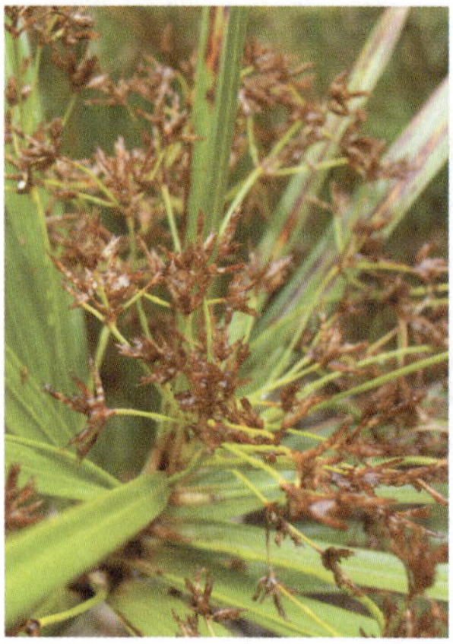

香附子

骨皮、远志、熟地黄等份，研成细末，和蜜炼成绿豆大的药丸，空腹，用酒送服三十丸。

增损三才丸

◆将天门冬（酒浸，去心）、熟地黄（酒

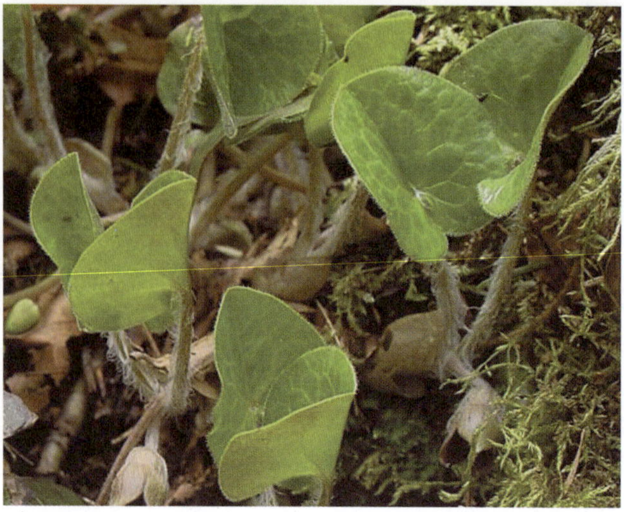

细辛

蒸）、人参（去芦）、远志（去骨）、五味子、茯苓（酒浸）、鹿角（酥炙）等份，研成细末，用蜜调和后炼制成绿豆大的药丸，每次服用五十丸，空腹，好酒服下。

紫石门冬丸

◆将紫石英、钟乳石、天门冬各三两，当归、川芎、紫葳、卷柏、肉桂、干地黄、牡蒙、禹余粮（煅，醋淬）、石斛、辛夷各二两，人参、桑寄生、续断、细辛、浓朴（姜制）、干姜、食茱萸、艾叶、白薇、薯蓣、乌贼骨、甘草（炙）各一两半，柏子仁一两。先捣后筛，之后用蜜调和炼成绿豆大的药丸，酒服十丸，三天后逐渐加量到三十丸，感觉腹中热时即为起效。

白薇丸

◆治疗妇女不孕不育。

将白薇、熟干地黄、川椒（去目及闭口者，微炒出汗）、白龙骨各一两，麦门冬（去心，焙）一两半，覆盆子、藁本、卷柏、白芷、桃仁（汤

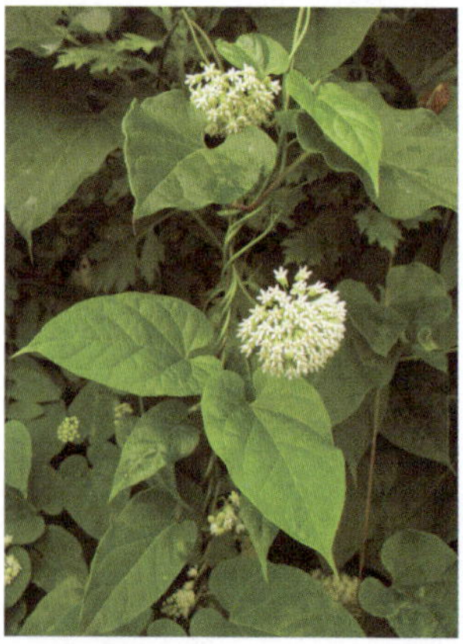

白薇

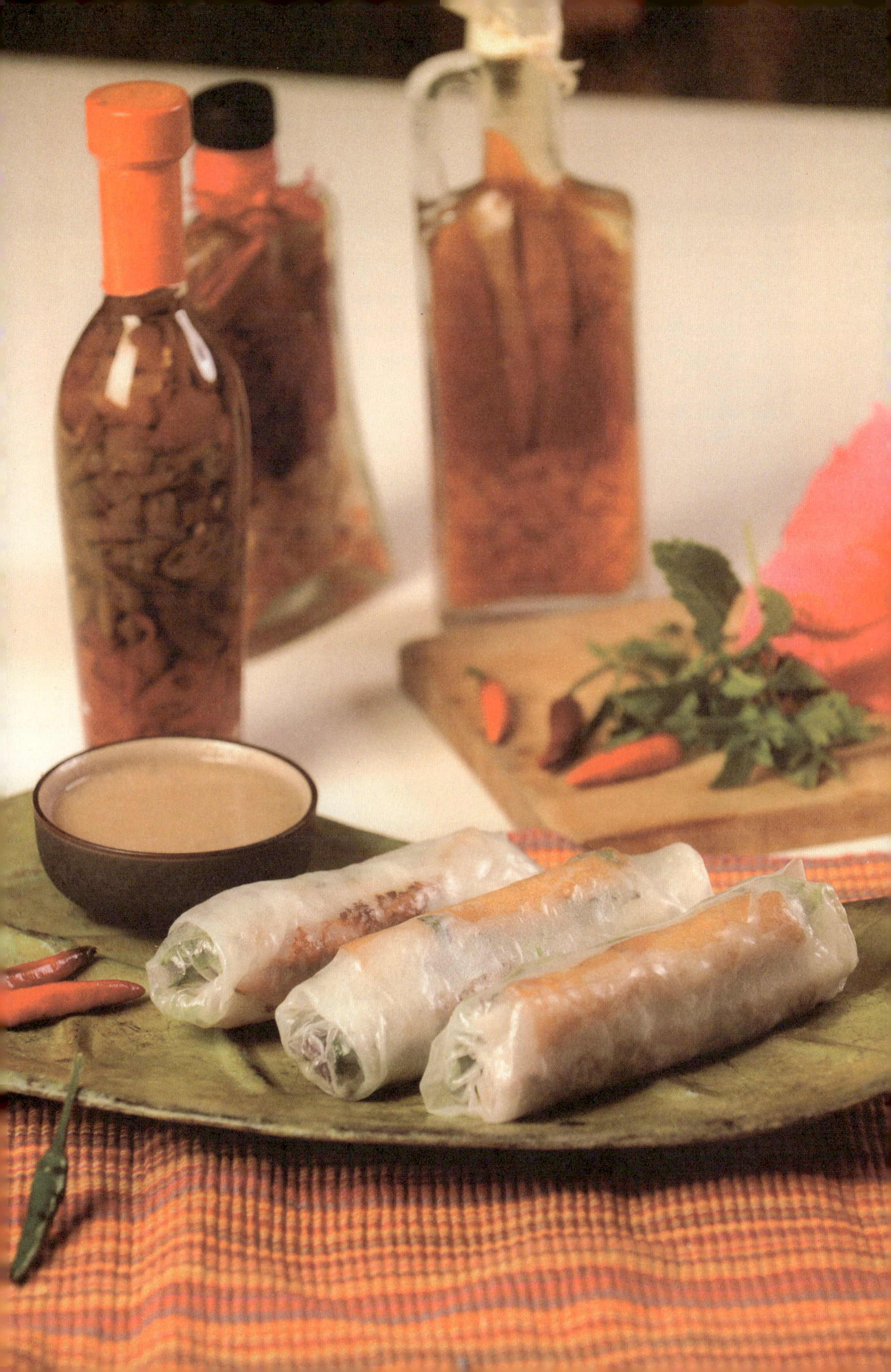

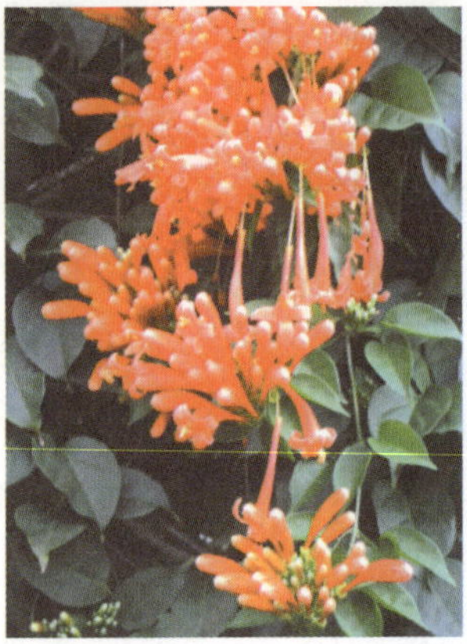

紫葳

浸去皮、尖、双仁，麸炒微黄）、人参、桂心、菖蒲、白茯苓、远志（去心）各七钱半，车前子、当归（锉，微炒）、川芎、蛇床子、细辛、干姜（炮制）各半两。一起捣碎后筛出细末，用蜜调和后炼成药丸，每次服用三十丸，空腹，中午前后用温酒送服三十丸。

赵氏苁蓉菟丝子丸

◆具有助阴生子的功效。

将肉苁蓉一两三钱，覆盆子、蛇床子、川芎、当归、菟丝子各一两二钱，白芍药一两，牡蛎（盐泥固济）、乌贼鱼骨各八钱，五味子、防风各六钱，条芩五钱，艾叶三钱焙干后研成细末，用蜜调和后炼制成绿豆大的药丸，清盐水服下，早晚皆可服。

加味香附丸

◆用于调经和血。

将香附（一斤四两，老酒浸两宿，炒，捣碎，再焙干磨为末），泽兰（净叶酒洗）六两，海螵蛸（捣稍碎，炒）六两，当归（酒洗）四两，川芎（三两），白芍药（酒炒）四两，怀熟地（捣膏焙干）八两。一起研成细末，用浮小麦粉，酒醋水打糊，制成绿豆大的药丸，每日早晚各服一次。忌食莱菔、牛肉及生冷食物。

调经丸

◆用于调经和血。

将香附（童便、酒、醋浸一半，生一半，俱酒炒）半斤，川杜仲（姜汁炒）半斤，大川芎、白芍药、当归（去尾）、怀生地、广陈皮、小茴香

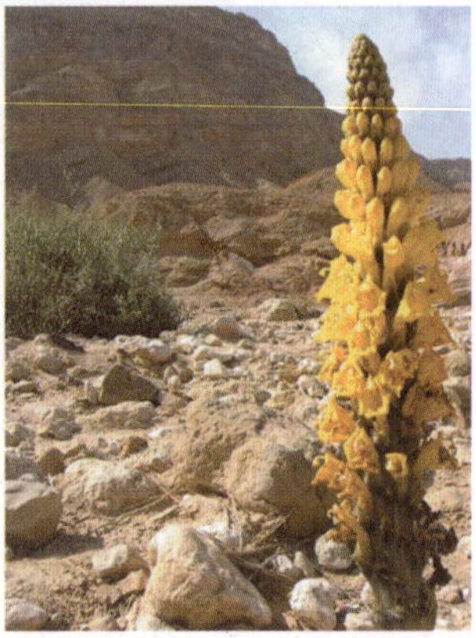

肉苁蓉

（酒炒）、玄胡索（略炒）、肉苁蓉（酒浸）、旧青皮（麸炒）、台乌药（炒）、枯黄芩（酒炒）、乌贼鱼骨（酥炙）

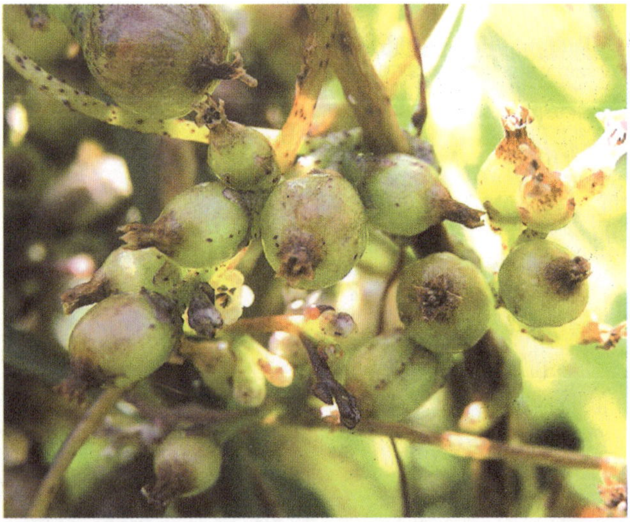

菟丝子

各四两。一起与醋、面打糊制成绿豆大的药丸，每次服用百丸，空腹，好酒送服。

正元丹

◆用于调经，有助孕的功效。

将香附（加艾三两，先与醋同浸一宿，然后分开制，酒、盐、酥、童便各制四两）一斤，阿胶（蛤粉炒）二两，枳壳（半生，半麸炒）四两，怀生地（酒洗）、熟地

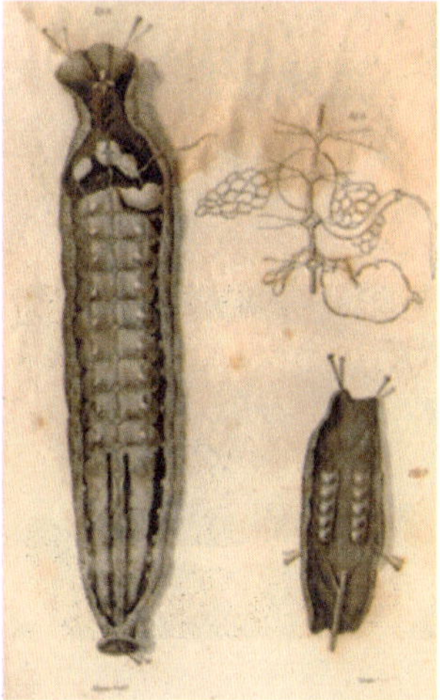

水蛭

（酒浸）、当归身（酒洗）、川芎（炒）各四两，白芍药（半生，半酒炒）八两。一起研成细末后与醋调和成绿豆大的药丸，空腹，用盐水送服五六十丸。

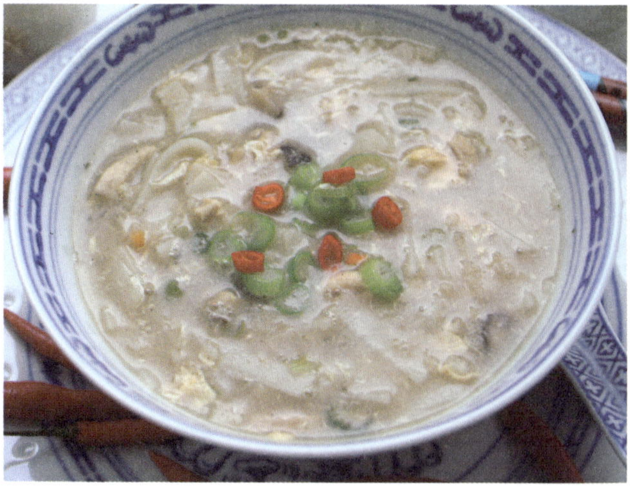

荡胞汤

◆可治疗妇女原发性不孕。

朴硝、牡丹皮、当归、大黄（上锅蒸一顿饭的时间）、桃仁（去皮、尖）各三两，细辛、浓朴（姜汁炙）、桔梗、赤芍药、人参、茯苓、桂心、甘草、牛膝（去苗）、陈橘皮各二两，附子（炮）一两半，虻虫（去翅足，炒焦）、水蛭（炒枯）各十枚。一起用清酒五升，水六合，同煮后取三升，分四次服用，白天三次，夜间一次，间隔时间为六小时。

坐导药

◆可治疗女性原发性不孕。

将皂角（去皮子）、吴茱萸、当归各二两，细辛（去苗）、五味子、干姜（炮）各一两，黄葵花、白矾（枯）、戎盐、蜀椒各半两。一起研成细末，用一个如手指大小，长三寸左右的绢袋盛满药后系好口塞入阴道，坐卧任意，不能行走，小便时需要取出。每日更换一次，阴道内必有清黄冷汁流出，汁流尽时病可痊愈。

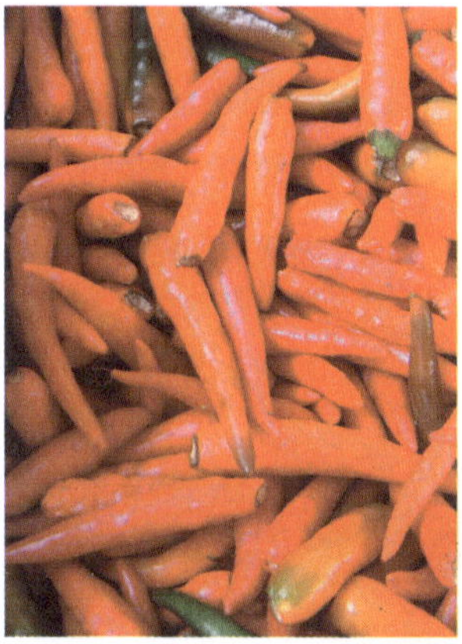

蜀椒

十月养胎食疗法

女性在受孕初期要注意休息，前三个月不要行房事，不宜发怒，劳累，搬举重物，洗浴……尽量避免针灸治病。除此之外还应多服养肝平气之药，平时注意调理养护，这样有助于胎儿良好发育。

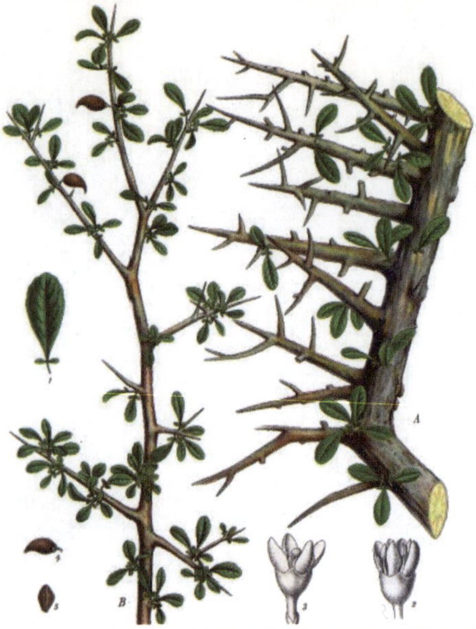

女性在受孕初期要注意休息，前三个月不要行房事，不宜发怒，劳累，搬举重物，洗浴……尽量避免针灸治病。除此之外还应多服养肝平气之药，平时注意调理养护，这样有助于胎儿良好发育。

一月

北齐名医徐之才称妊娠一月为“始胚”。孕妇在这个时期往往喜欢吃一些酸味的食物，适宜吃大麦，精致的熟食之类的，忌食腥辛之类的，这样做才有利于养胎。除此之外还应该好好休息，不要从事重体力劳动，不能受到惊吓……

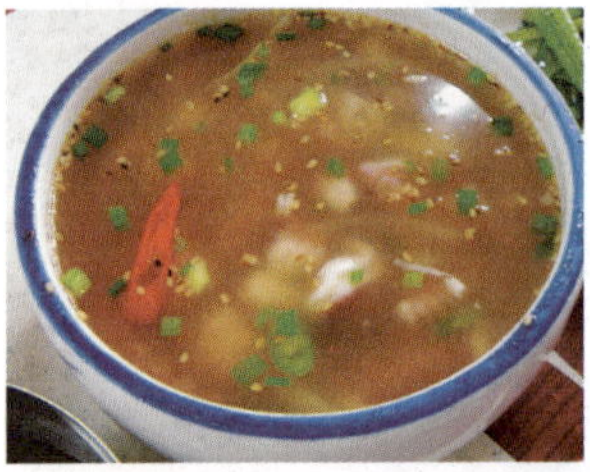

乌雌鸡汤

适合在怀孕一月候服用的药方。

乌雌鸡汤

◆乌雌鸡（治如食法）一只，茯苓、阿胶各二两，吴茱萸一升，麦门冬（去心）五合，人参、芍药、白术各三两，甘草、生姜各一两。一起切片后捣碎，用水一斗二升，煮鸡取汁六升后把鸡捞出，放入前药，煎取三升，然后加入用三升酒烊化的阿胶，之后取三升放温，每次服用一升，一日三次。

补胎汤

◆将细辛一两，防风二两，干地黄、白术各三两，生姜四两，吴茱萸、

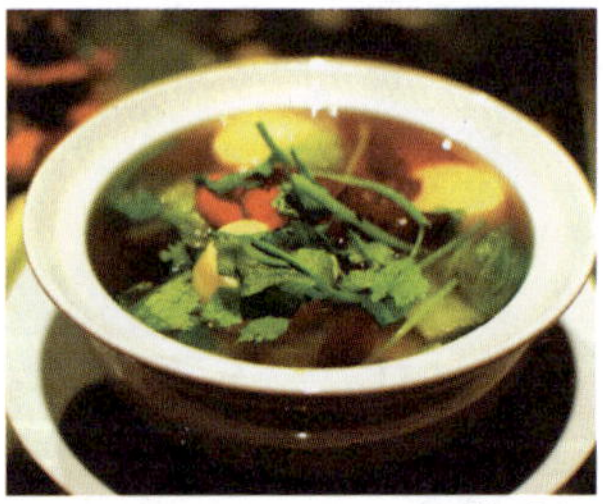

补胎汤

大麦各五合，乌梅一升。以上诸药切片后捣碎，用水七升，煮取二升半，分三服，饭前服用。

体寒者可在药物中倍加细辛、茱萸；体热口渴者可在药物中加栝蒌根二两，换掉细辛和茱萸。

二月

古人将妊娠两个月之后的胚胎称之为“始膏”。此时孕妇应该忌食辛臊之类的食物了，而且休息时也必须处于安静的环境之中，男女之间不可行房事。因为妊娠两个月的时候胎儿已在子宫中慢慢成形，所以孕妇行动的时候应当谨慎，避免受到惊吓。

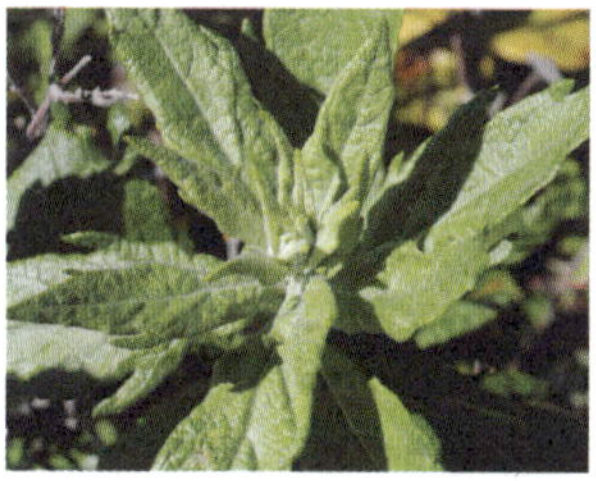

艾叶

妊娠两个月的时候适合孕妇的药方。

艾叶汤

◆艾叶、丹参、当归、麻黄各二两，人参、阿胶各三两，甘草一两，生姜六两，大枣十二枚。切片后捣碎，用酒三升，水一斗，煮至一半，除去药渣后煎取三升，分三服。另方：将乌雌鸡一只（治如食法），割头取血后将血放入三升酒中调和，之后用水一斗二升将鸡煮好后取出鸡，放入药，煎取三升，最后加入血酒同煎，取三升，分三次温服。

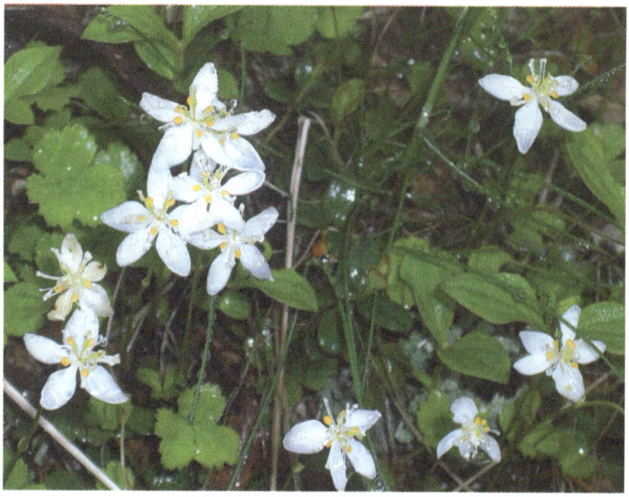

黄连

黄连汤

◆将黄连、人参各一两，吴茱萸五合，生姜三两，生地黄五两（有的药方中用阿胶）。切片后捣碎，用酢浆七升，煮取三升，分四服，白天三次，夜间一次。

在药物中加入乌梅一升可除孕妇心中的烦躁不安。

三月

妊娠三月胚胎已开始定形，古人称之为“始胎”。这个时期为了胎儿以后的生长发育可适当的进行一些胎教。妊娠三月时要避免悲哀，思虑，受惊吓等情绪。适合妊娠三个月的孕妇服用的药方。

雄鸡汤

◆雄鸡（治如食法）一只，黄芩、白术、生姜各一两，麦门冬五合，芍药、大枣（掰）十二枚，甘草、人参、茯苓、阿胶各二两。一起切片后捣碎，用水一斗三升煮鸡，水至一半时将鸡取出，放入药物，煮取半升，加入清酒三升后煎取三升，分三服，一日服完。

茯神汤

◆茯神、丹参、龙骨

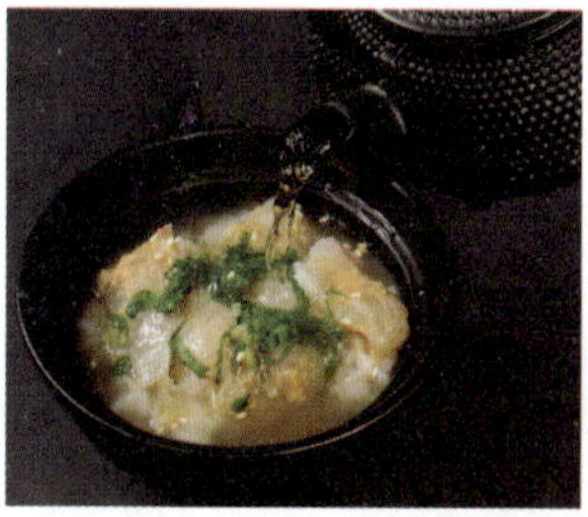

各一两，阿胶、当归、甘草、人参各二两，大枣（掰）二十一枚，赤小豆二百粒。切片后捣碎，用酢浆一斗，煮取三升后分四服，饭前服用，每间隔七天服一剂。

如果伴有腰痛的症状，可以在药物中加入桑寄生二两。

四月

妊娠四个月是胎儿的血脉、六腑已基本形成的关键时候，孕妇在这个时期饮食应米面掺杂，粗细搭配，保证营养全面和提高食物蛋白质的摄入量；可以适当多喝些鱼汤、鸡汤。适合妊娠四个月的孕妇服用的药方。

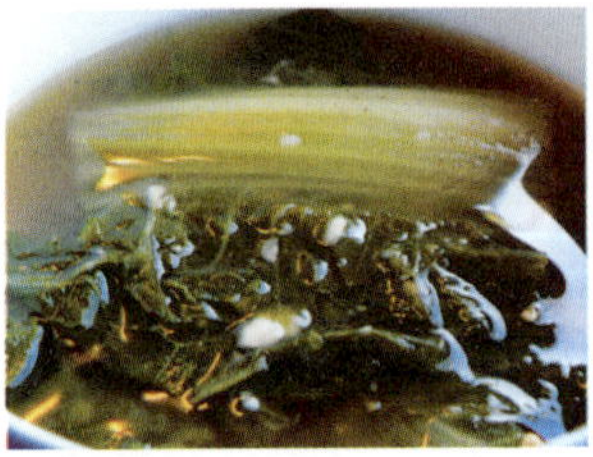

调中汤

菊花汤

◆将菊花（鸡子大）一枚，麦门冬一升，大枣十二枚，人参一两半，甘草、当归各二两，麻黄、阿胶各三两，半夏四两，生姜五两。切片后捣碎，

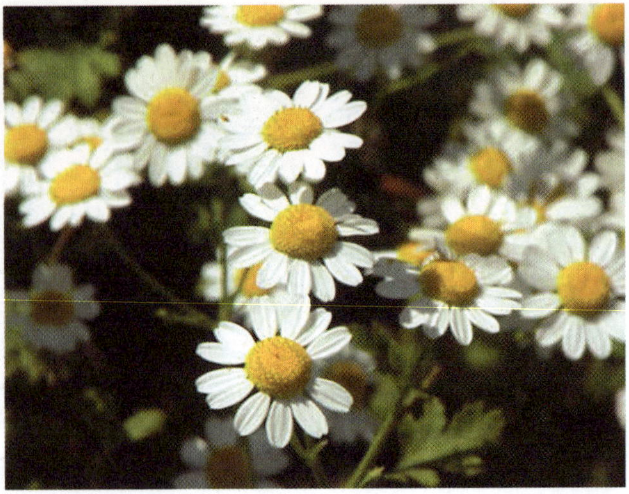

菊花

用水八升煮至一半时加入清酒三升（并阿胶），然后煎取三升，分三次服。

调中汤

◆将白芍药、生姜各四两，浓朴、生李根白皮、枳实、白术、柴胡各三两，续断、川芎、甘草各一两，当归一两半，乌梅一升。切片后捣碎，用水一斗，煮取三升，分四次服用，白天三次，夜间一次，间隔八天之后再服一剂。

五月

◆妇女怀孕五个月的时候胎儿的四肢已基本形成，饮食上还要注意不能过饿或过饱，少吃干燥的食品。不宜过度劳累，应保证充足的睡眠，避免受风寒，多晒太阳，保证休息时间，经常洗浴、换衣，保持良好的个人卫生。适合妊娠五个月的孕妇服用的药方。

阿胶汤

◆将阿胶四两，人参一两，生姜六两，当归、芍药、甘草、黄芩各二两，旋复花二合，吴茱萸七合，麦门冬一升。切片

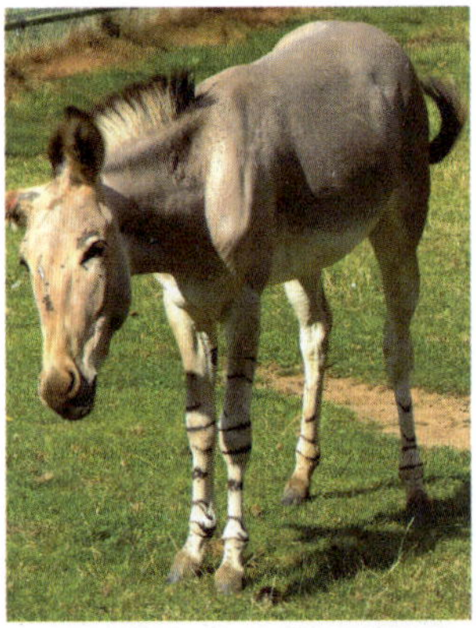

驴

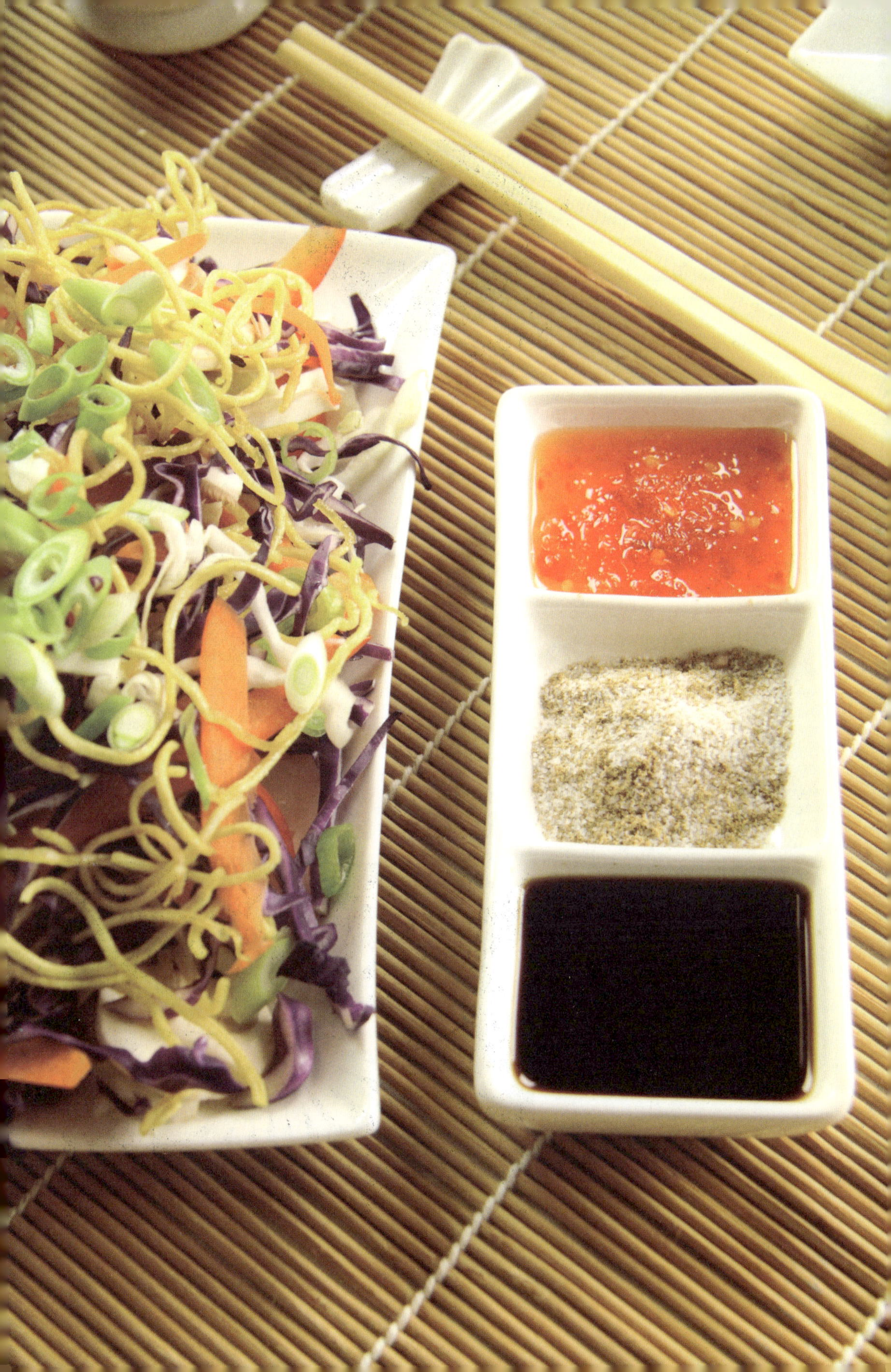

后捣碎，用水九升煮药至一半后加入清酒三升（并阿胶），微火煎取三升半，分四次服用，白天三次，夜间一次，饭前服用。

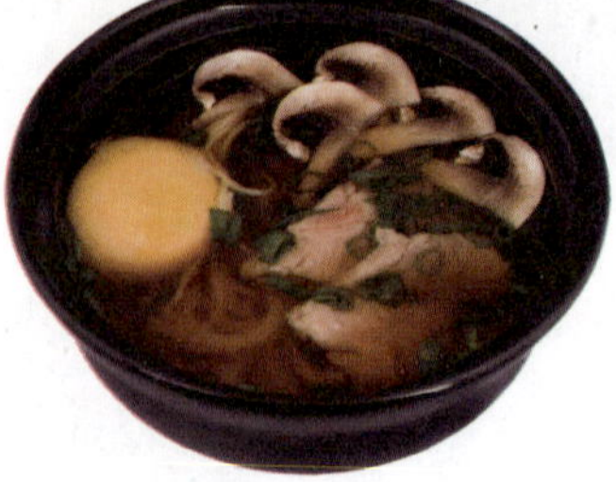

安中汤

◆将黄芩一两，当归、川芎、干地黄、人参各二两，甘草、芍药各三两，生姜六两，麦门冬一升，五味子、大麻仁各五合，大枣三十五枚。切片后捣碎，用水七升，清酒五升，煮取三升半，分四次服用，白天三次，夜间一次，七天之后再服一剂。

安胎当归汤

◆此汤对妊娠五个月时出现的胎动不安，小腹疼痛引起腰胳疼痛，小便下血等症状有疗效。

将当归、川芎、人参各一两，大枣十二枚，艾叶一把用酒、水各三升，煮至三升后加入阿胶（炒）一两使其溶，分三服。有的药方中有甘草，没有人参、大枣。

六月

◆胎儿的眼、口在妇女妊娠六个月的时候基本形成，这个时期孕妇的饮食应该种类丰富一些，保证胎儿摄入足够的营养，但不要吃得太饱。同时应该多多活动，这样有助于胎儿筋骨的发育。适合妊娠六月的药方。

柴胡汤

◆柴胡四两，苁蓉一两，白术、芍药、甘草、麦门冬、川芎各二两，生姜六两，干地黄五两，大枣三十枚。一起切片后捣碎，用水一斗，煮取三升，分四次服用，白天三次，夜间一次，中间可以喝些肉末粥之类的，忌食生冷及坚硬之物。七天之后再服一剂。

旋复花汤

◆将旋复花一两，浓朴、白术、枳壳、黄芩（炒）、茯苓各三两，半夏（炒）、芍药、生姜各二两。一起放入一斗水中，煮取二升半，分五次服用，饭前服用，白天三次，夜间两次，忌食羊肉、饧、醋、桃、李、雀肉。

七月

◆妇女怀孕七个月的时候胎儿开始长脚指甲，头发。这个时候孕妇应该多做一些运动，使四肢、身体得到充分的锻炼。居住的地方应该保持干燥，不宜吃寒性的东西，常吃

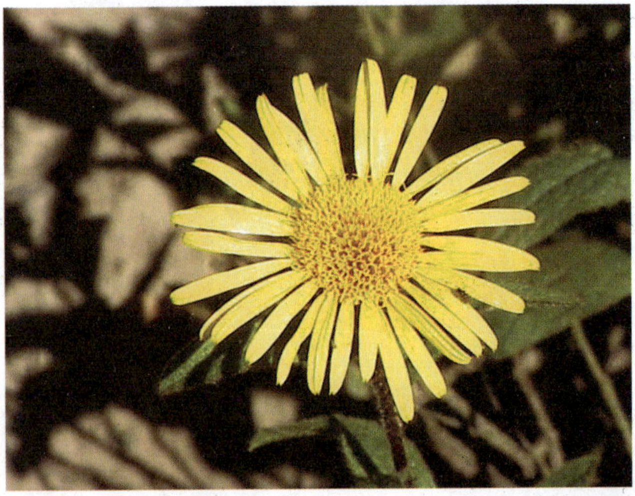

旋复花

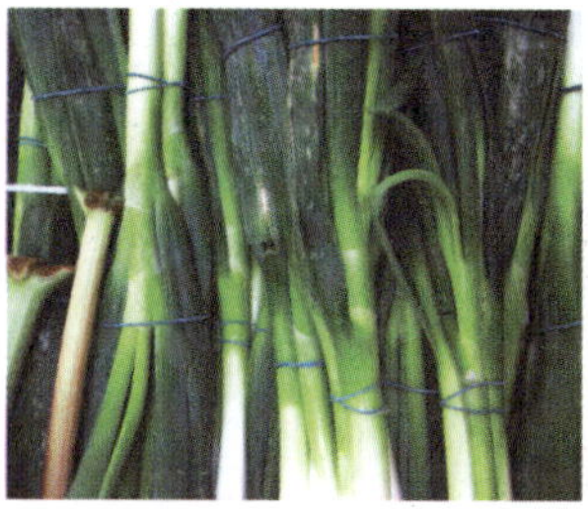

葱白

一些杂粮粗食使骨骼强健，牙齿坚固。

葱白汤

◆可治疗孕妇怀胎七个月的时候心中惊恐，手足冰冷，腹痛胎动，脉若伤寒，烦热腹胀，气短，颈项及腰背僵痛等症状。

将葱白（长三四寸）十四茎，半夏、麦门冬各一升，旋复花二合，黄芩一两，人参一两半，甘草、当归、黄芪各三两，阿胶四两，生姜八两一起切片后捣碎，用水二升，煮至一半时加入三升清酒（并阿胶），煎取四升，每次服用一升，白天服三次，夜间服一次。

服过药后应盖厚被子休息，出汗后症状即有所好转。如果不出汗，可在上述药物中加入麻黄二两，按前法煎服。如果是在秋季之后服用此药，不必强求出汗。

杏仁汤

◆将杏仁、甘草各二两，紫菀一两，钟乳、干姜各三两，麦门冬、吴茱萸一升，粳米五合，五味子三合。一起切片后捣碎，用八升水，煮取三升半，分四次服用，白天三次，夜间一次，中间可以进食。有的药方中用白鸡一只煮汁后煎药。

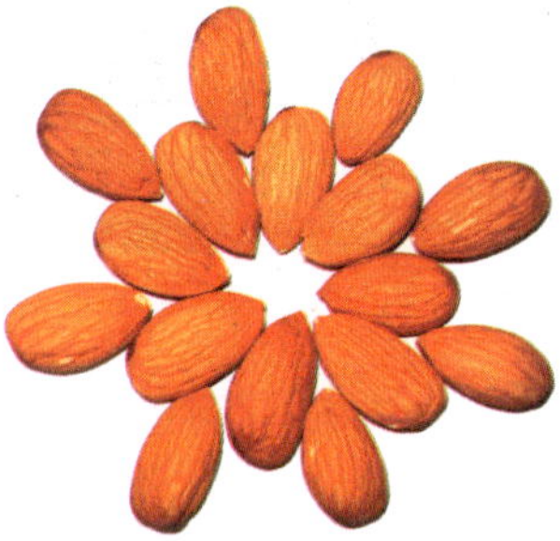

杏仁

八月

◆胎儿九窍在妇女怀孕八个月的时候基本成形，此时孕妇应当静心休养，继续保持良好的饮食习惯，不要有大的情绪波动，忌食干燥食物。

芍药汤

◆可治疗妊娠八个月的时候妇女受风寒之后身体疼痛，受冷之后腰背疼痛，乍寒乍热，胎动不安，头眩头痛，小便白如米汁，或青或黄等症状。

将芍药、生姜各四两，浓朴二两，甘草、当归、白术、人参各三两，薤白（切）一升。一起切片后捣碎，用水五升，清酒四升，合煮之后取三升，分三次服用，白天两次，夜间一次。

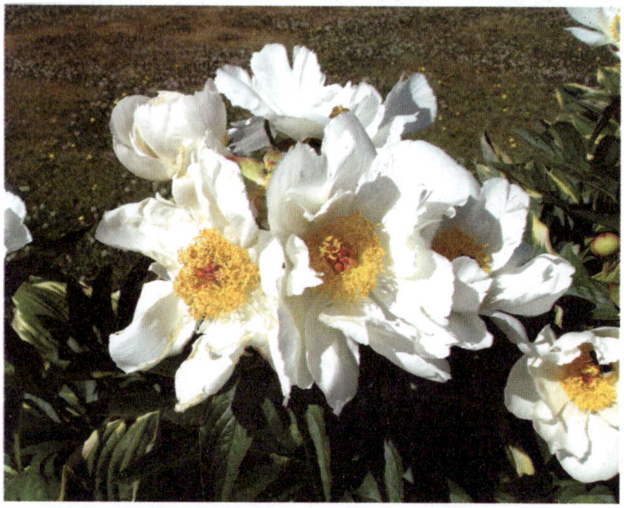

芍药

葵子汤

◆将葵子二升，甘草、浓朴各二两，白术、柴胡各三两，芍药四两，生姜六两，大枣二十枚。一起切片后捣碎，用水九升，煮取三升，分三次服用，每日三次，十天为一剂。

九月

◆妇女怀孕九个月时胎儿各个器官发育成熟，对母体外的光开始有反应。孕妇这个时期应该避免湿冷的环境中，最好经常沐浴，保持清洁，修身养性准备生产。

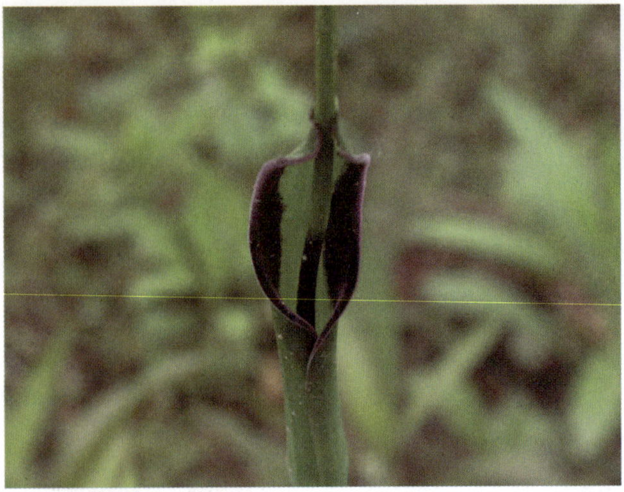

半夏

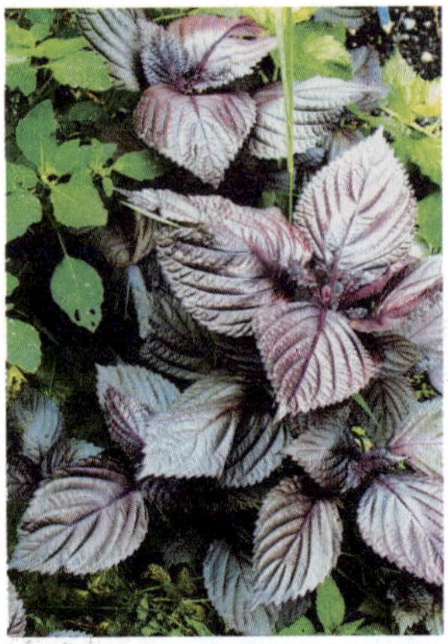

紫苏叶

半夏汤

◆可治疗妇女妊娠九个月时忽得痢疾，腹满悬急，胎上冲心，腰背疼痛，短气等症状。

将半夏、麦门冬、吴茱萸、当归、阿胶各三两，干姜一两，大枣十二枚。一起切片后捣碎，用水九升，煮取三升，除去药渣后加入白蜜八合，微火上温，四服后痢疾即可止住。

猪肾汤

◆用猪肾一具，茯苓、桑寄生、干姜、干地黄、川芎各三两，白术四两，附子（中者）一枚，大豆三合，麦门冬一升。一起切片后捣碎，用水一斗将肾煮熟后取出，之后放入药物，煎取三升半，分四次服用，白天三次，夜间一次，十天过后再服一剂。

丹溪缩胎丸

◆黄芩（宜热药，不宜凉药，身体虚弱者减半）一两，枳壳（炒）七钱半，滑石（临月十日前，小便多时加此一味）七钱半，白术一两。一起研成细末。与粥调和后制成绿豆大的药丸，每次服用三十丸，空腹服，热汤服下。

十月

◆孕妇经历过“一月始胚，二月始膏，三月

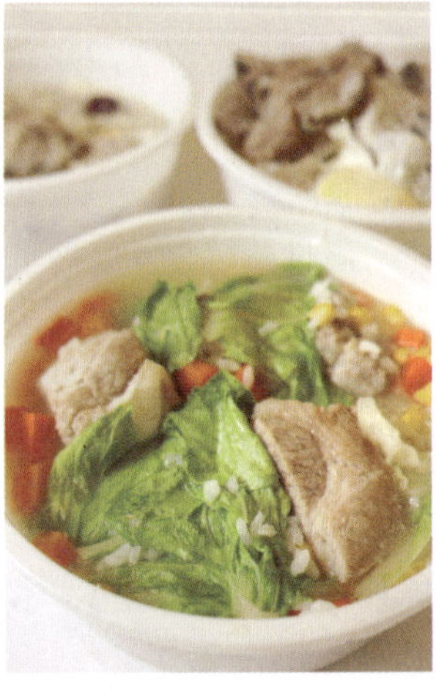

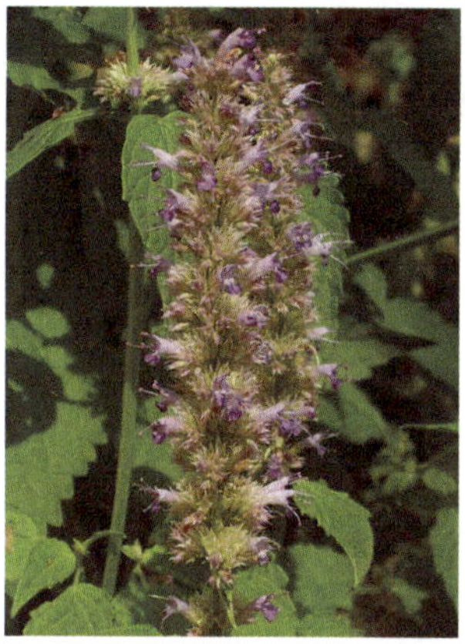
藿香

始胞，四月形体成，五月能动，六月筋骨立，七月毛发生，八月脏腑具，九月谷气入胃，十月诸神备”，就该随时待产了，这个时期可以服用一些滑胎药。

滑胎枳壳散

◆滑胎枳壳散的主要功效是使胎瘦易生。

商州枳壳二两，粉草一两研成细末后用白沸汤点二钱服用，空腹服，每日三次。

胎儿刚出生之时可能比较瘦小，肤色微黑，过了百日之后会逐渐变白。

另方：枳壳六两，甘草一两，煎服。另方：糯米半升淘洗控干后与枳壳、粉草同炒为末，然后用米汤或白汤调和一、二钱服用。

内补丸

◆可治疗孕妇冲任脉虚，具有补血安胎的功效。

将熟地黄二两，当归（微炒）一两研成细末，与蜜炼制成绿豆大的药丸，温酒送服三、四十丸。

神寝丸

◆具有瘦胎，使胎儿滑利易产的功效。

将通明乳香（别研）半两，枳壳一两研成细末，与蜜炼制成绿豆大的药丸，空腹服，用温酒送服三十丸。此药在怀孕九个月之后才能服用。

榆白皮散

◆将榆白皮、甘草各二两，葵子一两研为粗末，每次服用二钱，用一盏水煎至七分，除去药渣后温服。

保气饮

◆具有安胎宽气、增进孕妇饮食、瘦胎易产的

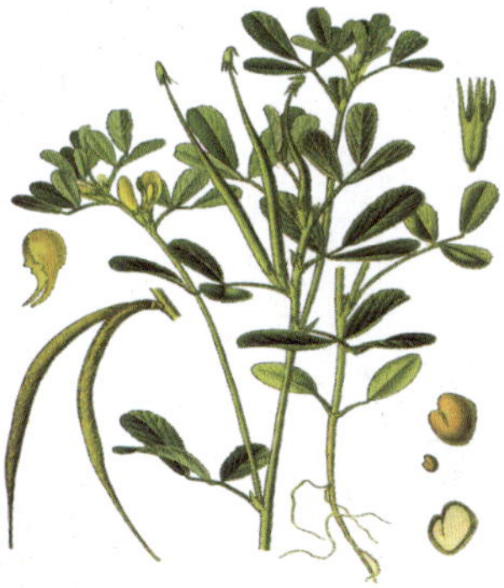
枳壳

功效，对于孕妇因为举动不当引起的胎动胎痛，漏胎下血等症状也有很好的疗效。孕妇临产前一月内宜常服此药和佛手散、神寝丸、枳壳散等药。

香附子四两，山药二

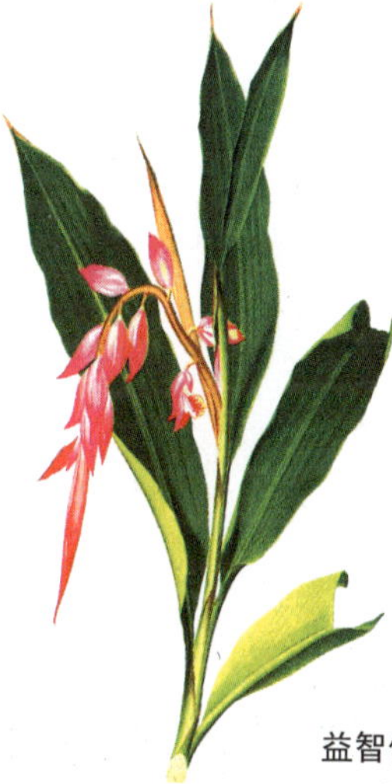
益智仁

两，缩砂仁一两，木香四钱，粉草一两一分，益智仁半两，紫苏叶半两。一起研成细末，白汤调服。

无忧散

◆可治疗孕胎儿肥大，行动艰难，临产难生等症。

当归、川芎、白芍药、枳壳、乳香各三钱，木香、甘草、血余（即发灰以猪心血和之）各一钱半，一起研成细末，每次服用二钱，用水煎过后每日服两次。

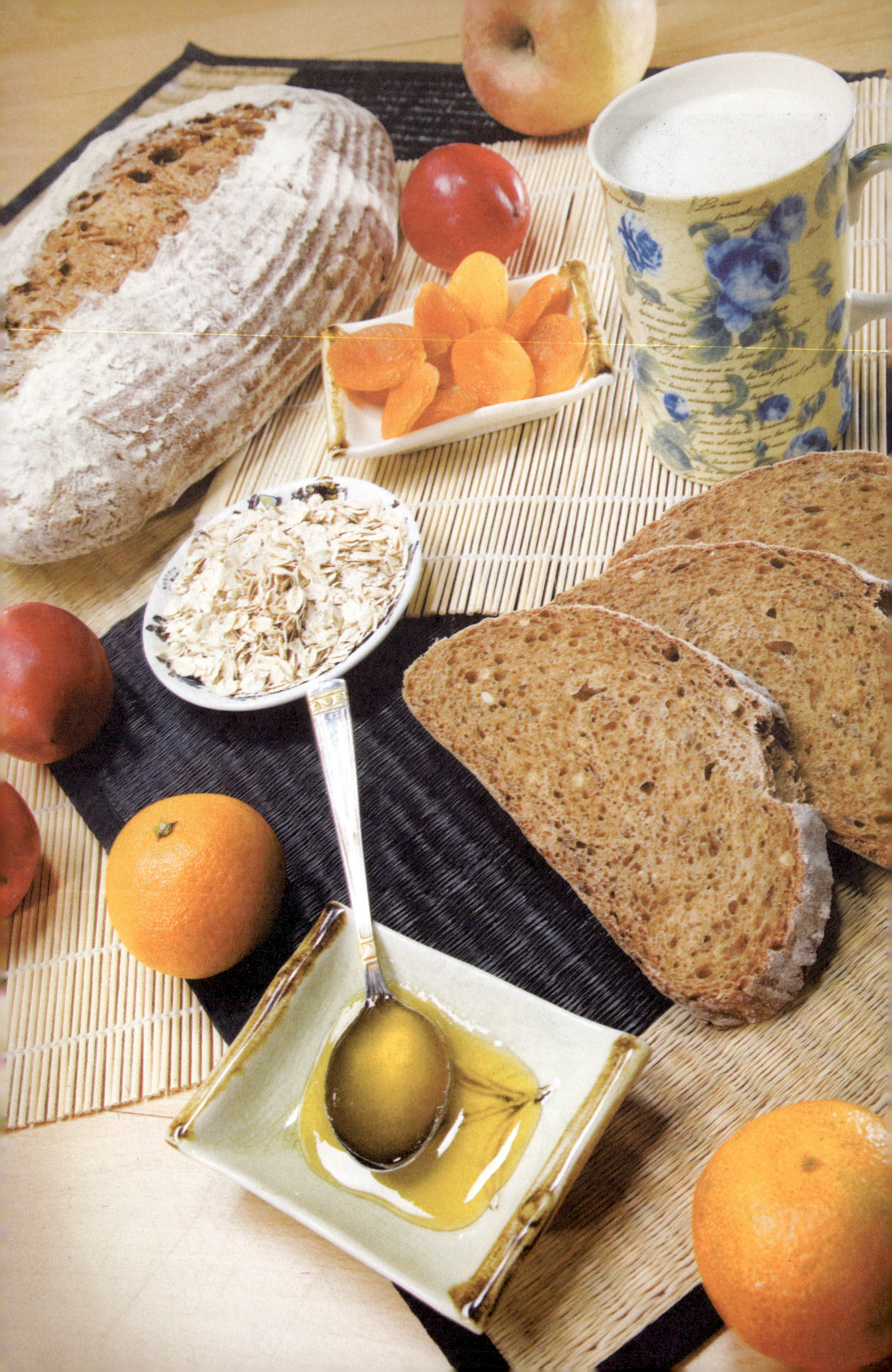

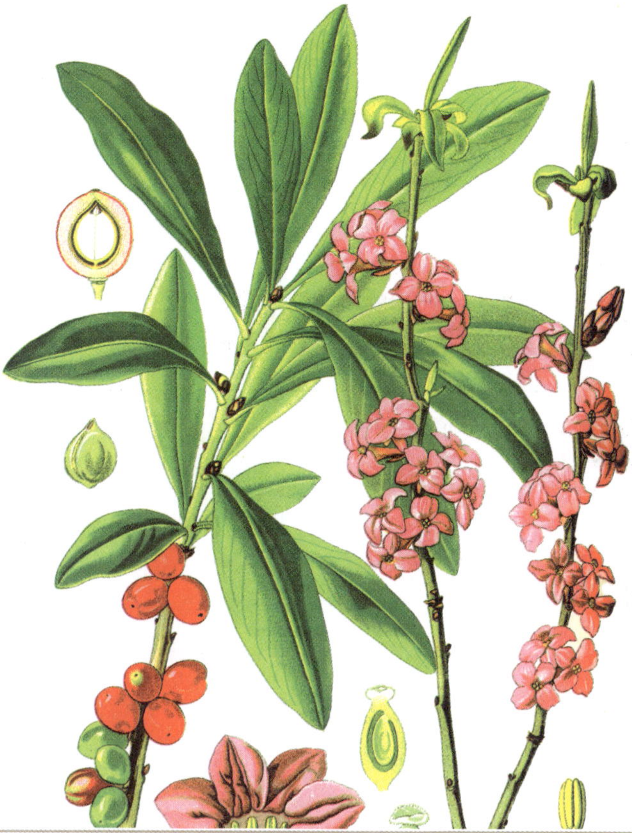

护理篇

产后月经不调：主要是由于孕妇生产的时候伤动血气，生产之后虚损未复，风邪冷热之气侵入子宫，造成的月经或前或后，经血或多或少等病症。

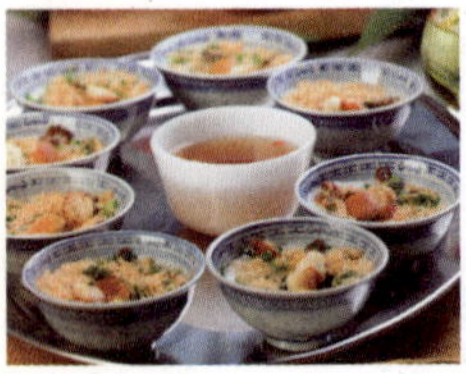

产后调养法

产妇刚生过孩子之后可以饮童便一盏，不要立即躺下，先闭目而坐，片刻之后再上床。采用仰卧的睡觉姿势，将枕头垫的稍高一些，被褥也应加厚。屋内不能透风，以免产妇伤风受寒。除此之外还可将醋涂抹于产妇的鼻子之上，使恶露速下，防止血晕血逆。

产妇刚生完孩子身体极为虚弱，可以多吃几次白米粥，一个月之后可以吃少许羊肉、猪蹄，百日之内不要洗头、洗脚。如果产妇身体虚弱，百日之后也不能洗头、洗脚，因为过早洗头、洗脚容易落下手足、腰腿疼痛等症，这些病症被称为“蓐劳”，是很难治疗的。

产妇生完孩子要注意保护自身情绪，不要过早的询问婴儿的性别，由此引起的悲喜情绪均能致病；产妇不可一人休息，以免有事时身边无人导致虚惊；不能刮舌，以免伤了心气；不能刷牙，以免引起血逆……

上述生活琐事都等到产妇血气平复之后才可以做。

明代医学家沈丹溪认为：产后首先要大补血气，其他一些杂症都应等血气恢复之后再进行治疗。下面介绍一些产后调养的药方。

产后调养法

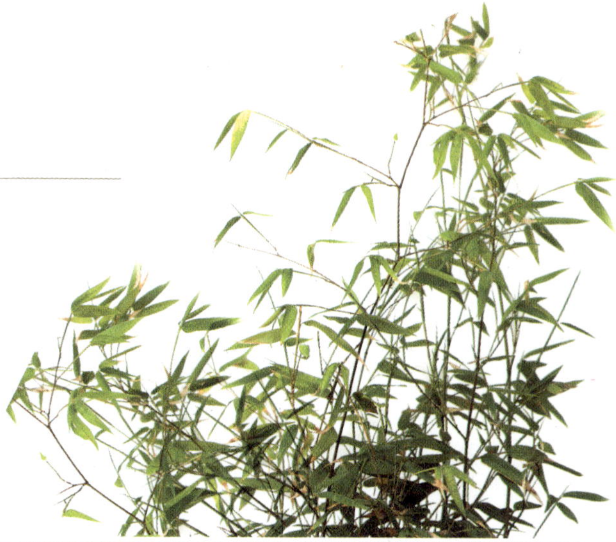

产后月经不调：主要是由于孕妇生产的时候伤动血气，生产之后虚损未复，风邪冷热之气侵入子宫，造成的月经或前或后，经血或多或少等病症。

加味四君子汤

◆可调理脾胃，产妇应吃些可口的饭菜，这样脏腑就比较容易平复，气血也会自然调和，不容易患上疾病。

人参、茯苓、甘草、白术、陈皮、缩砂仁、藿香、黄芪等份，锉散，每次服用四钱，用姜三片，枣一枚，煎后温服。

四顺理中丸

◆可治疗产后血气俱伤，脾胃不调等症，适合产后百日内服用。

将人参（去芦）、干姜（炮）、白术各一两，甘草（炙）半两研成细末后与蜜炼制成梧桐子大的药丸，每次服用五十丸，空腹，用米汤送服。

地黄丸

◆可治疗以下病症：产后腹痛，眼见黑花，发狂如见鬼，胎衣不下，失音不语，心胸胀满，消化不良，心烦口渴，寒热往来，口内生疮，咽喉肿痛，心中松悸，夜不得睡，产后中风，角弓反张，面赤，牙关紧急。

取生地黄（研后取汁，留滓）、生姜（研后取汁，留滓）各二斤，蒲黄、当归各四两。

将生地黄汁放入银石

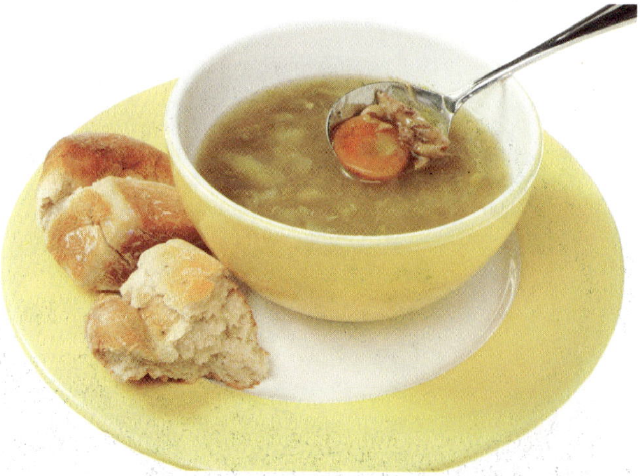

器内炒生姜滓，再以生姜汁炒生地黄滓，干后四味同焙，之后研成细末，再与醋煮面糊调和成弹子大的药丸，每次服用一丸，饭前当归酒化过后服用。有的药方中只用地黄和生姜，根据交加法制成末，每次服用三钱，用酒送服。

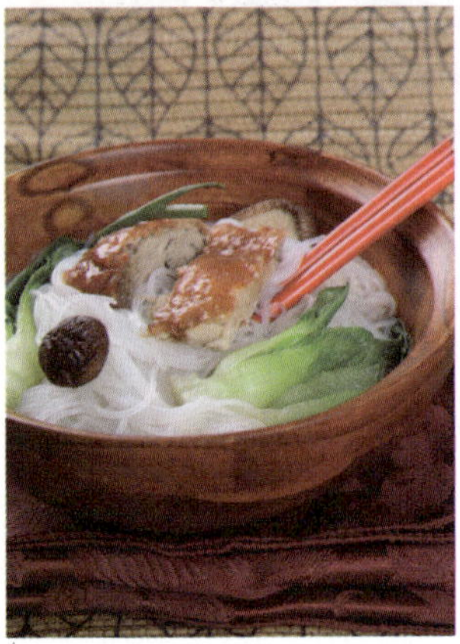

四味汤

◆治疗产后诸疾。

当归（心膈烦者加半钱）、玄胡索（气闷喘者加半钱）、血竭（恶露不快者加半钱）、没药（心腹疼痛者加半钱）等份。

以上诸药研成细末，每次服用二钱，用童尿一盅煎至六分后温服，饭前服用。

玉露散

◆治疗产后不下奶，身体壮热疼痛，头晕目眩，大便涩滞等症。

人参、白茯苓、甘草各半两，川芎、苦梗（炒）、白芷各一两，当归二钱半，芍药七钱半研。

以上诸药为细末，每次服用二钱，用一盏水煎至七分后温服。如果伴有烦热，便秘症状，可在药物中加入大黄二钱半。

地黄煎

◆可以治疗产后各种病症。

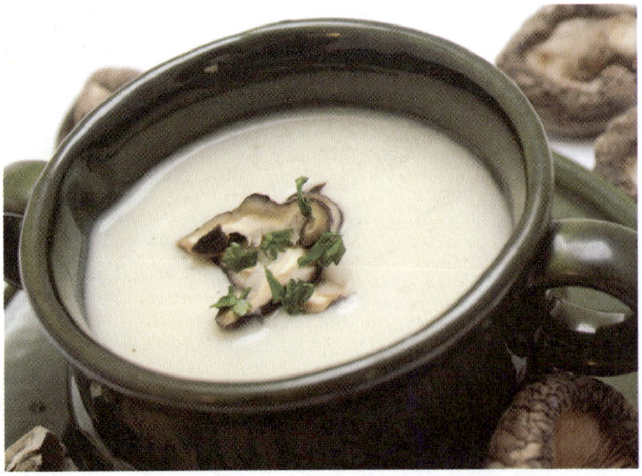

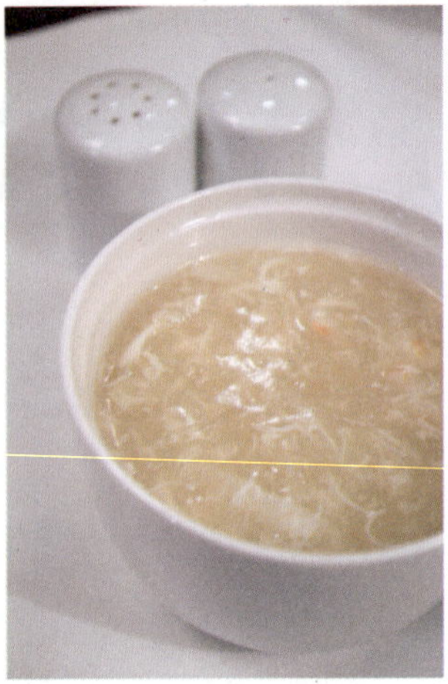

将生地黄汁、生姜汁各一升，藕汁半升，大麻仁（去壳，研）三两。

以上诸药和匀，在银器内慢火熬成膏，用温酒调半匙服用。《产宝》中记载的这一药方无麻仁。

地黄酒

◆地黄酒能治疗产后多种病症，可在产前一个月酿制，产后即可服用。

地黄汁、好曲、优质净秫米（蒸）各二升，先用地黄汁浸曲令其发开，然后用家常的酿酒方法酿制熟后封口七天，七日之后取清者服，连续服用，使酒气相接，勿使断绝。

服药期间忌食蒜、生冷、油腻、鸡肉、猪肉等。不要在夏季酿制，适合在春秋季酿制。

桃仁煎

◆可以用来治疗产后多种病症。

将桃仁（去皮、尖及双仁，熬至黄色）一千二百枚捣成细末，加入酒一斗五升一起研磨三四遍，倒入小长颈瓷瓶中密塞，用面将口封严，然后放入水中用小火煮一昼夜，取出之后用温酒送服一合，次日再服一次。

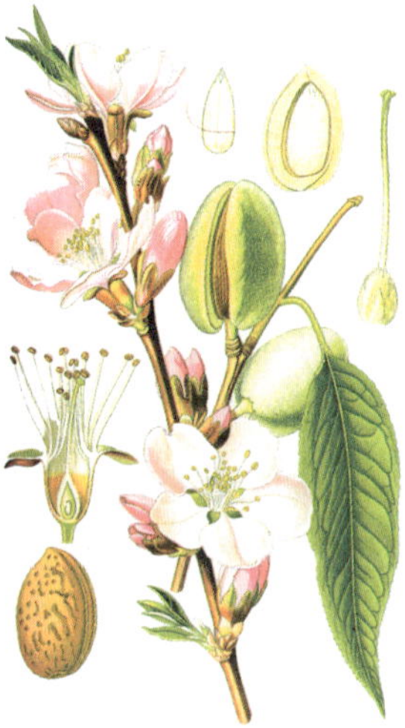

桃仁

黑神散

◆又名乌金散，主要可治疗妇女产后恶露不尽，胞衣不下导致的心胸痞满，脐腹胀痛，以及血晕神昏，眼黑口噤，产后瘀血等病症。

将熟干地黄、蒲黄（炒）、当归、干姜（炮）、桂心、芍药、甘草各四两，黑豆（炒去皮）半升。

以上各种药一起研成细末，每次服用二钱，用酒、童便各半盏，同煎后服下。

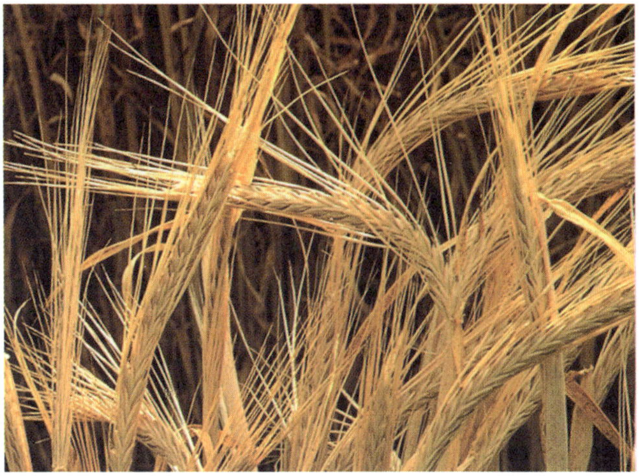

大麦

琥珀散

◆可治疗产后血风劳气，小腹疼痛，经脉不调，身体羸瘦。

琥珀(细研)白术、当归、(锉碎，微炒)、桃仁各二钱，柴胡（去苗)、鳖甲二钱半，延胡索、红花子 牡丹、木香、桂心、赤芍药各一钱。

以上各药捣成粗末。每次取一钱，用水两碗，加生姜少许，煎至一碗，空腹时稍热服。一日三次。

千金增损泽兰丸

◆可以理血气，补虚劳，治疗产后百病。

将泽兰、当归、甘草、川芎各一两七钱半，附子（炮）、干姜、白术、白芷、桂心、北细辛各一两，北防风、人参、牛膝各一两二钱半，柏子仁、熟地黄、石斛各一两半，浓朴、藁本、芜夷各五钱，麦门冬（去心）二两。

一起研成细末，与蜜炼制成梧桐子大的药丸，温酒送服二十丸。

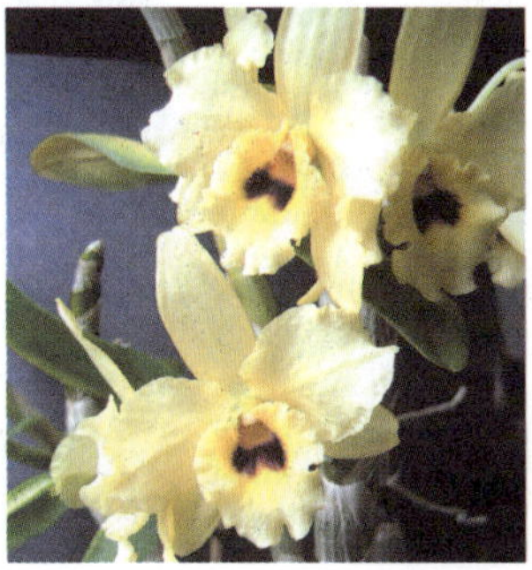

石斛

产后调养通用法

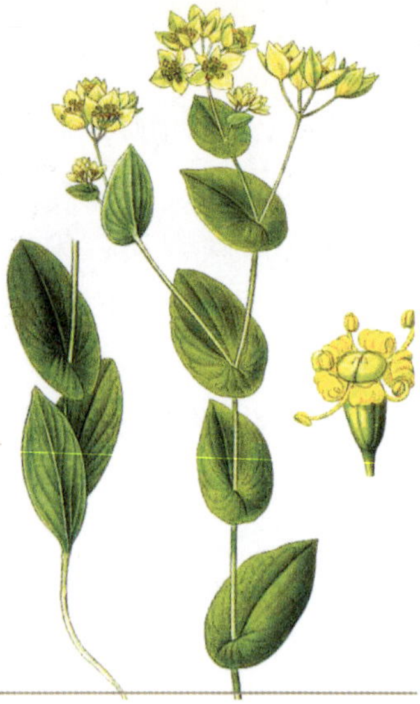

产后妇女由于大量失血，常造成气血两虚，而出现月经不调，大便秘结，血虚体弱，头晕，乏力，甚至产后身痛，阴冷等症，影响正常生活，若能对症用药，则可使产妇早日康复如初。

产后调经方

琥珀散

◆可治疗产后月经不调，四肢疼痛，饮食减少，日渐羸瘦等症。

将琥珀、牛膝、生干地黄、当归各一两，桃仁、赤芍药各半两。

一起研为粗末，每次服用三钱，用水一盏，姜三片，煎至六分，去渣后服用。

姜黄丸

◆可治疗产后虚乏不足，胸心气短，腹内紧急，腰背疼痛，月经不调，食少口渴，四肢无力等症。

将姜黄、当归、熟地黄、牡丹皮、浓朴（制）、桂心、川芎、续断、桃仁、白术各一两，赤芍药、木香各七钱半，羚羊角屑二钱半。

一起研成细末，和蜜炼制成梧桐子大的药丸，每次服用三十丸，饭前温酒送服。

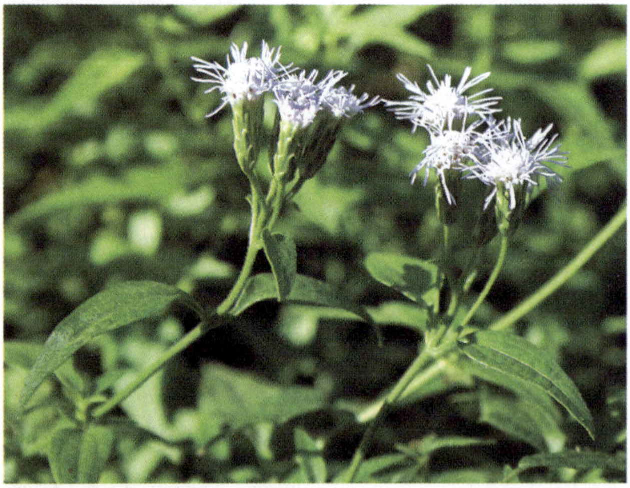

泽兰

产后身痛的治疗

在治疗时首先要诊断清楚病因再进行治疗。如果医生按照伤寒来治，在出汗之后就会出现手足冰冷、筋脉抽搐等一系列病症，也容易引发其他病症。

如果以手按压关节部

位感到疼痛加剧，就是血滞引起的疼痛，反之，则是由血虚引起的。血滞引起的疼痛宜服用四物汤加炮姜、红花、桃仁、泽兰，在补充血气的同时疏通瘀血。血虚引起的，宜服用四物汤加炮姜、人参、白术，在补血气的同时滋养身体。

驱痛散

◆可治疗妇女产后气弱血滞，遍身疼痛，以及身热头痛等症。

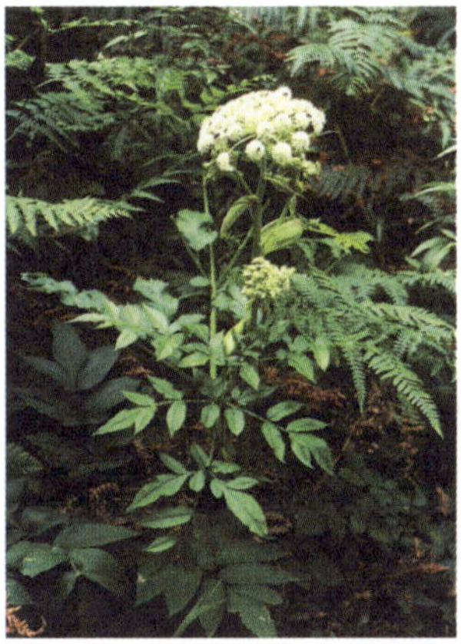

当归

将牛膝、当归、桂心、白术、黄芪、独活、生姜各半两，甘草、薤白各二钱半。以上各味药物切片后捣碎，每次服用半两，用水三盏，煎至一盏半，除去药渣后饭前服下。如果治疗产后遍身青肿疼痛及其他疾病，可将

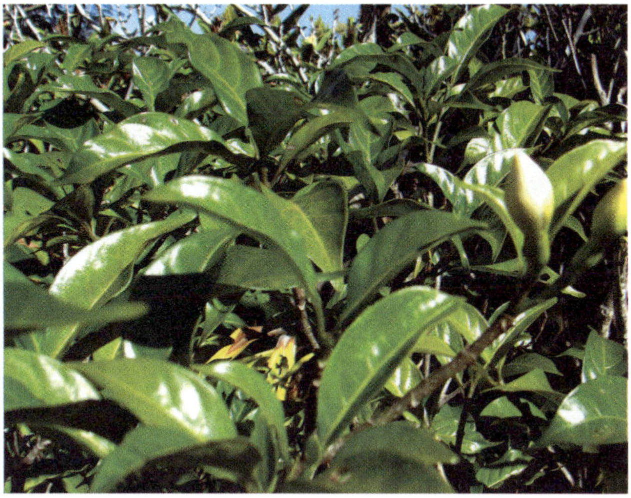

防风

牛膝、大麦各等份研成细末，在新瓦罐中填入一重麦，一重牛膝，循环填满，然后用盐泥密封牢固，用火将瓦罐烧的通红之后放冷，服用时以热酒调和二钱即可。

产后中风的治疗

防风汤

◆治疗产后中风，背项僵直，胸满短气等症。

将防风、独活（各去芦）、葛根各五两，当归、人参（各去芦）、白芍药、甘草（炙）各二两。以上各味药物切片后捣碎，每次服用八钱，用水一盏半，枣子二枚（掰破），一起熬至一盏，去渣后温服，不必定时。

川芎散

◆治疗产后中风，身背拘急，如同有绳束缚一般。

将川芎、羌活（去芦）、酸枣仁、羚羊角屑、芍药各四两，桑白皮一两半，防风（去芦）一两二钱。以上各味药物切片后捣碎，每次服用一两，用水两大盏，煎至一盏半，去渣后服用，每日

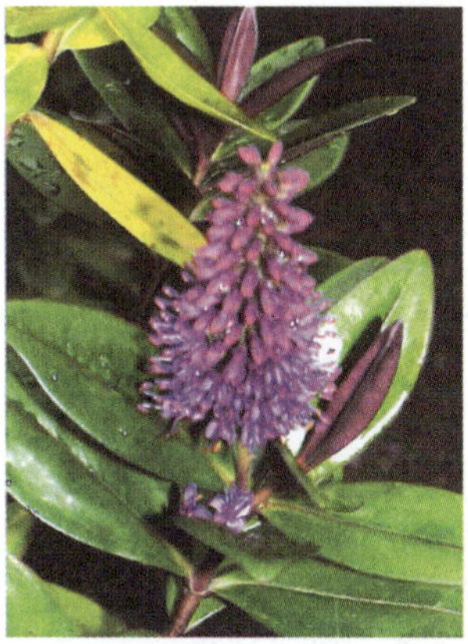

玄参

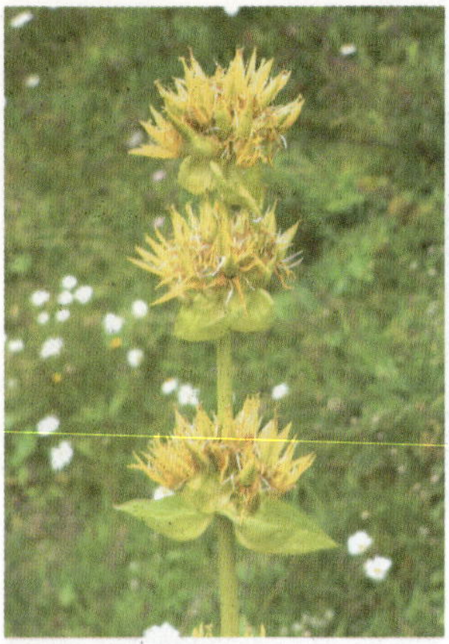

秦艽

三次，不必定时。

经效茯苓汤

◆治疗产后风虚头痛，说话不利索等症。

将茯苓（去皮）、防风（去芦）、干葛各八钱，麦门冬（去心）一两，芍药、黄芩各六钱，犀角屑四钱，甘草（炙）二两。以上各味药物切片后捣碎，每次服用一两，用水一大盏半，熬至一盏，去渣后温服，不必定时。

鹿肉汤

◆治疗产后中风，发热头痛，说话不利索等症。

将鹿肉三斤，阿胶（炒胀）、黄芩、茯神（去木）、甘草（炙）、白芍药、人参、独活（各去芦）各三两，桂心、干地黄、川芎各二两，半夏（汤洗）一两。

一起切片后捣碎，每次服用五钱，用水四盏，鹿肉五钱，姜五片，同煎至二盏后取出鹿肉，再煎至半盏，加入阿胶熔化，去渣后温服，每日两次，不必定时。

又方

◆治疗产后中风，半身手足不遂，说话不利索，恍惚多忘，精神不定等症。

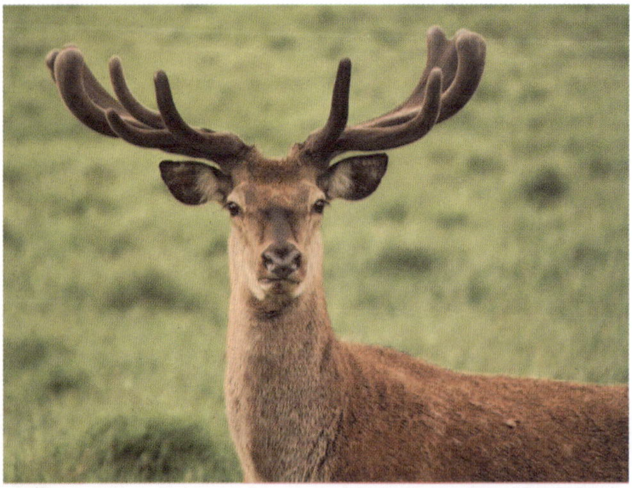

鹿

将独活、当归、芍药、防风、川芎、玄参、天麻各五钱，桂心三钱。

以上诸药切片后捣碎，用水八升，煮取二升半，分为三服服用。如果伴有身体发热的症状，可在以上药物中加入葛根五钱；如果伴有身体发冷

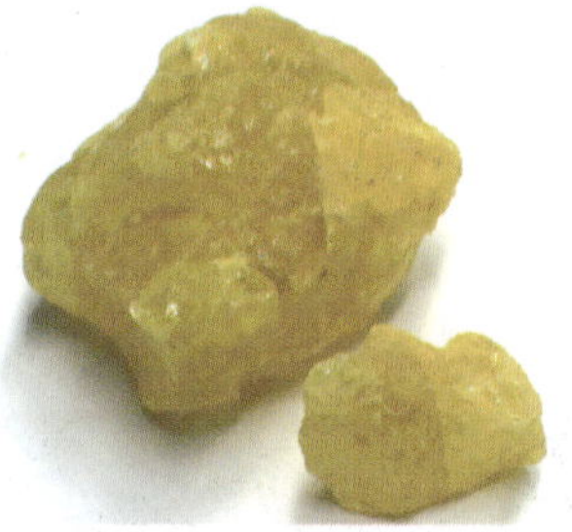

硫黄

的症状，可以加入白术五钱；如果伴有腹痛的症状，可以加入当归、芍药各七钱半；如果伴有不思饮食的症状，可以加入人参五钱，玄参一两。

保命血气汤

◆可治疗产后诸风，痿挛无力等症。

将秦艽、羌活、防风、白芷、川芎、芍药、当归、白术、茯苓、熟地黄各等份。

一起研成细末，一半制成蜜丸，一半制成散，用酒调和后服下五、七、

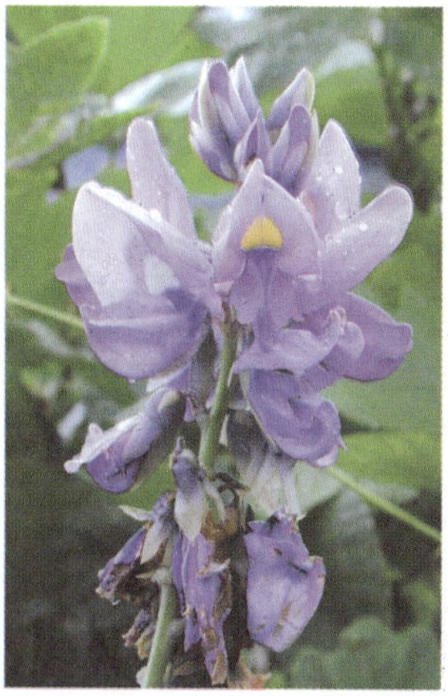

葛根

十丸即可。

华佗愈风散

◆可治疗妇女产后中风引起的牙关紧咬，角弓反张，以及产后血晕不省人事，四肢僵直等症。

将荆芥穗微焙为末，每次服用三钱，豆淋酒调和后服用，或童子尿调和后服用。对于牙关紧咬的病人，可以将病人的口齿掰开，将药灌入口内。

虚极生风治疗法

◆妇女产后下血过多，就会出现体冷唇青，汗出，头晕目眩等症，这是人体过于虚弱，虚极生风造成的，遇到这种情况可服用济危上丹。

如果是因为心脾二脏过于虚弱引起的，可服用参附汤。

济危上丹

◆将乳香、五灵脂、硫黄、玄精石（同研极细）、阿胶（炒胀）、卷柏（生用）、桑寄生、陈皮（去白）各等份。将前四味药物研成细末，于银石器内用微火炒（不能炒焦）后再研成极细末，加入研为末的后几味药搅拌，然后与生地黄汁调和成梧桐子大的药丸，每次服用二十丸，温酒或当归酒送服，饭前服用。

参附汤

将人参三钱，附子（炮，去皮、脐）六钱。一起捣碎，分作三服，每次服用以水六两，加生姜

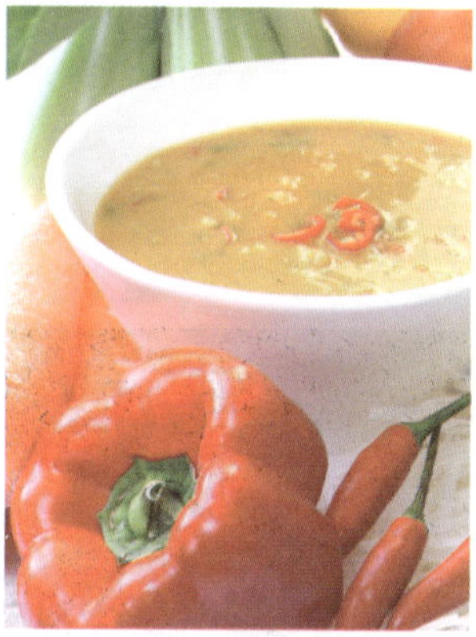

十片，煎至四两半毫升，去滓，空腹时温服。

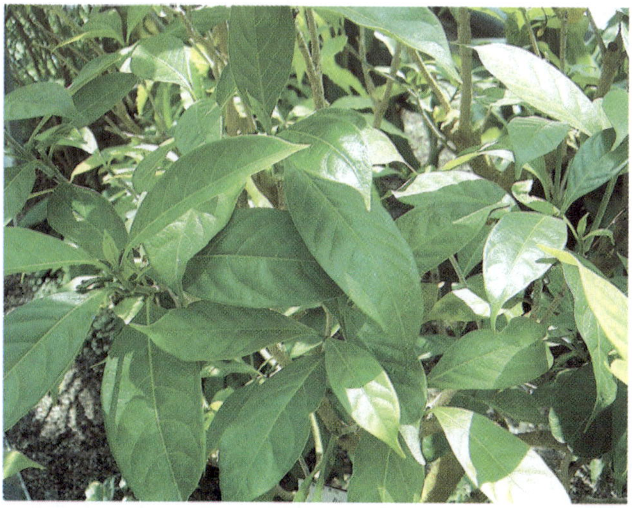

防风

中风不语的疗法

葛根汤

◆可治疗产后中风，口噤仆地，头目眩晕，痰多气急等症。

葛根六两、生姜六两，独活四两，当归（去芦）三两，甘草（炙制）、桂心、白茯苓（去皮）、石膏、人参（去芦）、白术、防风（各去芦）、川芎各二两。一起切片后捣碎，每次

服用五钱，用水二盏，煎至一盏半，去渣后温服，每日两次，不必定时。

干葛汤

◆可治疗产后中风，口噤不能言。

独活（去芦）二两，干葛一两半，甘草（炙）半两，生姜一两二钱半。

一起切片后咀嚼，每次服用一两，用水二大盏，煎至一大盏，去渣后温服，不必定时。

天麻散

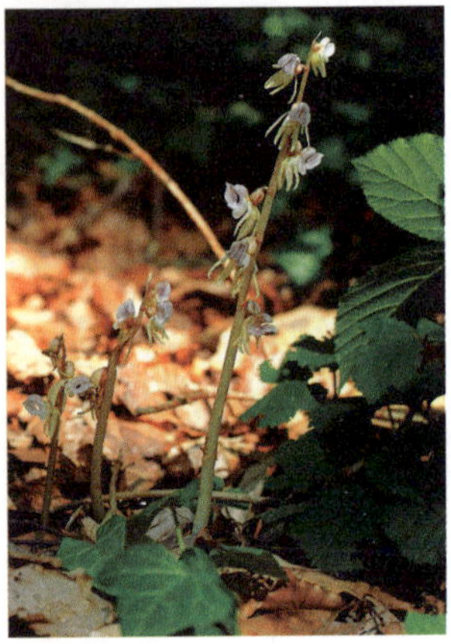

天麻

◆治疗产后中风口噤。

用天麻七钱半，白附子（炮），天南星（炮），半夏（汤洗七遍，去滑，姜制）、干蝎（炒）各半两。一起研成细末，每次服用一钱，与生姜、薄荷、酒调和后服下，不必定时。

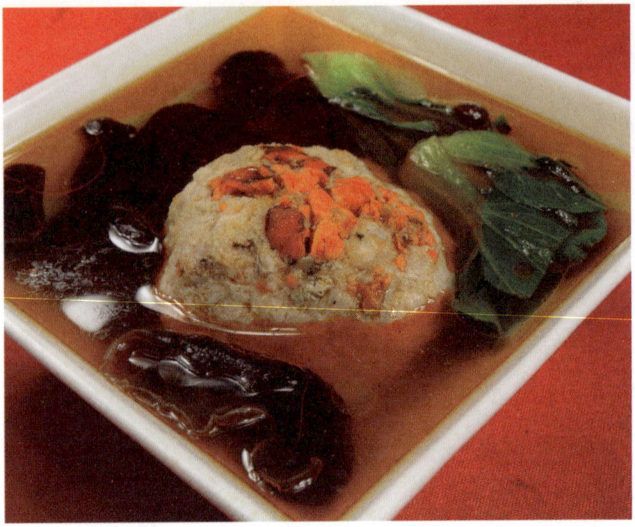

当归散

◆可治疗妇女产后中风，牙关紧急，不省人事，口吐涎沫等症。

将等份当归（去芦）、荆芥穗研成细末，每次服用二钱，用水一盏，酒半盏，煎至一盏后服用。如果病人牙关紧咬，应掰开其口齿，将药缓缓灌入，服过后立即见效。

伏龙肝散

◆可治疗妇女产后中风口噤，不能言语，腰背疼痛等症。

将伏龙肝一两半，干姜（炮）半两。一起研成细末，每次服用二钱，温酒调和后服下，每日两次，不必定时。

治疗产后虚弱容易使瘀血郁积心中，导致舌头僵硬说不出话。

七珍散

◆用人参、石菖蒲、生地黄、川芎各一两，细辛一钱，防风、辰砂（别研）半两。一起研为极细末，每次服用一钱，薄荷汤调和后服下，不必定时。

胡氏孤凤散

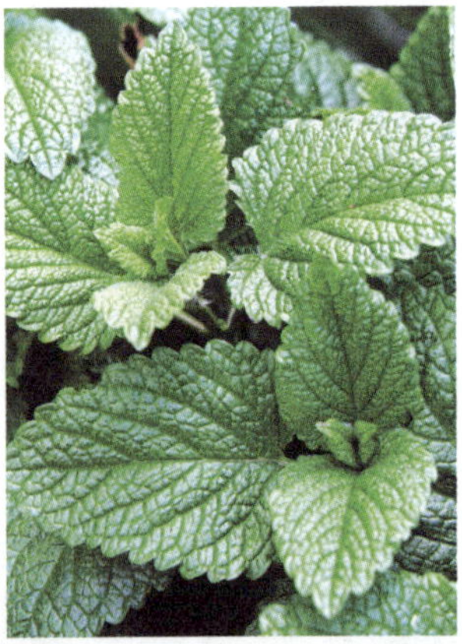

薄荷

◆治疗产后闭目不语。

将生白矾末用水调和后服下即可，每次服用一钱。

逐血补心汤

◆治疗产后失音不语。

用红花、赤芍药、生地黄、桔梗、苏叶、前胡、茯苓、防风、牛胆南星、黄连、粉葛各二钱，当归三钱，薄荷、人参、升麻各一钱五分，半夏二钱五分，甘草一钱。一起锉为散，分作二次服，每次服用用水一盅半，姜三片，煎至七分，空腹服用，渣滓可以再煎后服用。

角弓反张的疗法

羚羊角散

◆可治疗产后中风，身体反张。

将羚羊角屑、当归各七钱，半独活、防风（各去芦），麻黄（去节）各一两，人参（去芦）、赤芍药、细辛（去苗）、桂心各半两。一起切片后捣碎，每次服用八钱，用水一大盏半，生姜五片，煎至一大盏，去渣后温服，不必定时。

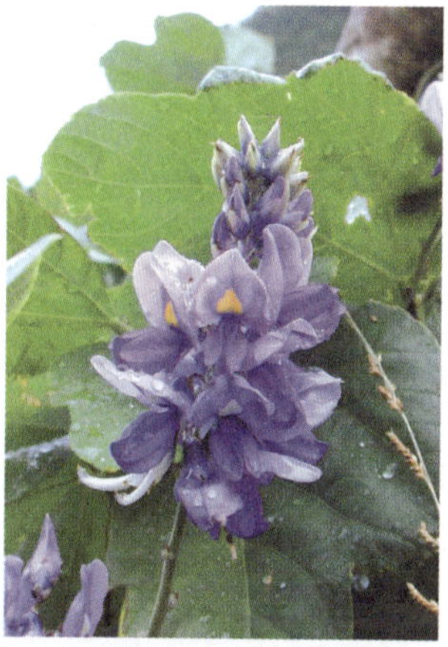

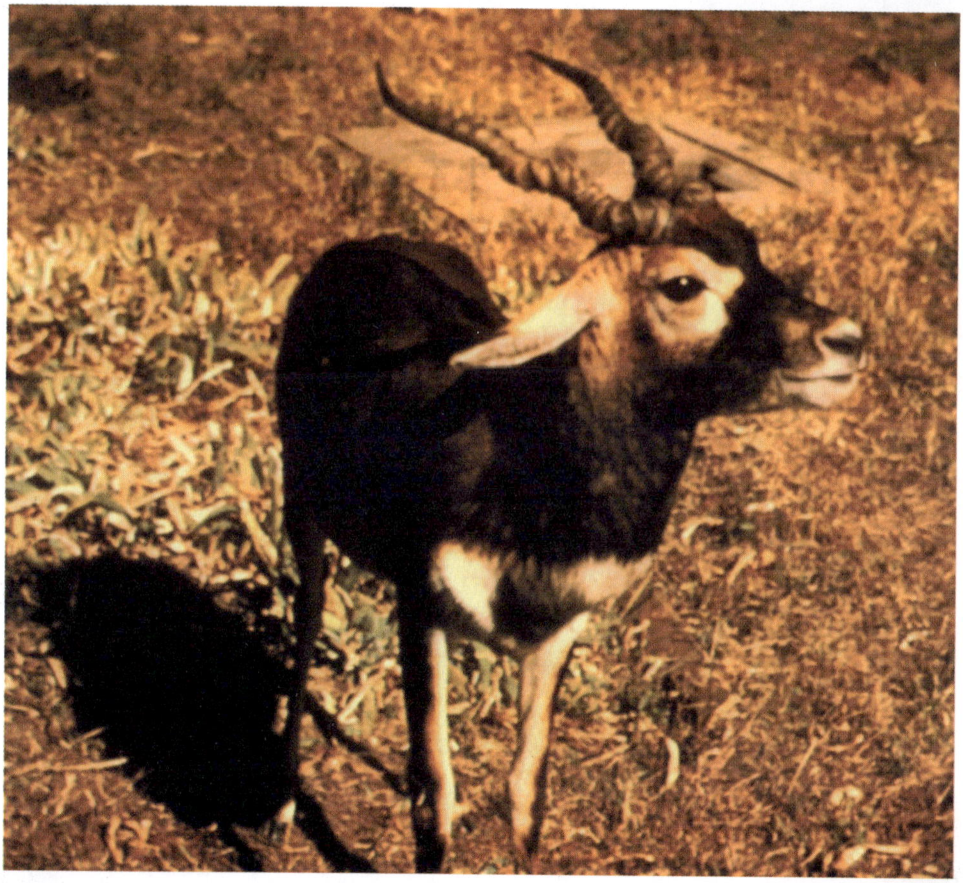

羚羊

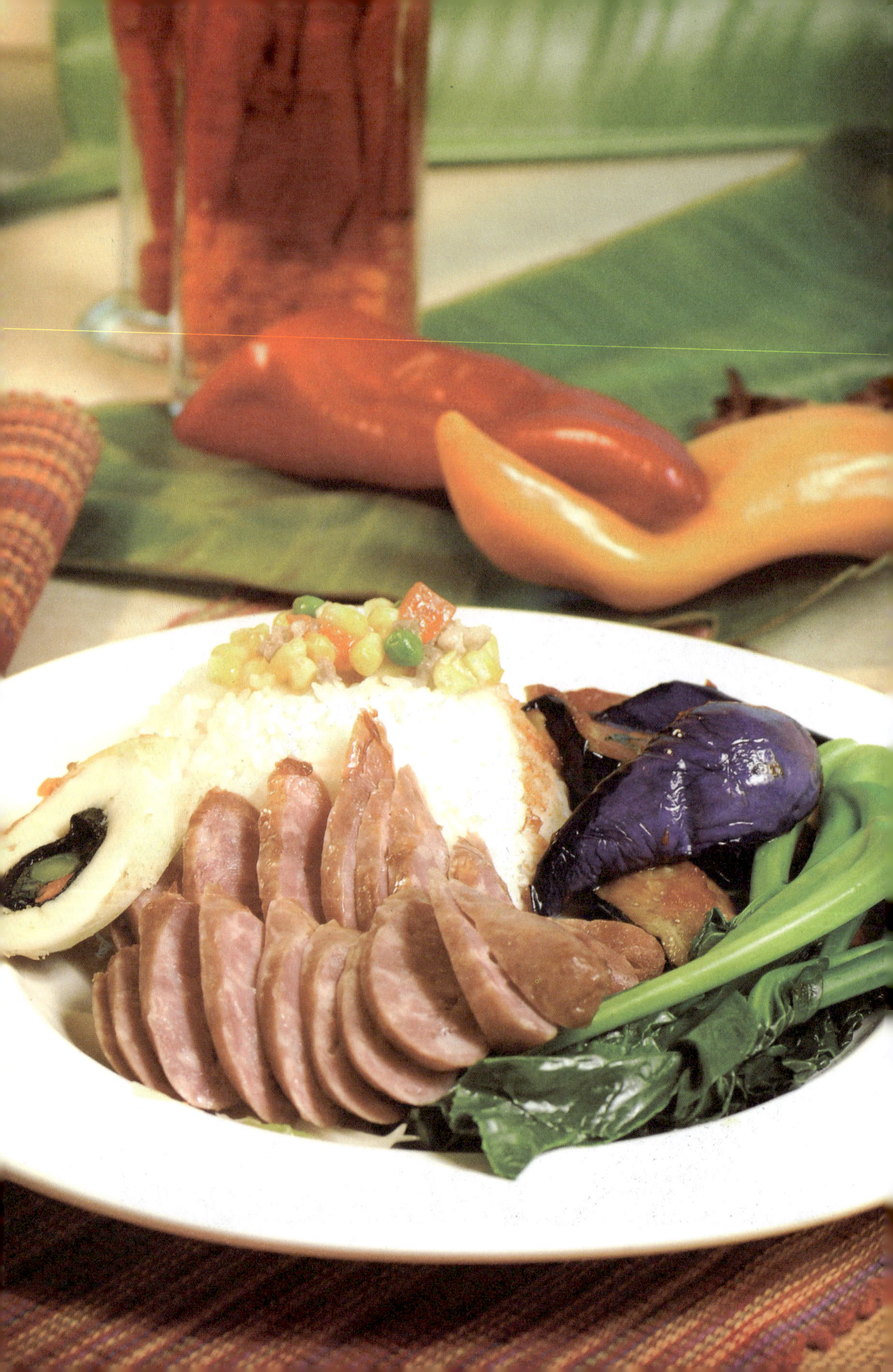

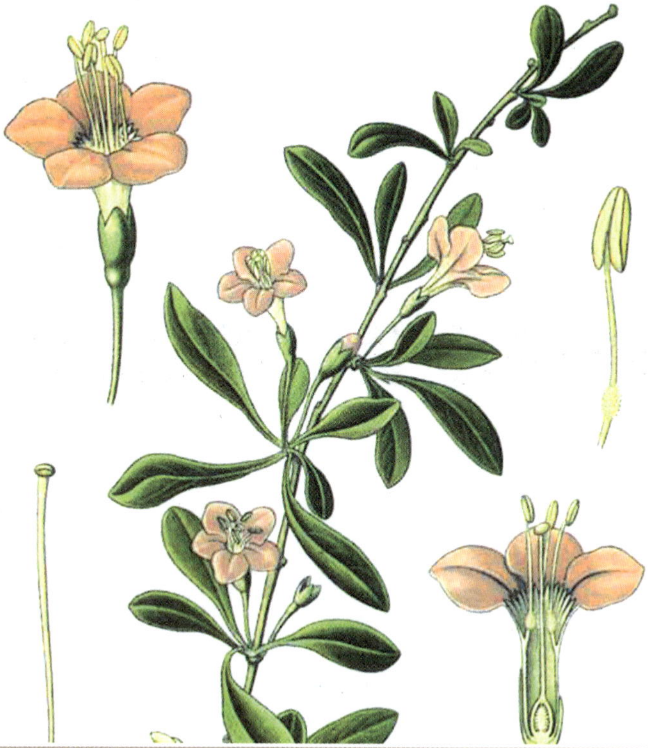

育儿篇

医家以幼科为最难，谓之哑科，谓其疾痛不能自陈说也，称黄帝之言曰：吾不能察其幼小为别是一家料理耳。吾独谓不然。夫幼小者，精神未受七情六欲之攻，脏腑未经八珍五味之渍，投之以药，易为见功，犹膏粱之变难穷，而藜藿之腹易效也，何谓难乎。

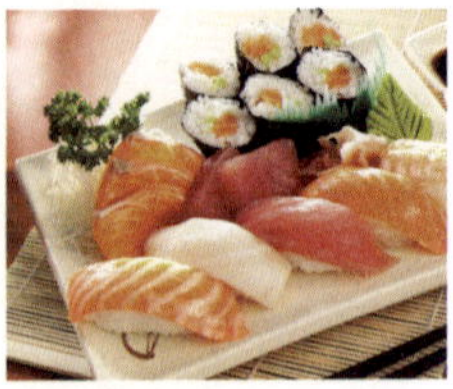

如何呵护你，我的宝贝

因为婴幼儿患病无法自行表达，所以儿科又被医生称为哑科。由此可见，儿科的病患相对于别的病患更加难治。不过，难与易都是相对而言的。成人的疾病可以通过患者本人的言语比较详尽的表达出来；婴幼儿虽然不会用语言表达，但是，他们还是会通过自身的身体将疾病表现出来，比如哭闹、嗜睡、吃不下饭等等。医生往往可以根据婴幼儿病症的外在表现诊断其患病原因。由于婴幼儿的身体刚刚开始发育，所以心理身体都比较纯粹。既不会因为七情六欲而影响精神情绪；身体五脏也没有受到外在环境、饮食等各方面的污染，所以，婴幼儿的病患与成人病患相比，治疗起来更直接，也就更容易。

常见婴儿五脏病的外在症状

肝病，患儿多哭叫、目直、多呵欠，顿闷、项急。心病，患儿多哭叫、惊悸，手足动摇，身体发热，多饮水。脾病，患儿多困喜睡，下泄，不思饮食。

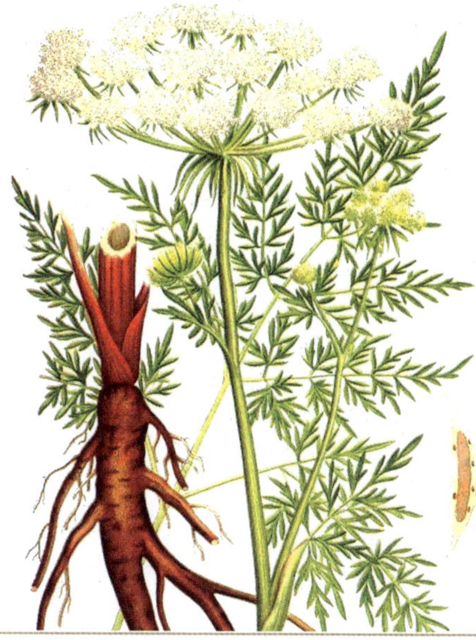

肝病，患儿多哭叫、目直、多呵欠，顿闷、项急。

心病，患儿多哭叫、惊悸，手足动摇，身体发热，多饮水。

脾病，患儿多困喜睡，下泄，不思饮食。

肺病，患儿闷乱，喉咙哽气，长出气，气短而且喘急。

肾病，患儿眼无精光、怕明、身体感觉沉重。

热邪由心脏而起；寒邪由肾脏而起；咳嗽气上是由肺病而起；风症是由肝脏而起；泻症是由脾脏而起。如果下泻同时又有咳嗽和气上的症状，就是脾肺病了，可以将泻白散、益黄散合起来服用。

脾病苦于湿气，肺病苦于燥气上升。患儿如果出现泻的症状，又加上脸色发黄、肠中发出“呦呦”的声响，可以服用理中汤；有下泻而且呕吐症状者，可以服用茯苓半夏汤；如果有下泻、口渴、热多的症状，可以服用黄芩浓朴汤；口不渴而且热少的患者，可以服用白术浓朴汤。

附子理中汤

◆将干姜（炮）、白术、人参、甘草（炙各二钱半），附子（炮）二钱。一起用二盅水，熬取八分，饭前温服。

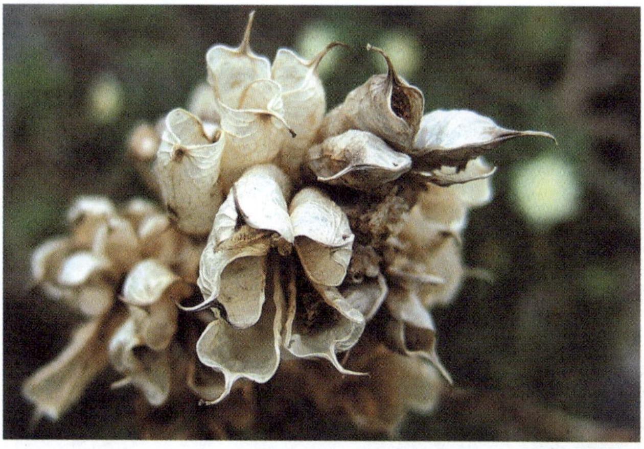

附子

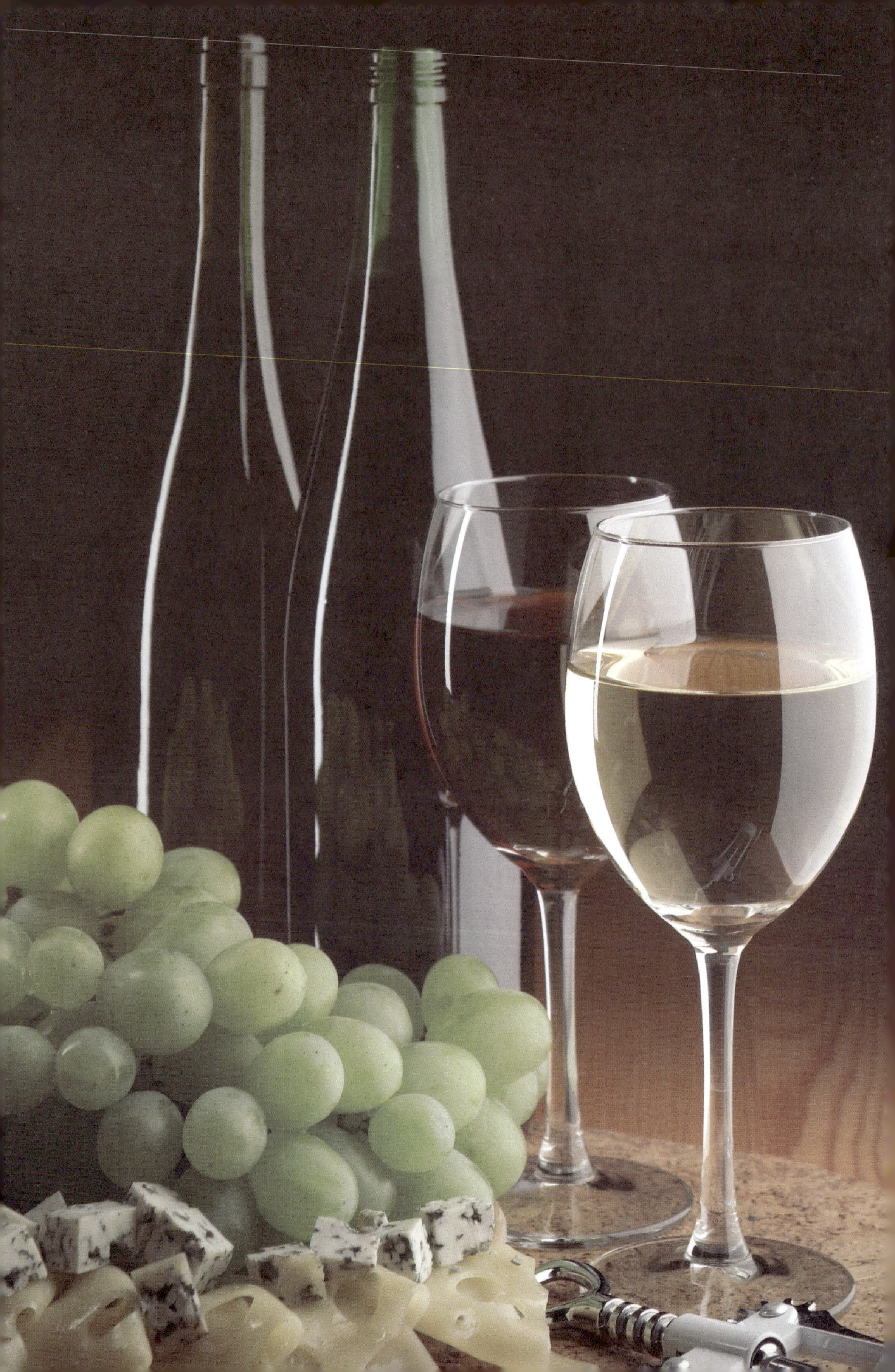

中医理论之五脏所主

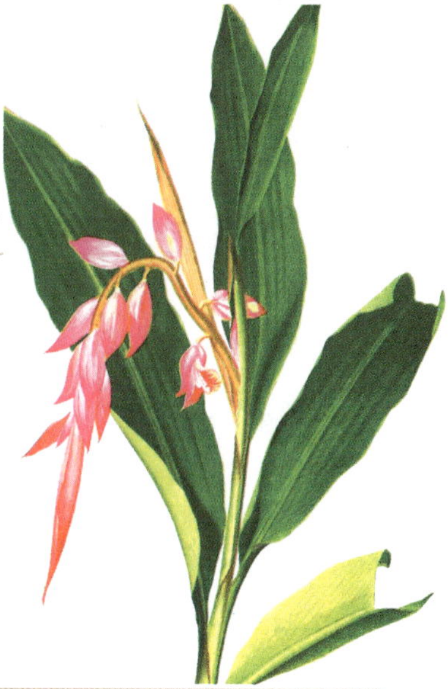

心主惊，实则叫哭发热饮水而搐，虚则卧而悸动不安。肝主风，实则目直大叫呵欠项急顿闷，虚则前（《纲目》作咬）牙多欠，气热则外生，气温则内生（《纲目》外生内生下，皆有风字。）。脾主困，实则困睡身热饮水，虚则吐泻生风。

治疗婴幼儿疾病，关键在于辨别清楚虚实症。比如：肺病症状中含有肝虚证中的呵欠和咬牙，治疗较易，因为肝气胜不过肺气。如果患儿伴有哭叫、目直、项急、顿闷等症状，就比较难治了。因为患肺病太久会造成虚冷，此时肝气强且能胜过肺气。治疗时就应该视病情发展的时间长短和症状体现的虚实对症下药。

心主热，不论是自发的病症还是别的原因导致大热，可以服用泻心汤治疗。虚症表现为卧时悸动不安，可以服用生犀散治疗。实症则会发热、哭喊、饮水过多且抽搐，可以服用黄连泻心汤治疗。

肝主风，虚症呵欠不断且咬牙，气热导致外生风，气温以至内生风。实症则呵欠、目直、大叫、项急、顿闷。

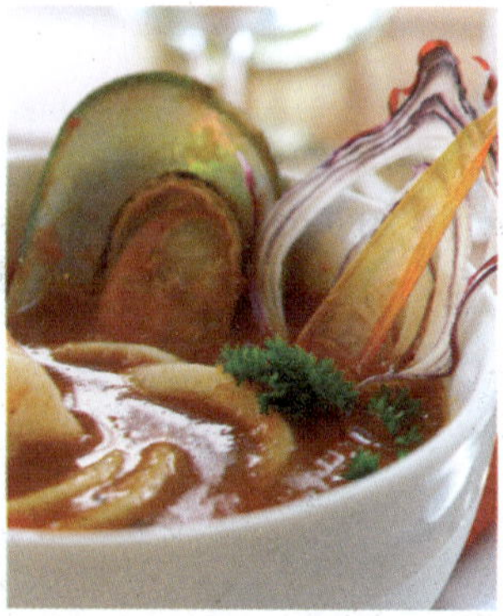

脾主困，虚症则上吐下泻而生风，可以服用理中丸治疗。实症则好睡而且体热，饮水多。

肺主喘，虚症会导致咽喉梗气或长出气，可以服用泻白汤治疗。实症则喘息急促、闷乱，其中有喜喝水的，也有不喜欢喝水的，可尊医嘱服用泻黄散治疗。

肾主虚，无实症。如果小儿患疮疹，肤色变黑而且按之下陷，就是肾实了，肾水克了心火。

凡是五脏虚弱，都是由于体内正气不足，才导致外邪侵入，所以需要补本脏的正气。假如因患肺病而咳嗽，而且发病是在初春，治疗的方法应该补肾；发病在夏天，治疗的方法是补肺；在秋天发病，应该泻肺来治疗；在冬天发病，就要补心、泻本脏，此时的疾病叫做寒嗽。

初生儿养护之点滴细节

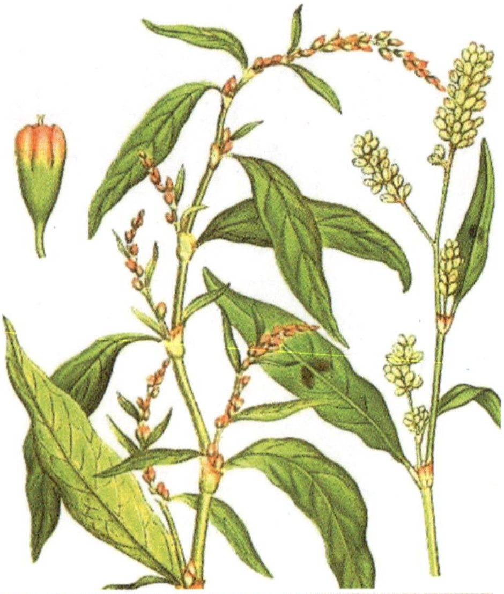

《千金》论云：小儿，用父故絮着衣，女用母故衣，勿使新绵，切不可过浓，恐令儿壮热，生疮发痫，皆自此始。巢氏云：儿始生，肌肤未成，不可暖衣，则令筋骨缓弱，宜时见风日，若都不见风日，则令肌肤脆软，便易伤损。

襁褓的选择

《千金》中讲道：刚出生的小儿用的襁褓，男孩的最好用父亲的旧衣服做成，女孩最好用母亲的旧衣服做成。不要用新衣服做，也不要太厚，会使小儿发热。容易导致生疮发痫，就是为了避免生病。

小儿刚出生时，肌肤尚未完全长好，不要穿得太暖，否则会使筋骨发育迟缓而且柔弱，应该让小儿多见风天，不见风天，就会使小儿肌肤脆弱，容易受伤。婴儿如果总被藏在棉被内，用厚衣服包裹着，就好像是阴处的草木，不见风天的话就会发育不好，体质软脆经不起风寒。

婴儿被应该用旧棉花作絮，不要用新棉。天气暖和无风的时候，应该让母亲抱着婴儿在太阳下玩耍，经常让小儿见太阳受风吹，才能使他血凝气刚，肌肉硬密，能承受风寒，而且不容易得病。

婴儿不宜穿的过多，应该从秋天开始逐渐减少衣物，不要在春季或夏季突然减衣服，否则容易患

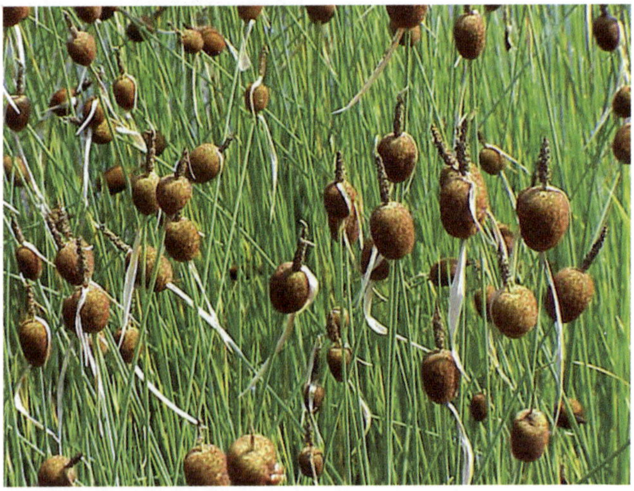

蒲黄

风寒。

在冬天应该先给婴儿穿夹衣之类的衣服，随天气渐渐寒冷，逐渐加入旧棉。通常人们都担心孩子受凉，所以给他们穿特别厚的棉衣，其实这是害了婴儿。应该让婴儿身体舒适不要出汗，出汗会使婴儿虚损，容易受风寒。

新生婴儿刚刚出满月时，必须用襁褓裹着抱，也要找合适的位置。比如在春夏季，是万物生长的季节，应该让小儿卧在地

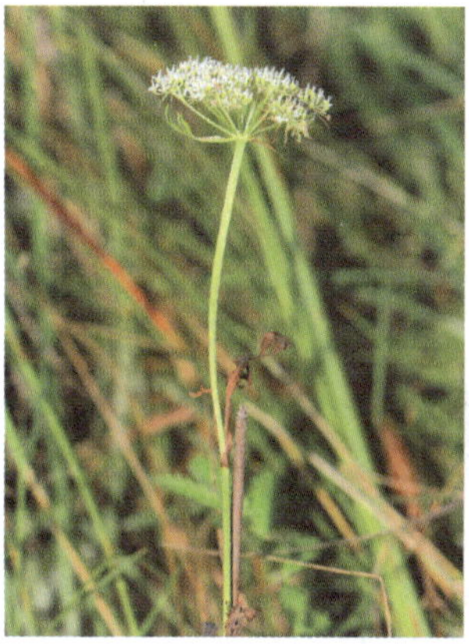

蛇床子

上接受地气，使婴儿不违背自然生长的规律。在秋冬季，是万物收藏的时候，应该让小儿待在温暖的地方，使婴儿不违背这些季节的性质，这样才能使血气凝和，不生百病。

裳是下身穿的衣服，

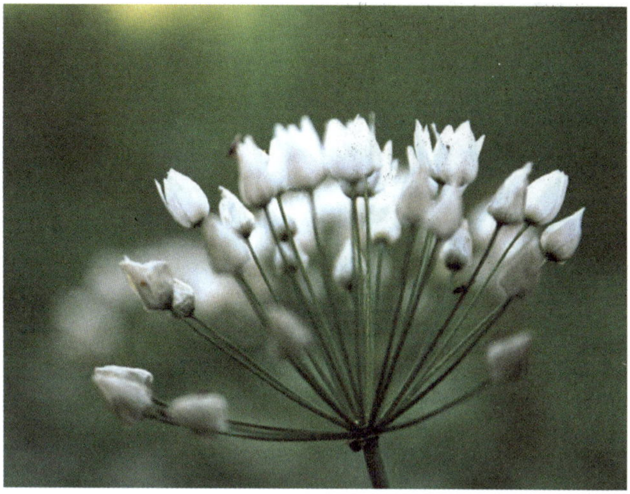

韭白

丝织物比布要温暖，皮裘比丝织物还暖和。因为下半身主阴，感觉凉一些能够滋阴，太暖和就会消散阴气。所以下半身不要给孩子穿太厚或者丝类的过暖的衣物，会阻止阴气的滋生。

小儿拭口法

婴儿刚出生时，要立刻用绵布包裹手指，擦拭婴儿口中舌上的污血。如果婴儿哭声一出，血即进入腹中，将来就会导致百病。

如果婴儿油连舌的情况，（谓连舌就是指婴儿舌下有个像石榴子的膜，它能使婴儿发不出哭声。）应迅速用手掐断，可能会出点血，不过没关系。如果舌下出血过多，可以烧一些头发成灰混合猪油抹一些在伤口。

《圣惠方》说：看到齿根处有黄筋两条，以苇刀隔断，点些猪油最好。如果婴儿难以张口，可以先点猪乳。

小儿上下唇与齿龈相连的地方，都有一条筋牵引，如果上唇筋紧，就是生上炼，下唇筋紧，就是生

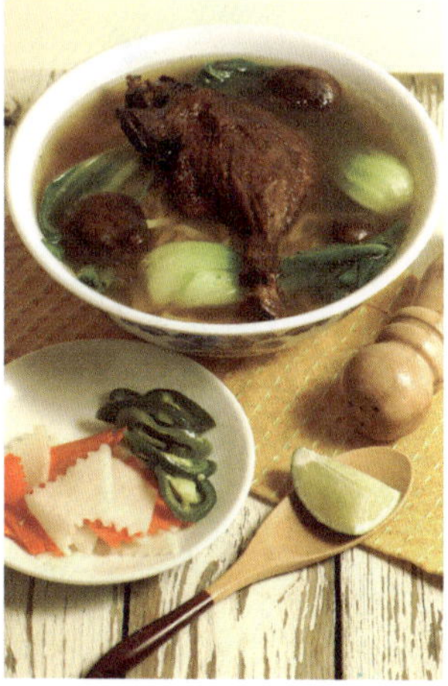

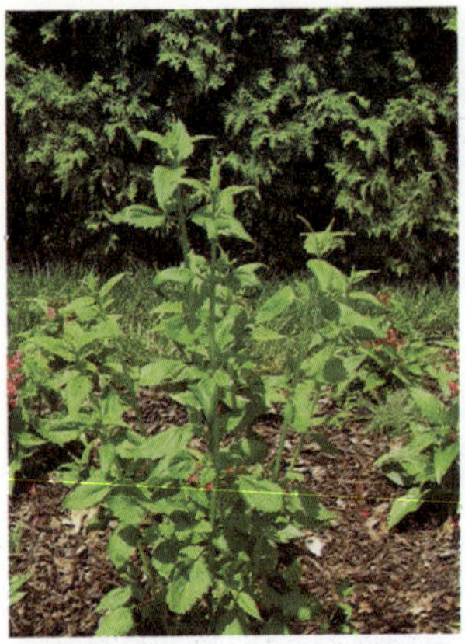
藿香

下炼。

上炼，就是满头生疮，或者眉间有癣状物，瘙痒，还流黄汁，流到哪里，哪里就生疮。下炼，是从腰背到四肢得病，症状如前。如果当时治疗不好，或者头面上下相通，会导致多年难以治疗，或者夭折或者酿成大病，所以每天早晨都要擦婴儿的嘴。

婴儿洗浴法

婴儿出生三天后，取桑、槐、榆、桃、柳各三寸长，各二、三十节煎汤，待冷热合适，放入猪胆二、三枚，给婴儿洗浴。

给刚出生的婴儿洗浴时，为了避免脐带进水导致脐风、脐疮等病，所以不要剪断脐带。洗浴用的水要温度适中，放在不透风的房间中洗，不能洗太久。洗完后，用粉扑在身上，可以是光粉，或者是蚌粉。

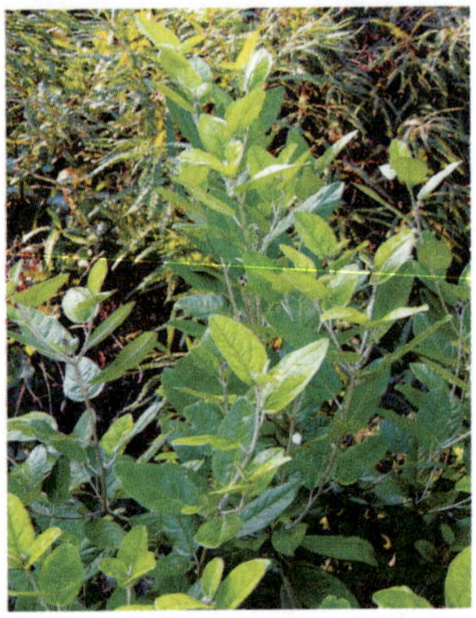
巴豆

用猪胆、益母草煮水，放入洗澡水中，可以使婴儿

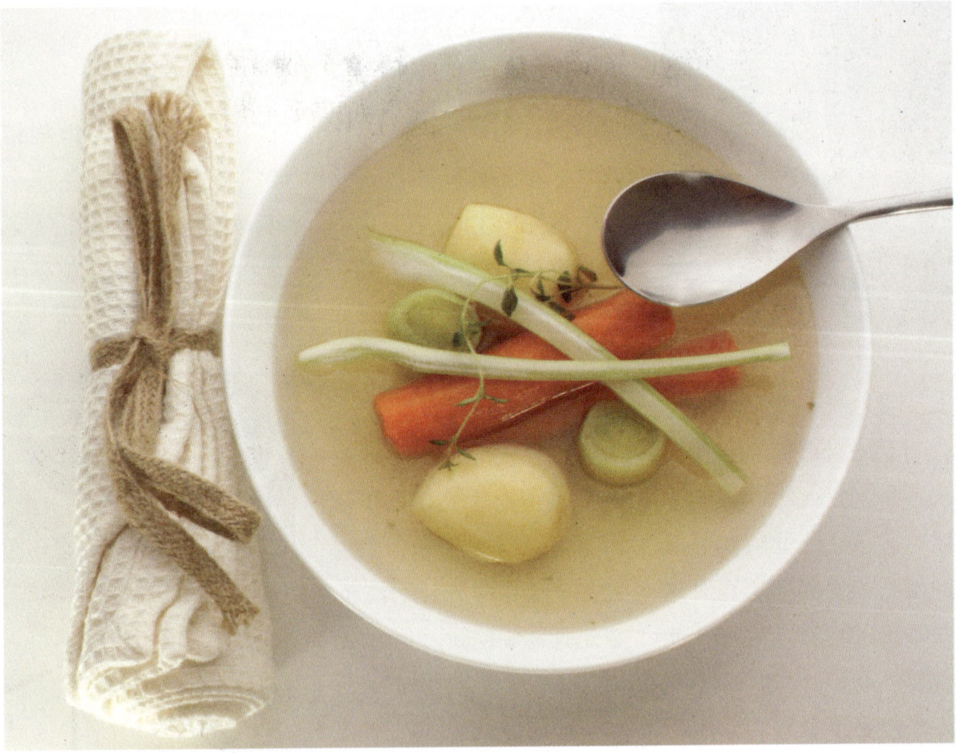

不生疮疥；用金银、虎头骨、麝、丹砂，可以除恶气、客忤、惊痫，用桃、梅、李、楮根叶，可以解婴儿高烧。

断脐法

《千金方》认为：断脐时不要用刀割，应隔着单衣用牙咬断，用暖气呵七遍，然后缠好打结，脐带中经常会有虫，应迅速剔去，否则进入脐带后会致病。新生儿断脐，要留三寸左右。过长会损伤胎儿肌肤，过短又会损伤新生儿的脏腑。

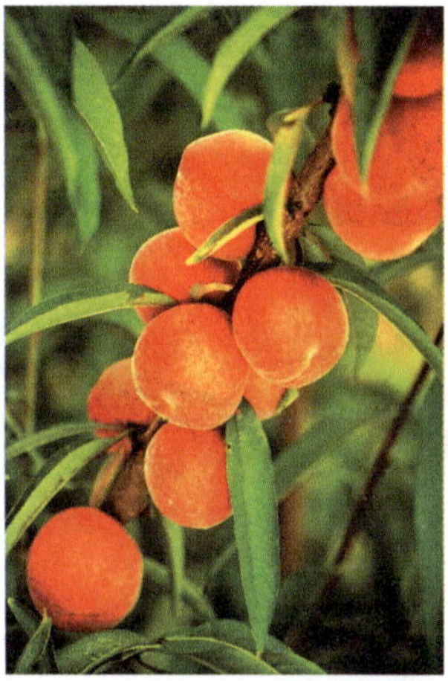

桃

如果不及时断脐或者脐中汁没有流尽，冷却后，就会使婴儿得脐风。《卫生宝鉴》中说：断脐如果用剪刀，可以先放在怀中温暖。如果脐中进水，小儿容易得天钓，痛苦啼哭，面目青黑。脐带怕动，否则会长时期不干。如果受外风，容易得口噤，那样就治不好了。

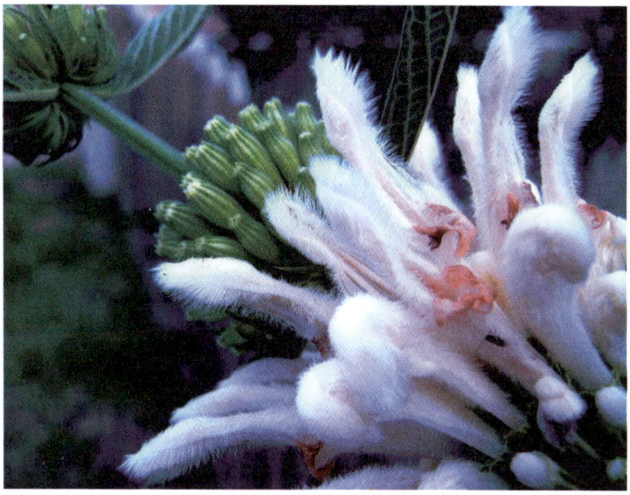

益母草

裹脐法

《千金方》说：捶打白练，使之柔软，剪成四寸见方，上面铺新棉，厚半寸，和丝帛缝在一起裹脐。松紧要适度，太紧则小儿会吐乳。二十天后解开看。如果仅十天左右就哭闹，一定是衣服中有刺，或脐带干了刺到腹部，应该重新裹脐。冬天裹脐时必须关上门放下帷帐，生火使室温合适。换衣服时也如此，之后用温粉扑身上。

眼不开

小儿初生时，眼睛不张开，这是因为有胎热。可以将凉五脏的药物天竹黄散给母亲服用，再用竹筒煎汤给小儿洗眼。

小儿初生时闭眼，是因为母亲食用热性的食物太多。治疗的方法是，用

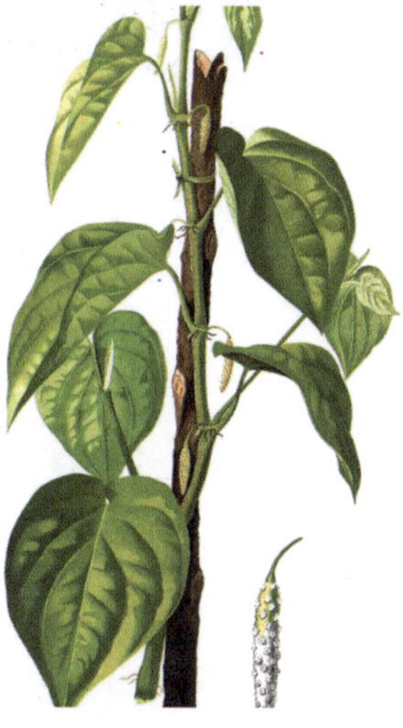

荜茇

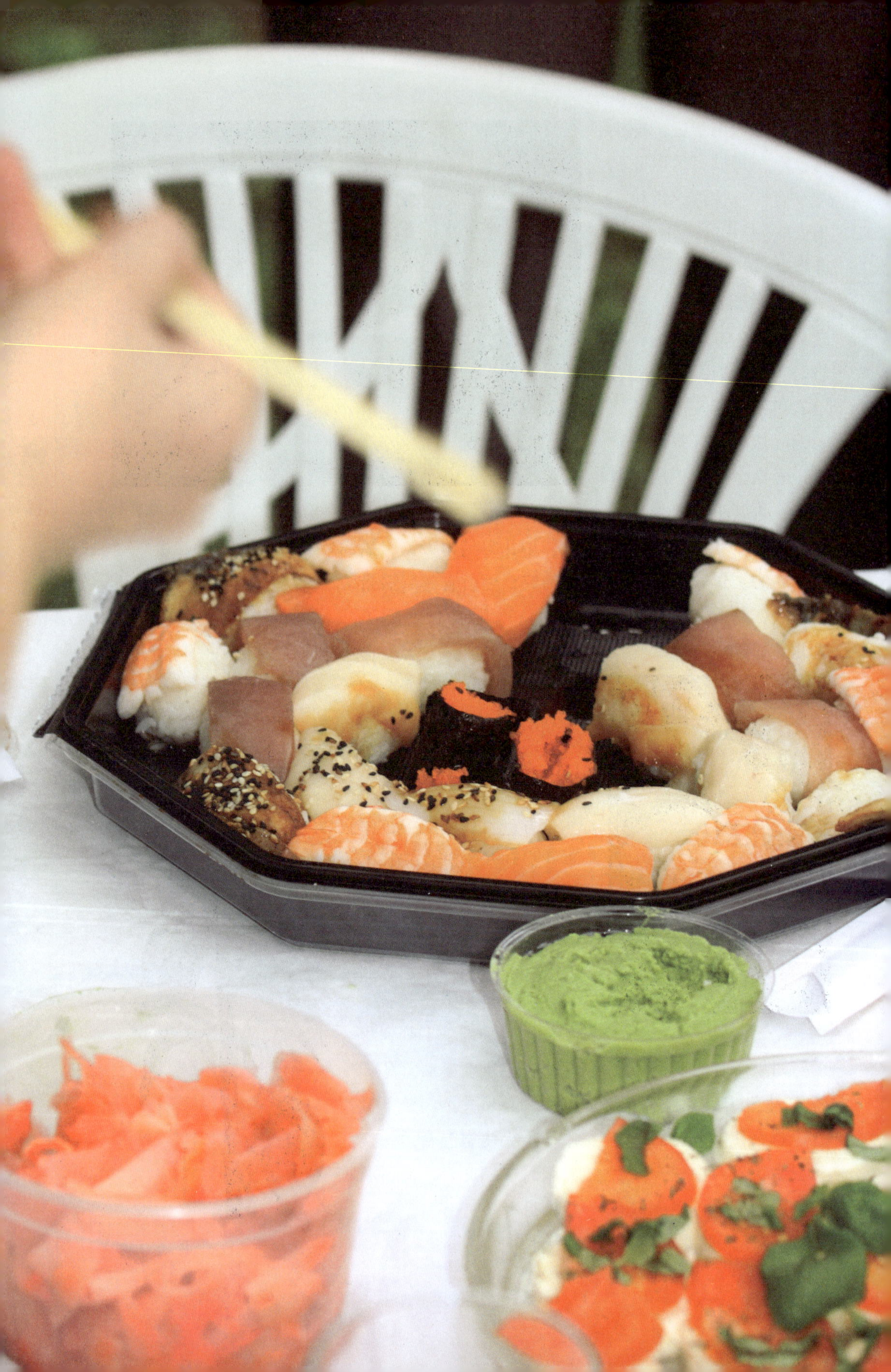

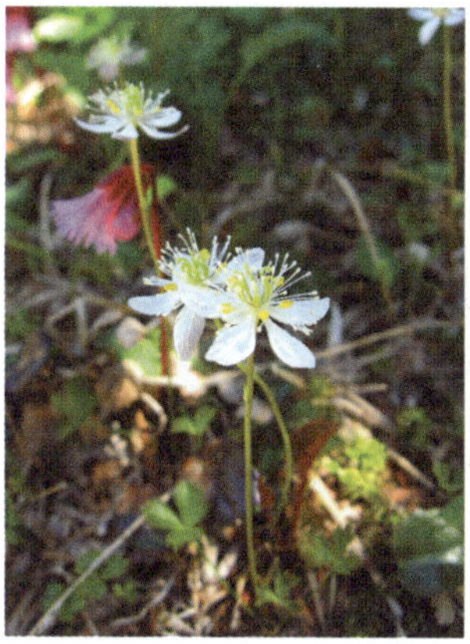

黄连

小儿刚刚出生时，必须将头和面部洗干净，否则会有脏水进入眼睛里，使眼睛发红糜烂，长大也治不好。治疗出生儿眼不开的还有以下药方。

生地黄汤

◆主要治疗初生小儿眼睛睁不开。

做法是：将干地黄、赤芍药、川芎、当归（去芦）、栝蒌根、甘草。等份，一起研成粉末。各取少许，用灯心熬汤，抹入小儿口中，令小儿快速服下即可。

四圣散

◆治婴儿胎受热毒，生下两目不开。

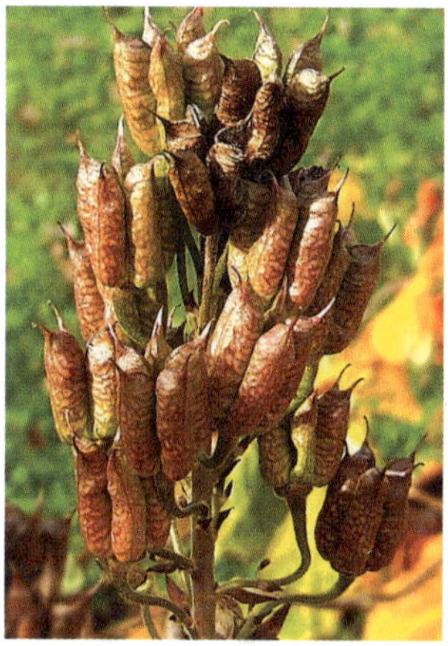

草乌

一点熊胆蒸水洗眼睛，一天洗七次，如果三天眼睛还睁不开，可以服用生地黄汤，但是母亲需要服用山茵陈汤。

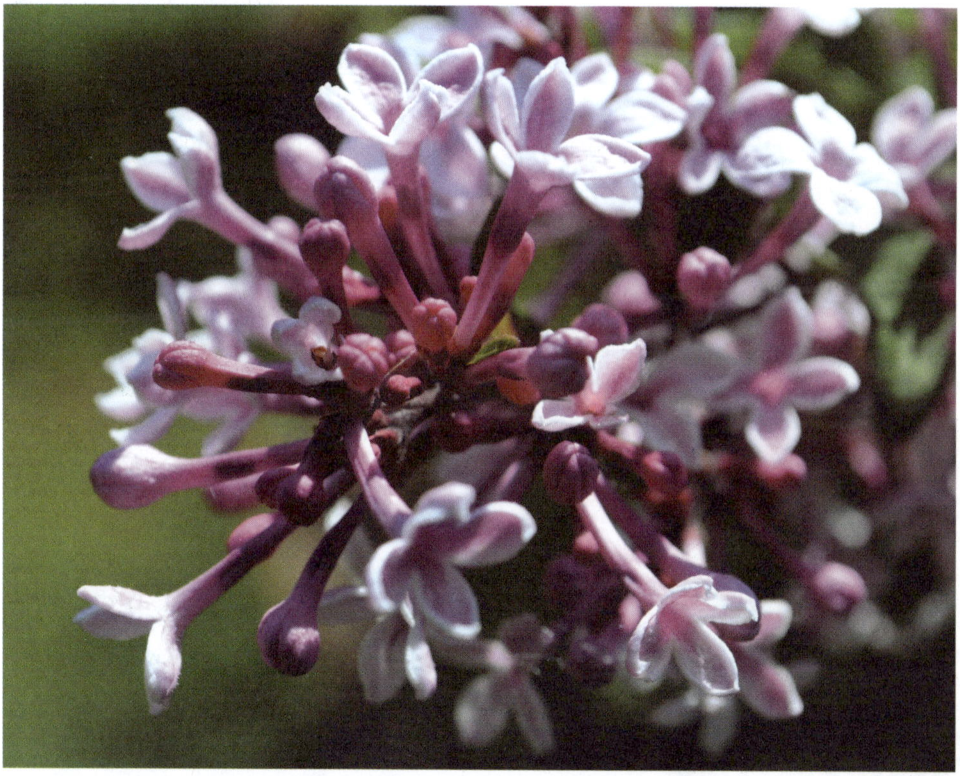

丁香

将灯心、黄连、秦皮、木贼、枣子各半两。一起切碎。每次服用二钱，用水一盏，熬取七分，澄清后去掉药渣，经常清洗婴儿双眼，眼自然会睁开。

洗眼方

◆将黄连、秦皮、灯心、大枣各等份。放竹筒内熬汤洗眼。

婴儿不食母乳

是说婴儿刚出生时不吃奶。婴儿刚刚出生时，还没有发出声音，这时应立刻用手擦婴儿的嘴里，将恶血擦净，否则咽下后就会腹满气短，不能吃奶；或者产妇怀孕时保暖不够，使婴儿在胎中受寒，才会导致婴儿腹痛。可以服用茯苓丸来治疗。

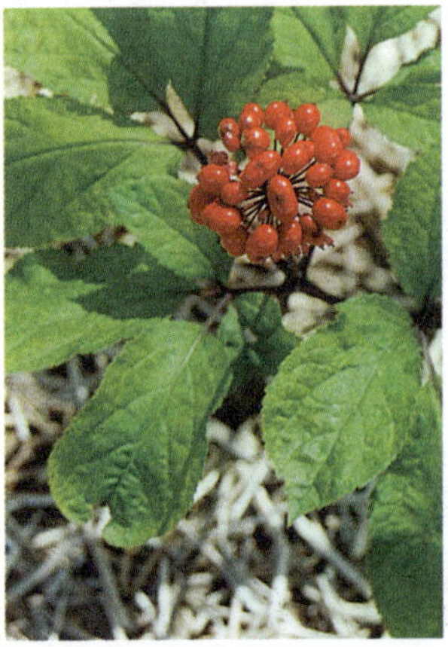

人参

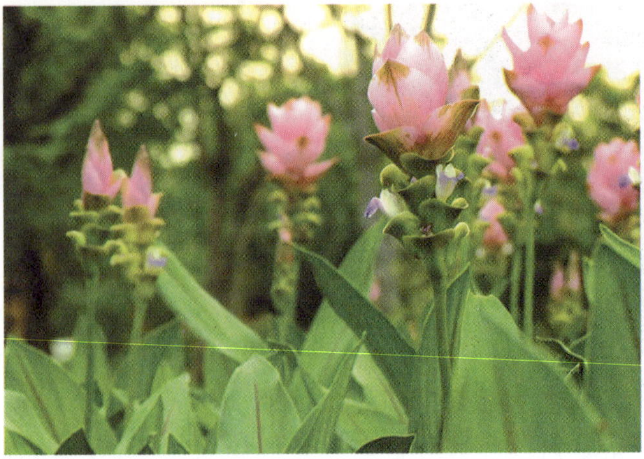

蓬莪术

茯苓丸

◆将赤伏苓、川黄连（去须）、枳壳（炒）各等份。一起研成粉末，加炼蜜调和制丸如绿豆大。每次服用一丸，以乳汁调和服下。

治秽恶入腹，令儿呕吐不乳方

◆将木香、干姜（生）、茯苓、甘草、酸木瓜、丁香各等份。一起研成粗末。取一捻，用水煎，然后以绵蘸取滴与婴儿咽下。

人参丸

◆将人参、龙胆、黄连、马牙硝、甘草（炙微赤）、枳实（麸炒微黄）各二两。一起捣碎研成细末，加炼蜜制成如绿豆大的药丸。用乳汁研两丸，灌婴儿口中，一天四、五服。

婴儿呕吐不止

婴儿刚出生时如果咽下恶血的，就出现呕吐的情况，可用木瓜丸治疗。

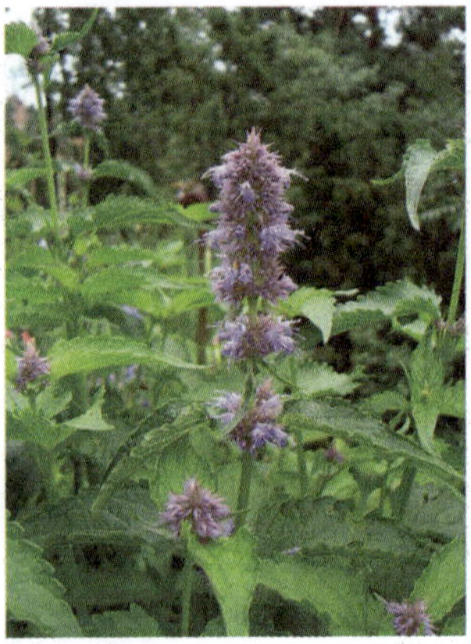

藿香

木瓜丸

◆将木瓜、麝香、腻粉、木香、槟榔各等份。

一起研成细末，用面调成糊状，制成如小黄米大的药丸。每次服用一两丸，用甘草水下，随时服用。

藿香散

◆治疗小儿出生到半月时，呕逆不止。

将藿香、紫菀（洗去苗土）各一分，甘草（炙赤）半两，麦门冬（去心，焙）三分，桂心半分。一起研成细末。每次服用一钱，水一盏，熬取五分，去掉药渣，温度适合时，以绵点滴入口中。

刚出生的小婴儿就得病，大多是因为母亲不节制情绪，不节制饮食，传染给婴儿。所以要根据病情先治疗乳母。上面的药方，因为婴儿脏腑娇小脆弱，不能承受药性，所以给婴儿服用时要谨慎。

婴儿不小便

刚出生的婴儿，如果没有小便，大多是因为在胎里时，母亲饮食不注意，食用过多热性食物，影响到胎儿，所以生下来就腹部肿胀。可以服用葱乳汤。

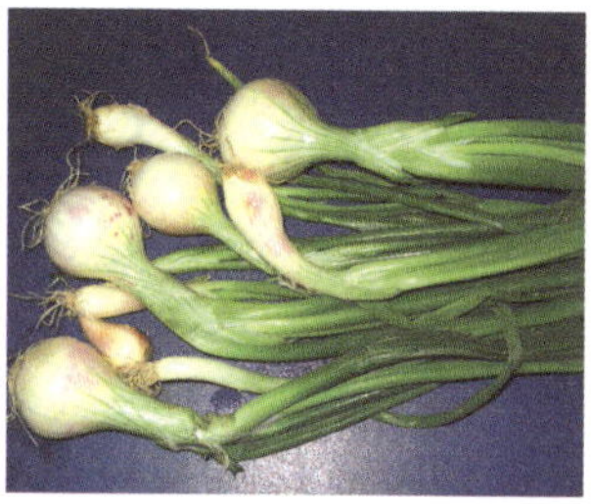

青蒜

葱乳汤

取葱白三、四寸长，切成四份。用乳汁半盏煎好后灌入婴儿口中。

又方

将生葱捣烂，加人乳搅拌，放入婴儿口内，再给婴儿吃奶，药咽下即通。

豆豉膏

将黑豆一勺，田螺十九个，葱一大把。一起捣烂，用芭蕉汁调和，贴脐下方。

婴儿不大便

婴儿不大便俗名“锁肚”，由胎儿在胎中受热引起，热毒过盛，结在肛

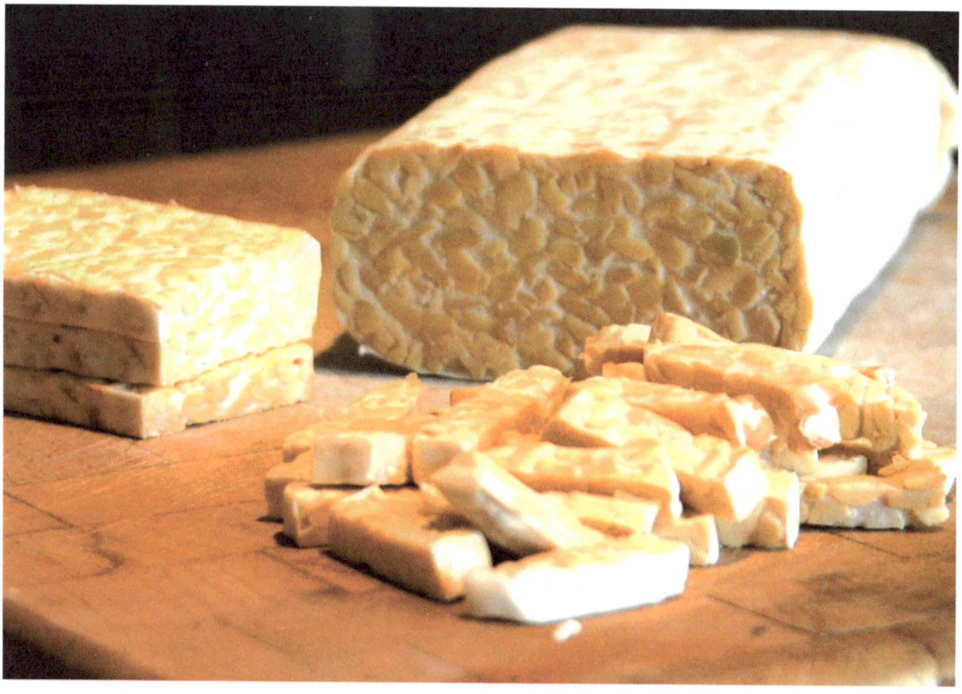

豆豉

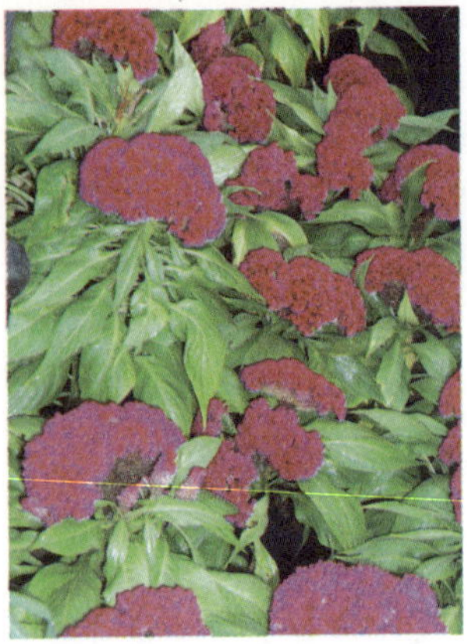

鸡冠花

门，所以肛门不通，又没有得到滋润才如此。如果生下三天还不通，要迅速让妇人用温水漱口，吸允婴儿前后心和脐下、手足心，共七处，各四、五次，然后用轻粉半钱、少许蜜，以温水化开，时时给婴儿服用少许，到通便为止。如果还不通，即是肛门内合，应该用器物帮助。用金簪或玉簪，刺入肛门两寸左右，放入苏合香丸，很快就能让大便出来。

幼儿断乳法

小儿四五岁时应该断乳，如果不肯断乳者，可以用画眉膏断乳。

画眉膏

◆将山栀（烧存性）三个，上等朱砂、雄黄各少许。一起研成极细末，加入生麻油、轻粉各少许，调匀。等待小儿睡着，浓抹在两眉上，醒来便可断乳。

日常养护法

仔细观察我们会发现一个很有趣的现象，农村里的小孩虽然生活条件很差但却很少得病。其中的原因，就是好比草木如果生长在深山水泽之中，容易长成参天大树。至于奇异的果实和特殊的植物，就算是特别用心培养，也会有不尽人意的情况。

其实，这哪里有贵贱的差异！富贵家的小孩经常经受适度的风吹日晒，就会血凝气刚，肌肉硬密，能够经受风寒，就和农村的小孩相似。

谚语说：戒养小儿，谨护风池。意思是说照顾婴儿，保暖很重要，特别是风池处要避免受凉。（风池穴在后颈枕骨之下，与风府穴相平，胸锁乳突肌与斜方肌上端之间的凹陷处。）

乳母必须每天三次摸小儿颈后的风池穴，如果发热，就应该立刻以热熨之，使小儿微微出些汗就好了。

婴儿出生后满两月，眼中的瞳仁就发育成熟。这时小儿就能笑，能认人，乳母不要将小儿给陌生人抱，也不要让小儿见到不常见的特殊物品。

婴儿任脉生成，可以翻身，此时乳母应该节制情绪，让自己保持寒温适当。

婴儿半岁时，尻骨长

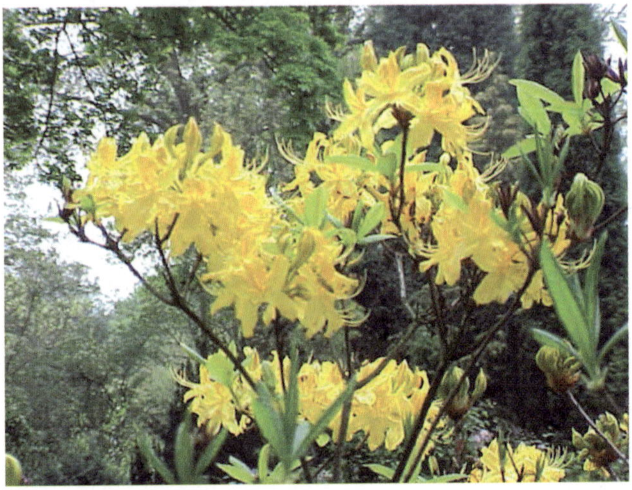

踯躅

成，可以教小儿学习坐。

婴儿两百天时，外掌骨长成，可以教婴儿在地

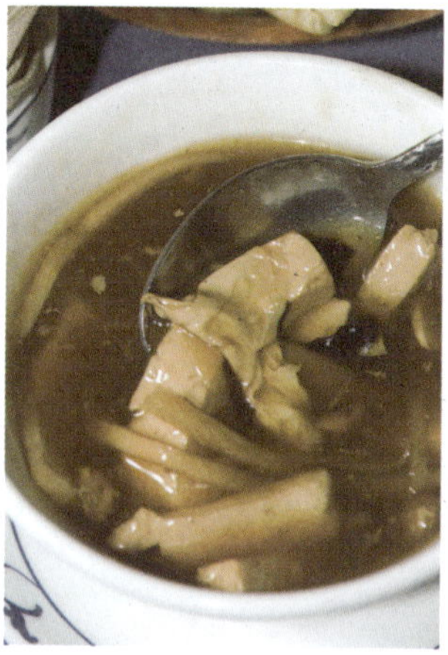

上爬。

婴儿三百天时，膑骨长成，可以教婴儿独自站立。

婴儿周岁时，膝骨长成，可以教婴儿走路。

成人的脾胃都喜欢温暖而怕冷，更何况小儿血气还太弱，经受不起寒冷。如果是因为阳气潜伏，寒毒滞留而致病，就会长时间不能消除。

要注意让小儿保持适当的温度，不要过热或过冷。如果使小儿过于暖和就会生热，太热则会招致风邪，抱久了容易生痈，喂多了容易生癖。也不要把婴儿抱得太久了，因为抱久了容易损伤孩子的筋骨。

小儿有病可以治疗，但是不要轻易使用针灸，也不要轻易用催吐的方法。因为针灸伤害小儿的经络，吐，则会伤害小儿的脏腑。

小婴儿在暑热的时候，要经常待在稍凉快的地方，母亲可用冰水，只是不要太多。婴儿在春、夏天得病，不要随便用“泄”的方法治疗，泄多了会使上焦热、下焦虚，导致生成大病。

因为南北地域的不同情况，各地的水土、温度都不同的原因所以照看婴儿的方法也是不同的。但是上述的规律是具有普遍性的。

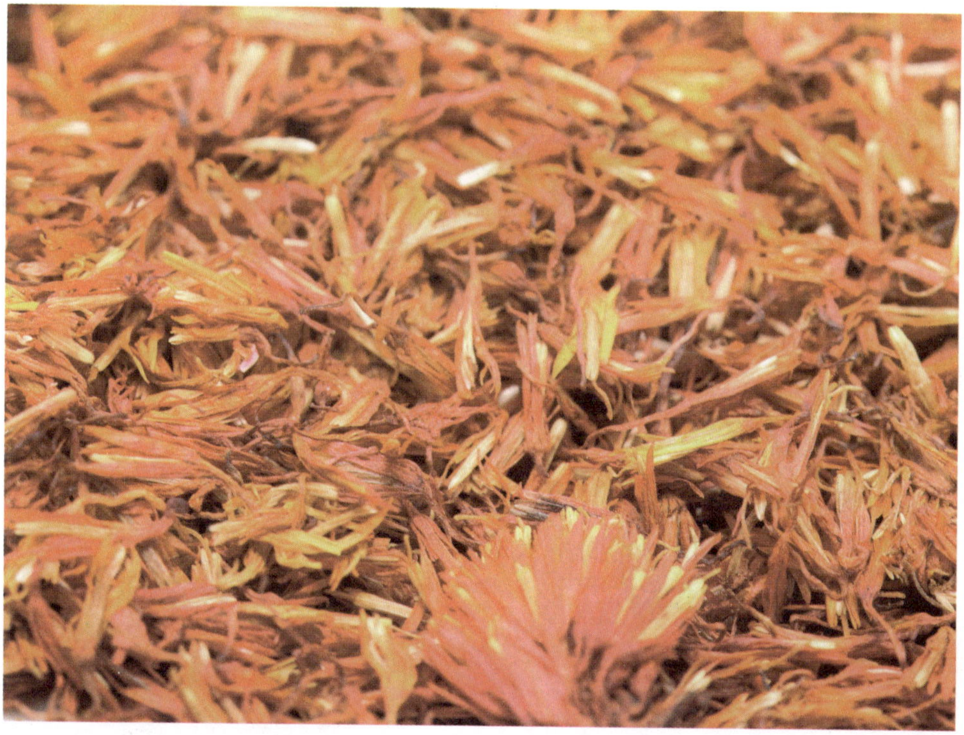

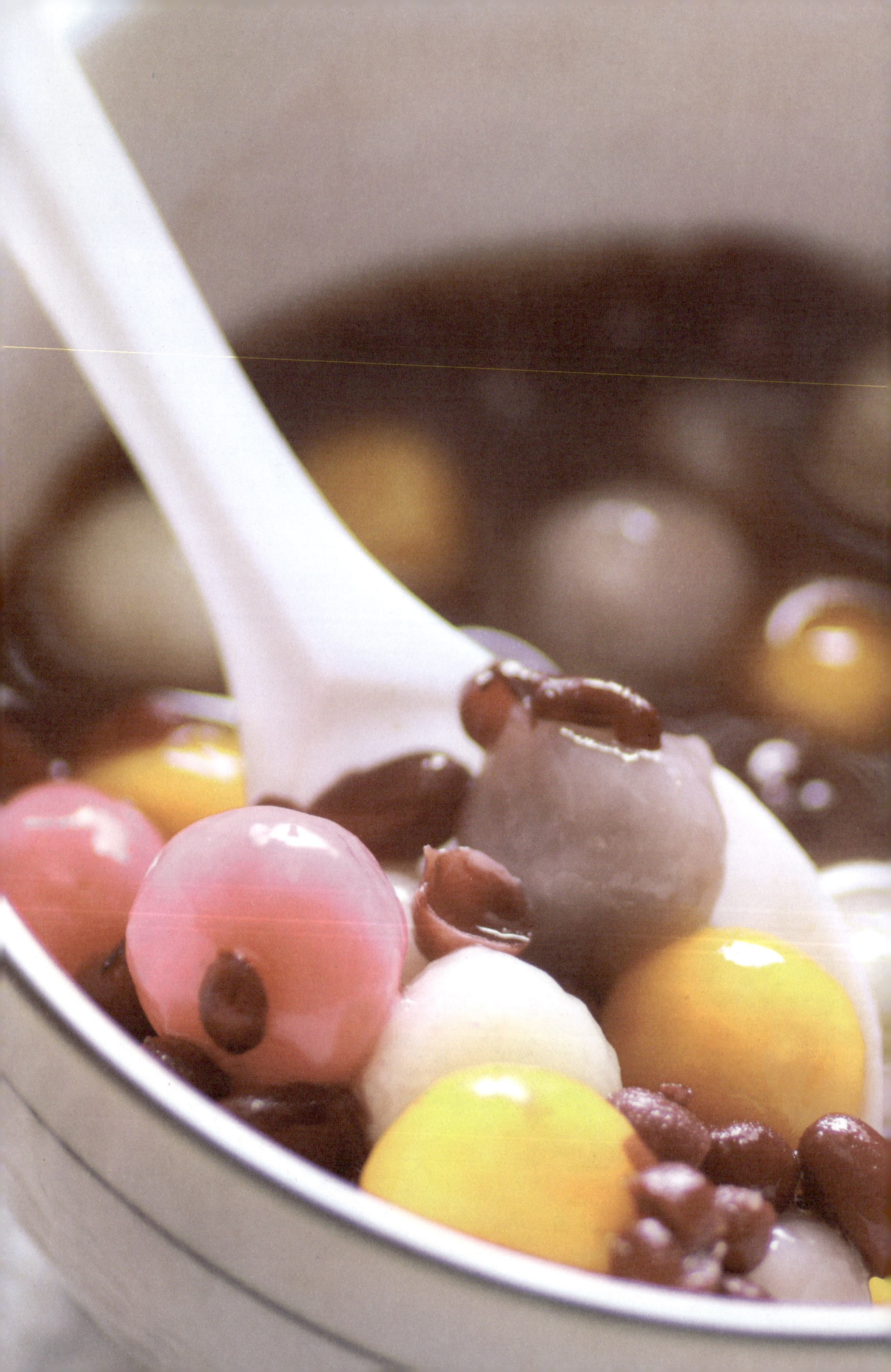

婴儿常见病之简易疗法

《千金》有脐风、脐湿、脐疮、三者皆因断脐后为风湿伤而成，夫风入脐，脐肿腹胀，四肢不利，多啼不能乳，甚者发搐，为脐风。肿湿经久不干，为脐湿。风湿相搏，令脐生疮久不瘥，为脐疮。有一不已，入于经脉，多变为痫，痫成，作痫治。

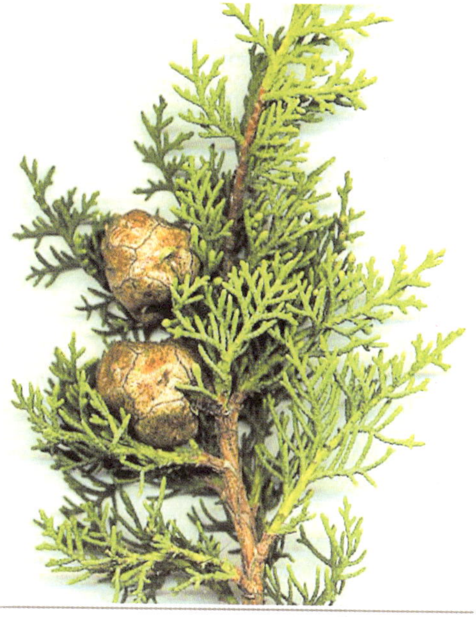

脐风

《千金》有脐风、脐湿、脐疮、三者皆因断脐后为风湿伤而成，夫风入脐，脐肿腹胀，四肢不利，多啼不能乳，甚者发搐，为脐风。肿湿经久不干，为脐湿。风湿相搏，令脐生疮久不瘥，为脐疮。有一不已，入于经脉，多变为痫，痫成、作痫治。脐风者，谓断脐之后，被水湿风冷所乘，风湿之气入于脐而流入心脾，遂令肚腹胀满、脐肿，身体重着，四肢柔直，日夜多啼，不能吮乳，甚则发为风搐，若脐边青黑，撮口不开，是为内搐，不治。爪甲黑者，即死。其或热在胸堂，伸缩努气，亦令脐肿，宜《千金》龙胆汤主之（方见前条。）钱氏云：小儿洗浴，拭脐不干，风入作疮，令儿撮口，甚者是脾虚胃气不和，宜调气，益黄散主之（方见脾部。）《类萃》云：宜先用控痰饮吐风痰，次用益脾散和脾，又用辰砂膏利惊即愈。或手足挛拳、噤口不开者，不治。

《千金方》将脐风、脐湿、脐疮，这三种疾病

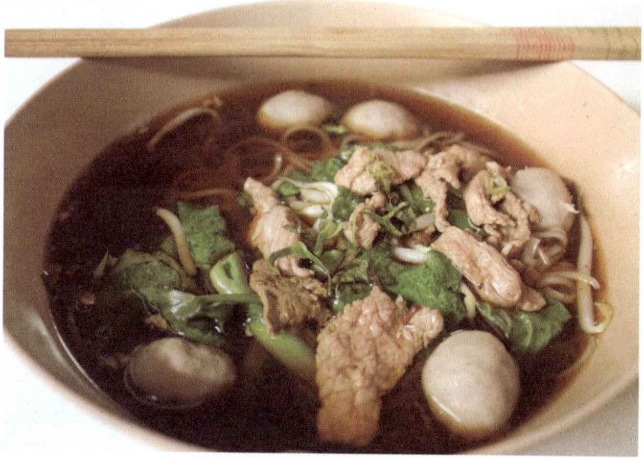

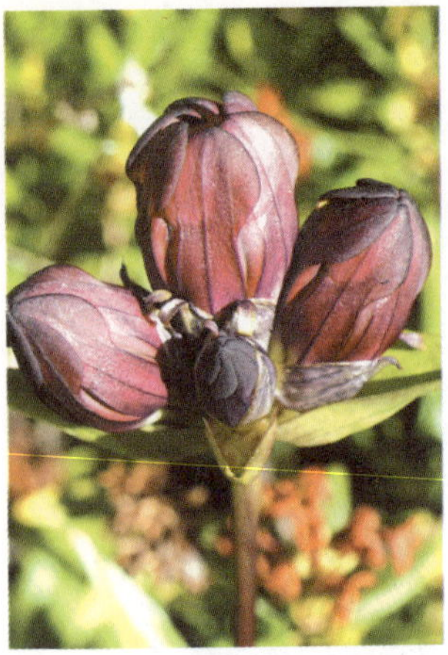

龙胆草

归结为断脐后受了风湿造成的。风侵入脐部，使脐部肿，腹胀，四肢不利，爱哭不能吃奶，严重者抽搐，这是脐风的症状。脐部湿，长时间都不干，是脐湿；风湿交加，会使脐部生疮，长久不能痊愈，这是脐疮。

脐风是指断脐之后，被水打湿脐带，导致风湿侵入脐带而流入心脾，使肚腹胀满、脐肿，身体沉重，四肢僵直，天夜啼哭，不能吃奶，严重者抽搐。可服用龙胆汤。

龙胆汤

◆将龙胆、钩藤皮、柴胡、黄芩、桔梗、芍药、茯苓（一作茯神）、甘草各六铢，蜣螂二枚，大黄一两。一起捣碎后，用水一升，煮后余五合，服之如后节度。

出生一到七天的婴儿，一合分为三服；八天至十五天，一合半分为三服；十六天至二十天，二合分为三服；二十天至三十天，三合分为三服；三十天至四十天，尽以五合为三服。服完即止，不要再服。

益黄散

◆治小儿脾胃虚弱，腹痛泄痢，不思乳食，呕吐不止，困乏神懒，心胁膨胀，颜色青黄，恹恹不醒。

将丁香四钱（不见火），陈皮（去白）二两，甘草、诃子（炮.去核）、青皮（去白），各一两。一起研成细末。每次服用一大钱，水七分盏，熬取五、六分，饭前服用，根据小儿大小、病情酌量使用。

脐湿

婴儿脐中肿湿，经久不瘥，若至百日，即危

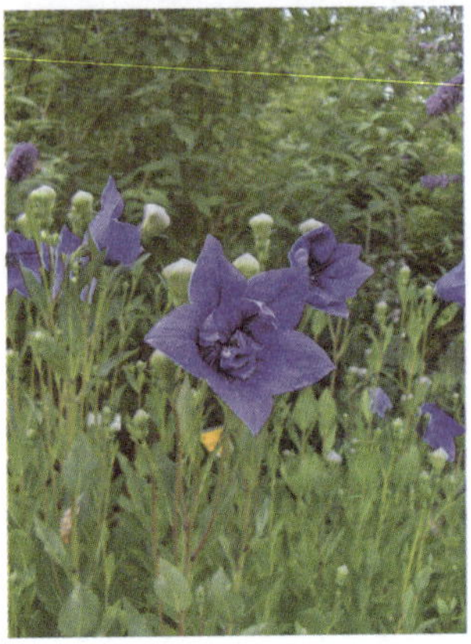

桔梗

急，宜速疗之。《颅囟经》治脐湿方：枯矾、龙骨、为末，入麝少许，拭脐干、用，避风。绛帛灰

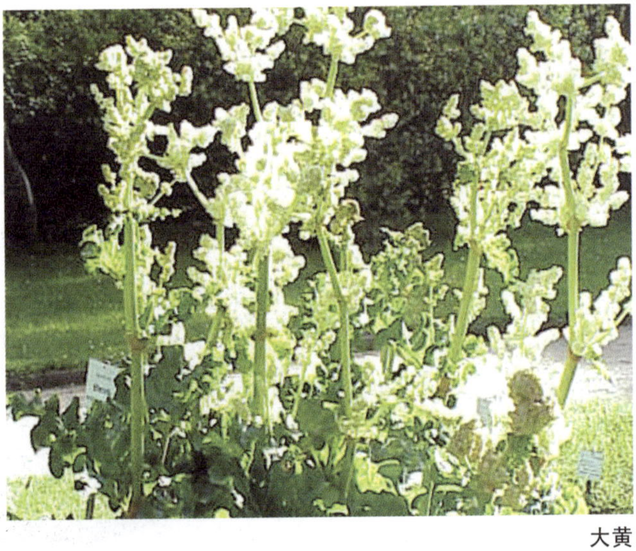

大黄

敷脐中。干虾蟆、牡蛎各一枚，烧灰细研，少许敷脐中，一日两三次，瘥。

◆治疗脐湿：

将枯矾、龙骨，制为末，加入麝少许，擦拭脐干，放入脐中，避风。

或者烧绛帛灰敷脐中。或者取干虾蟆、牡蛎各一枚，烧灰细研，将少许敷于脐中，一天三两次。

封脐散

◆将甑带灰、乱发灰、白姜灰、红帛灰（四灰，不得夹别灰）、南星、白蔹、当归头、赤小豆、五倍子、血竭、龙骨、赤石脂各一钱，海螵蛸、百草霜、胭脂各半钱。一起研为极细末。脐湿就干敷。脐干则以清油涂上。忌以生水浴脐。

脐疮

巢氏曰：因浴儿，水入脐中，或尿湿衣袍，致脐中受湿，肿烂成疮，或解脱为风邪所袭，入于经络，则成风痫，若脐肿不干，久则发搐。《肘后》干虾蟆烧灰敷，日三四，佳。（圣惠有枯矾。）

水进入脐中，或者湿尿布浸染到脐中，使脐部肿烂成了疮，就会形成脐疮。或者因为穿脱衣服不谨慎而被风邪侵袭，使病邪进入经络成为风痫。如果脐部肿胀不干，时间长了就会抽搐。

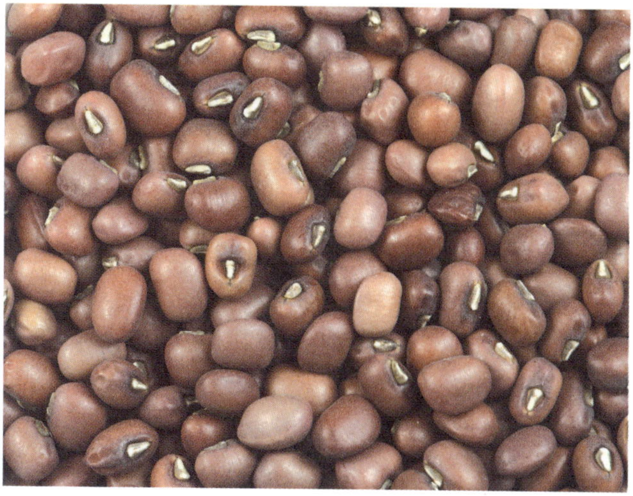

赤小豆

张涣金黄散

◆治脐疮久不愈，风气传于经络，变为痫疾。

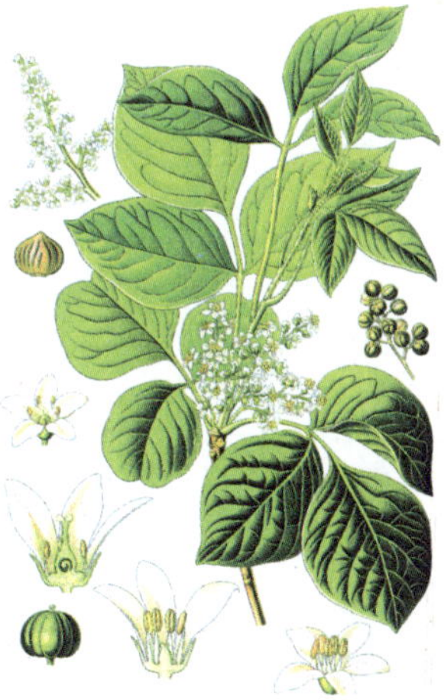

五倍子

将川黄连二钱半，胡粉、龙骨（烧灰）各一钱。分别研碎，再和一起研为细末。每次用少许，敷在脐中，常用。

脐突

【太医古语】脐突

初生之儿有热在胸堂，则频频伸引，呃呃作声，努胀其气，抑入根本之中，所以脐突肿亦，虚大可畏，无识之夫，将谓断脐不利而使之然者，非也。此由胎中母多惊悸，或恣食热毒之物所致，宜对症与药，其热自散，其脐归本，不必以药敷之，恐反为害。曾氏曰：脐突

婴儿出生前母亲如果经常受惊，或者食用过多热性的食物就会是刚出生

的婴儿在体内有热结在胸膛，婴儿就会频频伸头，喉中发出“呃呃”的声音，如果气胀，使其气冲入脐部，形成脐突而且肿。

外消散

◆治婴儿初生十天，外脐突起，有时痛有时不痛，痛则哭闹不已。也可治疗小儿因感湿热搏，致阴器、阴囊浮肿。

用大黄、牡蛎各半两，朴硝二钱。前二味锉焙为末，然后加入朴硝，放入乳钵内同捣匀。取其中一钱或二钱待用。取田螺净洗，再用水半碗、养田螺一夜，次天去螺，用水调药涂肿处，可消。

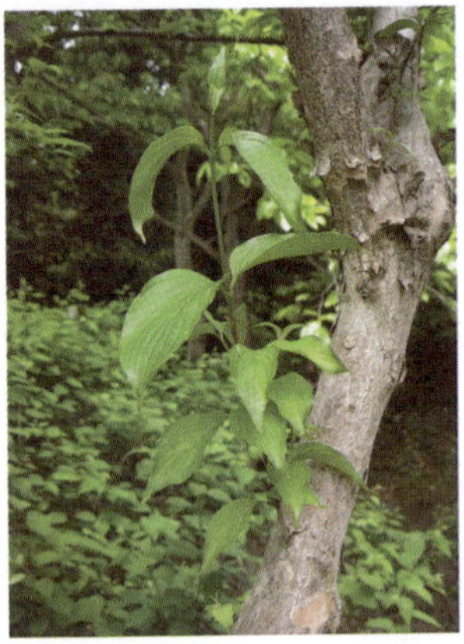
山茱萸

二豆散

◆治婴幼儿脐突肿。

将赤小豆（不去皮）、豆豉、天南星（去皮脐）、白蔹各一钱。一起研成极细末。取半钱，用芭蕉汁调和，敷脐周围，一天一次，两天两次，若得下白，就痊愈了。

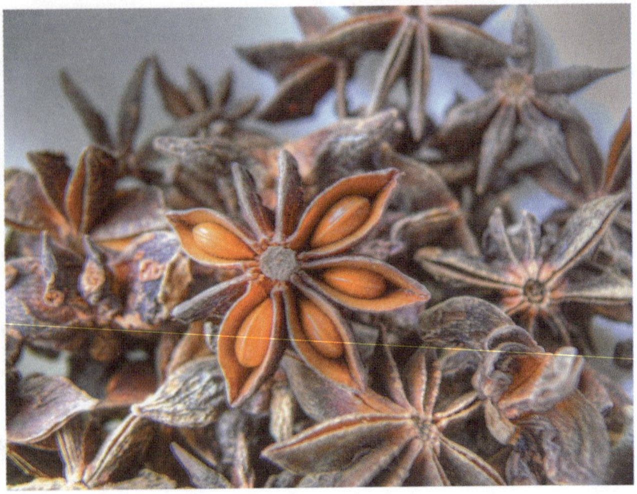
大茴香

胎寒

【太医古语】胎寒

婴儿初生，百日内，觉口冷腹痛，身起寒栗，时发战栗，曲足握拳，昼夜啼哭不已，或口噤不开，名曰胎寒。其证，在胎时母因腹痛而致产，经云：胎寒多腹痛。亦有产妇喜啖甘肥生冷时果，或胎前外感风寒暑湿，治以凉药，内伤胎气，则生后昏昏多睡，间或 乳泻白，若不早治，必成慢惊、慢脾。凡有此候，宜以冲和饮、当归散、合和，水煨姜煎服，使之微泄，泄行，进匀气散调补，泄止气匀，神安痛定，手足舒伸，次用参苓白术散以养胃气，白芍药汤去其寒湿。乳母宜节生冷冻饮料食，庶易瘥也。又有手足稍冷，唇面微青，额上汗出，罔顾乳食，至夜多啼，颇似前

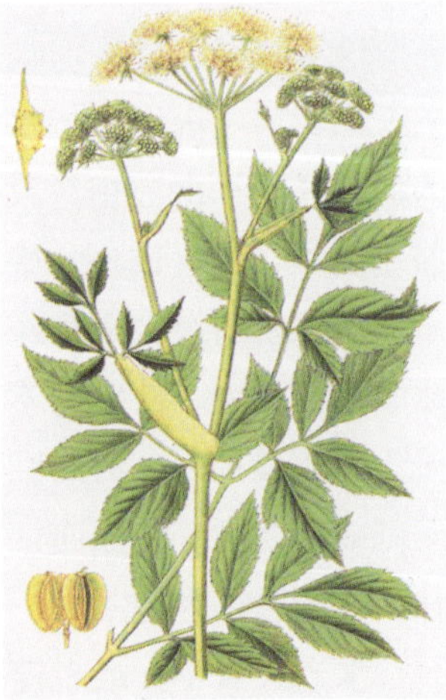
当归

证，但无口冷寒战，名曰脏寒。其疾夜重日轻，腹痛肠鸣，泄泻清水，间有不泄者，此证亦在百日内有之，皆因临产在地稍久，冷气侵逼，或以凉水参汤洗儿，或断脐带短，而又结缚不紧，为寒气所伤如此，宜以白芍药汤及冲和饮加盐炒茴香、茱萸，水姜煎服，并乳母同服。小儿胎中有寒，生下不能将护，再伤于风，其候面色青白，四肢逆冷，手足颤动，口噤不开，乃胎寒之故，或寒乘虚入脏，作腹疼盘肠内吊（治法详寒腹痛条）。

刚出生的婴儿，还不到一百天，就出现口冷腹痛，身上起寒栗，常常发抖，握拳脚曲，白天夜里啼哭不停，或者不能张口的症状，这就是胎寒。出现这些症状多是因为产妇因腹痛而生产。

如果产妇孕期喜欢吃高热量或生冷的水果，或者感染风寒湿热，以凉药治病，结果伤了胎气。婴儿出生后就会昏昏多睡，有时下泻颜色发白。有这种症状的，适合服用冲

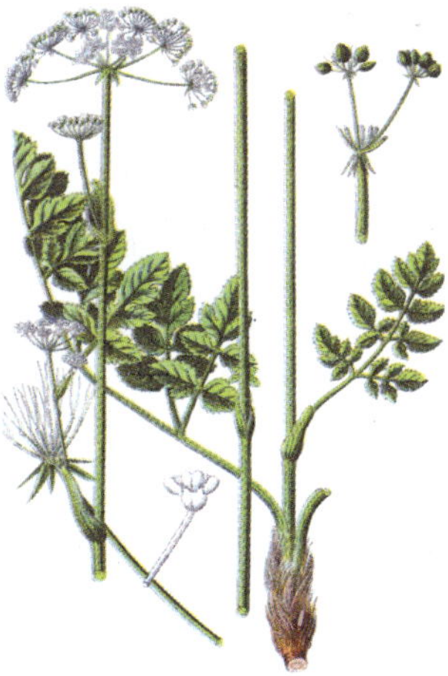

前胡

和饮、当归散，将药物调和，用水煨姜煎服，使婴儿微下泻，之后再服用匀气散调补。等到婴儿止泻气匀，神安痛定，手足舒展后，再服用参苓白术散以养胃气，白芍药汤去寒湿。乳母应该少食生冷冰冻的饮料食物，如此婴儿很容易痊愈。

如果还有手足稍冷，嘴唇和面目微微发青、额头出汗、不吃奶、晚上哭闹这些和前面类似的症状，但没有口冷、发抖的情况，这叫脏寒。这种病晚上严重白天稍好，会出现腹痛肠鸣，下便如清水。也有不下泄的，这些都可能在白天内的小儿身上出现，都是因为临产时在地面待的时间太久了，受了冷气，或者用凉水加到热水里给小儿洗澡，或者断脐时留的太短，而且又系得不紧，结果受了寒气才会如此，可以服用白芍药汤及冲和饮加盐炒茴香、茱萸，用水姜煎服，和乳母都服用。

小儿胎里就带寒气，

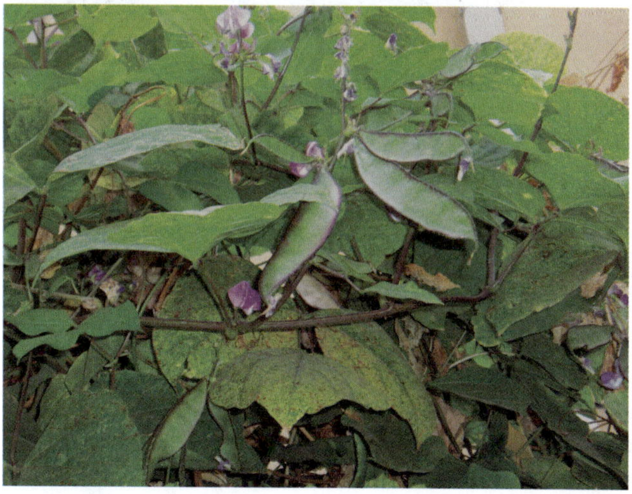

白扁豆

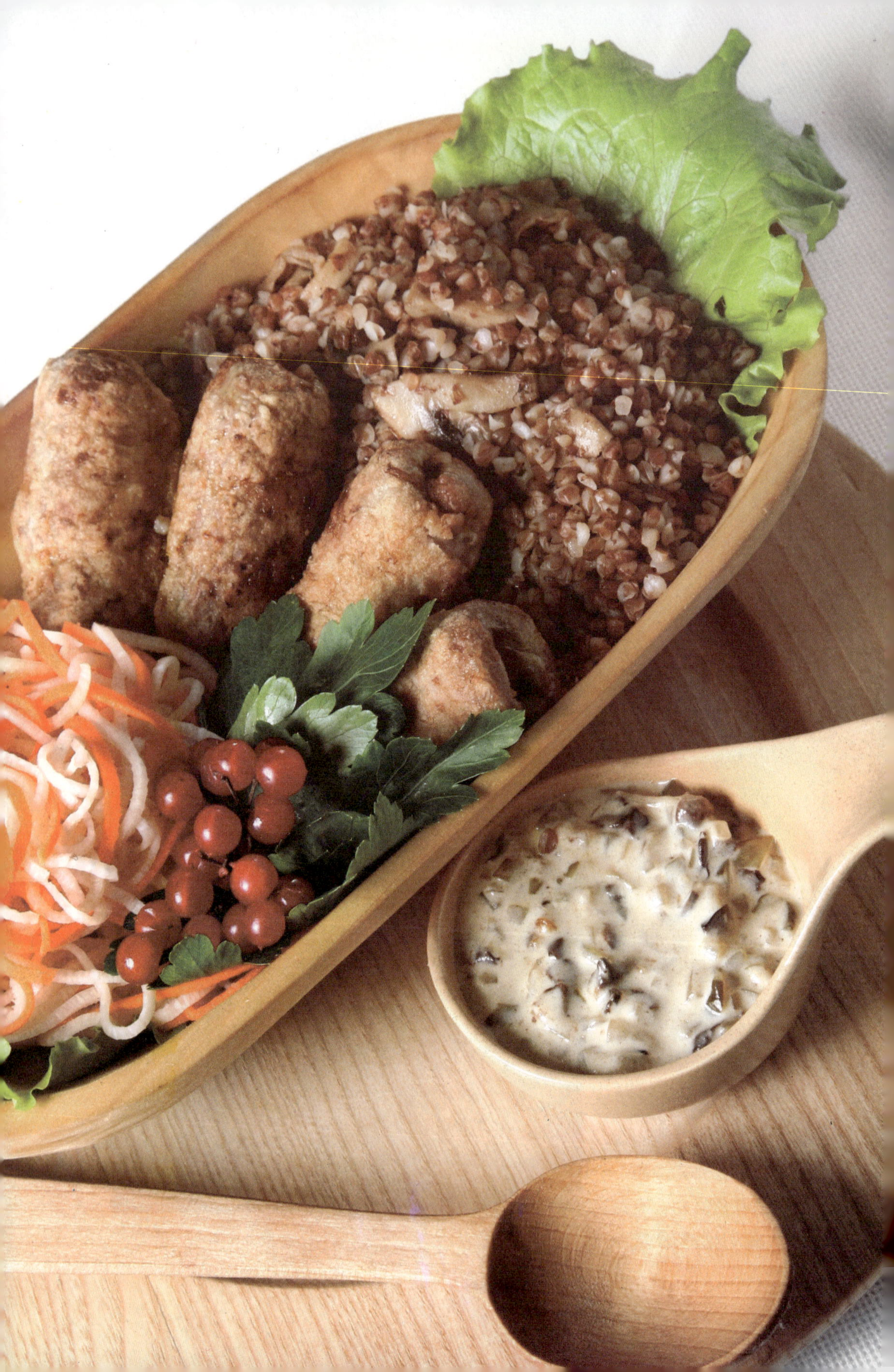

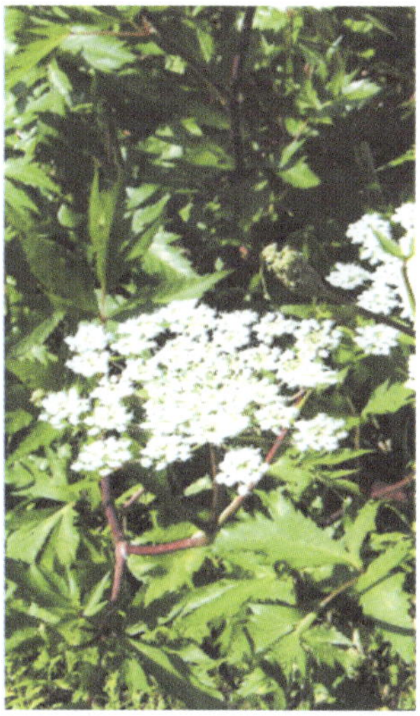
当归

如果出生后又没有好好照顾，再受风寒，其症状是脸色青白，四肢逆冷，手足颤动，闭口不开，这是由于胎寒的原因，或者是寒气趁虚侵入内脏，造成腹痛。

冲和饮

◆治疗感冒风寒，头疼发热，肩背拘急，恶心呕吐，腹痛膨胀，兼寒湿相搏，四肢拘急，冷气侵袭，腰足疼痛。

将苍术（米泔水浸夜宿，去粗皮，锉片，炒微黄色）一两二钱，人参（去芦）五钱，前胡（去芦）五钱，桔梗（锉，炒）五钱，枳壳（去穰，麸炒微黄色）三钱，麻黄（去节）三钱，陈皮（去白）三钱，川芎一钱半，白芷一钱半，半夏（汤洗七次，姜汁浸，晒干，炒）一钱半，当归（酒洗）一钱半，薄桂（去粗皮）一钱半，白芍药，赤茯苓（去皮）一钱半，干姜二钱，厚朴（去粗皮，姜汁浸一夜慢火炒干）二钱，甘草（炙）七钱半。一起切片，每次服用二钱，水一盏，加生姜两片，葱一根，煎七分温服，随时服用。

当归散

◆顺调气血，和解表里，爽利心腹，疏理百病，及治温热停积自痢，烦躁不宁。

将当归（去芦，酒洗）、赤芍药各二两，甘草（半生半炙）一两，大

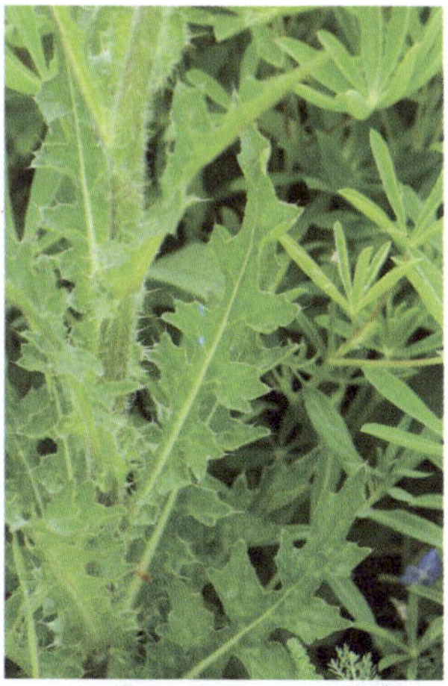
白术

黄（半生半泡）一两二钱，川芎、麻黄（制）各半两。一起碾碎。每次服用二钱，用水一盏，姜两片，熬取七分，随时温服。

白芍药汤

◆将白芍药一两半，

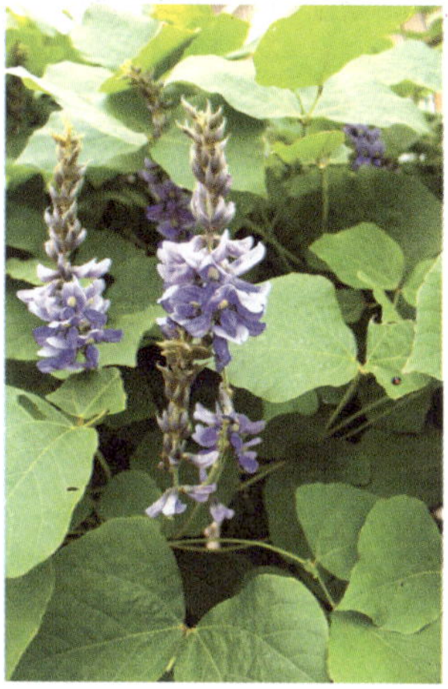
野葛

泽泻（去粗皮）七钱半，甘草（炙）二钱，薄桂（去粗皮）一钱半。一起碾碎。每次服用二钱，用水一盏，熬取七分，空腹温服。如果有出汗、下利的症状，加人参、南木香各二钱。如果脐下痛，加生姜及盐同煎，或加钓藤亦好。

匀气散

◆调补通利。冷疝腹痛，气滞不和。

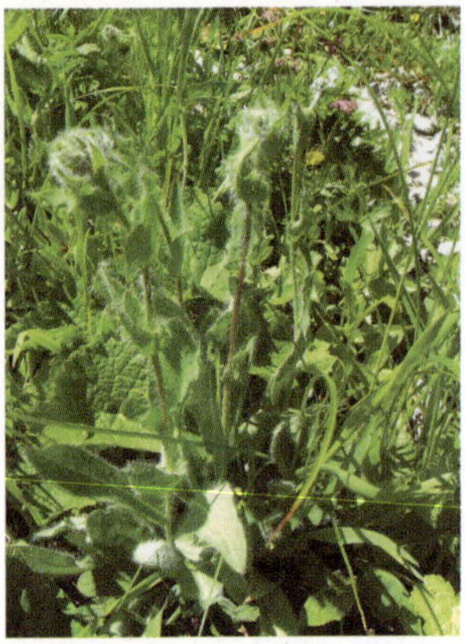

缩砂仁

桔梗（锉，炒）二两，陈皮（去白）一两，缩砂仁、木香各半两，白姜（炮）、甘草（炙）四钱。一起碾碎，在容器中烘干研成末。每次服用半钱或一钱，空腹以沸汤调服。如有冷疝腹痛，烧盐汤调下。

参苓白术散

◆治脾胃虚弱，饮食不进，此药不寒不热，性味和平，常服可调脾悦色，顺正去邪。

将人参（去芦）、白茯苓（去皮）、甘草、白术、白扁豆（炒，去壳）、山药（去黑皮）、缩砂仁、薏苡仁、桔梗（锉、炒。）各一两，莲子肉（去心）。一起在容器中烘干研成末。每次服用半钱至一钱，用枣汤空腹调服，或温米汤亦可。

异功散

◆治疗脾胃气虚、气滞。饮食减少，大便溏薄，或呕吐泄泻等。

将人参、茯苓、白术、陈皮、炙甘草，各等份。一起研成细末，每次服用二钱，水一盏，加生姜五片，大枣二个，熬取七分，饭前取少量温服。

胎黄

【太医古语】胎黄

小儿生下遍体面目皆黄，状如金色，身上壮热，大便不通，小便如栀汁，乳食不思，啼哭不止，此胎黄之候，皆因乳母受湿热而敷于胎也，凡有此证，母子皆宜服地黄汤及地黄饮子。有生下百日及半周，不因病后身微黄者，胃热也。若自生而身黄者，胎疸也。经云：诸疸皆热，色深黄者是也。犀角散主之。若淡黄兼白者，胃怯也，白术散主之。

胎黄的症状是婴儿生下后全身及面目都发黄，身体高烧，大便不通，小便发黄，不吃奶，哭叫不停。这是因为产妇受了湿热而导致胎儿患病。有这

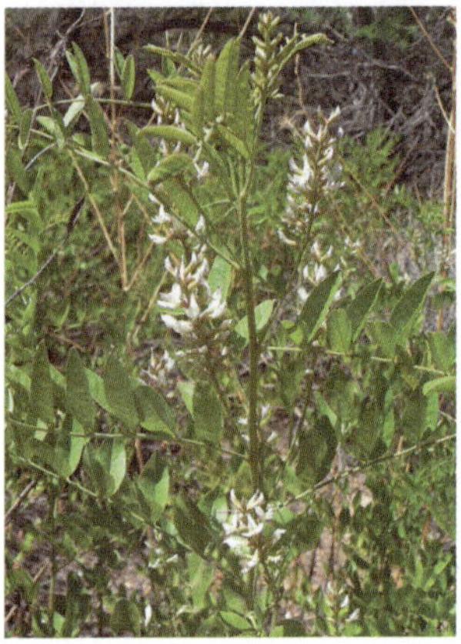

甘草

种症状可以母子都服用地黄汤以及地黄饮子。也有生下百天或半岁，没有生

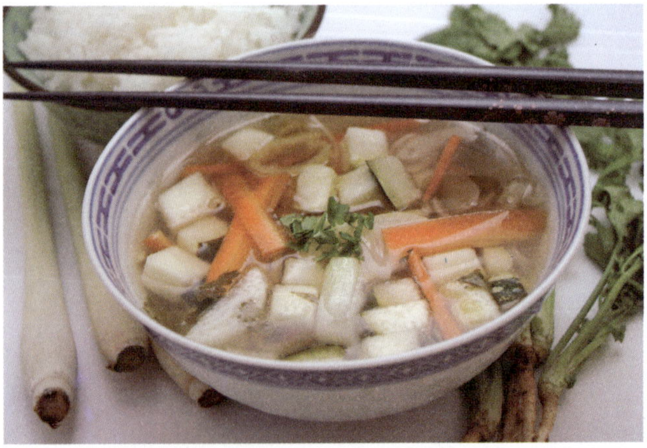

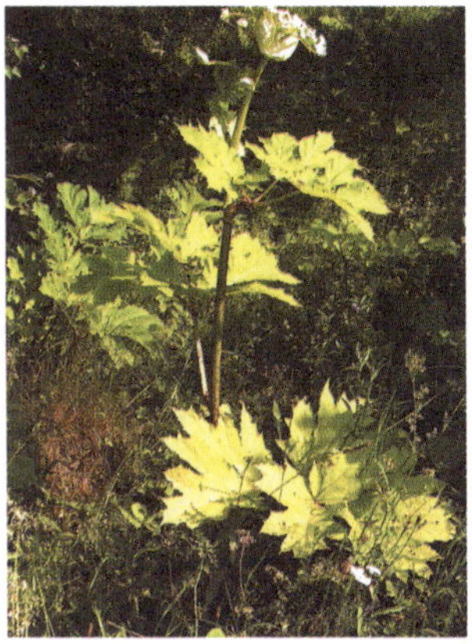

独活

病而身体微黄，这是由于胃热，生下来就黄是胎疸。所有的疸病都是因为有热，颜色深黄可以服用犀角散治疗。颜色淡黄还兼发白者，是胃虚，可以服用白术散治疗。

生地黄汤

◆治小儿生下胎黄

将生地黄、赤芍药、川芎、当归、栝蒌根各等份。一起研成细末，每次服用半两水煎。乳母服，时时少抹些在婴儿口中。

地黄汤

◆将生地黄、赤芍药、天花粉、赤茯苓（去皮）、川芎、当归（去芦）、猪苓、泽泻、甘草、茵陈各等份。一起碾碎。用水煎，饭前服。

地黄饮子

◆治小儿生下满身面目皆黄，面赤身热，眼闭不开，大便不通，满身生疮。

将生地黄、赤芍药各二钱，羌活（去芦）、当归（去芦）、甘草各一钱。一起研成极细末。用灯心熬汤，饭前服。乳母也可服用，忌酒面五辛之物。

犀角散

◆治小儿全身胎黄。

将犀角、茵陈、栝蒌根、升麻（煨）、甘草、龙胆草、生地黄、寒水石各等份。一起碾碎，用水煎，随时服。

白术散

◆可健脾养胃，益气升清，清神生津，除烦止渴，止泻痢，调中益气。

将人参二钱五分，白茯苓、白术（炒）、葛根、藿香叶各五钱，木香二钱，甘草

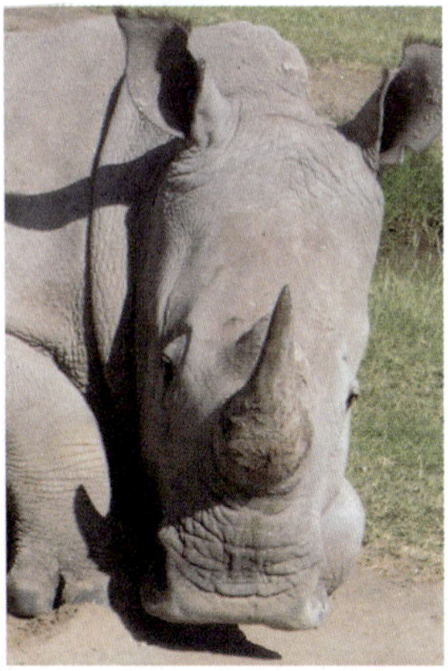

犀牛角

一钱。一起研成细末，每次服用三钱，水煎服。热甚发渴，去木香；渴者，葛根加至一两。

胎赤

【太医古语】胎赤

田氏云：月里生赤，

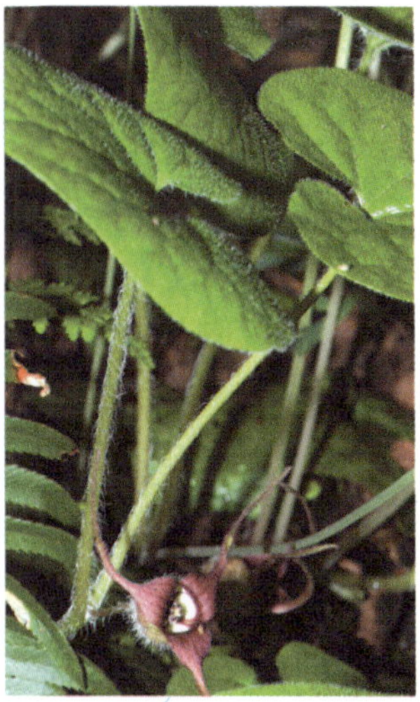

细辛

肌肤如赤丹涂者，先用牛黄散托里，续用蓝叶散涂外。乳母服清凉饮了三大剂。（牛黄散，或即牛黄夺命散，方见喘门；清凉饮，方见腹痛。）张涣云：婴儿初生，须洗目令净，若洗不净，则秽汁浸渍于眼中，使睑赤烂，至长大不瘥者，名曰胎赤，宜用二金散。纯阳之子，始生旬月，忽两目俱红，弦烂涩痒成翳，此因在胎为母感受风热，传于心肝

而得，先以百解散加当归散、水姜、灯心煎服，次导赤散及牛蒡汤加黄连、木贼、蝉壳水煎服，自效。有因难产胎气颇涩，转侧差缓，其血压于儿首，遂至溅血渗下，盛则灌注其眼，不见瞳人，轻则外胞肿赤，上下弦烂，若投凉药，必寒脏府，宜与生地黄汤主之。

如果婴儿刚出生时没有洗干净眼睛，脏物进入，就会使眼睑赤烂，长大也不能痊愈，这叫胎赤，可服用二金散。

二金散

◆将黄连（去须）、黄柏各一钱。一起捣为粗末，用乳汁浸泡一夜，在容器中烘干。每次用少许，以新绵裹，用荆芥汤浸，放温热，经常洗。

真金散

◆治小儿初生胎赤。

将黄连(去须)、黄柏、当归、赤芍药各一钱，杏仁(去皮、尖)半钱。

将以上药物锉散，以乳汁浸一夜，晒干，制为极细末。用生地黄汁调一字，时常点眼，新绵裹，荆芥汤浸温，经常洗浴。乳母可服洗心散。

洗心散

◆将甘草（生）、当

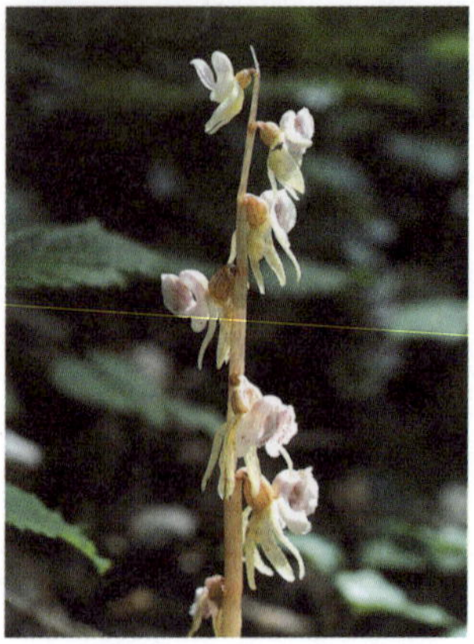

天麻

归、麻黄、芍药、白术、荆芥穗、大黄（煨）各半钱。一起研成极细末。用生姜、薄荷熬汤调化，饭前服。

三痫

【太医古语】胎痫

胎痫者，因未产前腹中被惊，或母食酸咸过多，或为七情所汩，致伤胎气，儿生百日内有者是也。发时，心不宁，面微黄，气逆痰作，目上视，身反张，啼声不出。先用参苏饮和解，次以不惊丹、或琥珀抱龙丸间投，轻则可愈，重者难全。

惊痫就是急、慢惊风症。急惊风发病时小儿扑倒在地，口会发声，醒时口中吐沫。慢惊风则不做声，不吐沫。痫，是小儿的恶病。因为小儿的血脉没有成熟，气骨没有完全聚合，所以被风邪惊动，或者哺乳不当，停结癖积造成。其症状是：当时神色紧张，瞪眼直视，面目牵引，口噤流涎，腹肚膨胀，手足抽搐，或者出声或者无声，

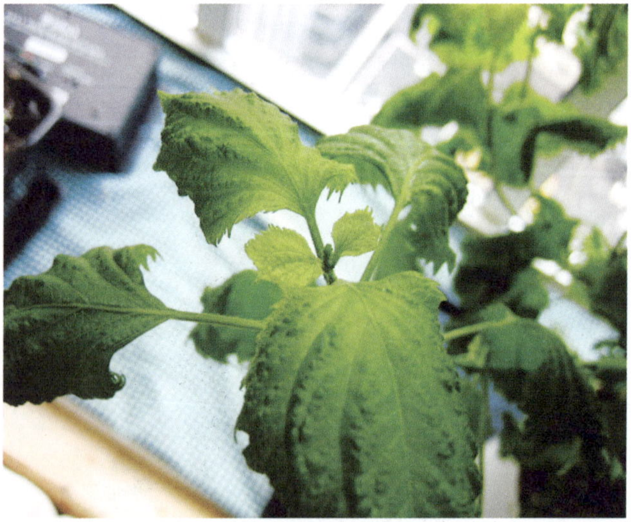

紫苏

或者项背反张、腰脊僵直，但是四肢柔软无力，发病后如果能醒过来就是痫症，如果一身僵硬，终天不醒，就是痉症了。以上对三种痫病的论述，分了三种原因，风痫属于外因，惊痫属于内因，食痫情况不属于内外。

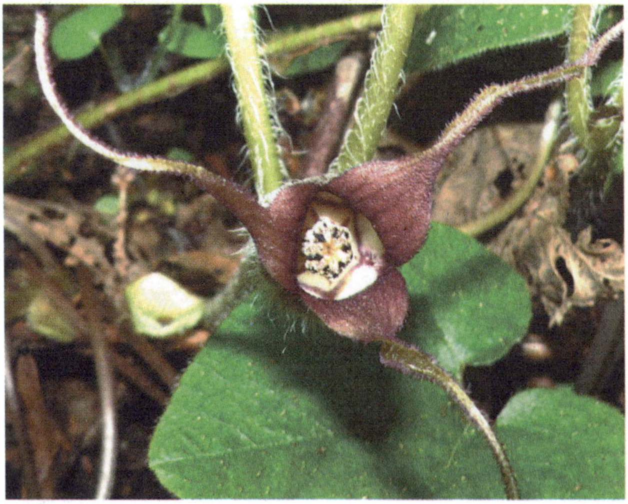

细辛

风痫

散风丹

◆治小儿风痫，先用此药。

将牛胆南星二钱，羌活、独活、防风、天麻、人参、川芎、荆芥穗、细辛各一钱。一起研成粉末，加炼蜜为丸，如绿豆大。每次服用二丸，用薄荷、紫苏、汤不拘时送下。

保安丸

◆治小儿各种风痫，久服有效。

将五灵脂半两，川乌（生用，去皮尖）二钱半。一起研成粉末，加猪心血为丸，如绿豆大。每次服用一丸，用生姜汤化下，随时可以服。

独活汤

◆治小儿风痫。

将独活、麻黄（去节）、川芎各一钱，大黄、甘草（炒）各半钱。一起碾碎。每次服用二钱，用水一钟，生姜二片，熬取四分，不拘时，温服。

细辛大黄汤

◆治小儿风痫内热。

将天麻、防风各半两，细辛、大黄（焙）、川芎各二钱半，甘草（炙）一钱半。一起碾碎。每次服用二钱，加入犀角少许，用水一钟，熬取四分，随时可服。

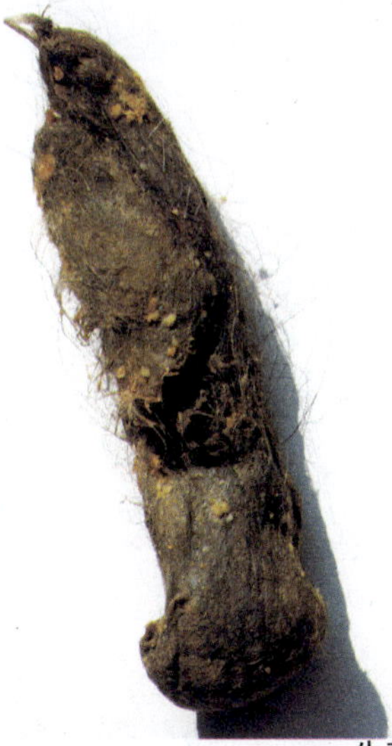

牛黄

牛黄丸

◆治小儿风痫造成的迷闷、抽风、口流涎。

将牛胆南星、全蝎（焙，去毒）、蝉壳各二钱半，防风、牛黄、白附子（生）、直僵蚕（炒，去丝嘴）、天麻各一钱半，麝香（半钱）。一起研成粉末，以煮枣去皮复选肉，和水银半钱，研极细，然后加入药末和丸如绿豆大。每次服用三五丸，用荆芥、生姜熬汤送下，随时可以服。

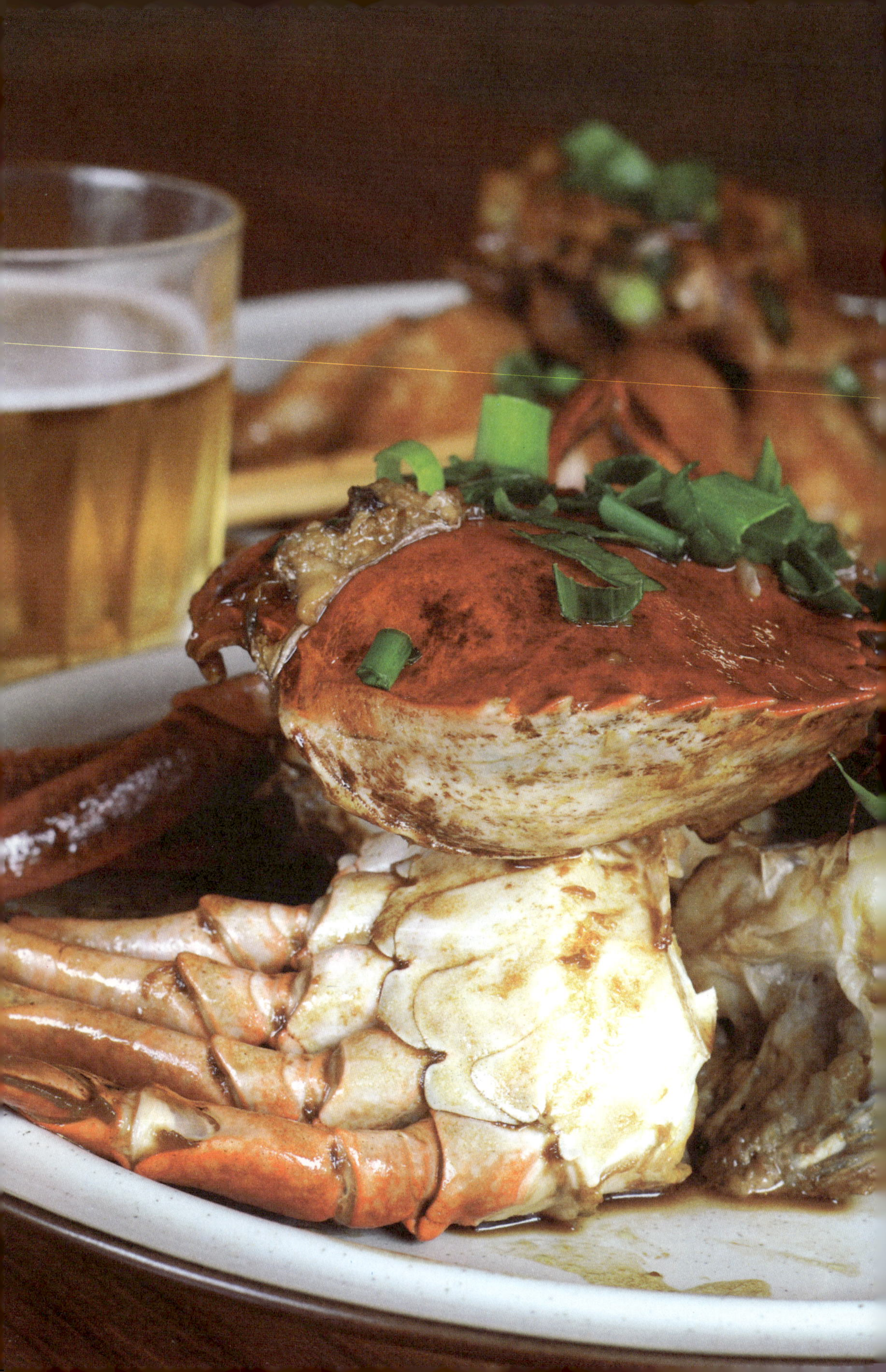

化风丹

◆用于凉风化痰，退热定搐。

将牛胆南星二钱，羌活、独活、天麻、防风、甘草、荆芥穗、人参、川芎各一钱。一起研末，加炼蜜为丸，如皂子大。每次服用一丸，薄荷汤化开服。

惊痫

比金丹

◆治惊痫。

将人参、白茯苓、远志（去心）、山药、辰砂、天麻、石菖蒲、川芎、甘草（炙）各一分，天南星（炮，生姜汁制）二钱，麝香少许。一起研成粉末，加炼蜜为丸如皂子大。每次服用一粒，煎金银、薄荷汤化下。

蛇黄丸

◆治惊痫，因震骇恐怖，叫号恍惚，是也。

将蛇黄（真者，火，醋淬）三个，郁金（一处为末）七分，麝香一匙。一起研成粉末，加饭制丸如绿豆大。每次服用十二丸，煎金银、磨刀水化下。

镇惊丸

◆治小儿一切惊痫。

将茯神（去木）、

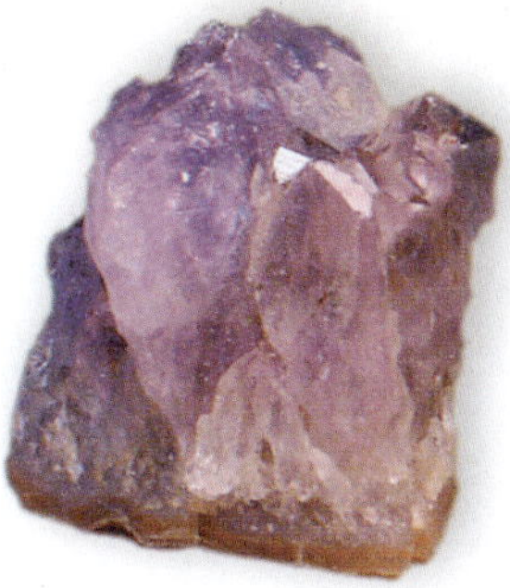

紫石英

铁粉、远志（去心，姜制焙）、紫石英（烧，醋淬，研）、人参（去芦）、琥珀、滑石、蛇黄（醋淬）、南星（炮）各二钱半，龙齿、熊胆各半分，轻粉三分。一起研成细末，加炼蜜为丸如绿豆大，朱砂为衣。每次服用三、五丸，煎金银汤磨化，随时可以服。

七宝镇心丸

◆治小儿惊痫心热。

将远志（去心，姜制焙）、雄黄、铁粉、琥珀各二钱，朱砂一钱，金银箔四片，麝香少许。一起研成细末，煮枣取肉制丸，如绿豆大。每次服用三、五丸，煎去心麦门冬汤化下，不拘时服。

清神散

◆治小儿惊痫。

将犀角、白藓皮、石菖蒲、远志（去心，姜制焙）、半夏（汤泡）各二钱半，茯神半两，大黄（焙）、人参、甘草（炙）各一钱半。一起研成粉末。每次服用半钱，煎去心麦门冬汤调，随时

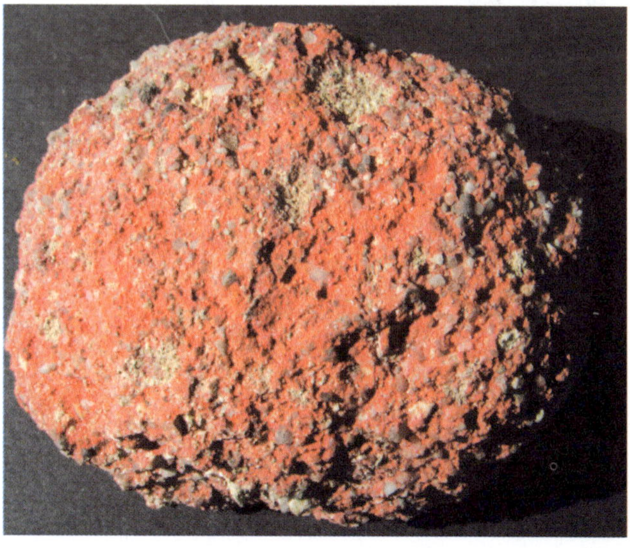

朱砂

可以服。

食痫

妙圣丹

◆治小儿食痫。

将雄黄、蝎稍、朱砂、代赭石（醋淬）、轻粉、麝香各二钱半，巴豆（去皮出油）三个，杏仁（去皮尖，微炒）二钱。一起研成粉末，蒸枣肉为丸，如绿豆大。每次服用三、五丸，木香熬汤磨

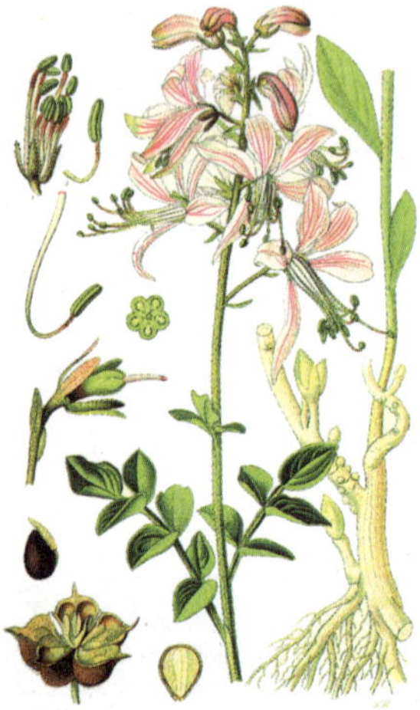

白藓皮

化，可以随时服。

天麻丸

◆治小儿食痫，有痰。

将南星（炮）二钱，白附子（炮）、天麻、牙硝、川灵脂、全蝎（焙）各一钱，轻粉半钱，巴豆霜（去油）二钱半。一起研成粉末，稀面糊为丸，

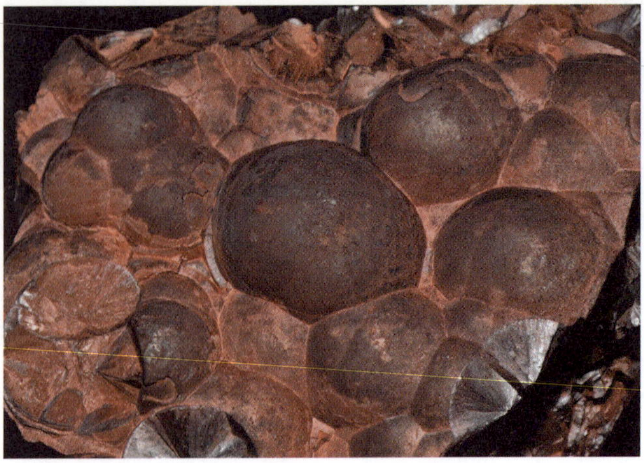

代赭石

如麻子大。每次服用十丸，用薄荷熬汤或姜汤、送下亦可，可以随时服。

清镇

蛇黄散

◆治小儿各种痫。

将蛇黄（烧，醋淬七次，研成细末）一个，郁金、雄黄各二钱，青礞石、朱砂各一钱，铁粉（筛净，细研）三分。一起研成粉末，捣粳米饭为丸，如绿豆大。每次服用三五丸，人参熬汤磨化，可以随时服。

地龙散

◆治小儿各种痫，发歇无时。

将干地龙（焙）半两，虎睛（炙）一对，人参二钱半，金银箔三十片，天竺黄朱砂、代赭石（煨，醋淬）、铁粉各二钱半，雄黄一钱半，轻粉半钱。一起研成粉末。每次服用半钱，紫苏汤调，可以随时服。

龙脑安神丸

◆将茯苓三两，人参、地骨皮、甘草、麦门冬、桑白皮各二两，马牙硝二钱，龙脑、麝香各三钱，

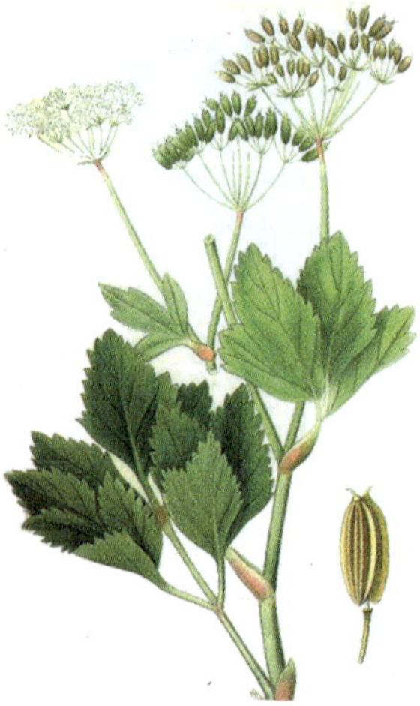

川芎

牛黄半两，朱砂二钱，乌犀一两，金箔三十五片。一起研成细末，加炼蜜为丸，如弹子大，以金箔为衣。如风痫，冬月以温水化下，夏月以凉水化下，不必定时。两三岁者天进二服，小儿一丸分二服。治虚劳发热咳嗽，以新汲水下。

夺魂散

◆治定痫。

将白僵蚕（去丝，炒令黄色）半两，蛇含石（烧红，用米醋淬七八次，碾碎），白附子（炮，）各二分，生银、生金、牛黄（如无，以胆制，倍加用之）、乌梢蛇头（七八寸许，酒炙）、白茯苓、天麻各二钱，天南星（末，生姜汁浸一宿，焙）一分，半夏（末，姜汁浸一宿，焙）二钱，赤脚蜈蚣（酒浸炙焦）一条。犀角（镑）二钱，脑子少许，麝香少许。一起研成粉末，蒸枣肉为丸，如麻子大。每次服用十丸至十五丸二十丸，煎金银、薄荷，以汤下。朱砂为衣。

镇心丸

◆治小儿惊痫心热。

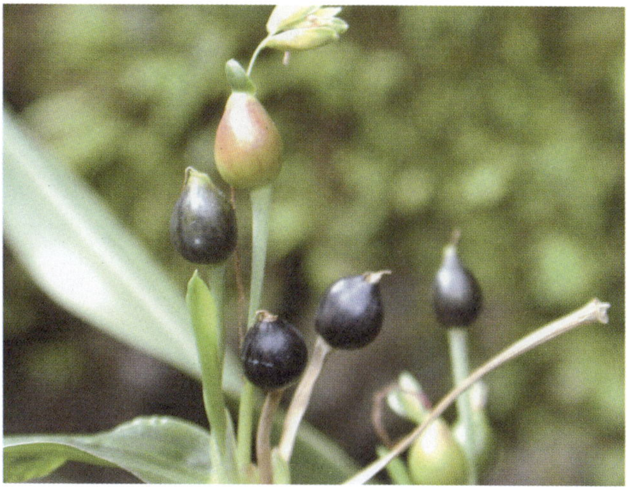

薏苡仁

将朱砂、龙齿、牛黄各一钱，铁粉、琥珀、人参、茯神、防风、全蝎（炙）七个。一起研成粉末，灯心汤调下。每三岁服一字。

密陀僧散

◆治心痫不语及各种惊失音。

用密陀僧为末，每次

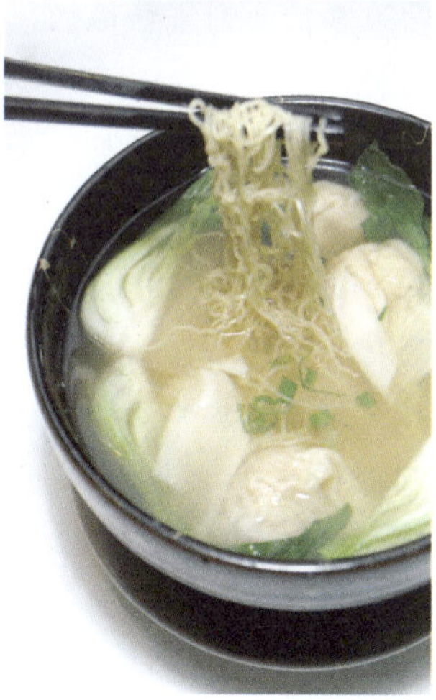

服用一匙，米醋汤调下。大人服一钱，热酒下。

神应丹

◆将辰砂（不限多少，研）。用猪心血和面均匀蒸饼，内裹药，蒸熟取出就丸，如桐子大。每次服用一丸，饭后及临卧，煎人参汤下。

清心

牛黄清心丸

◆治小儿躁闷，项背强直，腰背反张，时发时醒。

将牛黄（研）一两二钱，麝香（研）、龙脑（另研）、羚羊角（末镑）各一两，当归（去芦）、防风（去芦）、黄芩、麦门冬（去心）、白芍药、白术各一两半，柴胡（去苗）、杏仁（去皮尖双仁，麸炒黄，另研）、桔梗、白茯苓（去皮）、芎各一两二钱半，阿胶（锉碎，蛤粉炒）、肉桂（去粗皮）、大豆卷（碎，炒）各一两七钱半、蒲黄（炒）、人参（去芦）、神曲（炒，各二两半），甘草（炒，五钱），雄黄（八钱，另研飞），白蔹、干姜（各七钱半），金箔（一千二百片，内四百片为衣，余入药内，另研），犀角

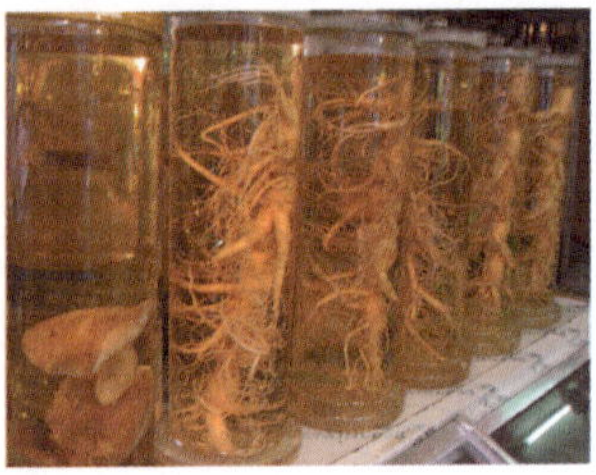
人参

（末二两），干山药（十两），大枣（一百枚，蒸熟去皮核，烂研成膏入药）。以上药物，除枣、杏仁，及牛黄、麝香、雄黄、龙脑四味，其他药物研成粉末，加入前药调和均匀，加炼蜜与枣膏制丸，每两作十丸，用金箔为衣。每次服用一丸，温白汤化下，饭后服。

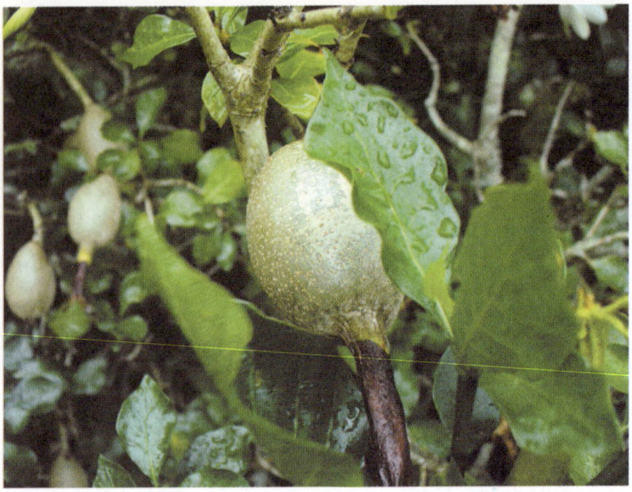
栀子

清神汤

◆治惊痫。

将犀角（镑）、远志（姜制，焙）、白藓皮、石菖蒲、人参、甘草（炒）各一钱半。一起研成粉末，每次服用五七分，用麦门冬熬汤调下。

养心

养心汤

◆治心血虚怯惊痫，或惊悸怔忡，发热烦躁。

将黄耆、白茯苓、茯神、半夏曲、当归、川芎、辣桂、柏子仁、酸枣仁、五味子、人参各三钱，甘草（炒）四钱。一起碾碎，每次服用一两钱，姜枣水煎。

妙香散

◆治心气不足，惊痫或精神恍惚、虚烦少寐、盗汗等症。

将辰砂三钱，麝香一钱，木香（煨）二钱五分，茯苓、山药、茯神、远志、黄耆（炒）各一两，桔梗、甘草、人参各五钱。将以上药物，各自研成末。每次服用一钱，温酒或白汤调服。

治痰

星苏散

◆治中风口噤不语。

将天南星（略炮，

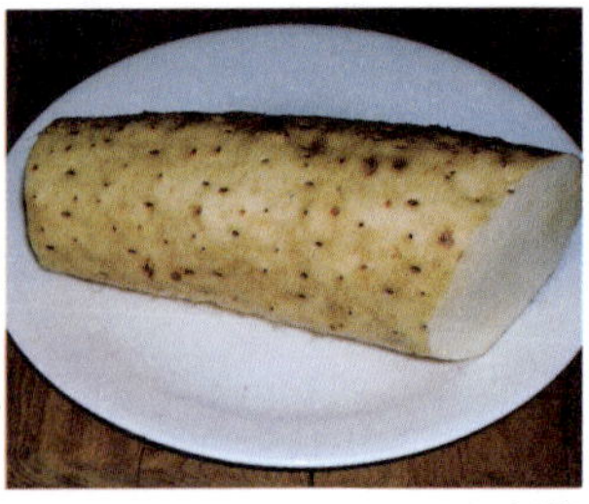
山药

锉），每次服用五、七分，加姜四片，紫苏五叶，用水煎，加入雄猪胆少许，温服。

治痫方

◆治阳明二经为病。

将荆芥穗四两，白矾（为细末）二两。加枣肉为丸，如桐子大。每次服用二十丸，以荆芥汤下，次三十丸，四十丸，又次五十丸，都饭前服用。

朱砂滚涎散

◆治小儿五痫。

将朱砂、白矾（生用）、赤石脂、硝石各等份。一起研成细末，研蒜膏制成如绿豆大的药丸。每次服用三十丸，饭后以荆芥汤下。

断痫丸

◆治各种痫痰盛。

将皂角（盈尺者，去皮，捶碎，水三升浸，收汁滤过，瓷器内熬成膏）三挺，白矾（枯，研成细末）一两半，蝎稍（炒）、直僵蚕（炒）、雄黄（另研）、朱砂（另研）、白附子各半两，麝香（另研）一钱，乌蛇（酒浸，取肉，在容器中烘干）二钱半，南星（湿

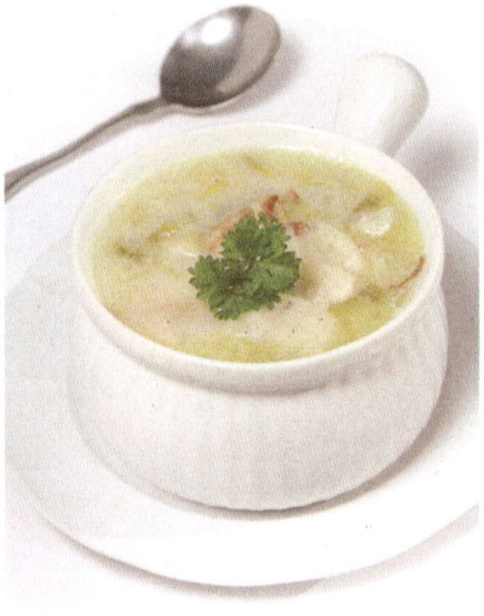

纸裹，炮熟）一两，赤蜈蚣（酒浸炙，去头足）一条。一起研成粉末，用水煮半夏调和各种药成糊制丸，如绿豆大。每次服用三、五丸，用生姜汤磨化，可以随时服。

吐痰

碧穹丹

◆将石绿（研九度，飞）十两，附子尖、乌头尖、蝎稍各五十个。一起研成细末，加入石绿令匀，加面糊制丸，如鸡头大。每次服用，用薄荷汁半盏，化下一丸，更以酒半合温服之，须臾，吐先痰涎，然后随证治之。

下痰

控涎丸

◆将川乌（生）、半夏各半两，僵蚕（生姜汁浸一宿）半两，全蝎（去尖）七个，铁粉三钱，甘遂二钱半。一起研成粉末，加入生姜自然汁，调制成丸，如绿豆大，朱砂为衣。每次服用十五丸，姜汤下。忌甘草。

下剂

当归大黄汤

◆治小儿各种痫作热，利下心中恶血。

将大黄（湿纸裹，微

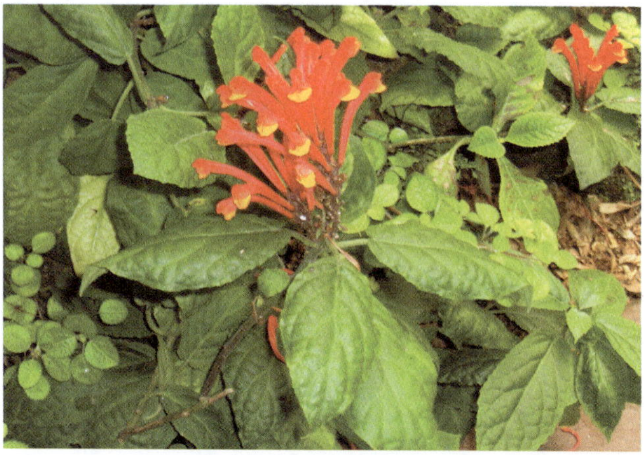

黄芩

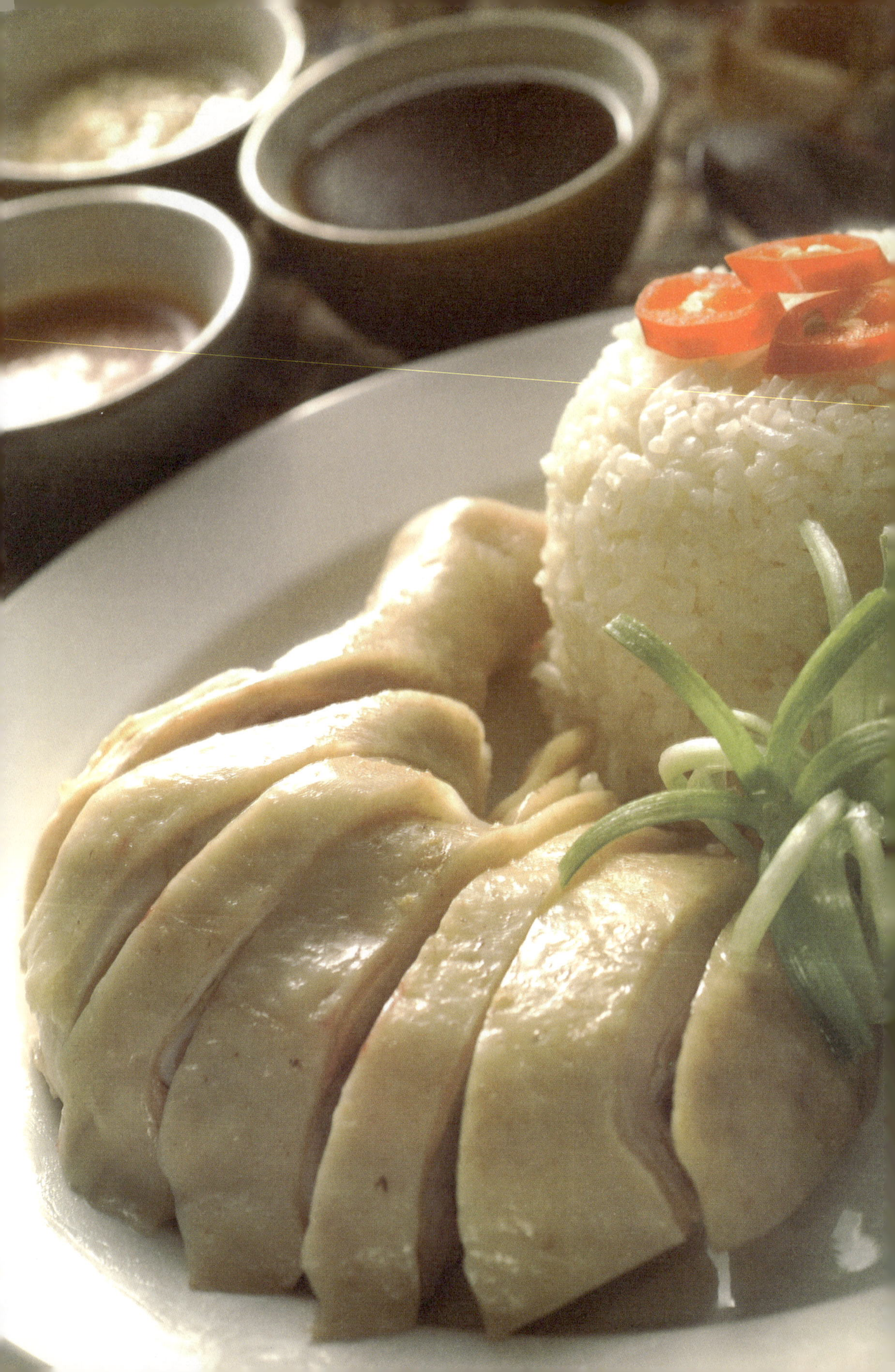

煨）、甘草（炙）、当归赤芍药各三钱，半夏（制），川芎各二钱。一起研成粉末。每次服用一钱或二钱，水八分，熬取四分，可以随时服。

补剂

断痫丹

◆治痫瘥后复作，连绵不除，服之有验。

将黄耆（蜜水涂炙）、钓藤钩、细辛、甘草（炙）各半两，蛇蜕皮

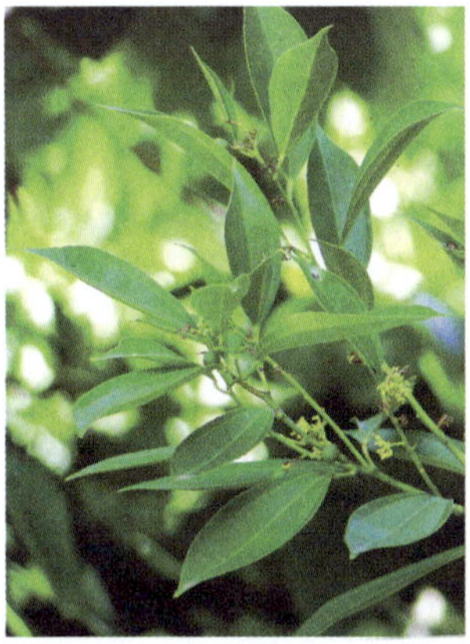

防己

（酒炙）二寸，蝉蜕（去土）四个，牛黄（另研）一钱。一起研成粉末，煮枣肉制丸，如麻子大。煎人参汤送下。每次服用数丸，可根据小儿的年龄和病情酌情加减。

拘挛

续命汤

◆治小儿手足拘挛，

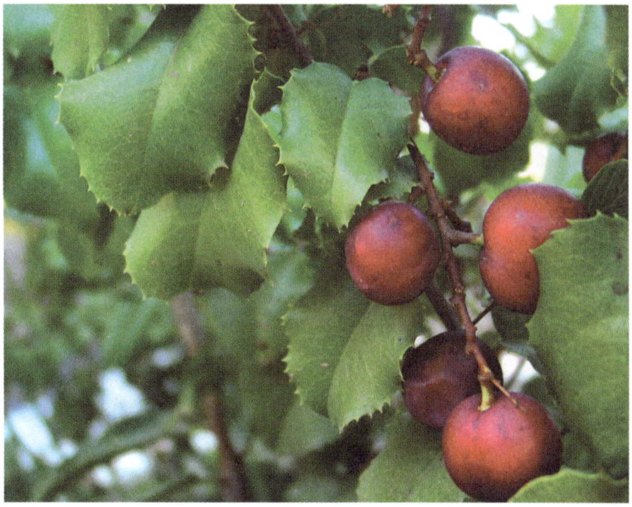

郁李仁

不能屈伸。

将麻黄、人参、黄芩、川芎、芍药、甘草（炙）、防风、杏仁（去皮尖炒）、官桂（去皮）、防己、附子（炮裂，去皮脐）各等份。一起碾碎。每次服用二钱，水一钟，生姜三片，熬取五分，可以随时服。

追风散

◆治小儿感冒发热，手足拘挛。

将人参、茯苓、防风、川芎、柴胡、羌活、枳壳、桔梗、甘草各等份。一起碾碎。每次服用二钱，用水一钟，生姜三片，熬取五分，可以随时服。

手拳不展

小儿如果因肝气不足，导致筋脉挛缩，两手伸展无力。可以服用薏苡丸治疗。

薏苡丹

◆治手拳不展。

将薏苡仁（汤浸去皮，研成细末）、当归（洗，焙）、秦艽（去苗）、防风、酸枣仁（炒）、羌活各等份。一起研成细末，加炼蜜调和，制丸如芡实大。每次服用一粒至两粒，以麝香荆芥汤化下，可以随时服用。

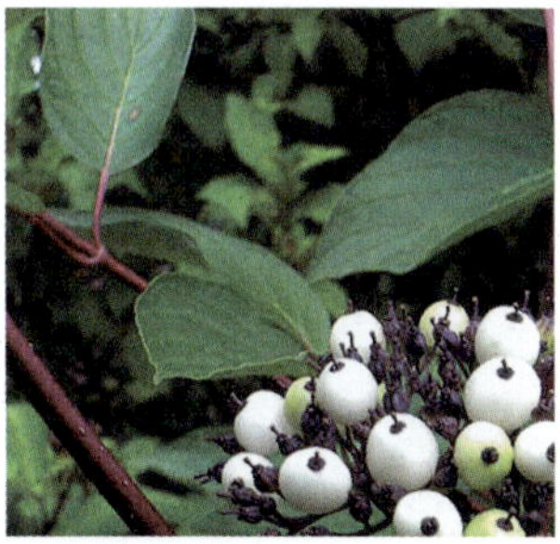

山茱萸

《圣惠方》说，婴儿出生前，母亲因脏腑虚，受了风寒，婴儿出生后就会肝气不足。可以服用薏苡仁散，是根据前方有所加减，药性平和。

薏苡仁散

◆治疗小儿筋脉挛缩，不能伸展

将薏苡仁七钱五分，秦艽、防风、酸枣仁（微炒）、甘草（微炙赤）各半两，当归（焙）、桂心各二钱半。一起研成末。每次服用一钱，用水一小盏，熬取五分，不计时候，根据小儿情况加减。

羚羊角散

◆治小儿手不展，风邪滞气所客，令荣卫不通。

将羚羊角、羌活、五加皮、白藓皮、桂心各二钱半，麻黄（去根节）半两，甘草（炙微增）一钱二分半。一起研成散。每次服用一钱，水一小钟，煎五分，根据小儿的病情和年龄酌情加减，可以随时服，需温服。

脚拳不展

海桐皮散

◆治脚拳不展。

将海桐皮、当归（汤

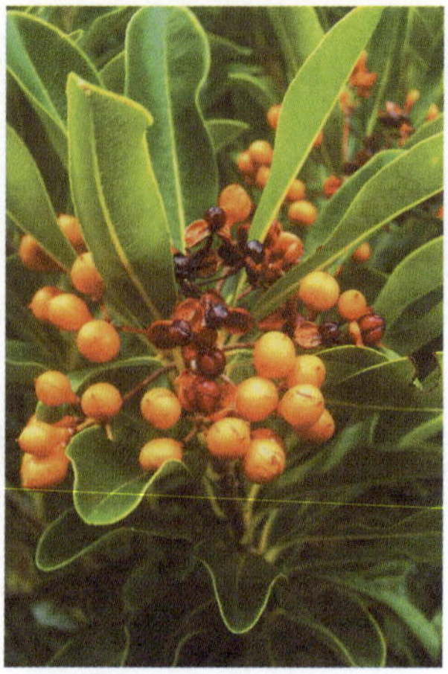

海桐

洗，在容器中烘干）、牡丹皮、熟地黄、牛膝（酒浸，焙）各一两，山茱萸、补骨脂各半两。一起研成细末，每次服用一钱，用水八分，加入葱白二寸，熬取五分，去掉药渣，温服，饭前服用。

当归散

◆治疗婴儿脚趾拳缩不展。

将当归（焙）、麻黄（去根节）各半两，羌活、酸枣仁（微炒）、人参、杜仲（微炙）、桂心各二钱半。一起研成细末。每次服用一钱，水一小盏，姜少许，量小儿大小，乳前分减服。

干地黄丸

◆将生地黄、郁李仁（汤浸，去皮尖微炒）各半两，牛膝、防风、桂心、海桐皮、羌活、白茯苓、薏苡仁各二钱半。一起研成粉末，加蜜制丸，如绿豆大。乳前、温酒下七丸；根据婴儿情况加减。

小便不通

婴儿小便不通，可分为阴、阳两种情况。阴

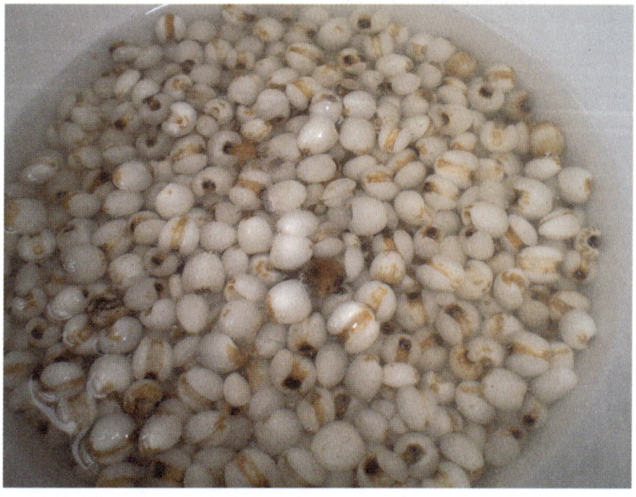

薏苡仁

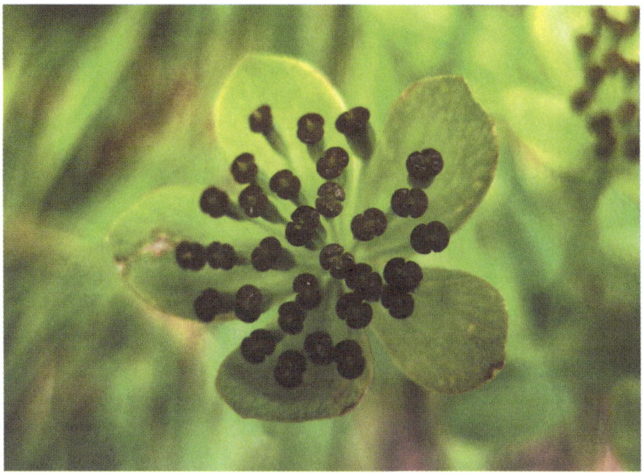

柴胡

闭，是因为湿冷趁虚进入，造成不通，可以白芍药汤加南木香，或服用五苓散加入灵砂末，以盐汤空腹服用。或用手绢包炒盐，放在肚脐周围温热。阳闭，是因为暴热郁结，涩而不通。

《内经》中将膀胱不利称为癃。癃者，是因为五内气虚，受热而壅滞，造成小便不通，其症状是不痛也不涩，腹胀紧满。可以服用玉露

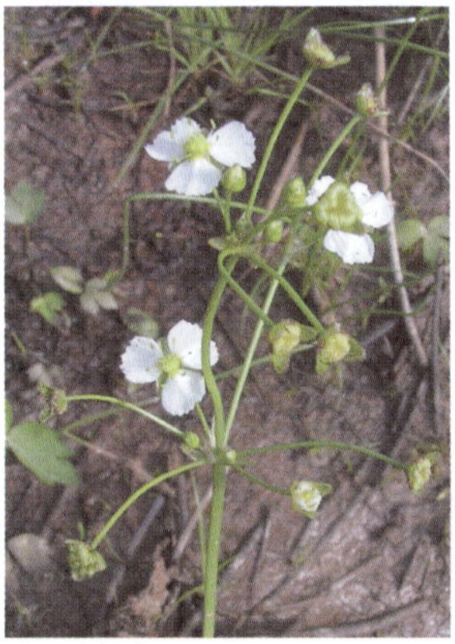

泽泻

饮、益元散，或者贴姜豉饼在肚脐上。不论阴症阳症都可以治疗。

小便不利，还要分清楚是病在血液还是在气。小便的功能受足太阳膀胱经主导，如果肺中有热，则不能生水，无水即不能生小便。可以用茯苓、猪苓、灯心、通草、车前、泻泽、琥珀、瞿麦等泄肺热，滋生水的药物进行治疗。还有一种情况，如果热在下焦，内热重而使通道涩，所以小便不通；热在上焦，津液会深入肠胃，而导致大便泻利，小便涩少。治疗热在下焦必须用气味浓、阴性重的药物进行治疗。治疗热在上焦就需要用顺气的药。

栀子清肝散可治疗乳母肝、心二经中有热。用四物汤加山茱萸、黄柏、知母、五味子、麦门冬。可治疗小便频繁而且发黄。五淋散可治疗膀胱结热而使小便不利者。黄芩清肺饮治疗脾肺燥热不能形成小便。六味丸可治疗膀胱阴虚，导致小便淋沥。

五苓散

◆可以利水渗湿，温阳化气。

将猪苓（去皮）十八铢，泽泻一两六铢，白术十八铢，茯苓十八铢，桂枝（去皮）半两。一起捣碎为散，以白水和服方寸匕，一天三服，多饮暖水，汗出则愈。

玉露饮

◆可补气活血，通络下乳。治气血虚弱。

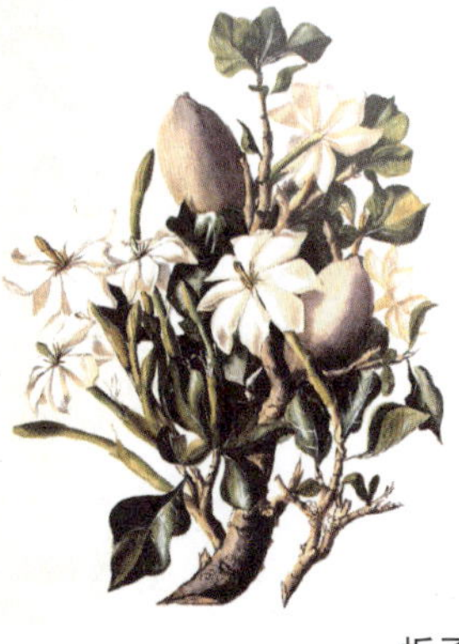

栀子

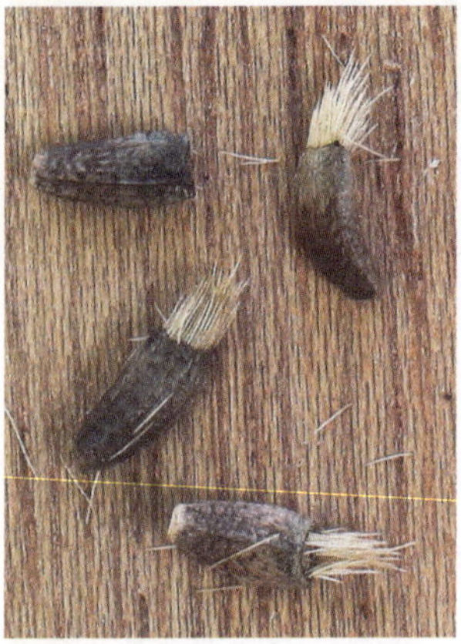

牛蒡子

将人参、甘草、川芎各一钱，茯苓三钱，芍药、当归、枳壳二钱，桔梗一钱半。用水煎服，每天一剂，天服两次。

益元散

◆治疗身热烦渴，小便不利，或呕吐泄泻，或下痢赤白，也可治膀胱湿热所致的癃闭淋痛，

滑石六两，甘草一两。一起研成细末。每次服用三钱，温水调下，一天三服；欲饮冷者，以新汲水调服。亦可加蜜少许调服。伤寒发汗，煎葱白、豆豉汤调下；难产，紫苏汤调下。

栀子清肝散

◆治肝火风热上攻，痛连颈项、胸乳，太阳等处，寒热晡甚，胸胁满闷，口苦舌干。

将牛蒡子、柴胡、川芎、白芍、石膏、当归、山栀、丹皮各一钱，黄芩、黄连、甘草各半钱。用水煎服。

柴胡栀子散

◆治疗小儿疮毒不愈或发热不止。

用柴胡、山栀、牡丹皮各一钱，川芎、芍药、茯苓、当归、牛蒡子各七分，白术（炒）、甘草各半钱。将以上药物用水煎，母子同服。

地黄丸

◆滋阴补肾。可治疗肾阴亏损，头晕耳鸣，腰膝酸软，骨蒸潮热，盗汗遗精，消渴。

将熟地黄六两，山茱萸（制）四两，牡丹皮、茯苓、泽泻各二两，山药三两。一起碾碎研成细粉，过筛，混匀。每三两粉末加炼蜜一两到一两五钱与适量的水，泛丸，干燥，制成水蜜丸；或加炼蜜三钱到四钱制成小蜜丸或大蜜丸，即得。

五淋散

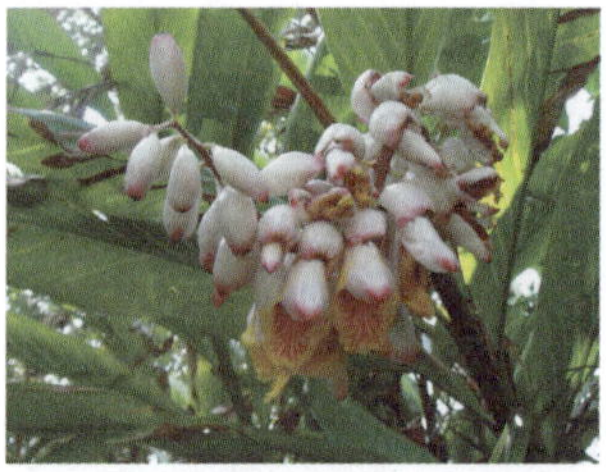

益知仁

◆治肾气不足，小便频繁不尽，淋沥，腹痛。

将赤茯苓六两，当归（去芦）、甘草（生用）各五两，赤芍药（去

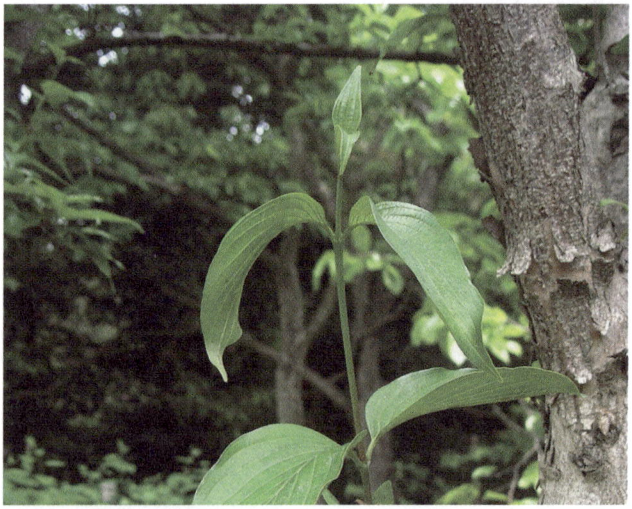

山茱萸

芦）、山栀子仁各二十两。一起研成细末，每次服用二钱，水一盏，熬取八分，空腹，饭前服。

黄芩清肺饮

◆可清热滋阴，凉血活血。治血热郁滞。

将川芎、赤芍、生地、葛根、花粉、黄芩三钱，当归、红花二钱，薄荷三分。用水煎服，每天一剂，一天服三次。

清胃散

◆可清胃凉血。

将生地黄、当归、黄连二钱，牡丹皮、升麻三钱。一起研成细末，都作一服，取水一盏半，熬取七分，去

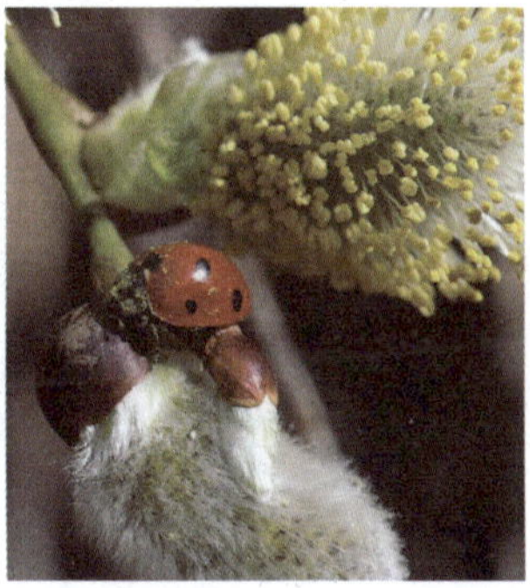

花粉

掉药渣，放冷服用。

六味丸

◆滋补肝肾。用于神经衰弱，头晕心悸，耳鸣目眩，夜尿频数。

将熟地黄五两三钱，

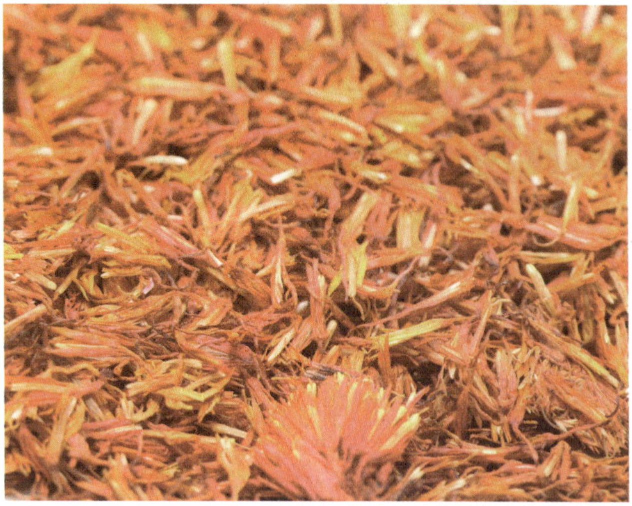

红花

五味子、山药二两七钱，泽泻、牡丹皮、茯苓二两。一起碾碎研成细粉，过筛，混匀，加炼蜜调制成大蜜丸，即得。口服，一次一丸，一天两次。

遗尿

【太医古语】遗尿

《原病式》云：遗尿不禁者为冷。《内经》云：不约为遗溺。仁斋曰：小便者，津液之余也，肾主水，膀胱为津液之府，肾与膀胱俱虚，而冷气乘之，故不能拘制其水，出而不禁，谓之遗尿，睡里自出者，谓之尿床。此皆肾与膀胱俱虚，而挟冷所致也，以鸡肠散主之。亦有热客于肾部，干于足厥阴之经，挺孔郁结极甚，而气血不能宣通，则痿痹而神无所用，故液渗入膀胱，而旋溺遗失，不能收禁也。薛氏用六味地黄丸。脾肺气虚者用补中益气汤加补骨脂、山茱萸。曾氏谓：乃心肾传送失度，小肠膀胱关键不能约束，有睡梦而遗者，皆是下元虚冷所致，亦因禀受阳气不足，用《三因方》家韭子丸治

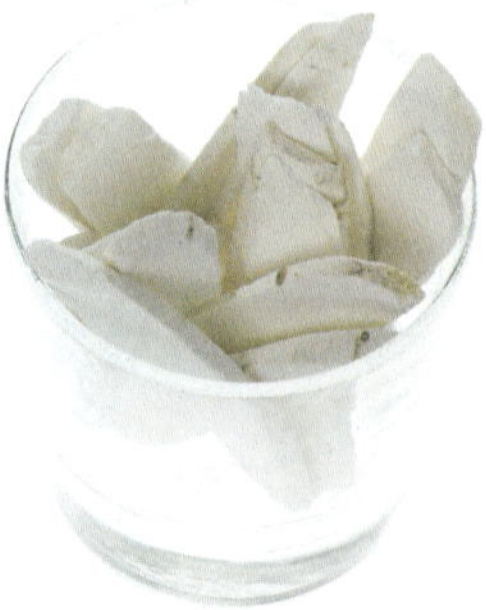

山药

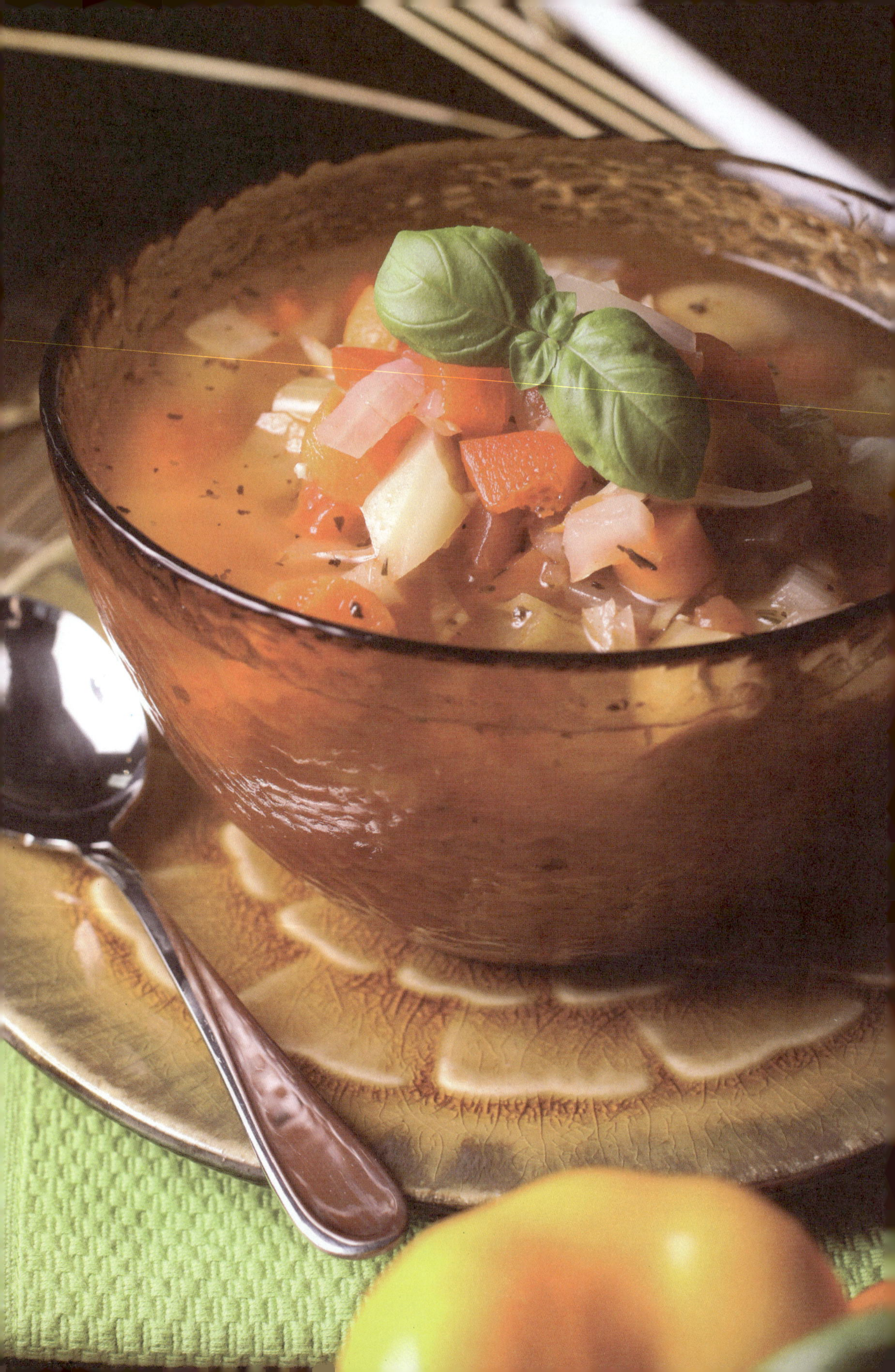

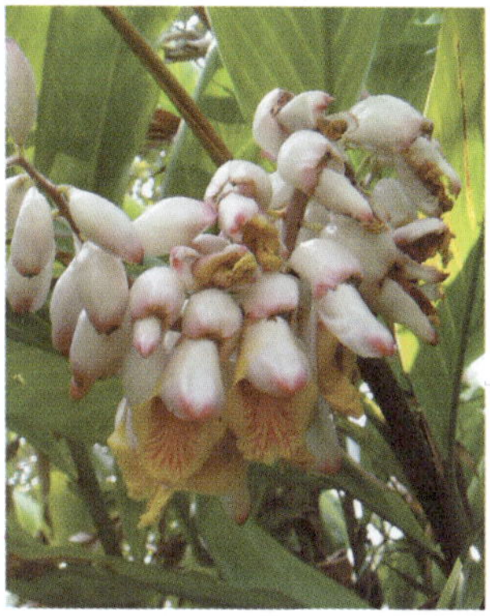

益知仁

之，及参苓白术散、补肾地黄丸，然又当实土以存水，乃免渗泄之患，所谓补肾不如补脾，是也。平胃散倍加益智仁锉碎，姜枣烧盐煎，空心温服。

《原病式》里说：遗尿不止是因为受寒所致。肾主水，膀胱是积蓄津液的器官，体内有寒气可导致肾与膀胱都虚，可用鸡肠散治疗。薛氏六味地黄丸可治疗因外热进入肾部，影响足厥阴经，使尿道口郁结，气血不通畅，津液渗透到膀胱而导致的小便失禁。脾肺气虚者用补中益气类药物加补骨脂、山茱萸治疗。下焦虚冷，阳气不足可导致在睡梦中遗尿，可用参苓白术散、补肾地黄丸治疗。

鸡肠散

◆治因膀胱有热，服冷药过多，小便不能禁止，或遗尿病。

将鸡肠草、龙骨、麦门冬（去心，焙）、白茯苓、桑螵蛸各半两、牡蛎粉七钱半。一起捣碎。每次服用一钱，水一小盏，加入生姜少许，枣二枚，熬取六分，去

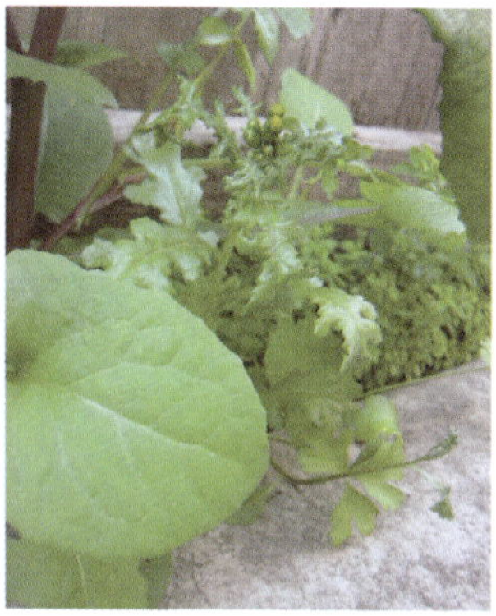

白术

掉药渣，温服。根据小儿年龄大小加减。

益智丸

治脾肾虚热，心气不足，遗尿白浊。

将益智仁、茯苓、茯神各等份。一起研成粉末，加炼蜜制丸，如绿豆大。每次服用五、六十丸，空腹以白滚汤下。

参苓白术散

◆益气健脾，止泻。

将莲子肉、薏苡仁、甘草三钱，缩砂仁、桔梗二钱，白扁豆四钱，白茯苓、人参、白术、山药五钱。一起研成细末。每次服用二钱，以枣汤调下。小儿可根据年龄大小增减服之。

补肾地黄丸

◆小儿先天不足，肝肾虚喘。

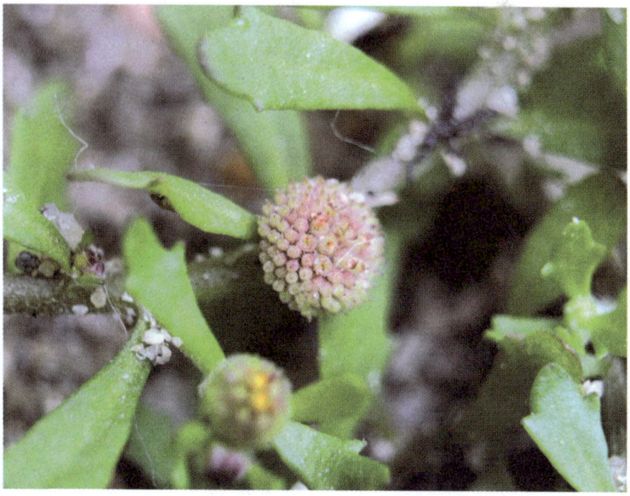

鸡肠草

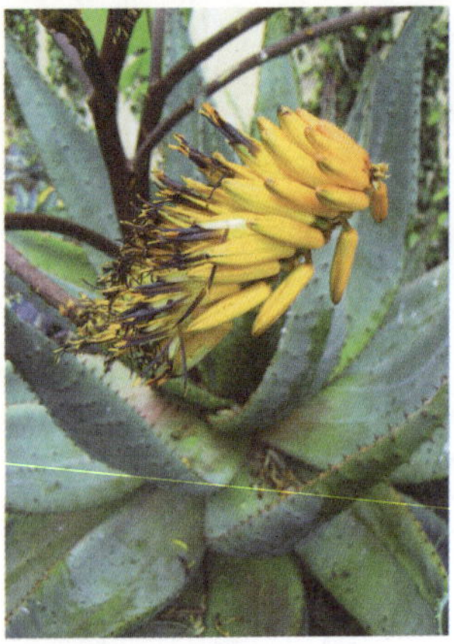
沉香

将熟地黄、怀山药、山萸肉、粉丹皮、白云苓、宣泽泻、北五味、补骨脂各一两，嫩鹿茸、淮牛膝各二两。一起研成粉末，加炼蜜制制成如绿豆大的药丸。每次服用三钱，空腹以淡盐汤送下。

平胃散

◆主治脾胃不和，不思饮食，腹部胀满刺痛，口苦无味，胸满短气，呕哕恶心，脸色萎黄，肌体瘦弱，怠惰嗜卧，体重节痛。

将苍术（去粗皮，米泔浸二天）五钱，厚朴（去粗皮，姜汁制，炒香）、陈皮（去白）各三钱，甘草（锉，炒）二钱。一起研成细末，每次服用二钱，用水一盏，加入姜二片，干枣两枚，同熬取七分，去姜、枣，带热服，空腹饭前，入盐一捻，沸汤点服即可。

又方

◆治疗小儿遗尿。

将桂末、雄鸡肝等份，捣碎，制丸如小豆大。以温水下药，一天三服。另方：将薏苡仁一合，去心不去壳，敲碎，加入盐一小撮，同炒成黄色，用水二钟，熬取半钟，空腹服。长服见效。

疝

【太医古语】疝

按《内经》大奇论曰：肾脉大急沉，肝脉大急沉，皆为疝证。心脉搏滑急为心疝。肺脉沉搏为肺疝。盖疝者，寒气结聚之所为，故令脐腹绞痛者是也。又，巢元方曰：诸疝者，阴气积于内，复为寒气所伤，荣卫不调，两气虚弱，风冷入腹而成。故《脉经》云：急者，紧也，紧则为寒，为实，为

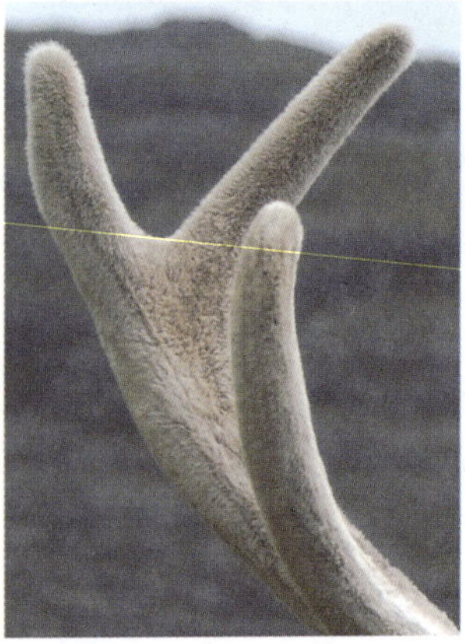
鹿茸

痛，血为寒泣（音涩）则为瘕，气为寒聚则为疝，皆因五脏气虚，外感于寒湿，内伤于生冷，遂使脐腹绞刺激搏而痛，无有定处，仓卒之际不堪忍者，

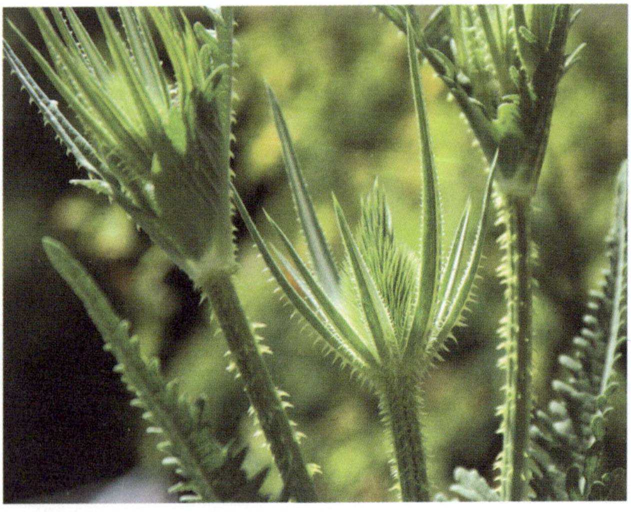
续断

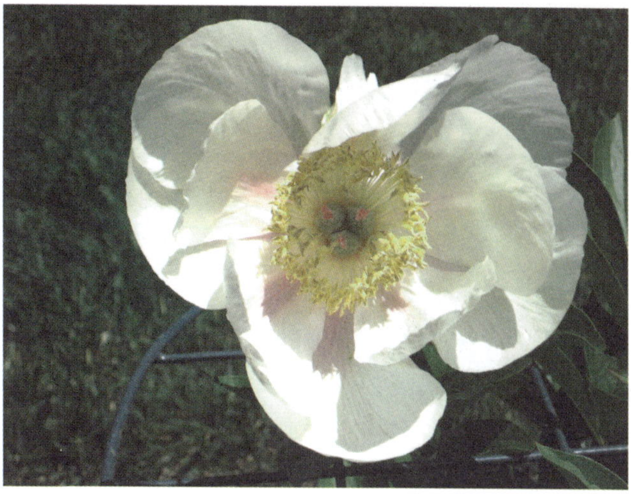

白芍药

谓之疝也。并宜先用五苓散沸汤调服和解，轻则以白芍药汤、乌梅散、钓藤膏为治，重者金茱丸、散气丸，未有不愈也。疝者，阴核气结肿大而钓痛也，多因小儿啼怒不止，动阴气，故阴气下系，结聚不散而得之，或胎妇啼泣过伤，令儿生下，小肠气闭，亦变此证，惟是阴气不得流行，加以风冷入焉，白水聚焉，故水气上乘于肺，先喘急而后疝痛，其状有如李者，亦有稀软者，亦有并肾肿大者，亦有大硬者，脐下痛楚，皆不能忍，用药行心气逐肾邪、利其大、小二便，更无补法。小儿阴肿疝气者，多属肝肾气虚，及坐卧寒湿之地，或风邪所伤，血气相搏，或啼叫气逆，水道不行，或禀父肝经虚热，或妊娠肝气郁结，或乳母怒动肝火而致者。若儿肝经热，用栀子清肝散。儿啼躁怒，用匀气散。乳母恚怒，用柴胡清肝散。肝火气逆，用加味逍遥散。小腹作痛，小便涩滞，用龙胆泻肝汤。久坐冷地，小便不利，用四苓散加柴胡、山栀、车前子。不时寒热者，加味小柴胡汤。经云：肝气热则茎痿，宗筋弛纵，肾茎肿胀，或出白液痒痛，或里急筋缩，挺纵不收，或精随便下者，此名筋疝，俱属肝火，不系于肾，宜详治之。

体内寒气聚结，身体伤于寒气，导致气血不调，二气虚弱，腹部受寒就容易形成疝疾。其症状是脐腹部绞痛。《内经》中说：肾脉大且沉，肝脉大且沉的情况，都是疝病的症状。心脉滑且急是心疝。肺脉沉且在指下似有搏击之象，就是肺疝。可服用五苓散调服和解，病情轻微可服用白芍药汤、乌梅散、钓藤膏治疗，严重的可服用金茱丸、散气丸。

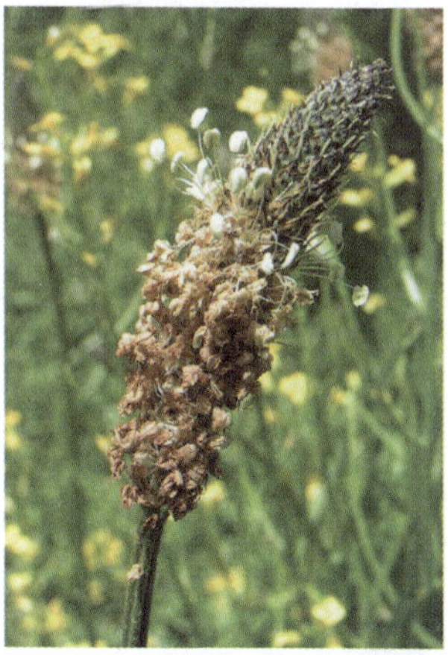

车前子

乌梅散

◆治腹疼，及初生婴儿脐下冷痛，疝气等疾。

将乌梅（去核）、玄胡索、甘草（半生半炙）各五钱，乳香、没药、钓藤各二钱半。

将以上药物粉碎，每

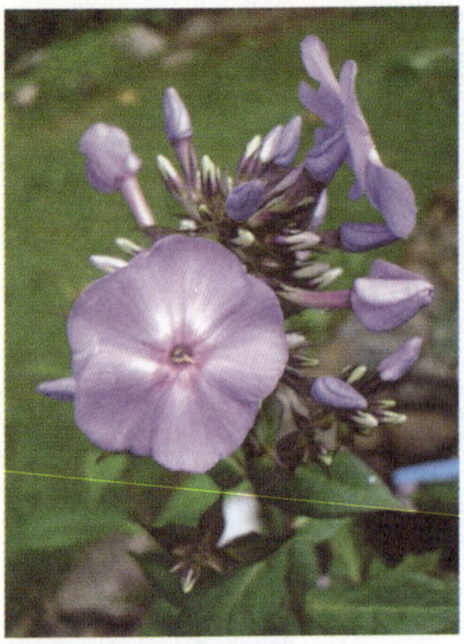

乌梅

次服用二钱，用水一盏，熬取七分，空腹温服。

钓藤膏

◆治疗百天内婴儿脸色青且腹痛，夜啼；周岁以上婴儿盘肠内吊等各种疝气疾。

将钓藤（和钩）、玄胡索、当归（酒洗）、甘草（炙）、乳香各五钱，肉桂（去粗皮）二钱，麝香一字。将以上前四味药在容器中烘干，肉桂不过火，同研为末；以箬叶裹，熨斗盛火熨透乳香，候冷，入乳钵同麝香细杵，然后加入前药末，再以杵捣匀；加炼蜜制为丸，如芡实大。每次服用一两丸，以空腹白汤化下。

金茱丸

◆治冷疝气痛及肤囊浮肿。

将金铃子肉一两，家园茱萸半两。一起研成细末，以酒煮至面糊制丸，如麻仁大。每次服用三十丸至五十丸，空腹，以温盐汤下。温酒亦可。儿小者服丸粟粒大，丸数、下法同前。

散气丸

◆治各种疝气，小便利或不通，脐下疼痛难忍。

将海藻（汤浸洗七次，在容器中烘干）、泽泻（去粗皮）、木香（炒）、车前子（焙）、萝卜子（瓦上、慢火干焙）、川楝肉（用斑蝥九枚去翅足，同炒、少时，去斑蝥）、大腹皮（净洗，在容器中烘干。）各一两。一起在容器中烘干研成细末，用酒煮成糊状，制成绿豆大的药丸。每次服用三十丸至五十丸，以南木香煎酒，空腹下。或以防风、牡丹皮煎酒下。不能饮者，在木香汤、防风、丹皮汤中，少加些酒，空腹服用也可以。

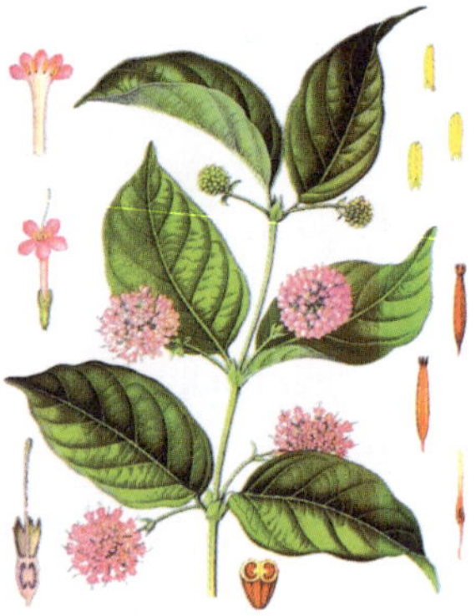

钩藤

匀气散

◆治气滞不匀，胸膈虚痞，宿冷不消，心腹刺痛。除胀满噎塞，止呕吐恶心。

将丁香、檀香、木香、白豆蔻仁各二两。藿

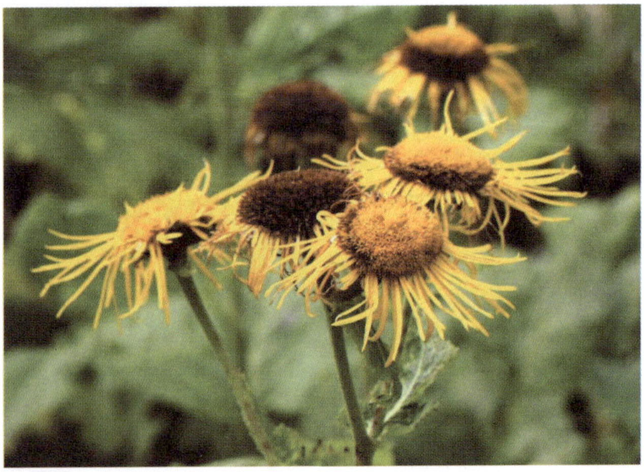

木香

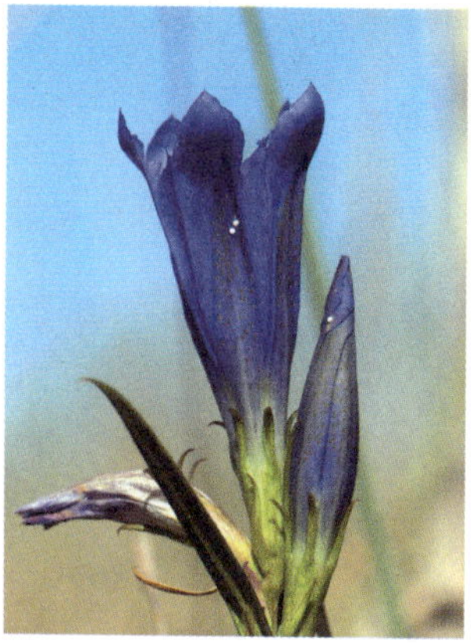

龙胆草

香叶、甘草各八两，缩砂仁四两。一起研成粉末。每次服用一钱，加入盐末少许，用沸汤点服，不计时候。常服调顺脾胃，进美饮食。

加味逍遥散

◆养血、清肝、健脾。

将当归、芍药、茯苓、白术（炒）、柴胡各一钱，牡丹皮、山栀（炒）、甘草（炙）各半钱。用水煎服。

龙胆泻肝汤

◆治肝经湿热不利，下部生疮，两拗肿痛，腹中作痛，小便涩滞等症。

将龙胆草（酒拌，炒黄）、泽泻、车前子（炒）、木通、生地黄（酒拌）、当归（酒拌）、山栀黄芩（炒）、甘草各三分。用水煎，饭前服用。

茱萸内消丸

◆治小儿阴肿，脐腹疼痛，肤囊肿胀，或生疮疡，时出黄水。

将川楝子（炒）一两半，大腹皮、五味子、海藻（洗）、玄胡索各一两二钱半，桔梗、青皮、山茱萸（去核）各一两，茴香七钱半，木香（炒）、桂心、川乌头（炮，去皮脐）、吴茱萸、桃仁（麸炒，另研）、食茱萸各五钱。一起研成细末，以酒糊为丸，如麻子大。每次服用三十丸，空腹以温酒送下。

金铃散

◆治疝气腹痛，服各种药后无效，宜服。

将金铃子肉六钱，三棱（炮，锉）、莪术（醋煮，锉）、青皮（去白）、陈皮（去白）各二钱半，赤茯苓（去皮）、茴香各半两，南木香二钱，甘草（炙）四钱，槟榔、枳壳（去瓤，麸炒黄）、钓藤（和钩）各三钱。将以上药物，除槟

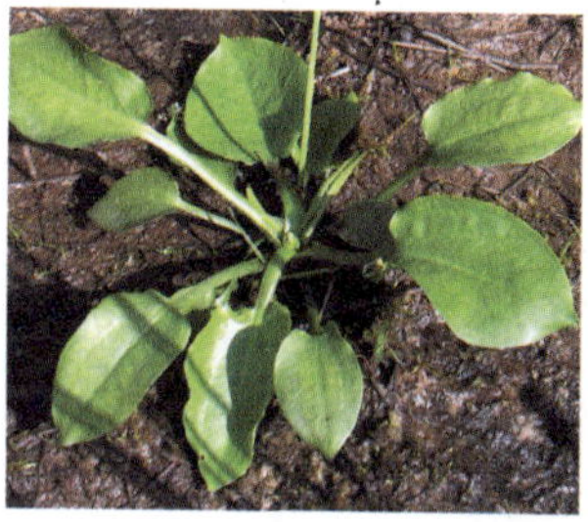

泽泻

榔、木香不过火外，余药皆需锉焙，然后仍同槟榔、木香共同研成细末。每次服用半钱至一钱，仍

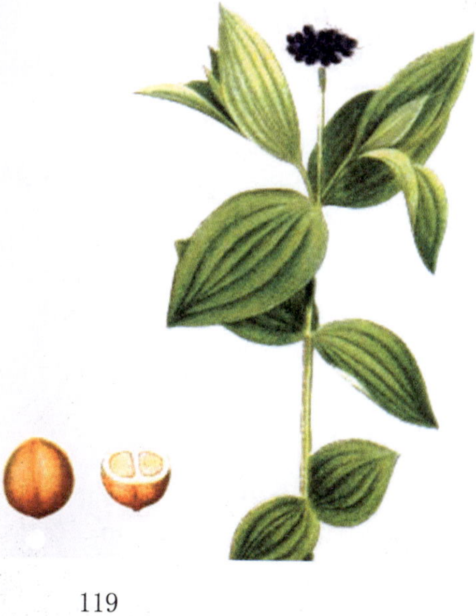

山茱萸

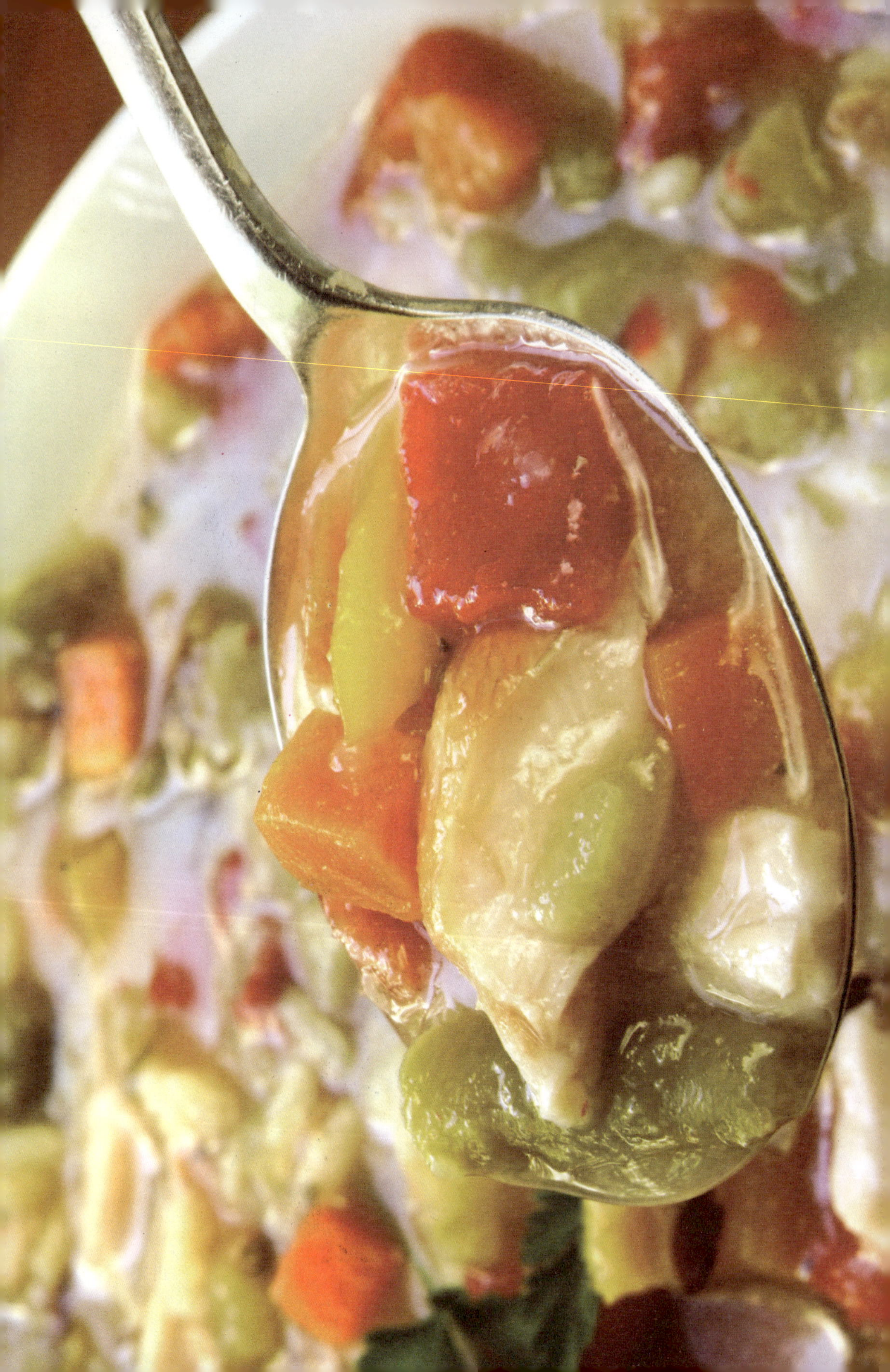

用炒茴香煎无石灰酒，空腹调服。不饮酒的人，可用煎炒的茴香汤调下。

木香饮

◆治小儿小肠气痛。

将川楝肉（用巴豆七粒，同炒令黄色，去巴豆不用，加入茴香半两）十个，玄胡索半两，南木香二钱，使君子（去壳）五枚。

将以上药物，制为极细末。用米饮，饭前调服。

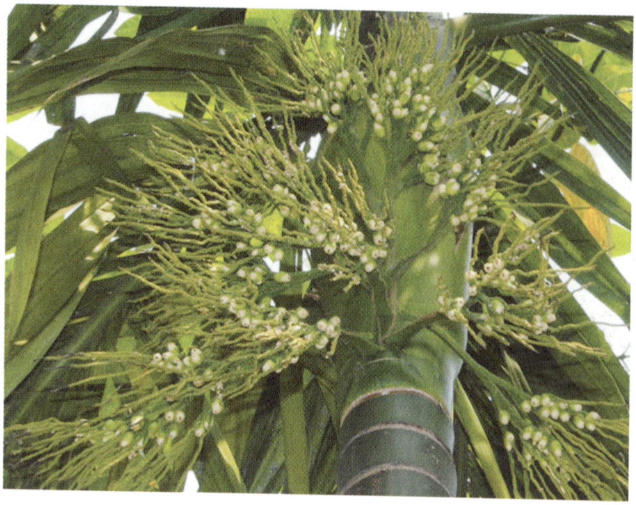

槟榔树

食积寒热

如果小儿脾胃虚寒就容易患食积，饮食不能消化，逐渐积累就会形成积癖，其症状是晚上发热，白天退热，腹痛膨胀，呕吐吞酸，脚冷肚热，精神不振，喜睡，大便酸臭。有上述症状而且伴有寒热症，就叫积寒热。如果食物积在胃之上口，可以通过催吐的方法治疗。如果食物堆积在胃的下口，可以通过消解的方法治疗，如果患伤寒且有食滞，可以服用参苏饮治疗。发烧且有便秘，先以大柴胡汤下利。如果没有外感，只是伤食，可以服用保和丸调理。脾，是至阴的脏器，如果脾患病，到了晚上就会发热，又发热又有寒症者，是脾的阴气应该能够克火不够完全造成的。如果能将食物消化，那么消化后寒热自然就能相互消除。如果手足冷并且喜欢吃热食，这是脾胃寒的原因，要温补。如果早上或者晚上泻痢，则是脾肾俱虚，可以服用四神丸治疗。如果只是手足发热，没有其他症状，可以用白术散（制渴方）治疗。

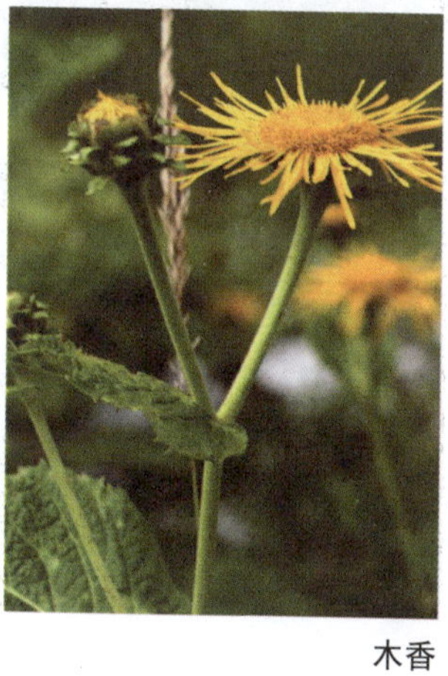

木香

参苏饮

◆可以益气解表，宣肺化痰。

将木香五钱，紫苏叶、干葛（洗）、半夏（汤洗七次，姜汁制，炒）、前胡（去苗）、人参、茯苓（去皮）各七钱，枳壳（去瓤，麸炒）、桔梗（去芦）、甘草（炙）、陈皮（去白）各五钱。一起碾碎。每次服用四钱，用水煎，加生姜七片，大枣一个，去掉药渣，微热服，不拘时候。若因感冒发热，以被盖卧，连进数服，微汗即愈；如面有余热，更宜徐徐服之，自然平治；若因痰饮发热，但连天频进此药，以

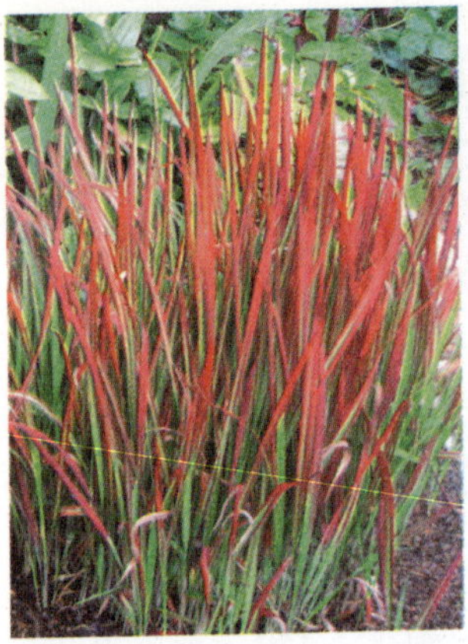
白茅根

退为期，不可预止。

大柴胡汤

◆治疗少阳阳明合病。往来寒热，胸胁苦满，呕不止，郁郁微烦，心下痞硬，或心下满痛，大便不解或协热下利，舌苔黄，脉弦数有力。

将柴胡、生姜五钱，黄芩、芍药、半夏、枳实三钱，大枣四枚，大黄两钱。水煎两次，去掉药渣，再煎，分两次温服。

四神丸

◆治疗脾肾虚寒，大便不实，饮食不思，或食而不化，或腹痛，神疲乏力等症。

将肉豆蔻（生用）、五味子各二两，补骨脂（炒）、吴茱萸各四两。一起研成粉末，加红枣五十枚，生姜四两，切碎，用水煮至枣熟，去姜，取枣肉和药为丸，如绿豆大。根据病情加减，空腹时服。

泻黄散

◆脾胃伏火证。目疮口臭，烦渴易饥，口燥唇干，舌红脉数，以及脾热弄舌等。

藿香叶七钱，山栀仁一钱，石膏五钱，甘草三两，防风四两。

将以上药物锉碎，同蜜、酒微炒香，研成粉末。每次服用一至二钱，水一盏，熬取五分，温服清汁，随时服用。

白术散

◆小儿脾胃虚弱，呕吐泄泻，频作不止，口渴烦躁，但欲饮水，乳食不进，身体消瘦。

将人参两钱半，白茯苓、白术、藿香叶五钱，木香两钱，甘草一钱，葛根（渴者加至一两）五钱。一起碾碎。每次服用三钱，水煎服。

食积痢

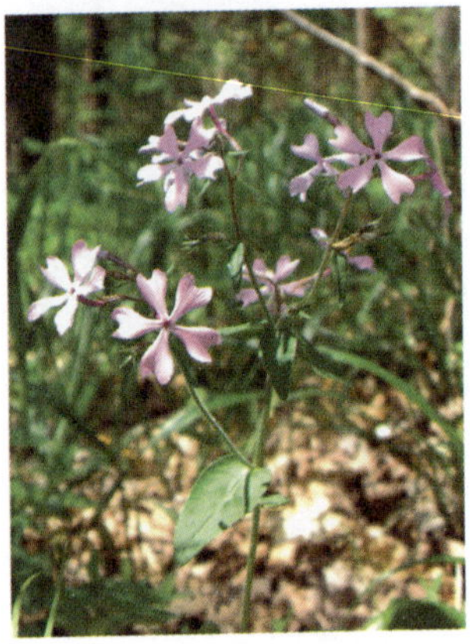
防风

如果患儿因饱食而伤脾，脾气微虚导致食物难以消化，成为积食。如果

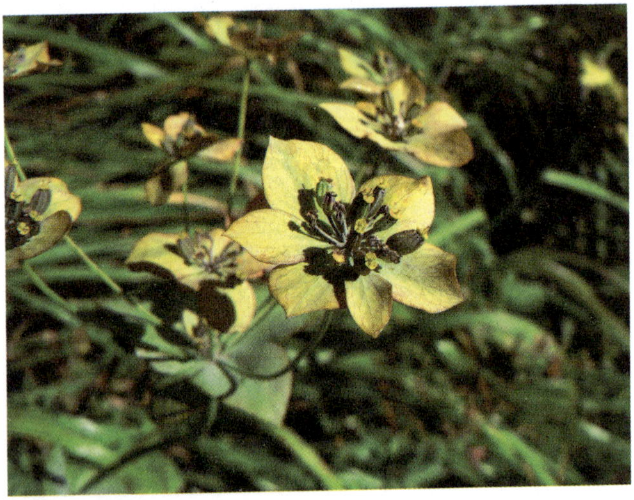
柴胡

化积不慎又会成为痢，腹肚微痛。可以先调理胃气，然后再治疗积食，最后再止痢，这样病根就除去了。可以服用和中散理虚养胃，三棱散助脾化积，沉香槟榔丸、守中汤帮助进食止痢。忌食生冷黏腻的食物，才不至于复发。

和中散

◆主治小儿久病才愈，面黄清瘦，神昏气弱，脾胃未实，食物过伤，或成吐泻。

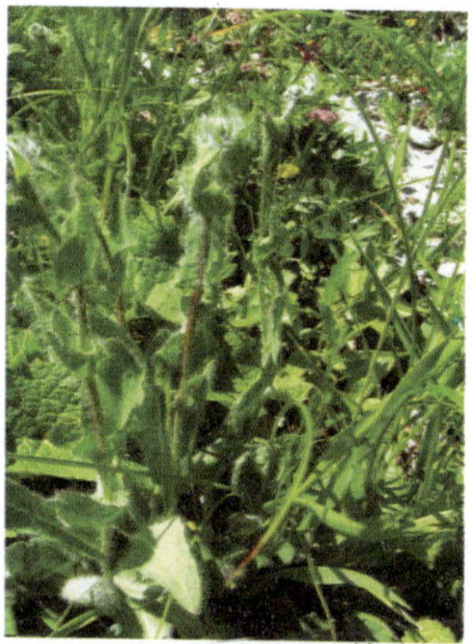

缩砂仁

将人参（去芦）、白扁豆（炒，去壳）、白茯苓（去皮）、川芎、缩砂仁、香附子、半夏（汤浸，煮透，锉，在容器中烘干）、甘草各一两，诃子（去核）、肉豆蔻各七钱。一起碾碎。每次服用两钱，用水一盏，加生姜两片，大枣一个，熬取七分，空腹温服，或不拘时候。

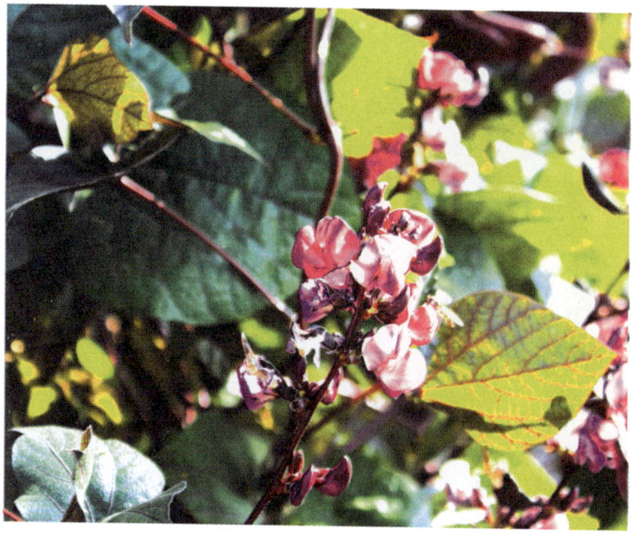

白扁豆

三棱散

◆治酒食所伤，胸膈不快，腹胁胀满，呕吐酸水，翻胃脾疼，及食积气块，攻刺腹胁，不思饮食，天渐羸瘦。又治年高气弱，三焦痞塞，常觉妨闷，并宜服之。常服宽胸利膈，消酒食，和胃。

将蓬莪术（煨）、益智仁、京三棱（煨切）、青皮（去白）各二两；白茯苓（焙）四两，甘草三两。一起研成细末。每次服用二钱，用水一大盏，取枣一枚擘破，加盐少许，同熬取半盏，温服，不拘时候。

沉香槟榔丸

◆治疗面黄肌瘦，乳癖，腹胀作痛。

将沉香、槟榔、檀香、木香、丁皮、三棱（炮，锉）、蓬莪术（炮，锉）、神曲（炒）、谷芽（洗，焙）、厚朴（洗，焙）、苍术（洗，焙）、使君子

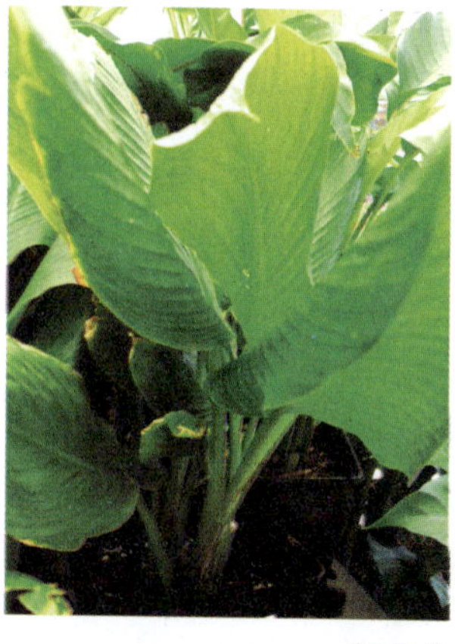

蓬莪术

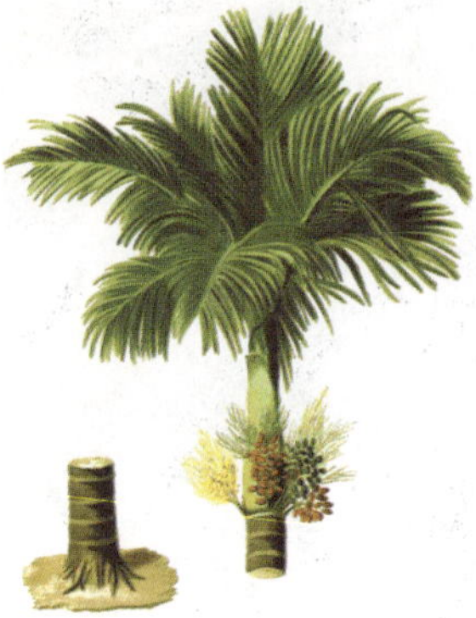

槟榔树

肉（锉，以瓦在容器中烘干）、青皮（去白）、陈皮（去白）、缩砂仁、益智仁、净香附、枳壳、良姜各三钱，甘草（炙）一两五钱。将以上药物除沉香、槟榔、檀香、丁香、丁皮不过火，余十五味锉焙，仍同沉香等为末，水煮面糊为丸，如麻仁大。每次服用三十至五十丸，以温米清汤送下。如果小儿不能吞咽，炼蜜丸如芡实大，每以一两丸，温汤化服。

守中汤

◆治疗中焦不和，脾胃积冷，心下虚痞，腹中疼痛，或饮酒过多，胸胁逆满，噎塞不通，咳嗽无时，呕吐冷痰，饮食不下，噫醋吞酸，口苦失味，怠惰嗜卧，不思饮食；及伤寒时气，里寒外热，霍乱吐利，心腹绞痛，手足不和，身热不渴，及肠鸣自利，米谷不化；及脾胃留湿，体重节痛，脸色萎黄，肌肉消瘦。

将干姜（炮）、甘草（爁）、苍术（米泔浸）、桔梗（去芦）各等份。一起碾碎用水煎，适量温服。

积

小儿五积说在《宝鉴》中是这样诠释的，积为脏气运行不畅，在一处蓄积不动造成。对心积、脾积、肝脾、肺积、肾积分别阐述如下。

按照《真珠囊》中的说法，因虚而产生积的症状中，凡是因为受惊而得，叫做惊取，所下大便颜色发青。体虚且伴有脏气运行不畅的积症状，如果是因为伤食导致又泻又吐，身体会渐渐虚弱下去，病也没能痊愈，是谓虚积。如果体虚且伴有脏气运行不畅的积症状，但时常会有消解的意思，却又没有消解，则使积一时

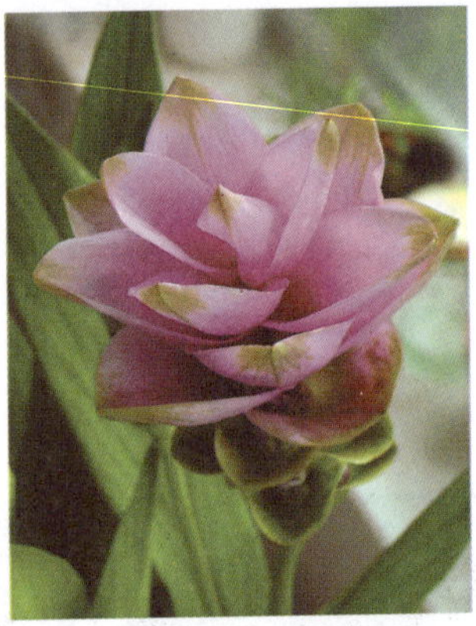

蓬莪术

潜伏不会发作。惊积，可以采取下的办法治疗大便发青。如果是食积，下的大便会结成团。

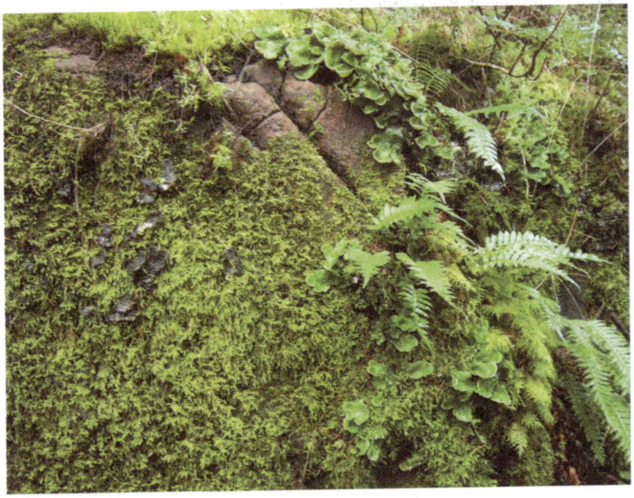

甘草

疳病会导致出现虚积症状，通常是由于体内营养失衡腹泻，身体虚弱而疳病不能全愈，由此出现大便发白症状。

婴儿时期如果哺乳不节制，饮食过于生冷，致使脾胃不能消化，积食在中脘穴经风寒侵袭后易患积症。晚上睡眠没盖好被子，易患积食。表现为头疼面黄身体发热，眼胞微肿，腹痛膨胀，足冷肚热，总是困而且精神昏沉，呕吐食欲不振，或者口中有噫气、酸水，大便酸臭。

如果患病一两日，需以解热来缓解积症状。药解可先服用百伤，然后用水姜服用当归散解潮热。可以服用乌犀丸、六圣丸，这是为了下痢，然后服用匀气散调补身体。积食现象必须要辨明虚实症。尤其是小儿身体情况、胖瘦、高低、黑白、生长等特殊性，更不能一概而论。如为实症，可以服用进食丸。如为虚证而且下利微白、有疳症瘦弱者，适合服用肥儿丸。刚患病且未伤到元气时，如果出现腹胀疼痛，大小便不利症状，可以先服用白饼子或木香槟榔丸下利。然后服用白术散或者五味异功散调理身体。如果伴有口渴，加干葛辅食；如果伴有呕吐，加半夏辅用。

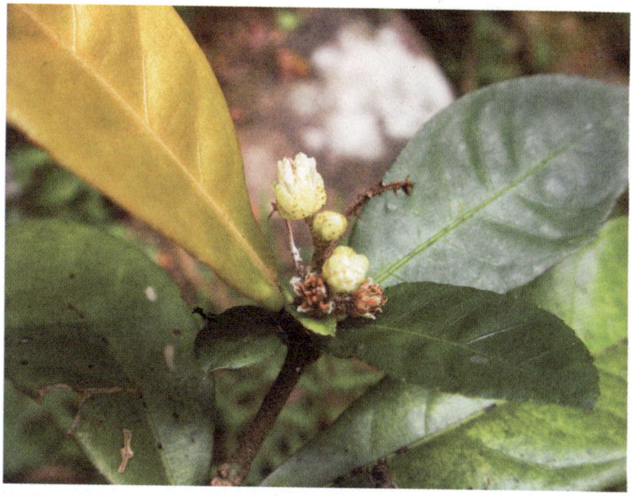

巴豆

如果下利后热还不退，或者呕吐腹泻严重，不饮食，这是脾胃俱伤，可以服用六君子汤。脾胃虚寒者，手足指冷，喜欢喝热汤，可根据前方加以炮姜、木香。脾胃俱虚者，脸色黄白，眼睛无神，可服用四君子加柴胡、升麻。腹痛泄利有下垂感，或者小便不利者，可服用四逆散。黄昏时发热，或者下泻不止，这是脾气下陷。身体潮热口渴，大便不调，就是要变疳症了。疳症可服用补中益气汤，另外肥儿丸治疗。经中云：邪气聚集的地方，必然导致气虚，长期不能去除，一定会造成结实。还是要以调脾为主，然后消解辅助。古人说养正自能消积。就是这个意思。

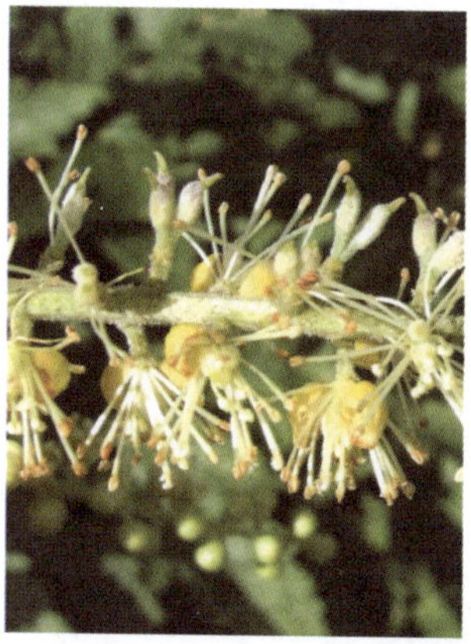

升麻

心积称为伏梁，疼痛

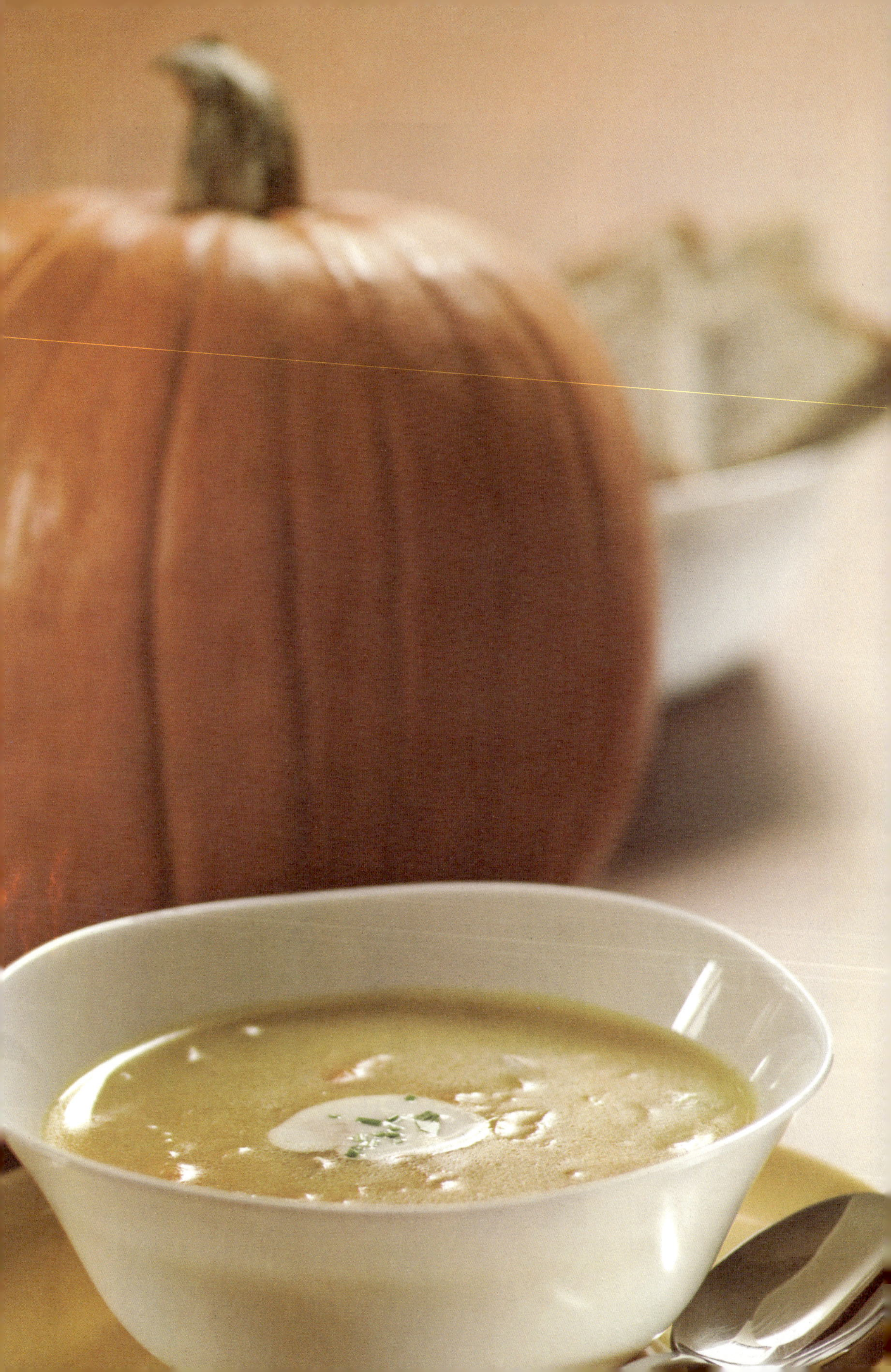

处在脐上方，向上可以伤到心脏，向下影响到胃口。脾积称为痞气，病在胃口上。肝脾称为肥气，病在脐部左边。肺积成为息賁，病在脐的右侧。肾积称为賁豚，这些积的位置会变动，因为这不是饮食造成的，而是气积聚而成的，脏器属阴，所以不能在体内四处移动。积聚，就是六腑之气留聚而成的，腑属阳，阳气运转不停，所以有积聚也不一定是在一处。发作时腹痛。积聚的症状，都是面黄消瘦，肌肉不生，发作时可能身体浮肿。如果腹部胀痛而且时常发困，多半是由于水气。

百伤饮

◆治疗感冒风寒。

将干葛三两，净香附二两，升麻（净洗）、陈皮（去白）、谷芽（净洗，在容器中烘干）、麦芽（净洗，在容器中烘干）、桔梗（锉，炒）、紫苏（和根）、甘草、缩砂仁、神曲（炒）、赤芍药、青皮（去白）各一两，麻黄（不去根节）七钱半，枳壳（切片，麸炒微焦）七钱半。一起碾

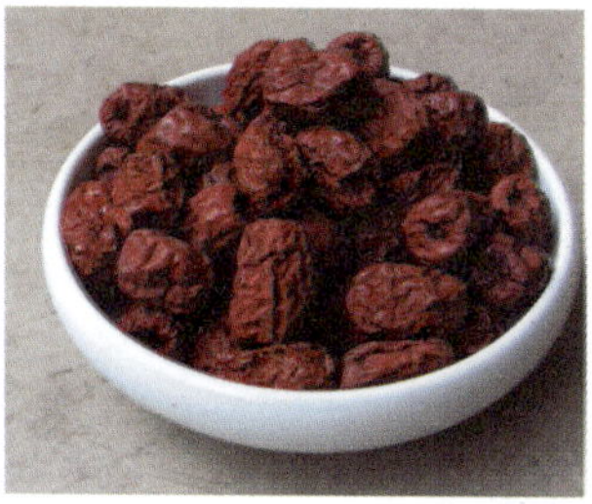

大枣

碎研成粉末，每次服用二钱，用水一盏，熬取七分，温服；或加生姜、葱白同煎。如有积，加水酒曲；热多，添灯心、竹叶。

当归散

◆治小儿有寒无热，虚寒腹痛。

将当归二钱，木香、官桂、甘草（炙）、人参各一钱，一起碾碎。每次服用二钱，用水七两，加生姜三片、大枣一枚（去核），同煎服。

进食丸

◆可安和脾胃，消化积滞，止呕哕吐利，除心腹胀满，利胸膈，散满痞。

将丁香一钱，肉豆蔻两个，木香半钱，巴豆（去皮，生用）九个，五灵脂七钱。一起研成粉末，面糊制成如绿豆大的药丸。每岁一两丸，饭后生姜汤送下，一日两次。

肥儿丸

◆有健胃消积，驱虫的功效。可治疗小儿消化不良，虫积腹痛，面黄肌瘦，食少腹胀泄泻。

将肉豆蔻（煨）、槟榔、麦芽（炒）各一两六钱，木香七钱，六神曲（炒）、胡黄连、使君子

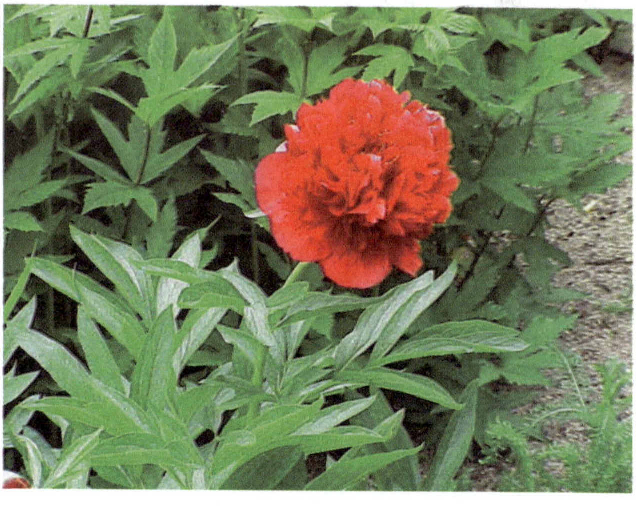

赤芍

仁三两。一起研成细粉，过筛，混匀。每三两粉末加炼蜜三到四两，制成大蜜丸服用。

乳积

小儿啼哭没有停止，就给喂奶容易使乳停滞而不能消化，造成小儿吐乳，且有酸臭气的症状。可先服用丁香散止吐调胃，再以牛黄丸下利消奶积，然后再服匀气散，平时常服健脾散就能痊愈。

丁香散

◆治疗伤寒后，胃虚，呕哕不下食。

将丁香、人参（去芦

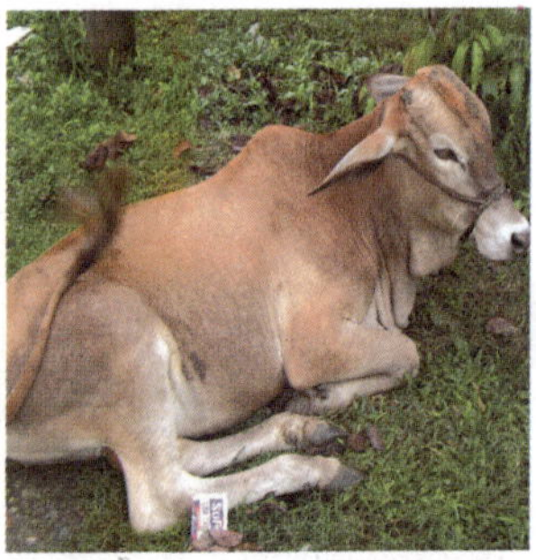

牛（可产牛黄）

头）、白术、陈橘皮（汤浸，去白瓤，焙）、诃黎勒（用皮）各三分，藿香半两。将以上药物，用水一中盏，熬取六分，和药渣滓稍热服，不拘时候。

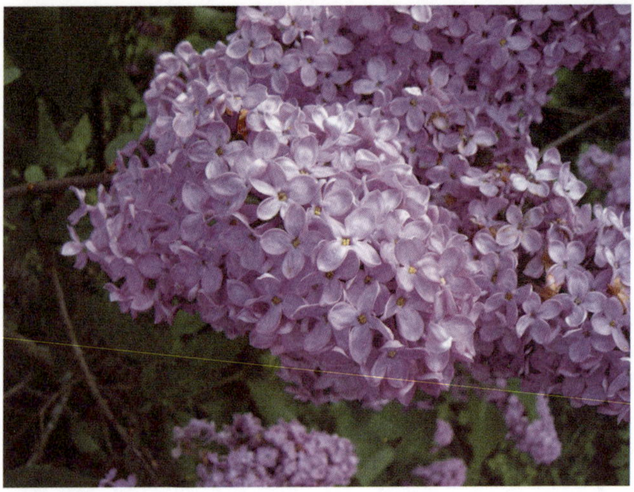

丁香

牛黄丸

◆治疗少小痰实结癖，或腹内坚强。

将牛黄、玄参、干姜各二分，苦参、丹参、桔梗、甘草（炙）、人参各四分，甘遂（炒）、沙参（炙）各五分，　虫十四个，大黄十二分，蜀椒（汗）四分，巴豆（净，炒，研）一百粒，葶苈（炒）一合半。一起研成粉末，加炼蜜为丸，如小豆大。每次服用两丸，饮送下。

健脾散

◆助小儿胃气。

将白茯苓（去皮）、人参各一两，厚朴（用姜汁炙）三两，苍术（米泔浸一宿）四两，陈橘皮（去白）五两，甘草（半生半熟）二两，草果子（去皮）二两。一起研成粉末。每次服用一钱，加生姜、大枣，同煎服。

京三棱散

◆治乳癖结实，或有滞恶停积不化，令儿日渐羸瘦，脸色痿黄，春夏多发，不欲乳食。

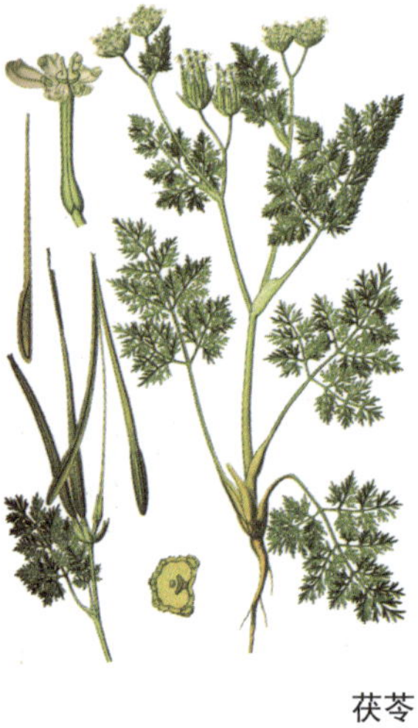

茯苓

将京三棱、川大黄（微炒）、槟榔、鳖甲、赤茯苓各半两，枳壳（麸炒微黄）二钱半，一起捣碎。每次服用一钱，水一小盏，熬取五分，去掉药渣，分为二服，一日三、四次。

三棱散

◆治小儿乳癖结实不瘥。

京三棱（炮，锉）、赤茯苓、当归（洗，在容器中烘干）、鳖甲（醋炙黄，去裙。）各一两，枳

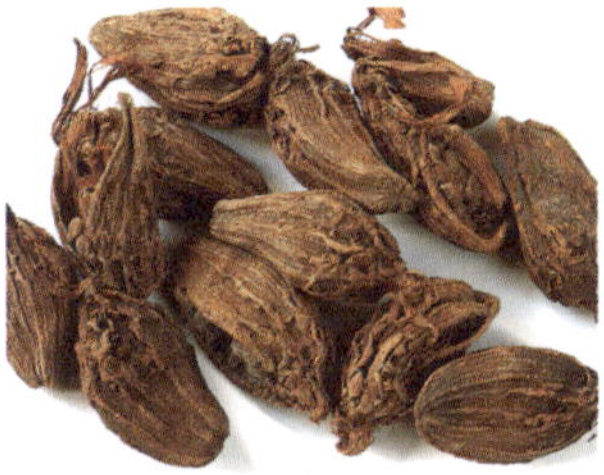

砂仁

壳（麸炒，去穰）、木香、白术各半两。

将以上药物捣碎过筛，取细末。每次服用一钱；或用水一盏，加入生姜七片，熬取五分，去掉药渣放温，时时与服。

食积

食积是因为饮食过饱，饱后就睡导致肝部发硬且其他地方热，或者泻或者呕吐的病。可以先用牛黄丸散积，再用匀气散

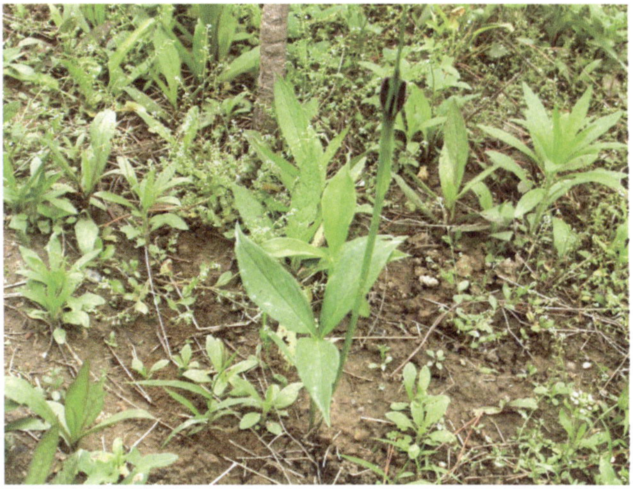

半夏

调理。可以常服万灵丸，也可服用钱氏消积丸、真珠丸。

快膈消食丸

◆治小儿乳食积滞。

将砂仁、净陈皮、三棱、莪术、神曲、麦芽各半两，净香附子（另炒）一两。一起研成粉末，用面糊制成如麻子大的药丸。饭后用白汤送下。

万灵丸

◆治疗小儿各种积。根据具体病情使用。

将木香、黄连、蓬莪术各半分，陈橘皮、青橘皮（各去瓤）一分，槟榔（一钱半重者）一枚。一起研成粉末，每匕药一钱，用巴豆一粒去心膜用醋煮，巴豆一枚煮药让巴豆变成紫色，用杏仁一枚去皮尖灯火上留性，一起研细，用醋面糊制成如小绿豆大的药丸。每次服用五丸，用薄荷姜汤送下。

真珠丸

◆治疗小儿虚中，一切积聚、惊涎、宿食、乳癖，大小便涩滞，腹胀。

将木香、白丁香（真者）、丁香（末）、轻粉（留少许为衣）各半钱，白滑石（末）二钱，巴豆（水浸一宿，研极腻）十四粒。一起研成粉末，

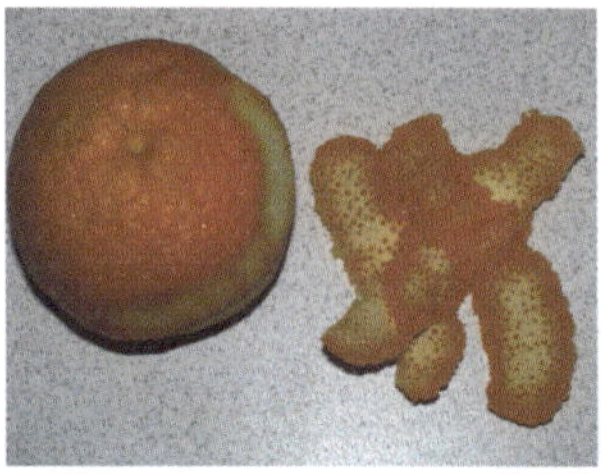

橘皮

研匀，湿纸裹，烧粟米饭制成麻子大的药丸。一岁一丸，八、九岁以到十五岁服八丸。用炮皂子熬汤，放冷后送下。

气积

症状表现为脸色黄白，不进食，腹痛，身体屈伸哭叫，下泄如蟹沫状，这都是长时期气血不和导致的。茅先生建议服用万灵丸、匀气散、醒脾散、健脾散配合调理。

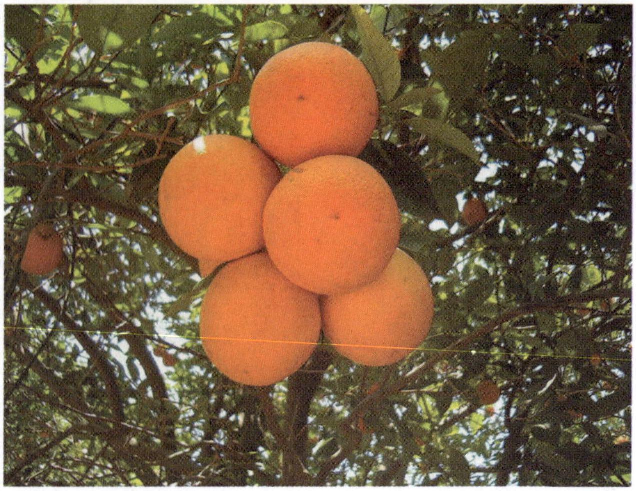

橘红

醒脾散

◆治小儿脾胃虚弱，运化不良，食少吐泻。

将南星、橘红、白茯苓各一分，全蝎（焙）、白附

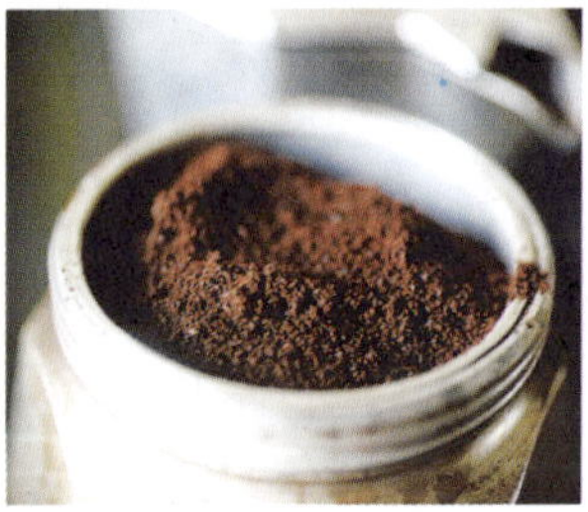

全蝎

子（炮）、石莲子、人参、甘草、木香（炒）各半分，陈仓米二百粒。一起研成粉末。每次服用三字，加生姜，大枣，水煎服。

中脾积

如患儿面黄如土色，或者面带虚浮，脐上微痛，肚皮发热，饮食减少，或刚刚进食就说脐上或腹中疼痛，所食不能消化，头发热。这是因为刚才食用的食物过硬或者过冷，伤到脾，可以先服用青金丸，以下泄法治疗。泄后已消除了脾中积饭后，再服用匀气散、醒脾散调理。长期服用健脾散、万灵丸就可以痊愈。

青金丸

◆治婴儿小儿，解散胎热、化痰涎、镇惊邪。

人参（去芦）、天麻（煨）、茯神（去皮木）、白附子（炮）、牛胆南星（炒）各二钱，甘草（炙）一钱半，青黛一钱，朱砂（水飞）半钱、麝香一字。

将以上药物制为极细末，加炼白蜜制丸，如梧桐子大。用钓藤、皂荚子熬汤研化，可以随时服。

惊积

体虚而产生积，其症状为下泄如清水如生米汁，情绪烦闷，时常生气，这是惊积。应该先解惊，再治积。解惊可以服

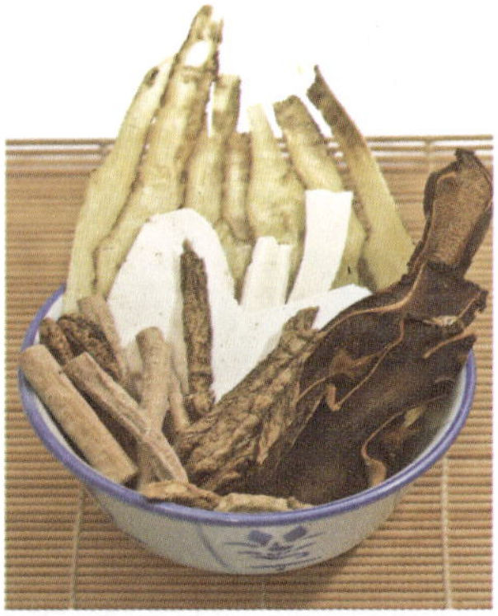

用五苓散或者百解散，理积三棱散或者乌犀丸以及三解散，炒神曲、生姜、熬汤调服醒脾散、沉香槟榔丸，定惊化积，补气和胃，但是仍需节制冷食、喂乳，自然能够平和。

百解散

◆主和解百病。虚慢阴证不宜。

干葛二两半，升麻、赤芍药各二两，黄芩一两，麻黄（制）七钱半，

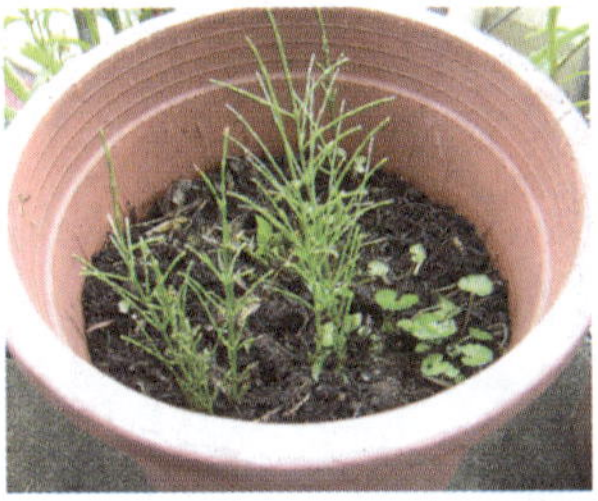

麻黄

薄桂（去粗皮）二钱半，甘草一两半。将以上药物粉碎。每次服用二钱，用水一盏，姜二片，葱一根，熬取七分，可以随时温服。有风热盛，加薄荷同煎。

乌犀丸

◆消宿食，破滞气，发散疖毒。

将巴豆（去心壳膜，用沉香水浸泡）一百零八粒，橘皮（去白，切如小指面大，片片令匀，将巴

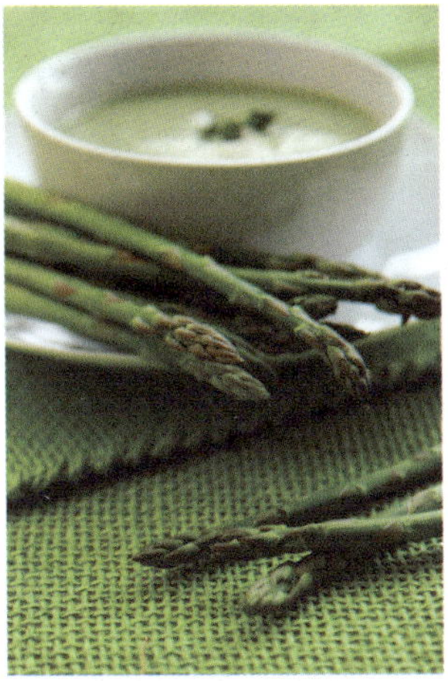

豆拌和，受晓露七夜，两件锅内文武火炒令黑色，拣出巴豆，令出油尽，）一两，苍术（去粗皮，浓煎，犀角水浸，受太阳七日晒干，入锅内微炒，再将橘皮同碾为细末，加巴豆加入末内，再研为细末）六钱。一起研成粉末，调和均匀，用水浸蒸饼糊制成萝卜籽大的药丸。临睡前生姜汤送下。

三解散

◆治伤风，面红目赤，渴水，惊啼烦闷，丹毒，口疮，痰嗽。

将人参（去芦）、防风（去芦）、天麻、茯神（去皮、木根）、郁金（无，以山栀仁代）、白附子、大黄各两钱半，赤芍药、黄芩、僵蚕各五钱，全蝎（去尖毒）十五尾，枳壳（水浸润，去瓤锉片，麸炒微黄。）两钱，甘草六钱。一起锉细，在容器中烘干，研成末。每次服用半钱至一钱，用温薄荷汤或灯心汤调下，可以随时服药。

紫金丸

◆将蝎梢二十一个，犀角末、银末、朱砂各一钱。研成极细末，用水面

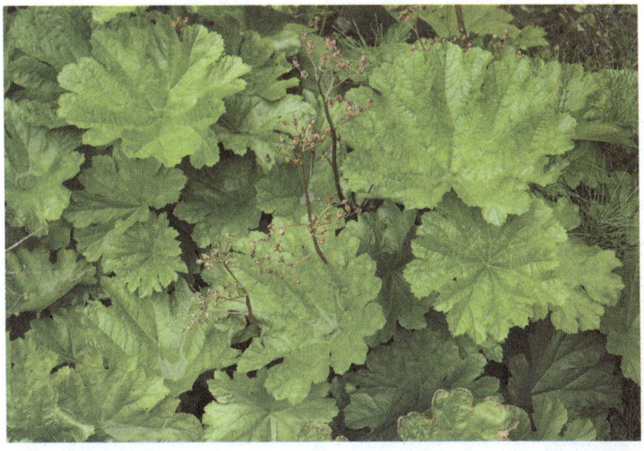

大黄

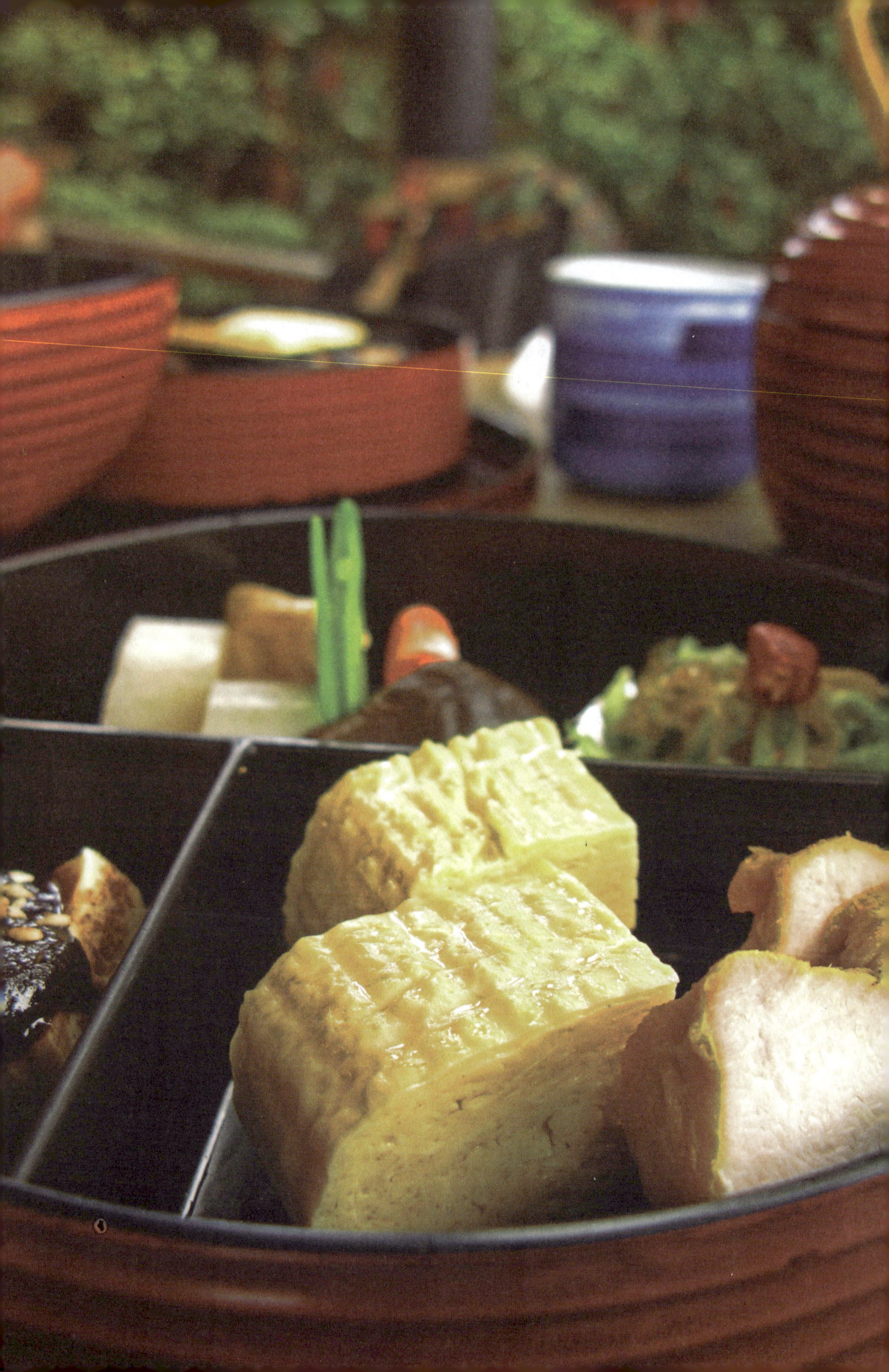

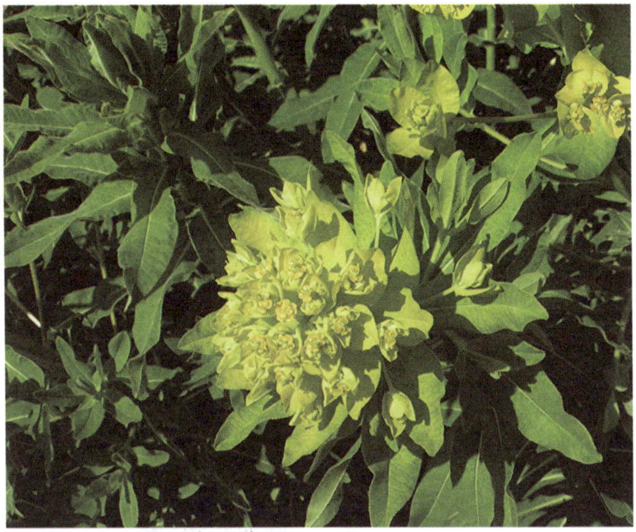

甘遂

糊制成如绿豆大的药丸。

治大人吃食吐逆，心腹胀满，夜有虚汗，日渐瘦恶，用姜枣汤下七丸。妇人血气，米饮下五丸至七丸。小儿惊积，体热困重，目不开，用黄连、甘草、桃仁、薄荷、汤化腻粉一字许下。一岁到三岁，服下三丸，一岁以下小儿只能服用一两丸。

虚中积

其症状表现为浑身微热，不思饮食，精神不振，肚热足冷等。呕吐、下泻或者大病、受伤之后容易得此病。

灵砂丹

◆治疗下虚中积、脏腑虚滑泄泻

将硇（一钱），颗块辰砂（通明、有墙壁者，二钱半，各细研）。研磨极细，用黄蜡半两，先于盏内熔化，加入去皮全巴豆二十一粒煎，候巴豆紫色为度，漉豆出，细研，入前二味再研匀，于黄蜡内三分取一，再熔成汁，倾药入内，急搅令匀，刮入瓷合收之。每次服用，

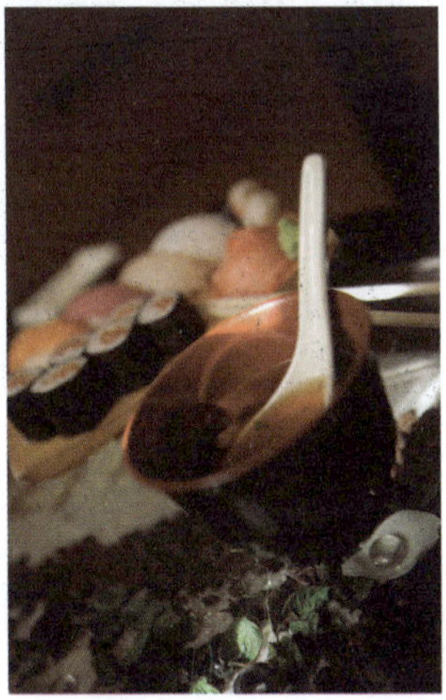

暴泻恶痢，旋绝三丸如绿豆大。浓煎艾汤，先呷三、五口，然后吞下。水泻，冷水吞下。如取积，每次服用三丸如梧桐子大，浓煎甘草汤，放冷吞下，临睡前服。

积痛

【太医古语】积痛

积痛，口中气温，面黄白，目无精光，或白睛多，及多睡畏食，或大便酸臭者，当磨积，宜消积丸，甚者白饼子下之，后和胃，用白术散。（消积丸白饼子方见癖、白术散方见消渴）积痛，腹中阴阴而痛，面黄不食，儿大者口吐酸馊气，先治积滞，后调脾胃，其痛自止，仍辨虚实和解，治法见后癖积条中。

积痛的病症表现为口中有热，脸色黄白，眼睛无神，或者眼睛白多以及多困，不思饮食，或者大便酸臭等。治疗患积痛的病症，需要先消积，病痛自然可除，可服用下积丸。严重的，可以服用白饼子治疗。然后调和胃气，以白术散、小沉香丸、感应丸治疗。如果还

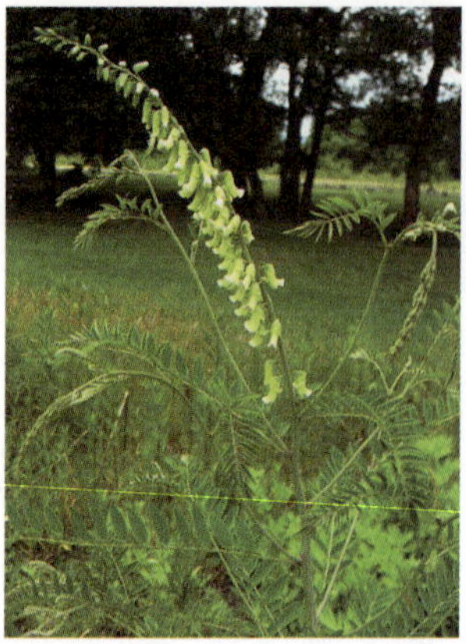

苦参

有因为食积而肚痛，身体发热的情况，可以服用芍药甘草汤加干葛治疗。有呕吐的情况可以加半夏、生姜、枳实。

下积丸

◆治乳食伤积，心腹胀满，或泻或呕。

将丁香、缩砂仁各十二个，使君子（焙），五个，乌梅肉（焙）、川巴豆肉（不去油）各三个。一起研为细末，调和均匀如同烂饭，然后制成如麻子大的药丸，每次服用三丸，用橘皮熬汤送下。

白饼子

◆治疗小儿痰食、积滞、内阻，致发惊搐，癫痫，夹食伤寒，多唾多睡，大便乳食不消， 发热呕吐，嗳气，腹疼。

将滑石末、半夏末、南星末一钱，轻粉五分，巴豆（去皮膜，用水一升，煮干研成细末）二十四个。一起研成粉末，加入巴豆粉，次入轻粉，再研匀，然后加入其余者药末，如上法处理调和均匀，加糯米粉制成如绿豆大的药丸。根据小儿病情的虚实用药，三岁以下，每次服用三到五丸，空腹紫苏汤送下。

小沉香丸

◆主要功效是，和中顺气，进食消痰。

将砂仁、蓬莪术（煨）各四钱，香附子（去毛，炒）一两八钱，舶上丁香皮二两四钱，沉香六钱，甘松（去土）三两六钱，益智仁（微炒）一两二钱，甘草（炙）一两四钱。一起研成粉末，用汤浸泡，然后蒸饼制丸，如桐子大。每次服用三十或四十丸，饭后以温姜汤下。

感应丸

◆治霍乱吐泻，久利赤白，脓血相杂，米谷不消。

将肉豆蔻、川姜（炮）、

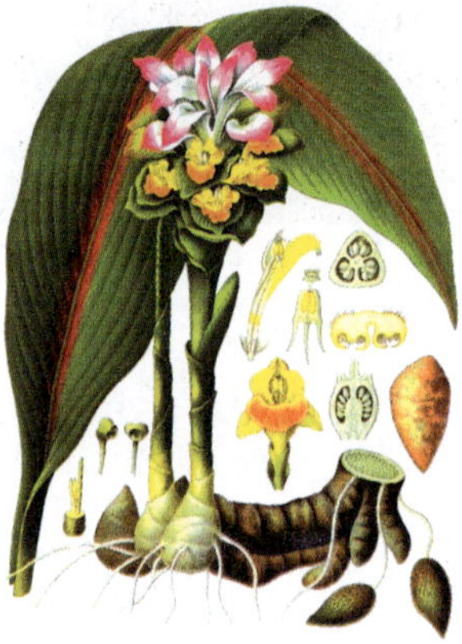

蓬莪术

百草霜各六十克，木香四十五克，荜澄茄、京三棱（炮）各三十克，巴豆

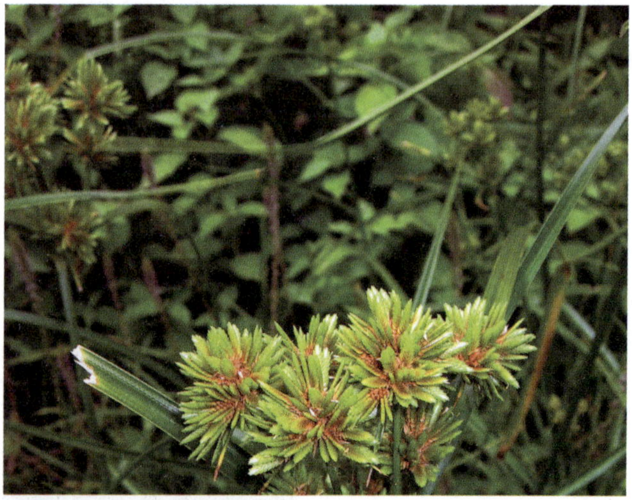

香附子

（去皮、心，别研）一百粒，杏仁（去皮、尖，别研）一百粒酒蜡一百二十克，油、丁香各三十克。除巴豆、杏仁外，其余药物研成粉末，然后下巴豆、杏仁等，调和均匀。先用油把蜡煎至熔化，倒在药末内，制和成剂。再放入臼内，捣细，制成如绿豆大的药丸。每次服用三到五丸，熟水吞下，饭后临睡前服。小儿服如黍米大二到三丸。

芍药甘草汤

◆主要功效是，温脾生血，缓急止痛。

将芍药、甘草（炙）各四两，用水三升，熬取一升五合，去掉药渣，分两次温服。

积寒热

妙香丸

◆治小儿虚中积，潮发寒热，心腹胀满疼痛。

将辰砂一两，牛黄、生龙脑、麝香各二钱半，金箔十四片，粉霜、腻粉各一钱，黄蜡二两，巴豆（肥者）一百二十粒。一起制成如弹子大的药丸。量病情虚实加减，用龙脑树汁送下，后半夜服。

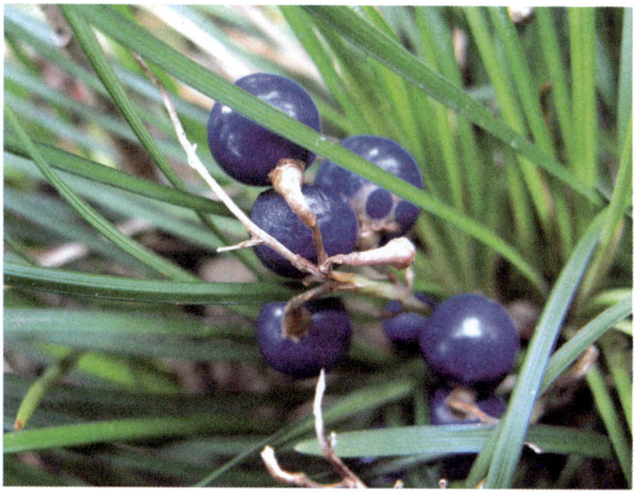

麦门冬

饮子方

◆将柴胡、茯苓、人参、白术、鳖甲（醋涂，炙香熟。）各半两。

以上药物，切如豆大，用水二升，煎煮余五合。分三、四服，空腹温服。

紫双丸

◆治小儿身热头痛，不消化，腹中胀满，或小

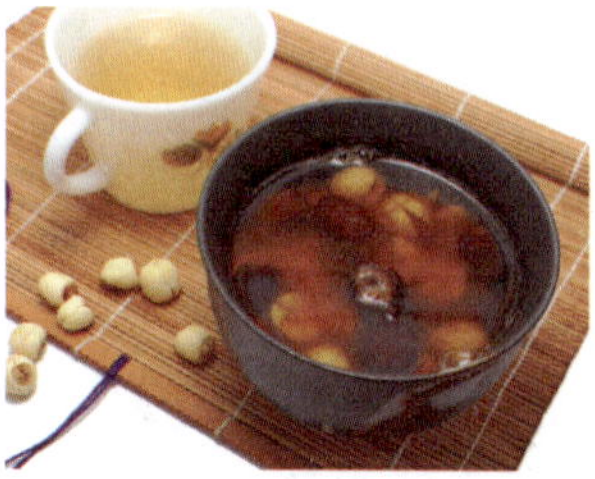

腹绞痛，大小便不利，或频频下痢不止等症。

将巴豆、蕤核仁十八铢，麦门冬、蜡各十铢，甘草五铢，甘遂、朱砂两铢，牡蛎八铢。用汤熟洗巴豆，碾碎，以新布绞去油，再捣甘草、甘遂、牡蛎、麦门冬，过筛。把蕤核仁研熟，加入少许蜜，和药末一起捣匀制成药丸。半岁小儿服如荏子两丸，一到两岁小儿服如半麻子两丸，三、四岁服如麻子两丸，五、六岁者服如大麻子两丸，七、八岁儿服如小豆两丸，九、十岁，微大于小豆两丸。

癖

小儿生下五个月至七岁之间，出现如同梅核大小的腹部结块，位置可以转移，或者像鸡蛋大小，在两胁之间疼痛者叫做癖。如果面黑、

眼睛发直、下泻黑血，手足鼻口发冷，不进饮食者，则不治。

有云小儿病癖，是由于乳食消化不好，滞留腹中，时寒时热，导致或口渴或咳喘。因为体内结癖，所以才会不思饮食，导致脾胃虚弱体热，所以才会多饮水来清洗肠胃，补充失去的津液。如不能及时治疗，必会转成疳病。其转化机理主要是胃不能消化食物，所以脉象沉细，更加不欲进食，致使加重脾胃虚弱，四肢无力，所以病邪容易入侵转成疳病。

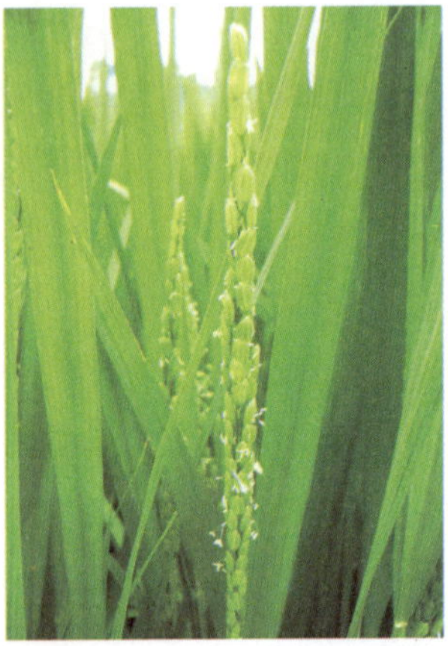
糯米

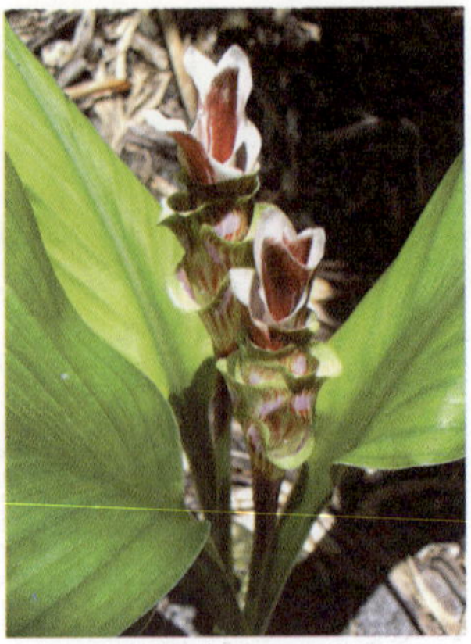
蓬莪术

小儿病癖与潮热相似却又不同，万不可将癖论为潮热下药治疗。只有癖，可以发潮热寒热，所以有的疟病患者的中脘容易积蓄黄水，日久结成癖。小儿的脏腑和平，气血通畅，能够保证津液流通，即使饮水多了也不会因此致病。只有哺乳失调，三焦关隔，才导致水饮停滞在肠胃之中，不能通畅，遇冷侵袭时结聚成癖。

◆治疗癖的方法视病症轻重行之。轻者可以积滞木香丸，重者可服用取癖丸。气实者需要温补胃气，然后用乌犀丸或水晶丹下之两三次，服用些稀粥，停药。待所有症状都消失后，再服用补益类的药物。气虚者，先以药物调理脾胃元气，能多进食时再服药。如果气虚重者，可服用三棱散、化癖丸逐渐消癖。如果气虚甚者如脸色发黄，嘴唇发白，头发竖立，肌肉消瘦症状，不可以轻易使用下的疗法，要逐渐用药物帮助身体消化调理最好。

蓬莪术散

◆治小儿癖气。

将蓬莪术、青橘皮、益智各半两、木香二钱半、糯米一两。一起研成

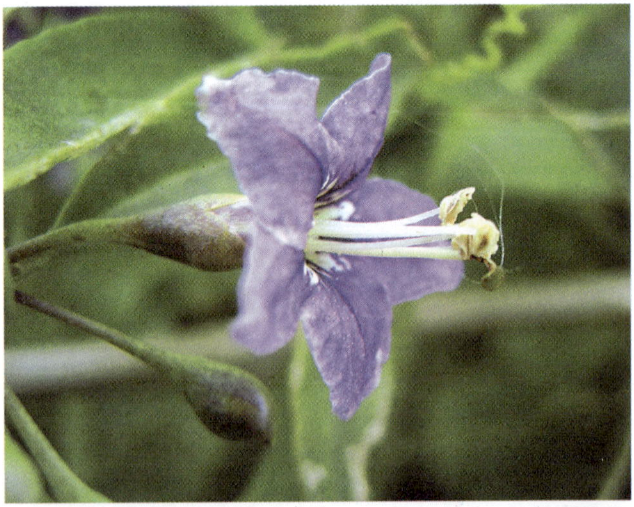
地骨皮

粉末。用陈米汤调服，一日进四服。

木香丸

◆治吐乳泻乳等乳积、肚硬热渴吐泻，饮食无度，过饱即睡等症状。

将木香、蓬莪术、砂仁、青皮（去白）、朱砂（研成细末）、代赭石（研）各二钱，大丁香、川巴豆肉（纸压去油）各一钱。一起研成粉末，调和均匀，飞白面糊制成如麻子大的药丸。每次服用两、三丸。乳伤，用乳汁下药，食伤，用米饮下药。

取癖丸

◆该方药性非常重，属猛药，不到乳积很严重时不能用。

将甘遂（微炒）、芫花（炒）、牵牛（半炒半生，研取末）、辣桂、蓬莪术、青皮（去穰）、木香、桃仁（浸，去皮，炒）、五灵脂各二钱。一起研成粉末，加入去油巴豆一钱研磨调和，加十分细飞面糊制丸如麻子大。每次服用一、两丸，用姜蜜熬汤灌下，泄后，服冷粥补，仍需调和胃。

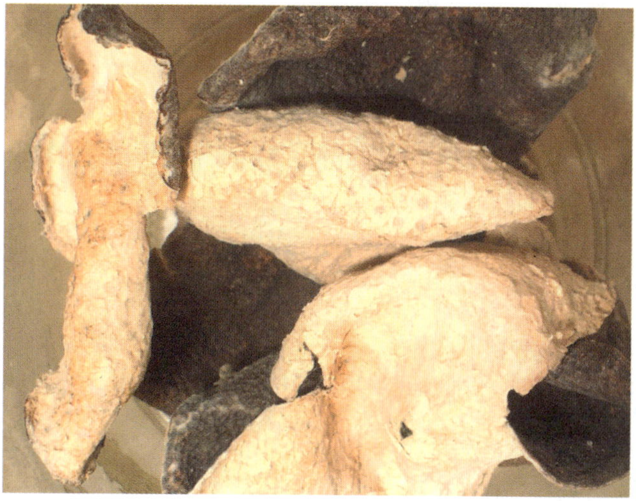

陈皮

化癖丸

◆治腑脏不调，米谷不消，胸腹满闷。

将南木香、陈皮（去白）、蓬莪术（炮，锉）、三棱（炮，锉）、青皮（巴豆九粒、去皮膜心，微炒，去巴豆）、枳壳（去穰，麸炒）、槟榔各半两，白术、丁香各二钱，细辛（烧，存性）四钱。除木香、槟榔、丁香不过火外，其余七味药焙，同前三味制为末，曲糊制成麻仁大的药丸。每次服用十五丸至二十一丸，清米汤、空腹下。忌食油腻生冷。

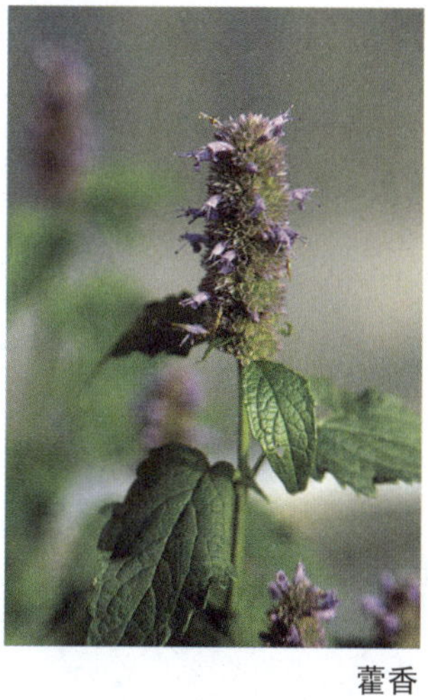

藿香

藿香饮

◆理虚化痰，治脾胃不和。

将人参（去芦）、半夏（汤煮透滤，锉片、在容器中烘干）、赤茯苓（去皮）、甘草（炙）各一两，苍术（去粗皮，米泔水浸一宿，滤干，锉片，用火炒至微黄色。）二两，陈皮（去白）、藿香（去梗）各七钱半，浓朴（去粗皮，制）一两半。一起研

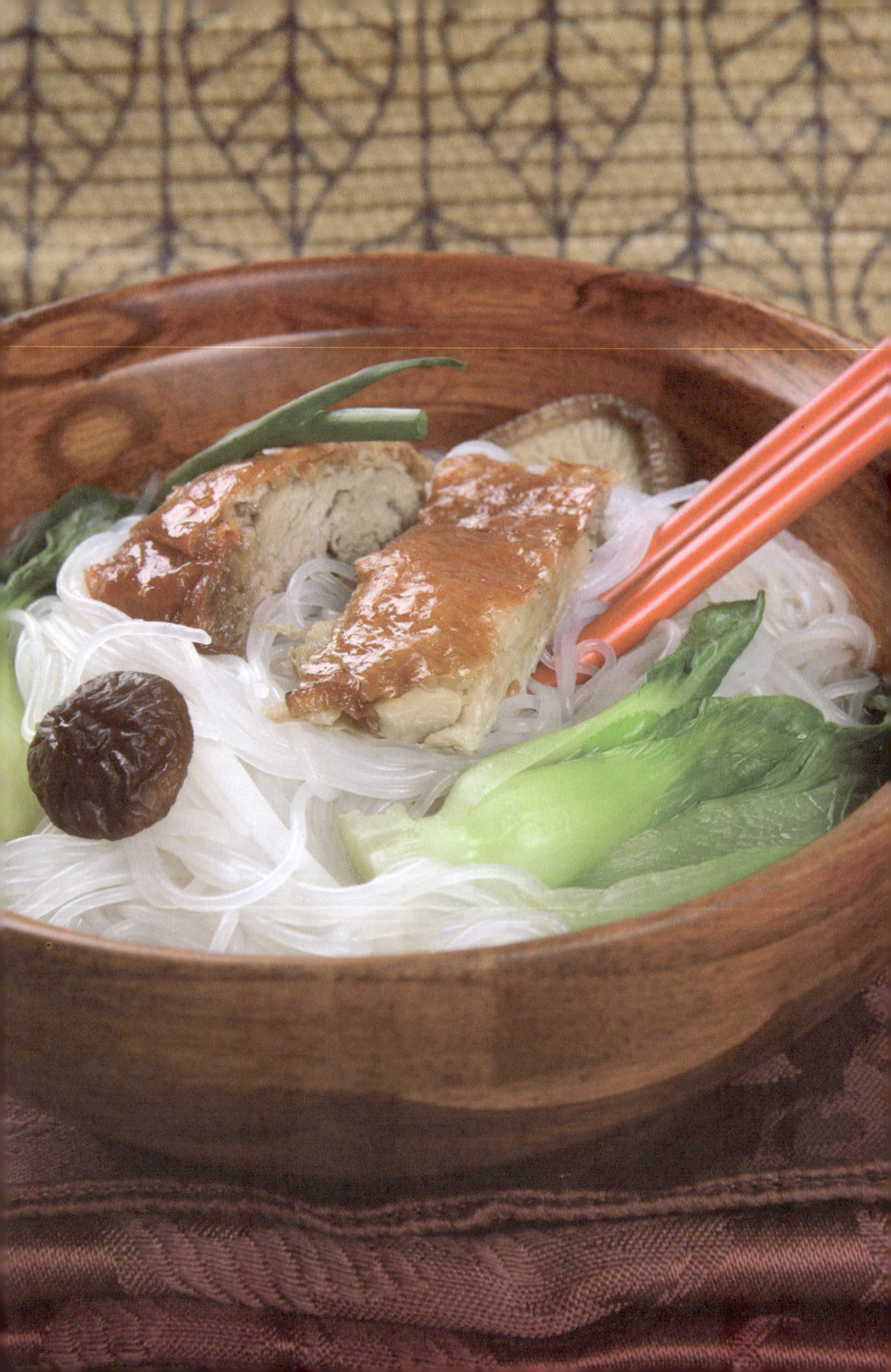

成细末。每次服用二钱，用水一盏，加姜二片，枣一枚，熬取七分，空腹温服，或入烧盐同煎。

喘

《素问》中黄帝问岐伯说：小儿中风发热，呼吸困难，脉象又是怎样的呢？岐伯答：小儿呼吸困难，脉象实大，如果脉缓还能有救，脉急则难救了。可见小儿喘息困难，比咳嗽还要严重，不过也要分清虚实冷热，不能一概而论。有实热者，可服用清肺饮加五和汤，用水姜葱煎药。或者用泻肺汤、碧玉丸治疗。《内经》中说：气过剩则喘急多，肺主气。虚冷者，可服用枳实汤用水姜煎药，再加如意膏、补肺散、坎离汤就会有效。喘是肺虚

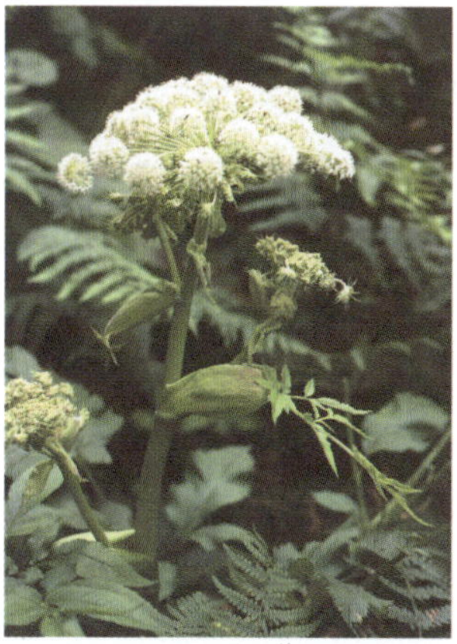

当归

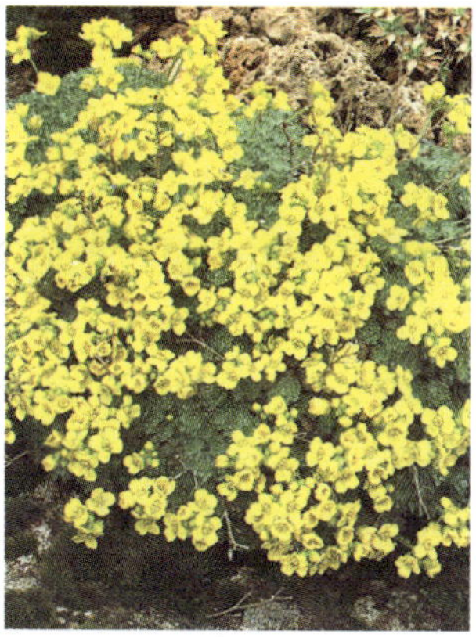

葶苈子

受风，气不能正常升降，以致产生此症。服用定喘饮，也不用区分冷热症，都有疗效。如果是有痰以致不能发出声音的，可服用二圣散治疗。因为胸满气短，气急咳嗽导致上气，首先要解肺热，然后发散风冷，可服用泻白散；发散风冷，可服用大青膏。肺主嘴唇，唇色发白，应当补肺，可以服用阿胶散治疗。

五和汤

◆可宣通下利，解脏腑积热，调和荣卫。

将当归（酒洗）、赤茯苓（去皮）各半两，甘草（炙）、大黄、枳壳（水浸润，去穰，锉片，麦麸炒微黄）各七钱半。

一起研成细末。每二钱用水一盏，熬取七分，不定时温服。

泻肺汤

◆治小儿肺气盛，气急喘嗽。

将葶苈子（微火熬令紫色，捣如泥）、桑根白皮（切）各三两，大枣二十枚。用水三升，煮枣及桑根白皮，熬至一升多，去掉药渣，放入葶苈子泥如弹丸许，搅散，再煮去三分之一，温服，一顿服下。

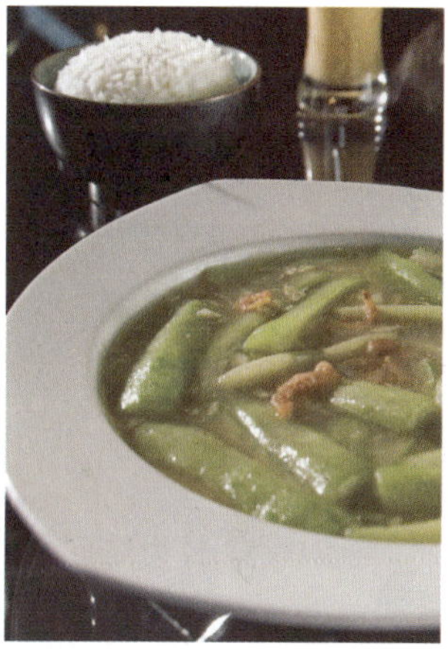

碧玉丸

◆治痰嗽气喘胸满，饮食减少，睡不得宁，烦躁有热。

将青黛、明白矾（生用）、天南星（生用）、滑石（四味）各二钱半，轻粉五十帖，全蝎（去尖毒）十五尾，巴豆（去壳膜心，存油，碎切，入乳

钵极细杵）四十九粒。以上药物除轻粉、巴豆外，其余五味，在容器中烘干，研成末，仍加入前二味，一起在乳钵中捣匀，姜汁煮糯米粉为糊、制成如粟壳大的药丸。每次服用七丸，至九丸或十一丸，用淡姜汤空腹松下，发热严重的，用薄荷汤送服，随时服用。

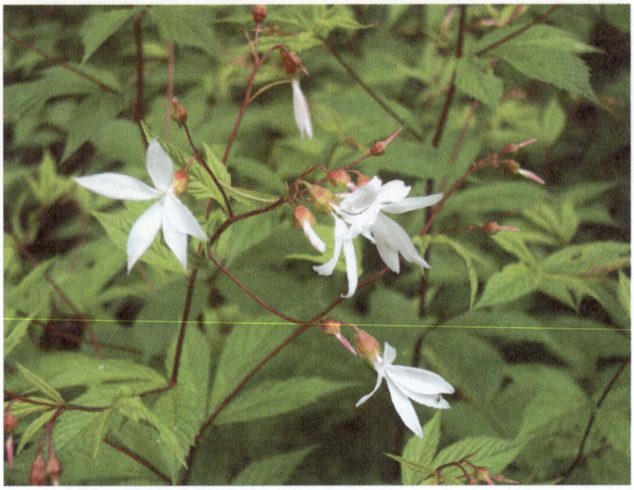

枳实

枳实汤

◆治伤风伤寒，胸满气促，咳嗽不活，食多夹痰吐出。

将枳实（去瓤，锉片，

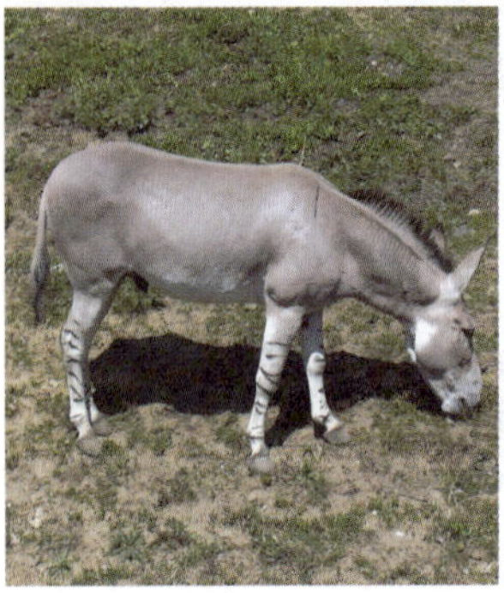

驴（可制阿胶）

麸炒微黄）、赤茯苓（去皮）各半两，甘草六钱，半夏（汤煮透，滤，仍锉，在容器中烘干）七钱，桔梗（锉，炒）七钱半。一起碾碎。每次服用二钱，用水一盏，姜三片，熬取七分，随时服用。

如意膏

◆治痰喘气促。

将半夏（炮裂）、南星（炮裂）各一两半。一起研成细末状，用生姜汁和匀，捻作小饼如铜钱样，用慢火炙干，再研为末，复取姜汁如前，经两次炙干，焙为末，炼蜜丸芡实大。每次服用一丸至二丸，仍用姜蜜汤随时化服，如果有热，用薄荷汤送服。

补肺散（阿胶散）

◆治久患咳嗽，肺虚气促，有痰恶心。

将阿胶（锉，炒）一两半，白茯苓、马兜铃（去老梗）、糯米各半两，杏仁（汤泡，去皮尖）二十一粒，甘草（炙）四钱。一起碾碎。每次服用二钱，用水一盏，熬取七分，随时温服。

坎离汤

◆治虚喘昼轻夜重，食减神昏。

将荜澄茄、石菖蒲各一钱，白术、白茯苓（去皮）、南木香各二钱，甘草（炙）、半夏（汤煮透，滤，仍锉，在容器中烘干）、紫苏子（略炒，

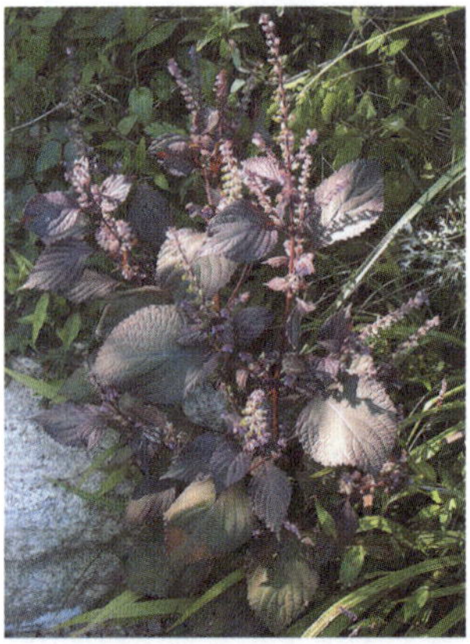

紫苏子

杵碎）四钱。一起碾碎。每次服用二钱，用水一盏，熬取七分，温服。

二圣散

◆救小儿垂死。

将板蓝根一两，甘草（炙）七钱半。一起研成粉末。每次服用半钱，取雄鸡冠血两三点，同温酒少许，饭后调下，可以随时服用。严重者则三、五服，立效。（丹溪云，蓝，能分散败血。）

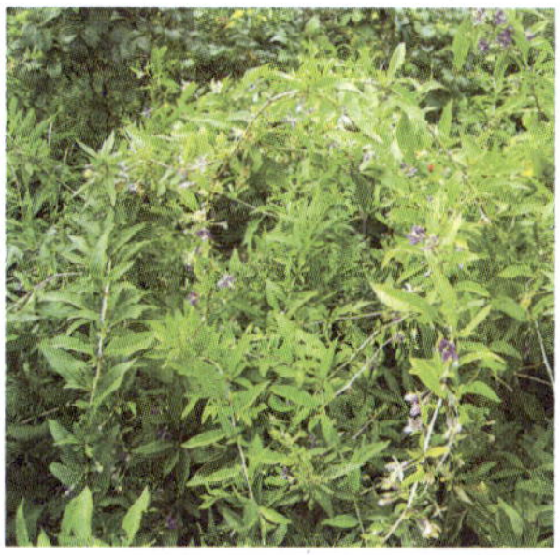

地骨皮

泻白散

◆治肺热喘咳，气喘咳嗽，皮肤蒸热，舌红苔黄。也可治疗小儿麻疹初期、肺炎或支气管炎等病症。

将地骨皮、桑白皮（炒）各一两，甘草（炙）一钱。一起碾碎，加入粳米一撮，水二小盏，熬取七分，饭前用水煎服。本方药性平和，适合于正气未伤，伏火不甚

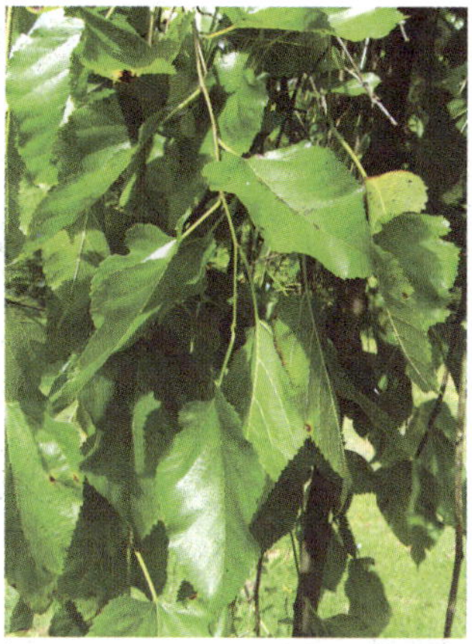

桑白皮

的患儿。风寒咳嗽或肺虚喘咳的患儿不宜使用。

大青膏

◆治小儿热盛生风，惊搐，口中气热。

将天麻（制末）一钱，白附子（制末，生）一钱五分，青黛（研）一钱，蝎尾（去毒，生，末）、乌梢蛇肉（酒浸，在容器中烘干，取末。）各一钱，朱砂（研）一分，天竺黄（研）一钱。一起研成细末，生蜜和成膏。每次服用半皂子大。不满月的小儿，粳米大；同牛黄膏、薄荷水溶化混匀服；五岁以上，同甘露散服之。

杏仁煎

◆治小儿咳嗽，心烦喘粗。

用杏仁（汤浸，去皮尖双仁，麸炒微黄）、天门冬（去心）、寒食面各一两，蜜、酥各一合，生地黄汁一大盏，贝母（微炒）半两，煎贝母及天门冬至五分，榨取汁，加入杏仁膏等同熬如稀饧。每次服用半钱，用温水调下，根据小儿大小酌量使用。

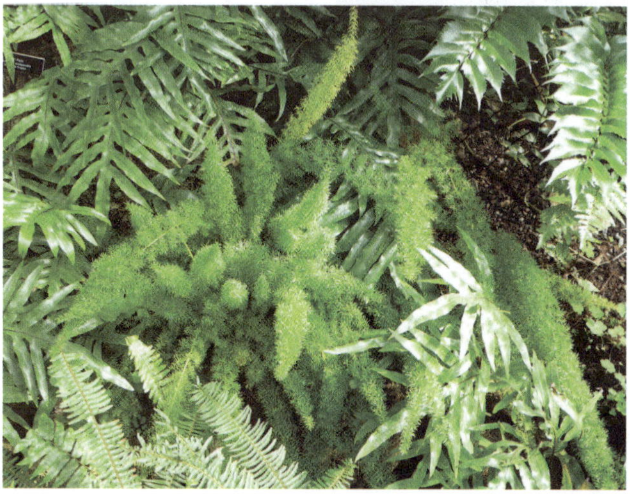

天门冬

八味理中丸

◆治小儿心肺不和，中膈痞满，郁隘胸臆，烦闷，神情不乐，饮食不下。

将人参、甘草（炙）、白术、干姜、枳实（制炒）、白茯苓、五味子（去梗）、桑白皮（去赤皮）等份。一起研成粉末，加炼蜜制成如小指头大的药丸。每次服用一丸，淡豆豉五粒，水一小盏，熬取半，去豉，口服，不定时服用。

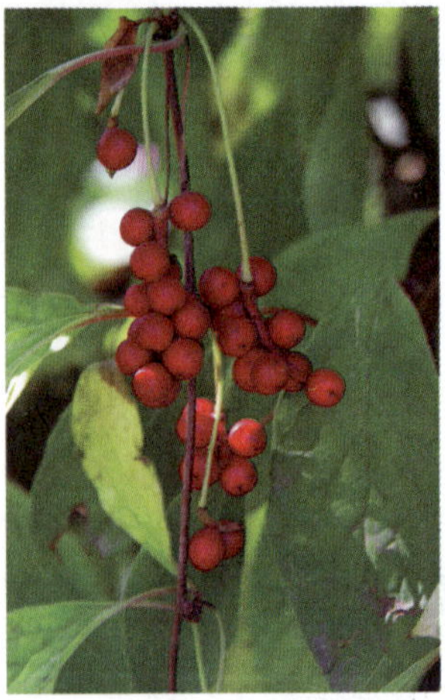

五味子

《聚宝方》平气散

◆治小儿气不和，定喘和气，补虚思食。

将人参、白茯苓、百合、甘草（炙）、白术、桔梗各等份。一起研成粉末。每次服用一钱，用水八分，加生姜少许，一起熬取五分，温服。

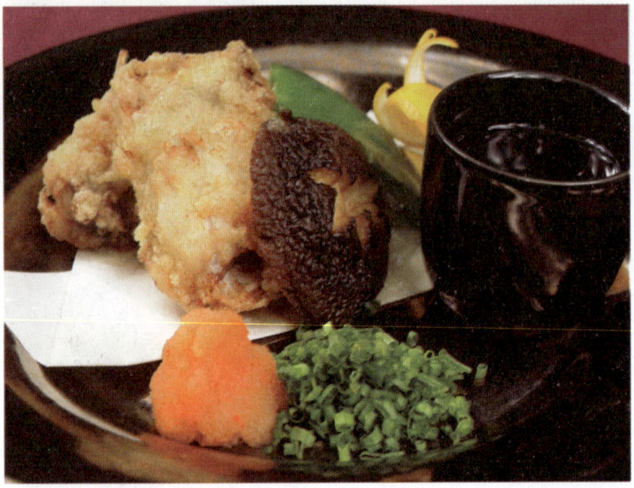

热实

四顺清凉饮

◆治疗小儿血脉壅实，脏腑蓄热，颊赤作渴，五心烦热，睡卧不安，四肢惊掣，血气不顺，肠胃不调，大小便涩，头面生疮，目赤咽痛，疮疹余毒。

将赤芍药、当归、甘草、大黄各等份。一起锉碎。三岁小儿用二钱，用水六分，薄荷二叶，煎八、九沸，去掉药渣，随时服用。如小便不通，加灯心木。

痰实

生白丸

◆治小儿痰涎不利，上喘咳嗽。

将白附子（新罗者）、天南星各半两，半夏一两。一起研成粉末，用生姜汁打面糊制成如绿豆大的药丸。每次服用二十丸至三十丸，用生姜汤送下，根据小儿大小酌情服用。

半夏丸

◆治肺气不调，咳嗽喘满，痰涎壅塞，风痰呕吐，恶心。

将白矾（焙）一两半，半夏（汤泡七次，生姜汁

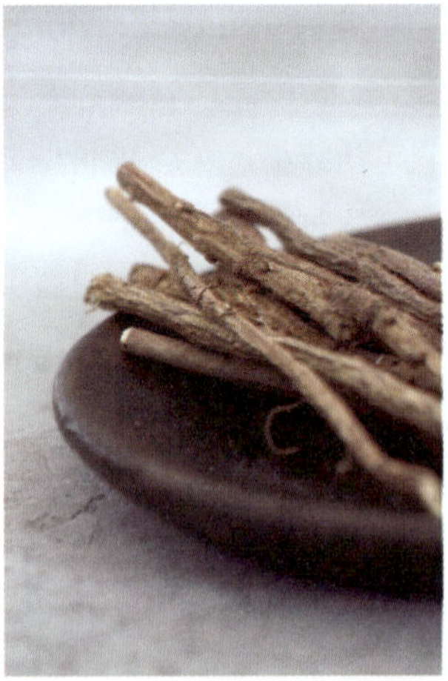

甘草

制一宿）三两。一起研成粉末，加生姜自然汁制成如红小豆大的药丸。每次服用十丸，用姜汤下药。

风邪伤肺

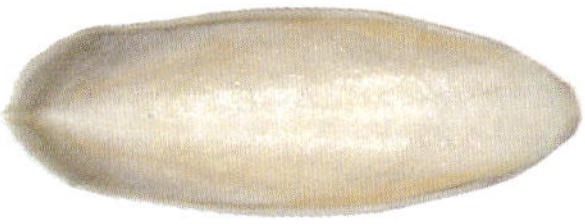

海螵蛸

紫苏饮子

◆治肺受风寒，喘热痰嗽。

将紫苏叶、桑白皮、青皮、五味子、杏仁、麻黄、甘草（炙）、陈皮各二分，人参、半夏各三分。一起加姜三片，用水煎，温服。

寒邪伤肺

麻黄杏子甘草石膏汤

◆治伤寒发汗后，汗出而喘，无大热。

将麻黄（去节，汤泡去黄汁，在容器中烘干秤）二两，杏仁（去皮尖）二十五个，石膏（研）四两，甘草（炙）一两。一起碾碎。每次服用二钱，用水小盏，熬取六分，去掉药渣温服。

杂方

◆治小儿伤冷气喘涎多方

将栝蒌（开一个盖子）一个，阿胶一分，沙糖半两，将后二味药投入栝蒌内，盖子封住，用白纸糊好，蒸两遍，然后倒出。根据小儿年龄大小酌量服用，冷服。

真珠散

◆治小儿气喘多涎。

将真珠（末）、生犀角（镑）各半钱，香附子四钱，龙脑少许。

一起研成细末。每次服用半铜钱，煎桃仁汤调下，婴儿一字，一岁以下的用半钱。

小儿各种喘气急方

◆将海螵蛸、黑牵牛（末）、牡蛎、马兜铃（去皮）各二钱，研成细末，拌匀。每次服用一钱，用鲫鱼淡煮汤调下。

喉间有声

梅花饮子

◆治小儿因受惊而发潮热，五脏积热，手足心热，喉中多痰，脸色或红或白，鼻流清涕，肝肺壅

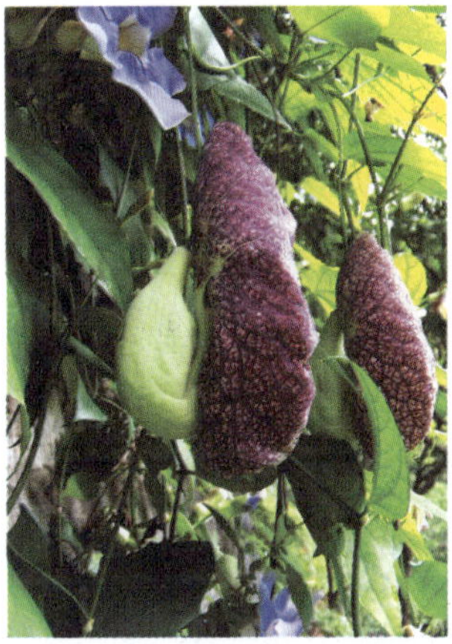

马兜铃

热，目赤咳嗽等。

将硼砂、马牙硝、芒硝、人参各一两，甘草半两，梅花脑子、辰砂、麝香各一字。前八味药物，一起研成末，用瓷器收

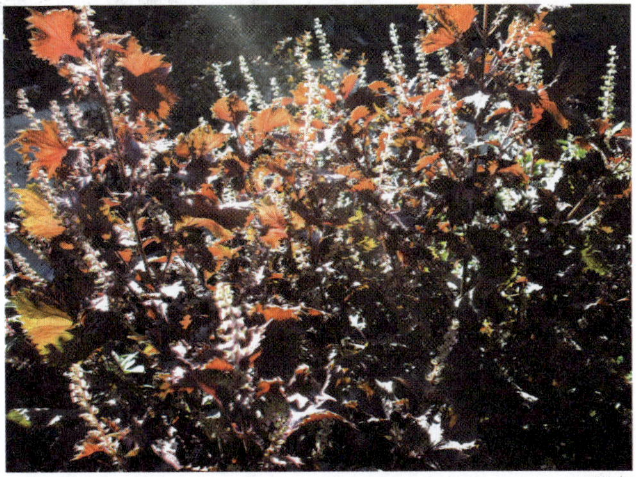

紫苏

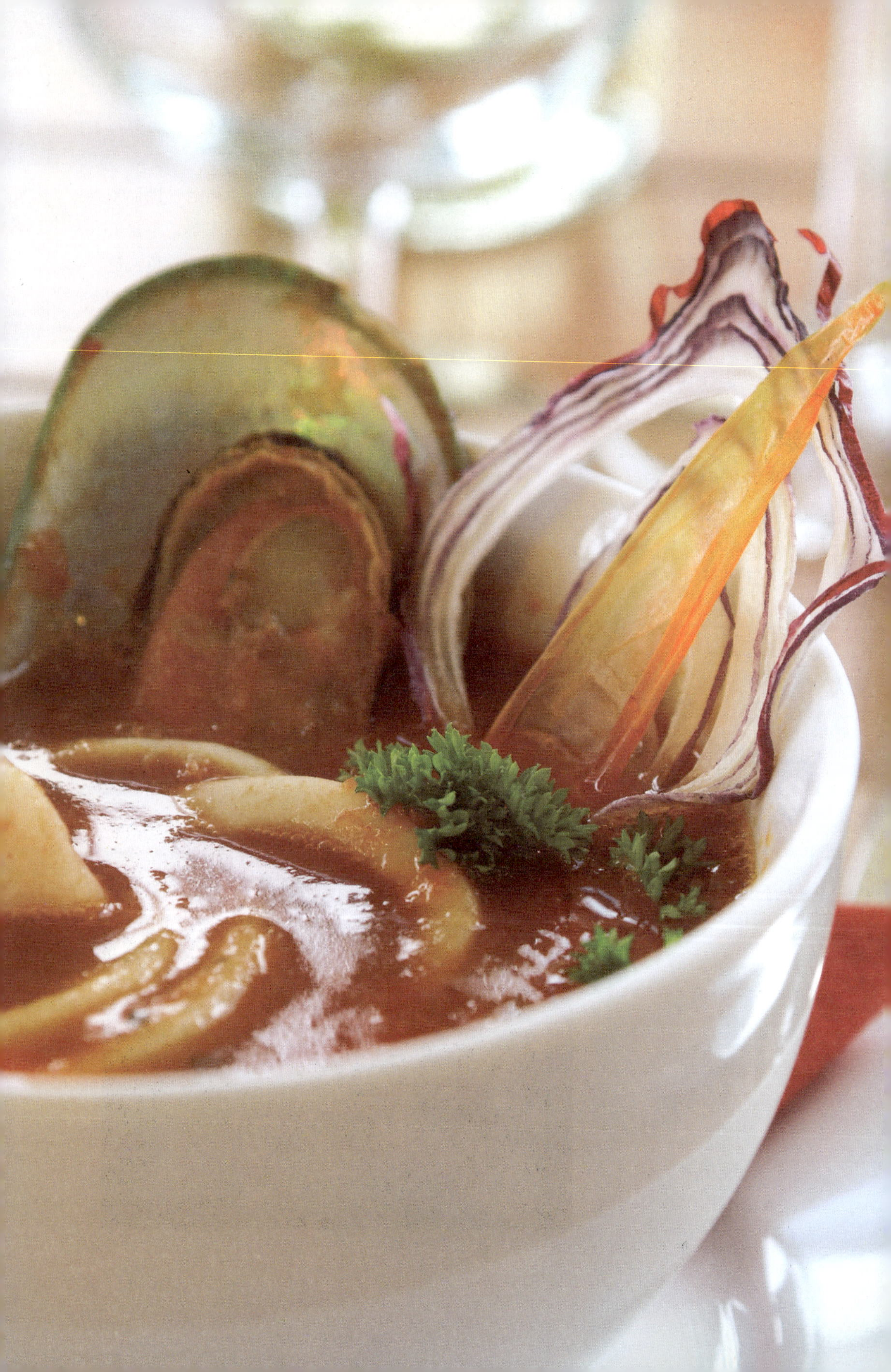

贮。得病时，用麦门冬汤调下，如气喘咳嗽，用桑白皮汤下。常服，用薄荷汤调下。

失音

二圣散

◆治风痰壅闭，语音不出，气促喘闷，手足动摇，似搐非搐。

将诃子（大者，半生半炙，去核）十枚，大腹皮（净洗，在容器中烘干）五钱。一起碾碎。每次服用二钱，用水一盏，熬取七分，随时温服。

通治

定喘饮

◆治风痰气促，不拘冷热。

将人参（去芦头）、麻黄（不去根节）、防己（去黑皮）、诃子（去核）、半夏（汤洗，去滑）、甘草各五钱。一起碾碎，每次服用二钱，水一盏，加姜二片，熬取七分，随时温服。

悲哭

【太医古语】悲哭

《万全方》小儿有惊啼，有夜啼，有躯啼。夫惊啼者，由风邪乘心，脏腑生热，热则精神不定，

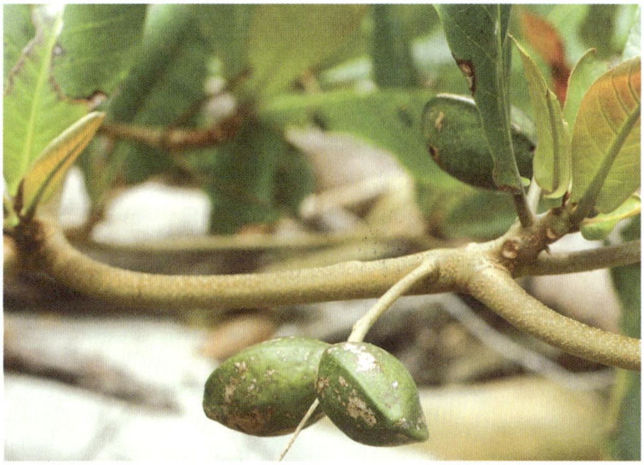

诃子

睡卧不安，故惊啼。夜啼者，脏冷也，夜则阴盛，阴盛相感，痛甚于昼，故令夜啼。一云有犯触禁忌，亦令儿夜啼，可作法术断之。其躯啼者，由腹中痛甚，儿身躯张，气蹙而啼也。又有胎寒而啼者，此儿在胎时已受病也，其状肠胃虚冷，不消乳哺，腹胀下痢，颜色青白，而时或啼叫是也。悲哭者，肺之声，泪者，肝

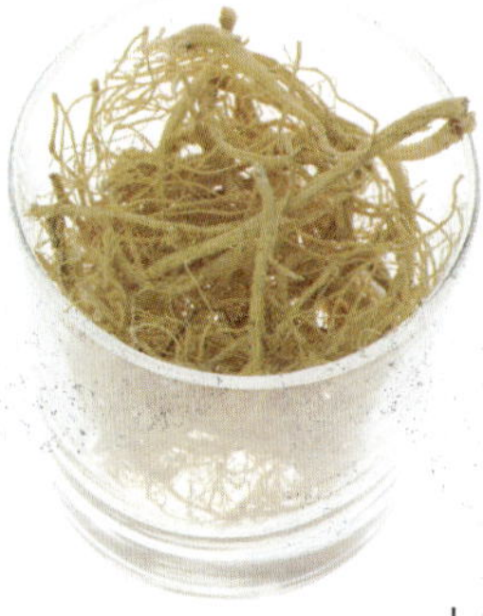

人参

之液也，若六脉弦紧者，先以温汤渍其身取汗，次以凉膈散之类清其内热，此张子和治法如此。若因乳母怒火遗热于肝，肝火炎炽，反侮肺金，金木相击，故悲哭有声者，宜用六君、柴胡、山栀以补脾清肝，用六味丸以壮水生木。有因惊风，过服祛风燥血之药而致者，有因吐泻内亡津液而致者，及禀父肾阴不足不能生肝者，治各审之。若小儿忽然大啼作声，丹溪谓必死，此禀肾阴不足，虚火炎上故也，用六味丸多有生者。仍参览夜啼、客忤、惊啼、重舌、口疮、天钓、内钓等证。

《万全方》中将小儿啼哭分为惊啼，夜啼，躯

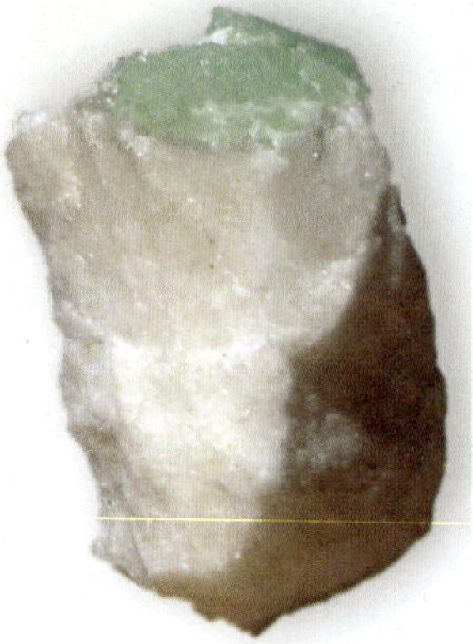
寒水石

啼。惊啼，是由于风邪侵入心脏，脏腑生热，体内有热导致，其症状是精神不定，睡卧不安。夜啼，是因脏器受冷，晚上阴气盛，阴盛则与体内的寒气相互作用，要比白天难受，所以啼哭。躯啼，是由于腹中疼痛严重，而使小儿身体伸张，气息紧张而啼哭。也可能是因胎寒而啼哭的，其症状是肠胃虚冷，乳食不消化，腹胀下痢，脸色青白，有时啼哭。

钱氏蝉花散

◆治惊风夜啼，切牙咳嗽，咽喉壅痛。

将蝉花（和壳）、白僵蚕（直者，酒炒熟）、甘草（炙）各一分，延胡索半分。一起研成粉末。按照一岁一字，四、五岁半钱的药量，用蝉壳汤送下。

龙齿散

◆治小儿拗哭。

将龙齿、蝉壳（去翅足、泥土）、钓藤（有钩子者）、羌活、茯苓、人参各等份。一起研成粉末。每次服用一大钱，熬取六分，去掉药渣，温热服。

惊啼

惊啼就是晚上睡觉时不明原因地忽然哭醒。中医认为这是热邪侵入心脏，应该安心。可以服用安神丸治疗。

安神丸

◆治疗心虚疳热，神思恍忽。

将麦门冬（去心，焙）、马牙硝、白茯苓、干山药、寒水石（研）、甘草各半两，朱砂（研）一两，龙脑（研）一字。研成细末，加炼蜜制成如芡子大的药丸。每次服用半丸，用沙糖水化下，可随时服用。

乳香丸

◆治惊风内钓，腹痛惊啼。

将乳香半钱，没药、沉香各一钱，蝎稍十四枚，鸡心槟榔一钱半。一起研成粉末，加炼蜜制丸如桐子大。每次服用二丸用菖蒲、钓藤汤调下。

青云散

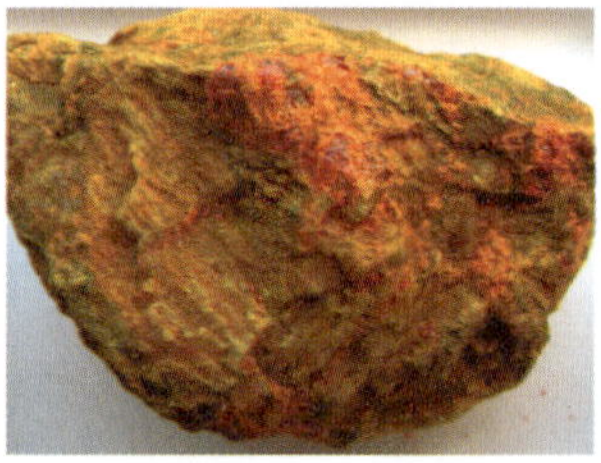
雄黄

◆治孩儿因惊啮齿，唇赤口干，面部色青。

将石莲心一分，天南星（炮）、僵蚕（取直者）、全蝎、郁金（皂角煮）各一钱半，雄黄一钱，粉霜半钱。一起研成粉末。每次服用一字半

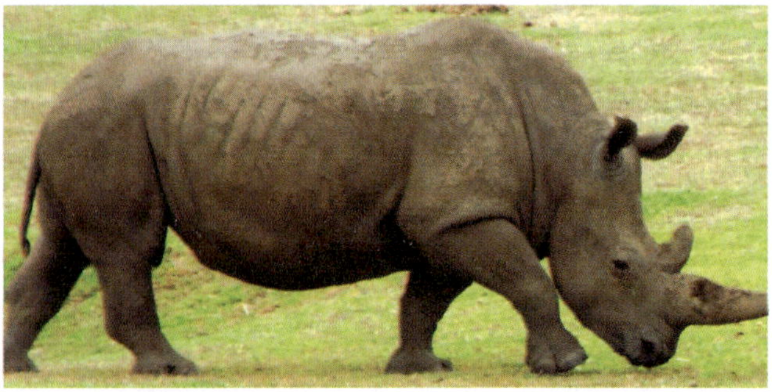
犀角

钱，根据小儿大小决定药量，用蜜汤调下。

《圣惠》犀角散

◆治小儿惊啼。

将犀角屑、钓藤、升麻、黄芩、甘草（炙）各一分，人参三分。一起碾碎。每次服用一钱，用水一盏，熬取五分，根据小儿年龄酌情服用。

龙齿散

◆治疗小儿惊啼烦热，眠卧不安。

将龙齿、麦门冬各半两，白芍药、川升麻、川大黄（炒）、甘草（炙）各一分。一起碾碎。每次服用一钱，用水一小盏，熬取五分，去掉药渣，温服，根据小儿年龄酌情加减药量。

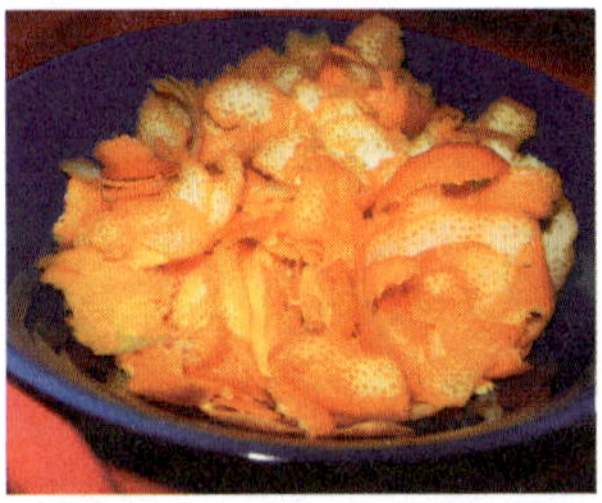

橘皮

夜啼

小儿夜啼有四种症状，一是寒夜啼，二是热夜啼，三是重舌口疮，四是客忤。寒夜啼的症状是腹痛，脸色青白，腹部发凉，嘴里呼出冷气，弯腰而哭。热夜啼的症状是心燥，脸色发红，小便也发红，口中热，腹部热，啼哭时出汗，哭时仰躺。如果重舌口疮，表现为不能吸乳，嘴接触到乳房就哭，身体和额头发热，看小儿的口，表面没有生疮，病因是舌下血脉肿胀，好像又长出一个舌头，这就是重舌。客忤，是被陌生人的气息冲犯而啼哭。各种病症还需要具体分析，具体治疗。

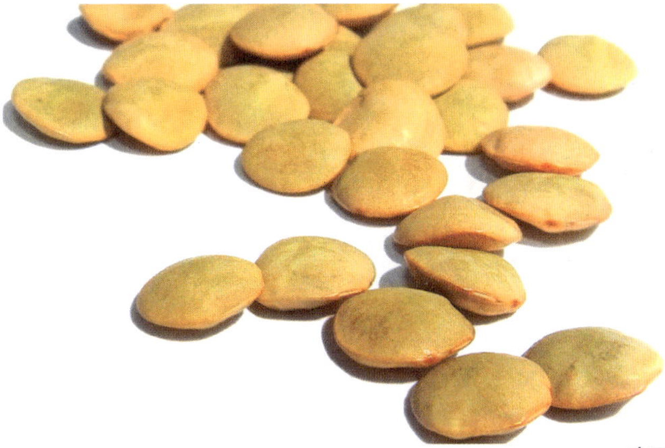

扁豆

躯啼

小儿在胎里时，母亲受风寒，寒邪进入胎胞而伤到小儿脏腑，所以小儿出生之后，病邪还在小儿腹中导致小儿腹痛啼哭。

白术当归煎丸

◆治胎寒腹痛，遇夜啼叫，身体曲张，呕吐不止，大便酸臭，乳食虽多，不长身体。

将白术、当归、木香等份，研成粉末，加炼蜜制成如绿豆大的药丸。每次服用一丸，煎木香汤化下。

六神散

◆治腹痛啼哭，脸色青口中冷气，四肢冰冷，曲腰而啼，或大便泄泻，及不吸乳。

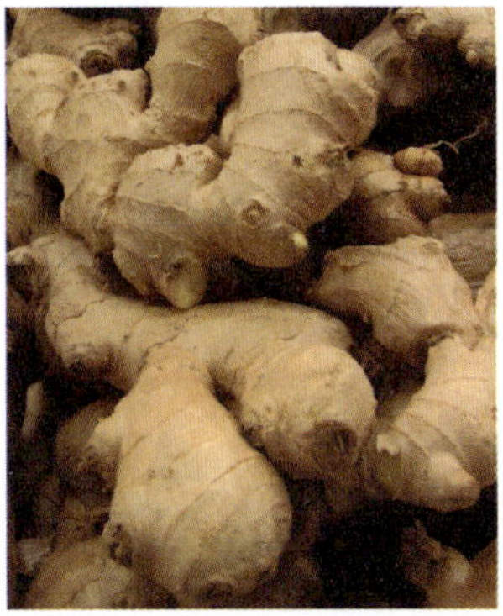

姜

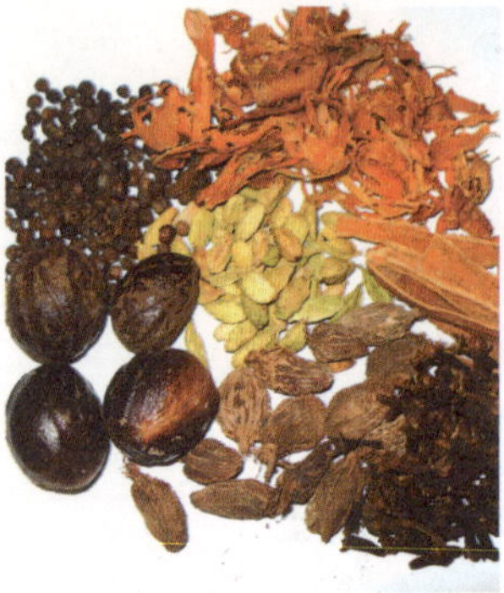
肉桂

将人参、山药、白术各半两，甘草二钱，茯苓、扁豆（炒）各一两。一起研成粉末。每次服用二钱，加姜二片，枣一枚，煎服。

另方：用当归、白芍药、人参各二钱半，甘草、桔梗、陈皮各一钱，研匀，每次服用二钱，用水煎，常服。

寒夜啼

◆小儿由于脾脏受寒而导致疼痛，叶腋啼哭。可以服用温中的药物治疗，例如花火膏。

花火膏

◆取灯火一颗，涂在乳头上，让小儿吃奶时服下。

当归丸

◆治疗小儿因脏寒而腹痛，脸青手冷，不吃乳。

将当归、白芍药、人参各一分，甘草（炙）半分，桔梗、陈橘皮（不去白）各一钱。一起研成粉末。水煎半钱，经常以少量给患儿服下。

万金散

◆治婴儿脏寒，禀气怯弱，或多囟解，脸色青白，遇夜多啼。

将沉香（锉）、丁香、人参、五味子、当归各一两，赤芍药、白术各半两，桂心一分。

一起捣碎，研成细末。每次服用一钱，用淡温浆水一小盏，熬取五分，放温，经常滴在小儿嘴里。

钓藤膏

◆治百日内婴儿脸色发青、腹痛夜啼，及周岁以上小儿各种疝气。

将钓藤（和钩）、玄胡索、当归（酒洗）、甘草（炙）、乳香各五钱，肉桂（去粗皮）二钱，麝香一子。前四味在容器中烘干，桂不过火，一起制为末，乳香用叶包裹，在熨斗里盛火熨透，放冷，放入乳钵同麝细杵，然后加入前药末一起研匀，加炼蜜制丸如芡实大。每次

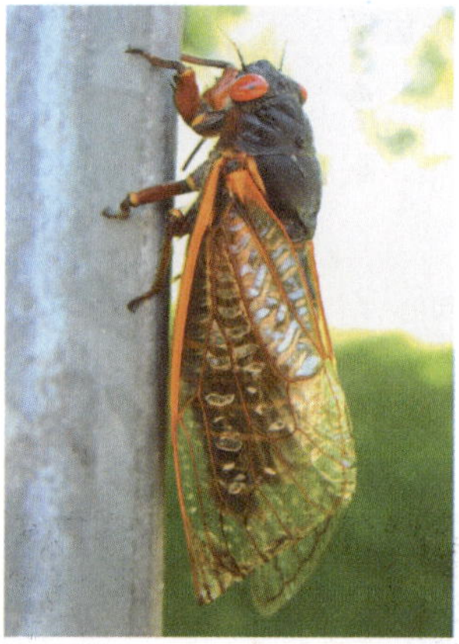
蝉蜕

服用一丸至二丸，白汤空腹化服。

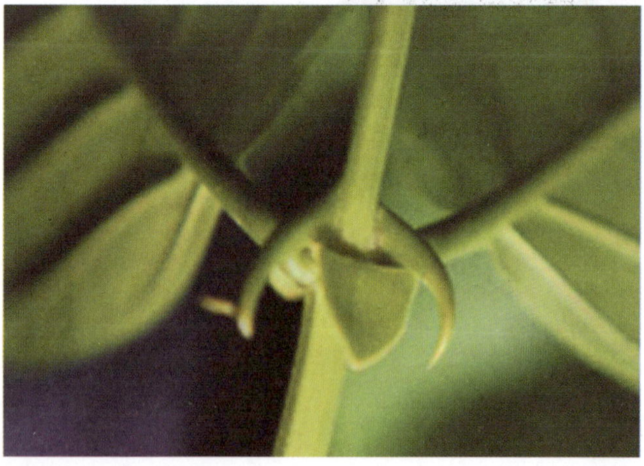
钩藤

钓藤饮

◆治小儿夜啼，内脏受凉疼痛。治惊啼，加蝉蜕、防风、天麻。

将钓藤钩、茯神、茯苓、川芎、当归、木香、甘草、白芍药各一钱。一起研成细末，每次服用一钱，以姜枣略煎服。

乳头散

◆治小儿夜啼不止，腹中痛。

将黄芪（锉）、甘草

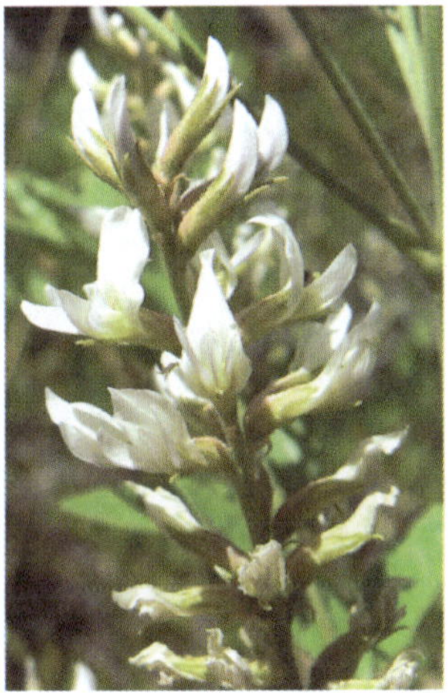

甘草

（炙）、当归、赤芍药、木香等份，碾细，制成散。每次服用取少许着乳头上，让小儿随乳吃下。

热夜啼

吉氏朱砂膏

◆治疗惊啼夜啼。

将朱砂、人参、白茯苓、甘草各一钱，脑麝少

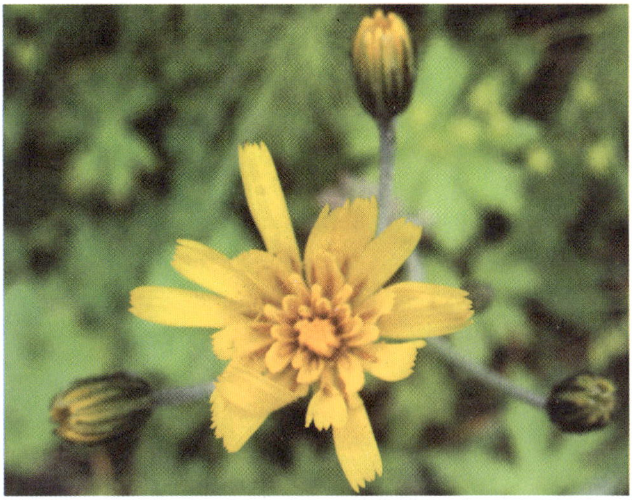

车前子

许。研成细末，加蜜制为丸。每次服用一块如皂子大，金银薄荷汤下。

安神散

◆治一应惊啼。

将犀角、雄黄、人参、车前子各半两，茯苓一两。一起研成末。每次服用一钱，以桃仁汤下。

灯花散

◆治疗热症躁夜啼。

将灯花三四颗，研成细末，用灯心熬汤、调涂口中，用乳汁送下，一日三服，无灯花、用灯心烧灰也可。另方：将灯花七枚，硼砂一字，辰砂少许，研成细末，蜜调，抹唇上。

治小儿夜啼

◆将人参二钱半，黄连一钱半，甘草（炙）五分，竹叶二十片，生姜一片。用水煎服。

口疮

蒲黄散

◆将真蒲黄（微炒，纸铺地上出火气）研成细末。取少许，用棉花棒蘸温水点患处，轻轻按压。

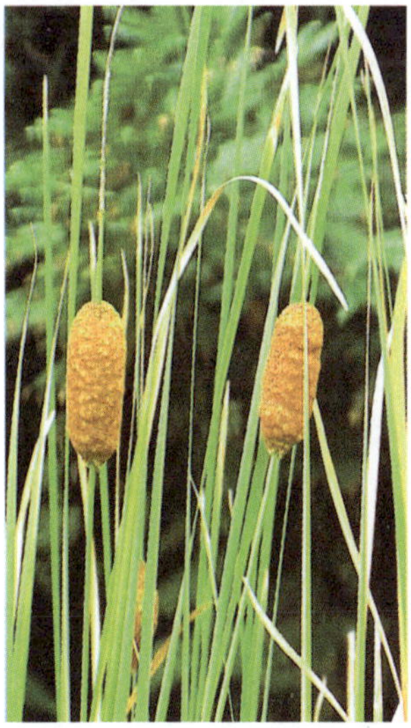

蒲黄

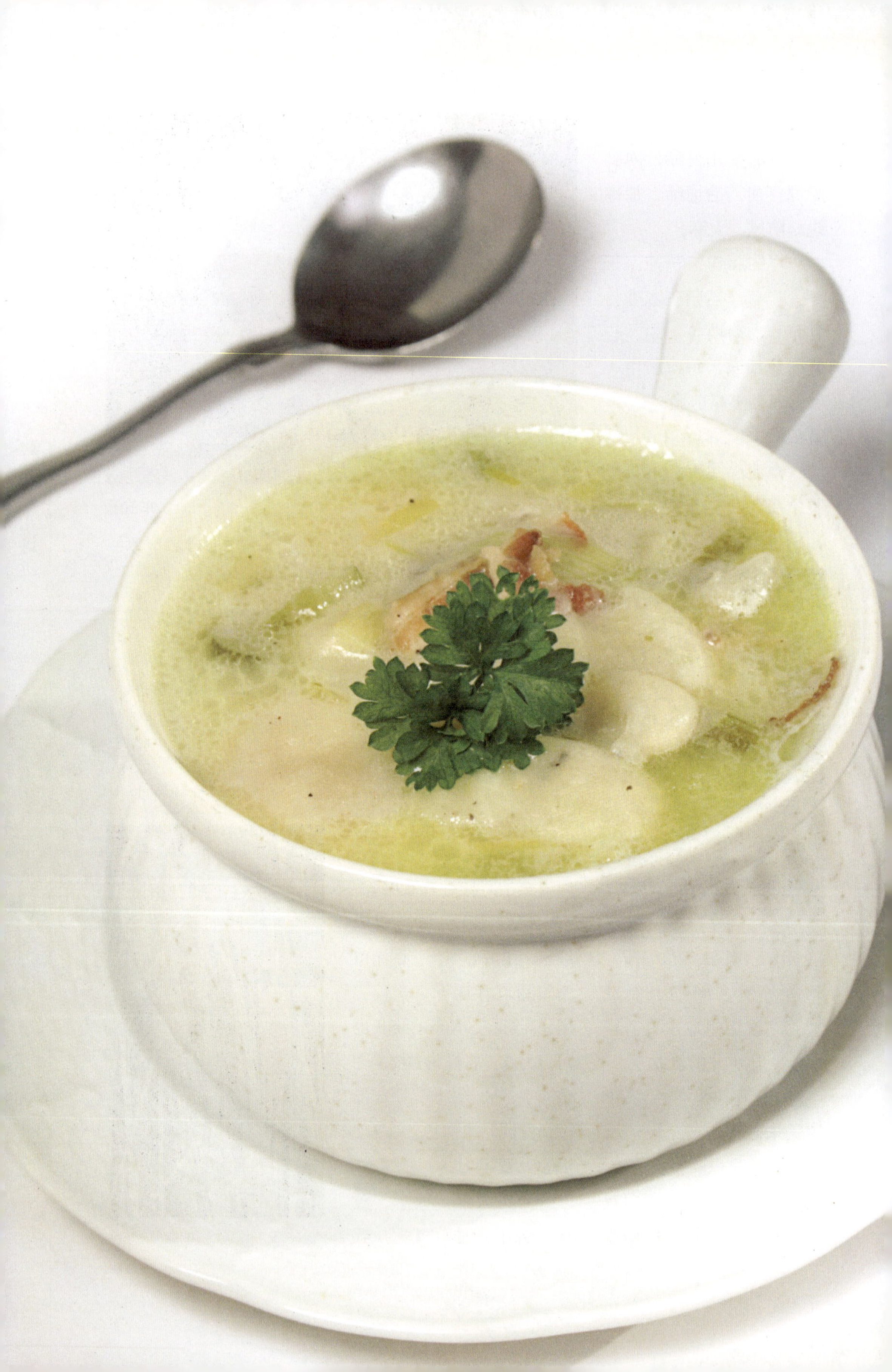

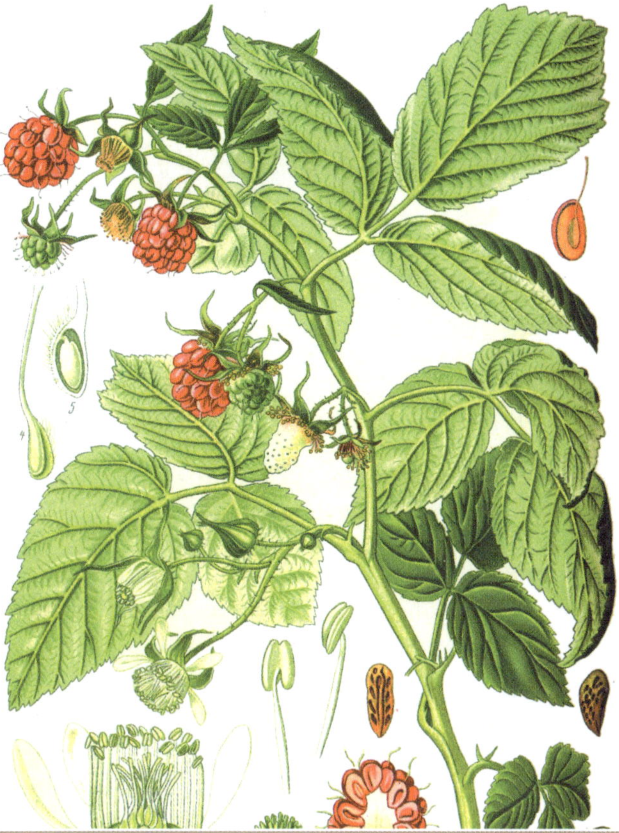

治疾篇

《内经·阴阳别论》云：二阳之病发心脾，有不得隐曲，女子不月；其传为风消，为息贲者，死不治。洁古曰：女子月事不来者，先泻心火，血自下也。《内经》曰：二阳之病发心脾，有不得隐曲，故女子不月，其传为风消。王启玄注曰：大肠、胃热也，心脾受之。

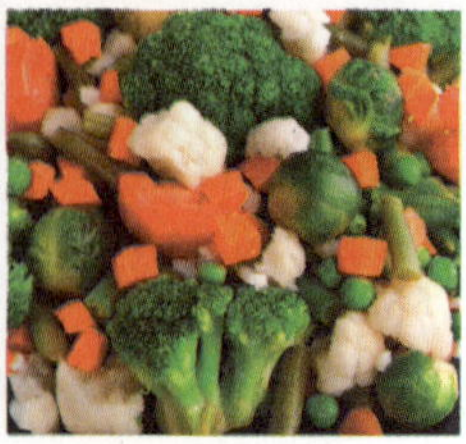

【太医古语】经闭

《内经•阴阳别论》云：二阳之病发心脾，有不得隐曲，女子不月；其传为风消，为息贲者，死不治。洁古曰：女子月事不来者，先泻心火，血自下也。《内经》曰：二阳之病发心脾，有不得隐曲，故女子不月，其传为风消。王启玄注曰：大肠、胃热也，心脾受之。心主血，心病则血不流。脾主味，脾病则味不化。味不化则精不足，故其病则不能隐曲，脾土已亏，则风邪胜而气愈消也。又经曰：月事不来者，胞脉闭也。胞脉属于心，络于胞中。今气上迫肺，心气不得下通，故月事不来。先服降心火之剂，后服《局方》中五补丸，后以卫生汤治脾养血也。李东垣曰：经闭不行有三，补前人之阙。妇人脾胃久虚，形体羸弱，气血俱衰，而致经水断绝不行。或病中消胃热，善食渐瘦，津液不生。夫经者血脉津液所化，津液既绝为热所烁，肌肉渐瘦，时见渴燥，血海枯竭，名曰血枯经绝。宜泻胃之燥热，补益气血，经自行矣。此病或经适行而有子，子亦不成，而为胎病者有矣。（此中焦胃热结也）或心包络脉洪数，躁作时见，大便秘涩，小便虽清不利，而经水闭绝不行，此乃血海干枯，宜调血脉，除包络中火邪，而经自行矣。（此下焦胞脉热结也）或因劳心，心火上行，月事不来者，胞脉闭也。包脉者，属于心而络于胞中，今气上迫肺，心气不得下通，故月事不来。宜安心、补血、泻火，经自行矣。（此上焦心肺热结也）裴泽之夫人病寒热，月事不至者数年，又加喘嗽，医者率以蛤蚧、桂、附投之。曰：不然。夫人病阴为阳所搏，温剂太过，故无益反害，投以凉剂，凉血和血药，则行矣。已而果然。

金代中医张元素认为：女子闭经，应先泻心火，心火泻，血自下。

《内经》上也认为：女子闭经，主要是由分布在子宫上的脉络不通引起的。

冲、任二脉起于心，落于子宫，如果血气向上攻入肺中，就会造成心气不能下通，心气不下通，月经自然不来。治疗这种病症应该先服降心火的药，然后服用《局方》中五补丸，最后用卫生汤治脾养血。

经闭不行有妙法

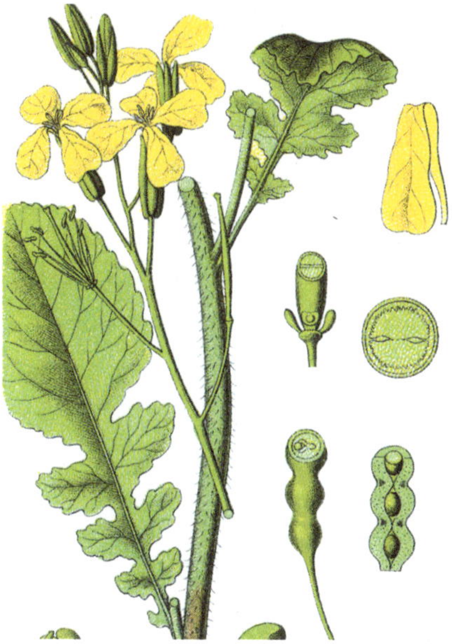

《内经·阴阳别论》云：二阳之病发心脾，有不得隐曲，女子不月；其传为风消，为息贲者，死不治。洁古曰：女子月事不来者，先泻心火，血自下也。《内经》曰：二阳之病发心脾，有不得隐曲，故女子不月，其传为风消。王启玄注曰：大肠、胃热也，心脾受之。

经闭不行良方

泻火补血

泻火的方法要根据病情而定。火在上是由劳心引起的，可服用黄芩、黄连及三和之类的药物进行治疗（三和是指四物汤、凉膈散、当归等份入药）；火在中是由胃引起的，可服用调胃承气类的药物进行治疗；火在下则容易大小便秘涩，可服用玉烛散之类的药物进行治疗。张元素治疗血枯的办法是先服用降心火的药物，比如黄芩、黄连、三和、玉烛之类的，然后再服用五补丸、卫生汤之类的补气药物。

凉膈散：将黄芩、黄连、栀仁（各酒炒）、连翘、桔梗、甘草各等份，薄荷叶半钱。用水煎服。

玉烛散：将当归、川芎、熟地、白芍药、大黄、芒消、甘草各等份，碾碎，用水煎，去掉药渣，空腹服。

五补丸

◆补诸虚，安五脏，坚骨髓，养精神。

将熟地黄、黄芪、人参、牛膝（酒浸，去芦，

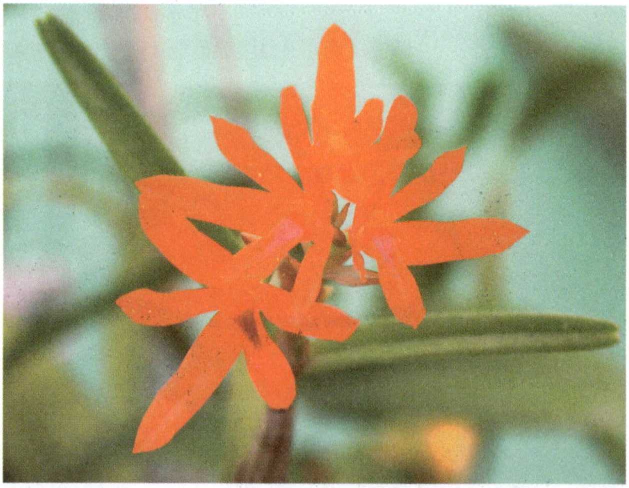

牛膝

在容器中烘干）、白茯苓、地骨皮各等份。一起研成细末，制成绿豆大的蜜丸，每次服用三五十丸，空腹服，温酒送下。

卫生汤

◆将当归、白芍药各二两，黄芪三两，甘草一两。一起研成细末，每次服用半两，用水二盏，熬至一盏后，空腹服，温服。如果身体虚弱，可加入人参一两。

血枯

【太医古语】血枯

紫色成块者血热，四物加黄连、柴胡之类。气虚血虚者，皆于四物内加参。急则治其标，白芷汤调百草霜，甚者棕榈灰，后用四物加炒干姜调理。因劳者，用人参带升补药。因热者，用黄芩。因寒者，用炒干姜。血大至曰崩中，或清或浊，或纯下瘀血，或腐，势不可止，证状非一，所感亦异，甚则头目昏晕，四肢厥冷，并宜胶艾汤咽震灵丹，佐以三灰散。或以童子小便煎理中汤，或以沉香降气汤加入百草霜，米饮调下。血崩甚而腹痛，人多疑恶血未尽，又见血色瘀黑，愈信恶血之说，不敢止截。大凡血之为患，欲出未出之际，停在腹中，即成瘀色，难尽以瘀为恶，又焉知瘀之不为虚冷乎？若必待见瘀血之后截之，恐并与人无之矣。此腹痛更有说瘀而腹痛，血通而痛止，崩而腹痛，血住则痛止，宜芎归汤加干姜、熟附一钱，止其血而痛自止，仍以刺花绣拭黑片烧灰研末，米饮调下。一方，以毛蟹壳烧存性，米饮下。亦有以早黄麻根烧灰为末，米饮下。经云：阴虚阳搏，谓之崩。又云：阳络伤则血外溢，阴络伤则血内溢。又云：脾统血，肝藏血。其为患因脾胃虚损，不能摄血归源。或因肝经有

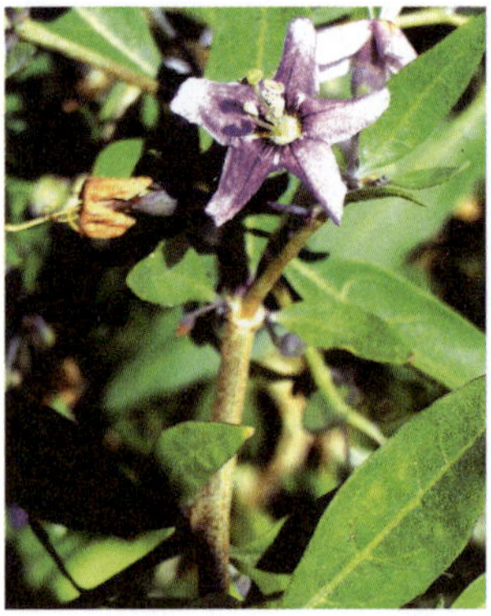

地骨皮

火，血得热而下行。或因肝经有风，血得风而妄行。或因怒动肝火，血热而沸腾。或因脾经郁结，血伤而不归经。或因悲哀太过，胞络伤而下崩。治疗之法：脾胃虚弱者，六君子汤加当归、川芎、柴胡。脾胃虚陷者，补中益气汤加酒炒芍药、山栀。肝经血热者，四物汤加柴胡、山栀、苓、术。肝经风热者，加味逍遥散，或

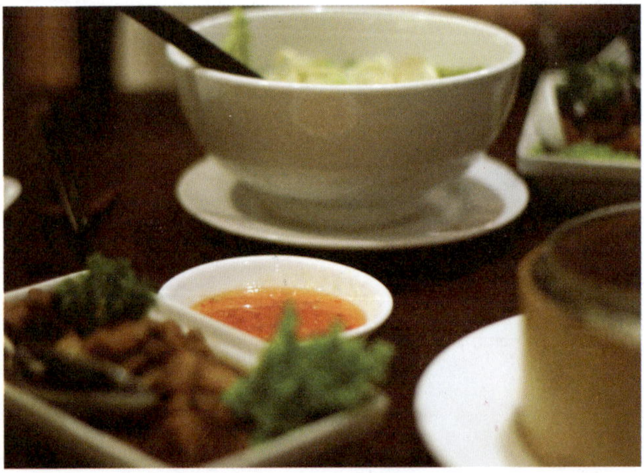

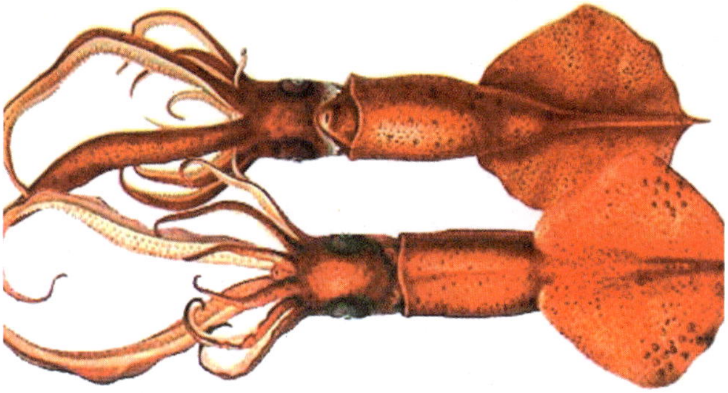

乌贼骨

小柴胡汤加山栀、芍药、丹皮。若怒动肝火，亦用前药。脾经郁火者，归脾汤加山栀、柴胡、丹皮。哀伤胞络者，四君子汤加柴胡、升麻、山栀。故东垣、丹溪诸先生云：凡下血证须用四君子以收功，斯言厥有旨哉。若大去血后，毋以脉诊，当急用独参汤救之。其发热、潮热、咳嗽、脉数，乃是元气虚弱，假热之脉也，尤当用人参之类。此等证候，无不由脾胃先损，故脉洪大。察其有胃气受补则可救，设用寒凉之药，复伤脾胃生气，反不能摄血归源，是速其危也。《经验》、《简要》治崩中等证。冷者，脉紧细，手足寒，红去、淡黑或五色，当归建中加白龙骨、血竭、附子，下紫石英丸、震灵丹。灸火。热者，脉洪，四肢温，心烦口苦燥，血沸而成，用黄芩汤、荆芥散，或清心莲子饮加竹沥、生地黄汁，甚者，生地黄汁磨京墨、百草霜冷服。虚者，胶艾汤加麦门冬、鹿茸、龙骨、酸枣仁，或养荣汤加龙骨、血竭，送震灵丹。实者，腹中痛，煮附丸、四物汤加香附子。心虚者，恍忽多梦，健忘，舌强，小便多，面红盗汗，柏子仁汤、酸枣仁汤加龙骨、京墨、百草霜，吞灵砂丹。又灵砂、当归、莲肉、龙骨、枣肉丸，参汤送下。崩中作麝香、当归，香者，心气已散，急服灵砂、龙骨等。

血枯，是因为人年少时曾经有过大出血的情况导致的气竭肝伤，所以会造成月经量少或者不来。

治血枯良方

《黄帝内经·素问》记载：

取乌鲗骨四份、芦茹一份，与麻雀卵调和后制成如小豆大的药丸，每次五丸，空腹服，鲍鱼汁服下。

乌鲗骨补肾益精，收敛止血，并可通血脉，治女子经闭；芦茹活血通经，治女子经水不通；麻雀卵能益精血，调冲任；鲍鱼汁养肝化瘀。组合成方，可益精补血，止血化瘀。

乌贼骨、芦茹各等份，雀卵不拘数，和丸小豆大，每次服用五至十丸，用鲍鱼汤煎过后服下，每日三次，饭后服用。

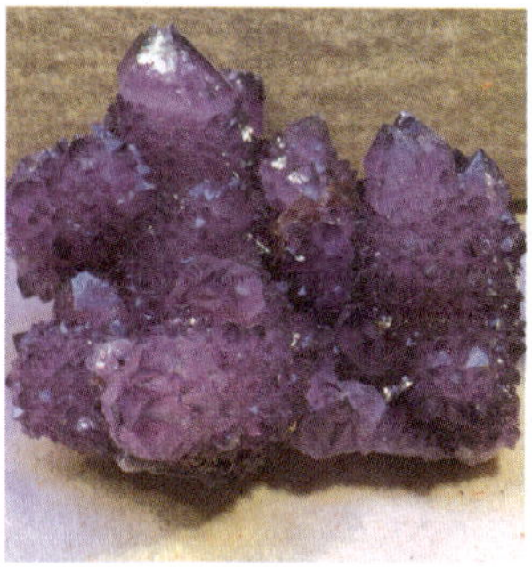

紫石英

又方

四物汤加桃仁、红花。如果是由阴虚经脉久不通造成的，并且伴有小便短涩，身体疼痛的症状，可以四物加苍术、牛膝、陈皮、生甘草作汤服用。

益气补中法

经水为阴血，属冲任二脉，上行成为乳汁，下行成为经水。月经方面出了问题是由多种原因引起的。如脾虚不能生血、郁积伤脾，气血耗损、脾胃损、劳伤心、怒伤肝、肾水不能生肝、肺气虚等导致血少而不能行血。

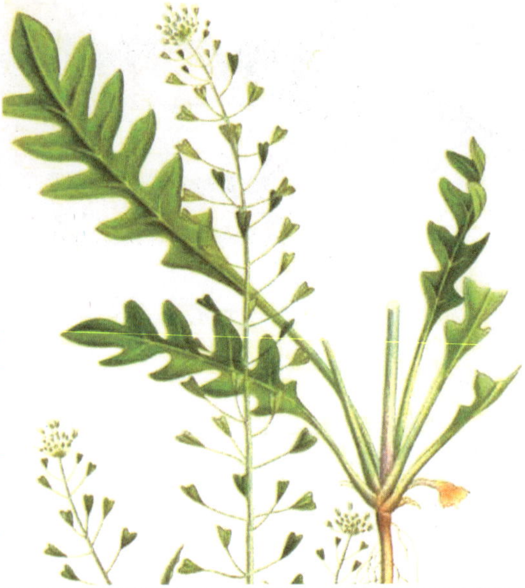

经水为阴血，属冲任二脉，上行成为乳汁，下行成为经水。月经方面出了问题是由多种原因引起的。如脾虚不能生血、郁积伤脾，气血耗损、脾胃损、劳伤心、怒伤肝、肾水不能生肝、肺气虚等导致血少而不能行血。治疗的时候应该根据具体情况对症下药。因为脾虚则需要调理脾气；因为脾郁则应先化解郁积；因为胃内生火则需要清火；因为脾胃受损则需要先温和脾胃；因为怒伤肝则需要调和心态后；因为肾虚则应先补脾肺。《黄帝内经》认为，肺受损伤，应该补气益气；心受损伤，应该调理荣卫；脾受损伤，应该调理饮食，使之适合脾的寒温；肝受损害，应该缓和情绪；肾受损伤，应该养好精神。根据具体的病症进行治疗，才能做到行之有效。

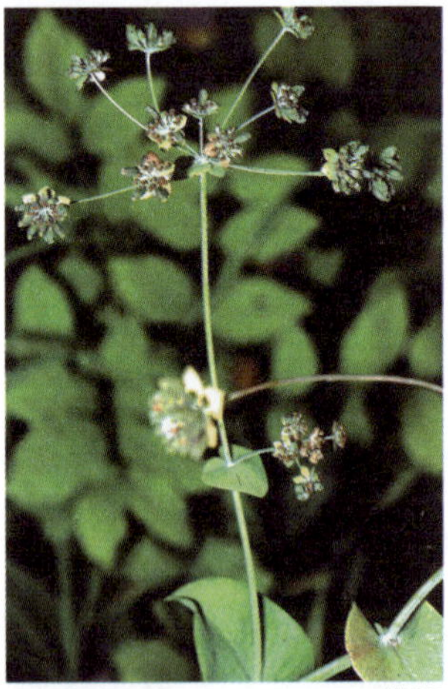

柴胡

补中益气丸

◆将黄芪（蜜炙）四两、甘草（蜜炙）三两、党参、白术、当归、升麻、柴胡、陈皮各二两。一起研成细末，过筛，混匀，神曲糊为丸。

八珍汤

◆当归、赤芍、川芎、熟地黄、人参、白茯苓、甘草、砂仁等份。加生姜三片，大枣两枚，用水煎服。

六味地黄丸

◆将熟地黄三两，山茱萸（制）一两半，牡丹皮、山药、茯苓、泽泻各二两，一起捣碎研成细末，过筛，调和均匀，炼蜜制成药丸。

通经利血良方

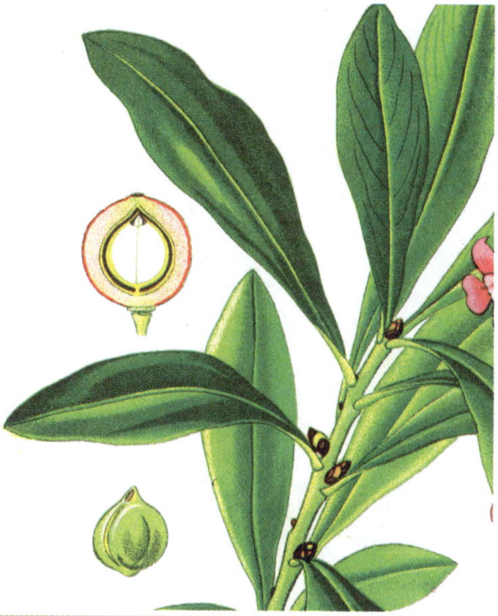

妇科疾病，多是因气血亏虚、积冷、结气引起。如果血气受寒，在子宫中积结就会造成经水断绝。血气受寒之后向下攻就会造成月经不调，阴部疼痛，小腹怕寒等症，疼痛顺着腰脊向周围扩散会引起腰膝酸软，腿部疼痛，头晕目眩等症。

妇科疾病，多是因气血亏虚、积冷、结气引起。

如果血气受寒，在子宫中积结就会造成经水断绝。血气受寒之后向下攻就会造成月经不调，阴部疼痛，小腹怕寒等症，疼痛顺着腰脊向周围扩散会引起腰膝酸软，腿部疼痛，头晕目眩等症。寒气损伤经络之后伤上行就会使人呕吐、咳嗽，甚至形成肺痈，如果这些疾病在人体内盘结，引起肚脐周围疼痛，就容易引发寒疝等重症。

治疗由血气亏虚等原因引起的疾病，需要先诊断经脉的阴阳，虚实紧弦，然后对症下药，有的症状相似，但是病因却是大不相同的，这就需要仔细诊断、辨别后再具体治疗。

土牛膝散

◆治疗妇女、少女闭经，心内烦热等症。

将土牛膝、当归尾各一两，桃仁（去皮，麸炒，另研）、红花各半两。一起研成细末，每次服用二钱，空腹服，温酒送下。

治疗妇女经水不下，

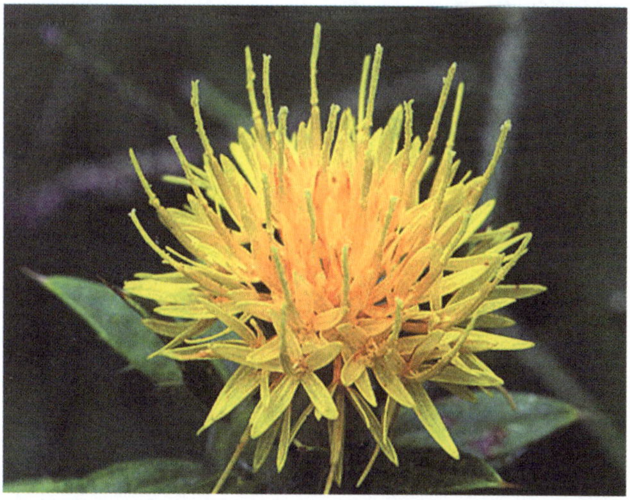

红花

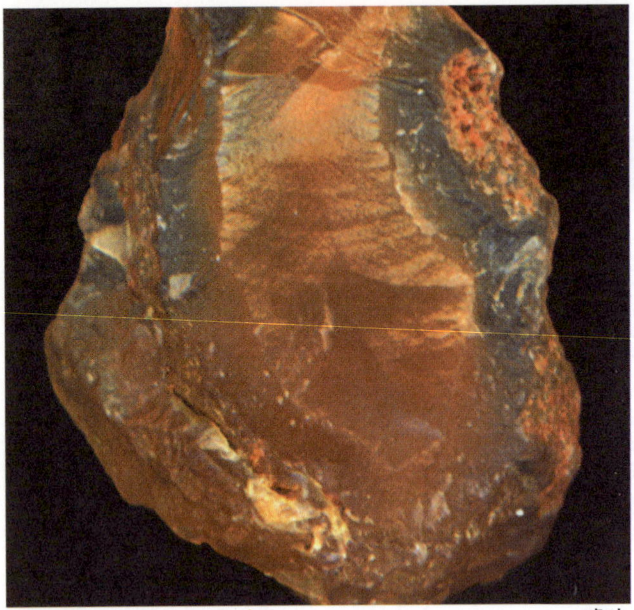
琥珀

脐腹疼痛，也可将当归、玄胡索研为粗末，每次用

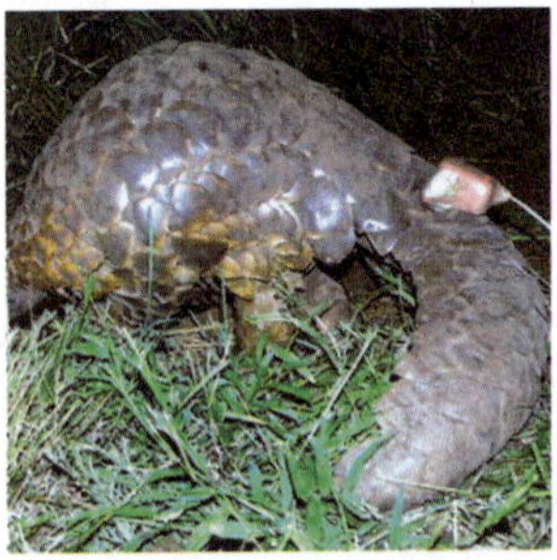
穿山甲

三钱，加姜三片，用水一盅半，熬取七分后，去掉药渣，趁热服下。

当归散

◆治疗血脉不通。

将当归、穿山甲（灰炒）、蒲黄（炒）各半两，辰砂（另研）一钱，麝香（少许）。一起研成细末，调匀，每次服用二钱，饭前热酒服下。

琥珀散

◆治心膈迷闷，腹脏撮痛，气急气闷，闭经等症。

将天台乌药二两，当归、蓬莪术各一两。一起研成细末，每次服用二钱，用温酒服下，服药之后吃点食物压住药。忌食生冷、油腻之物。可用炒姜、酒调和后服下还可治疗产后各类疾病。

血极膏

◆治疗妇女月经时间不定。

先将川大黄研成细末，然后用浓醋熬成膏状，制成鸡头米大小的药丸，每次服用一丸，用酒化开，睡前温服。

又治疗妇女经水不下，结成血块，经脉胀大欲死，

用马鞭草根苗五斤，碾细，用五斗水熬取一斗，去掉药渣，然后装入一个干净的容器熬成膏状，饭前用温酒调下半匙服用。

产宝方

◆治疗妇女月经不通，腹中疼痛。

将牛膝六分，大黄、桃仁（去皮尖，炒）、细辛各五分，川芎、当归各四分，水蛭（用糯米炒黄）三分。

一起研成细末，制成绿豆大的蜜丸，每次服用二十丸，空腹服，用温酒服下。

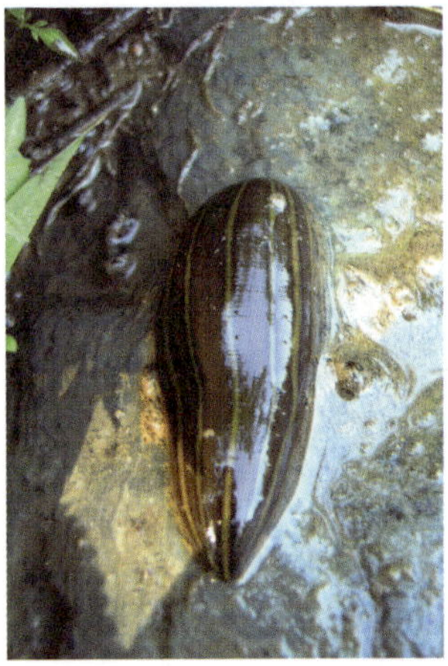
水蛭

千金桃仁煎

◆治疗妇女月水不行，血积成块。

将大黄（湿纸裹蒸）、朴硝、桃仁（制炒）各二两，虻虫（去足翅，炒黑）一两。一起研成细末，用醋二升半，在

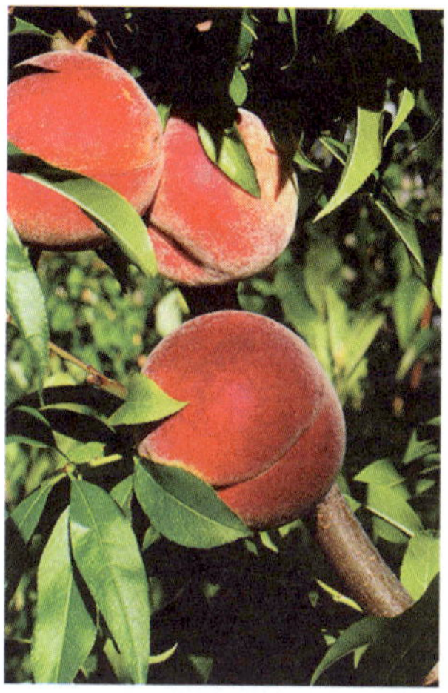

桃

银器中慢火熬成膏状。冷却之后放入大黄、桃仁、虻虫末，搅拌均匀，能制成丸的时候再加入朴硝，多搅拌一会儿，制成绿豆大的药丸。凌晨三到五点时，用温酒服下五丸，中午时再次服用，辅以调气药补之。

三棱丸

◆治疗妇女经脉不通，气痛带下，兼治血积成块。

将三棱（醋炒）、川芎、牛膝、玄胡索、蓬莪术（醋炒）、蒲黄、牡丹皮、芫花（醋炒）、白芷、当归、地龙（去土，酒浸炒）、干姜（炮）各一两，大黄（为末，以米醋熬成膏，和药）二两。一起研成细末，与大黄膏调和成绿豆大的药丸，每次服用三、五十丸，空腹服，用醋汤服下，或者与红花同煎后用酒服下。

红花当归散

◆治疗妇女经水不行，积血成块，腰腹疼痛，以及少女月经不通。

将红花、当归尾、紫葳、牛膝、甘草、苏木（细锉）各二两，赤芍药九两，刘寄奴五两、桂心、白芷各一两半。一起研成细末，用热酒调三钱后空腹服下，临睡前再服。如果长时间血水不行，用煎红花酒服药，孕妇忌用。

通经丸

◆治疗妇女、少女月经不通或血积成块。

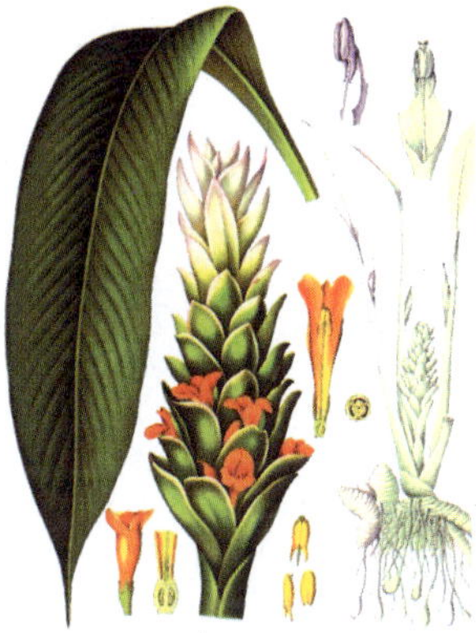

蓬莪术

将桂心、青皮（去白）、大黄（炮）、干姜（炮）、川椒（炒出汗）、川乌（炮）、蓬莪术、干漆（炒烟尽）、当归、桃仁（制炒）各等份。一起研

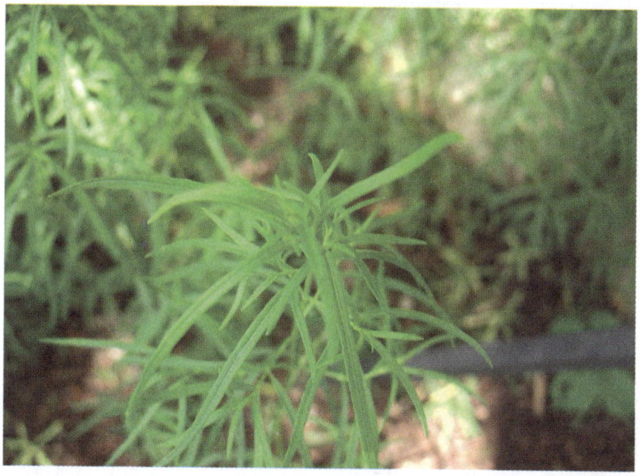

刘寄奴

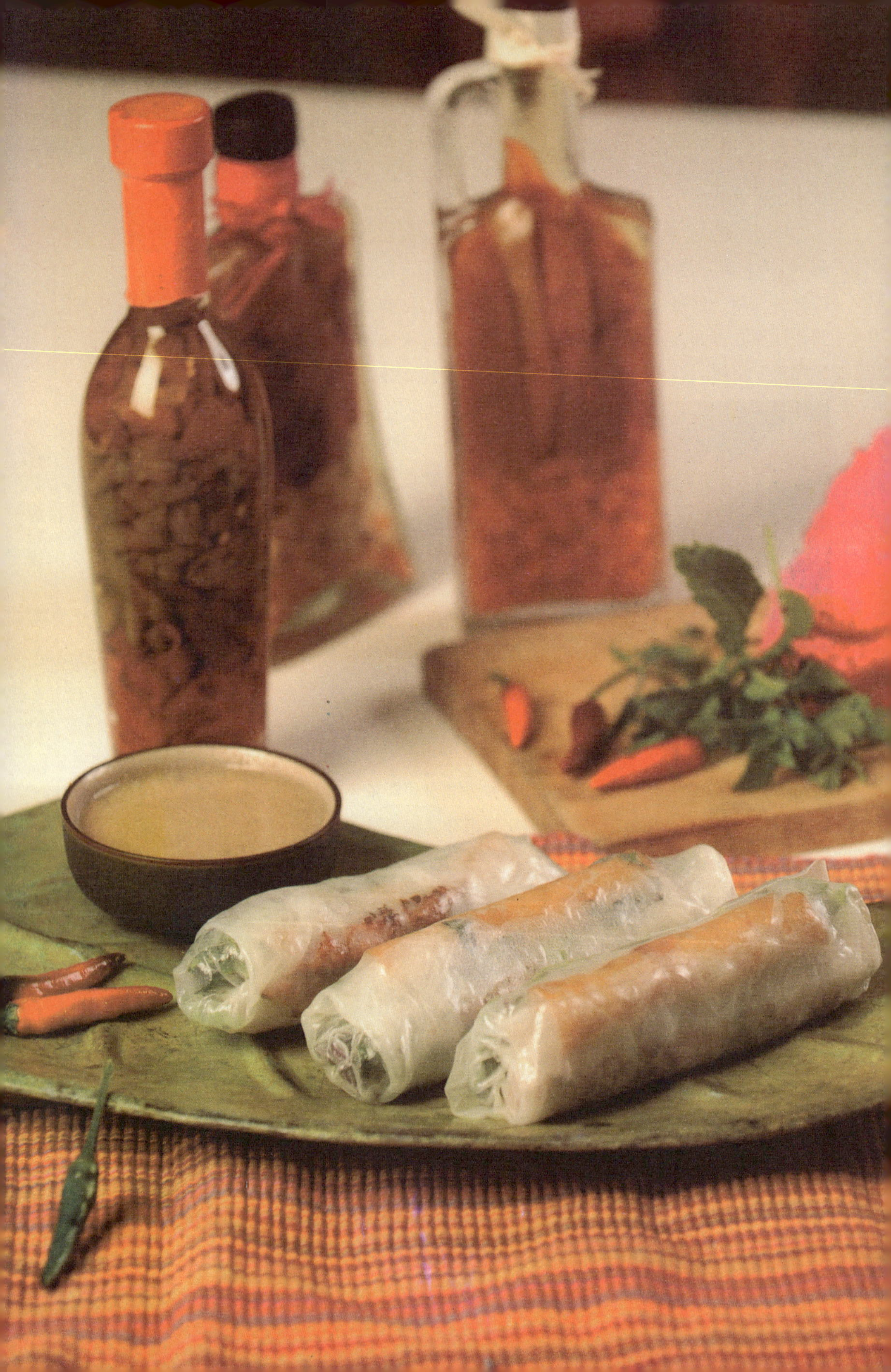

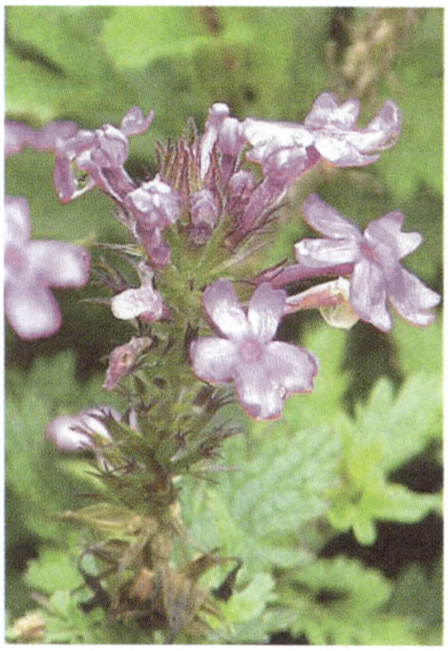

马鞭草

成细末，先将四钱用米醋熬成膏，之后和余下的六钱细末一起放入臼中，用杵捣碎，制成绿豆大的药丸，晒干。每次服用二十丸，空腹服，用淡醋汤服下（温酒亦可），逐渐加大到三十丸。

滋血汤

◆治劳累引起血崩，或下鲜血，或杂见五色，连日不止，淋漓不断，倦怠困乏，月水闭绝。

将马鞭草、牛膝、荆芥穗各二两，当归、肉桂、牡丹皮、赤芍药、川芎各一两。一起研成细末，每次服用四钱，用乌梅一个，水二盏，熬取一盏，饭前服用。每日服四到五次，服用半月或一月后经脉自通，月经自来。

导痰汤

◆治疗由于痰积引起的经水不行。

将栝蒌子一两，黄连半两，吴茱萸十两，桃仁五十粒，红曲二钱，缩砂三两，山楂末一两。与生姜汁一起研成细末，之后与炊饼一同制成药丸。

《黄帝内经》上说：血气上攻，压迫肺部，就会造成心气不得下通，导致月经不来。如果用连、朴之类的药物导痰降火，使血气不上迫于肺，心气下通，月经自来。

妇女月经不来，先服用茶调散疏风解表，清热消痰。再服用玉烛散、川芎归汤，三和汤、桂苓白术散之类，降心火，益肾水，开胃进食，这些都是分阴阳，利水道的药。

掌中金丸

◆治疗妇女月经忽来忽去，迟早无期。

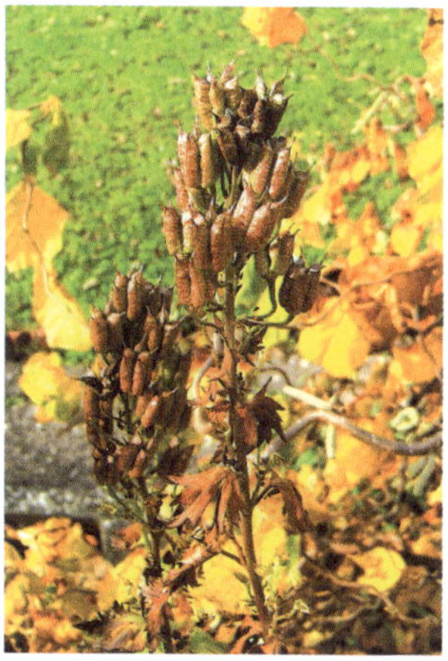

草乌头

将穿山甲（炮）、甘草、苦丁香、川椒、苦葶苈、白附子、猪牙、皂

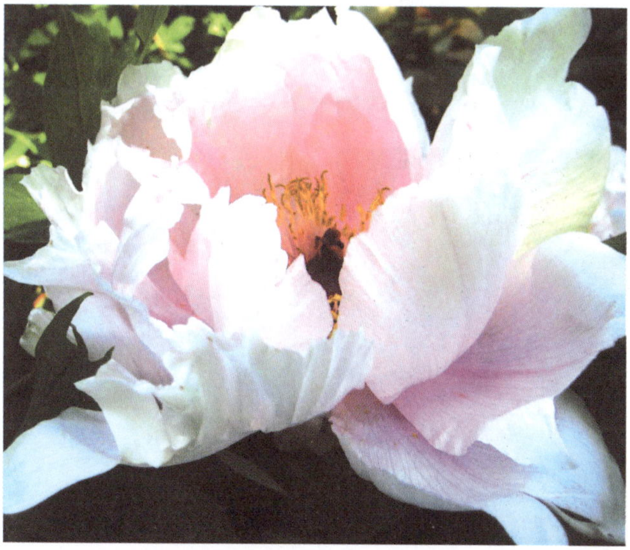

牡丹

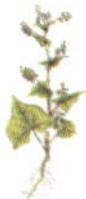

角、草乌头各三钱，巴豆一钱。一起研成细末，用生葱绞汁，调和成弹子大的药丸，每次一丸，用新棉布包好后塞入阴道中。

矾石丸

◆治疗妇女闭经，白带过多。

将矾石（烧）三钱，杏仁一分。一起研成细末，制成如枣核大的蜜丸，分五次塞入阴道内，如果症状较重，可再次用药。

少女经闭成劳

众所周知，生命存在的根本是气血。各种病症都是以伤气血开始的。少男少女心中忧郁，思虑过度，导致伤心，心伤则血逆竭。男孩子会出现神色消散的症状，女孩子则比较容易引起闭经。心病，不能养脾，脾胃不好则不

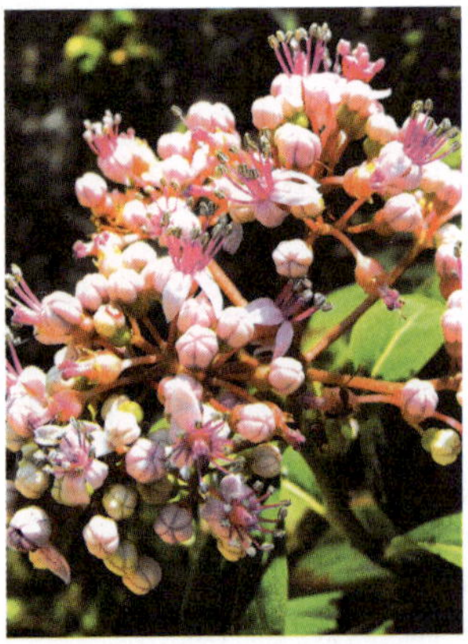

常山

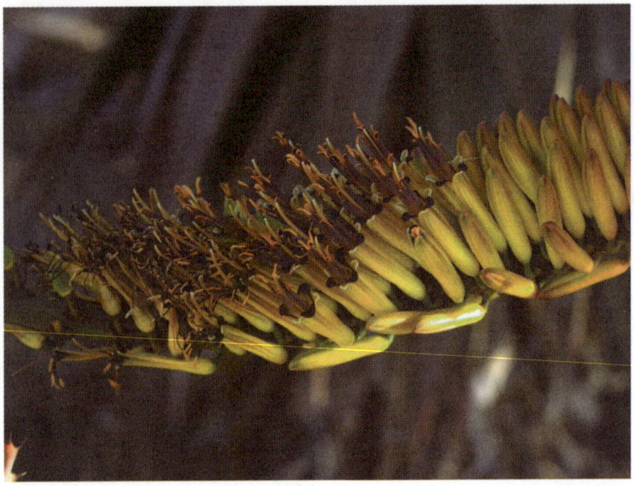

沉香

思饮食，脾虚还容易引发咳嗽。妇女体液流失容易引起四肢干瘘，多怒，鬓发黄，筋骨瘘等病症。

《黄帝内经》上说：五谷杂粮被人吃进胃里之后，分成糟粕、津液、宗气三道。宗气积于胸中，出于喉咙，以贯心肺而行呼吸。津液分布于血脉之中，随血液循环营运于全身，内养五脏六腑。如果服用苦寒之剂，必伤胃气，导致疾病发生。

沉香鳖甲散

◆治疗少女经候凝滞，头目昏闷，心内虚烦，少食多困。

将沉香、甘草（炙）、槟榔各三分，木香、常山、当归、柴胡、人参、半夏、桂心、生地黄、白茯苓、青皮、净陈皮各一两，鳖甲一两半。一起研成细末，每次服用二钱，姜两片，水一盏，同熬取七分，空腹服，温服。

劫劳散

◆治疗心肾俱虚，水火不交，盗汗，倦怠瘦弱，少食恍惚。

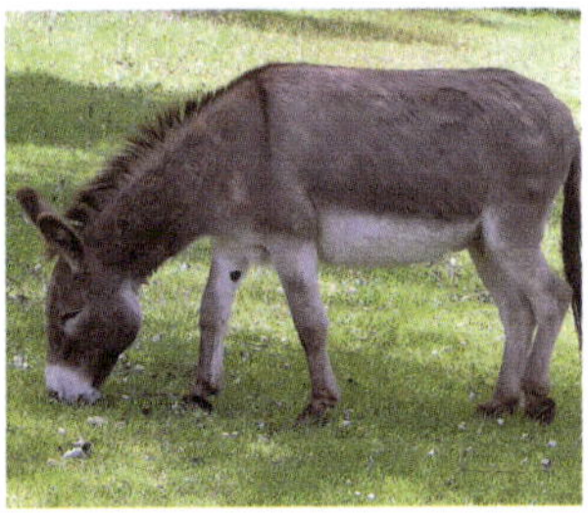

驴（皮可制阿胶）

将白芍药六两，黄芪、甘草、人参、当归、半夏、白茯苓、北五味子、阿胶（炒）、熟地黄（洗）各

二两。一起切片后捣碎，每次服用三大钱，水一盏半，姜十二片，枣三枚，煎过后温服。

麦煎散

◆治疗少男少女结核病，妇女心胸烦闷，口臭，肌热盗汗等症。

将鳖甲、大黄（煨）、常山、赤茯苓、柴胡、白术、当归、干漆（炒烟尽）、生地黄、黄芪、石膏各一两，甘草半两。一起研成细末，

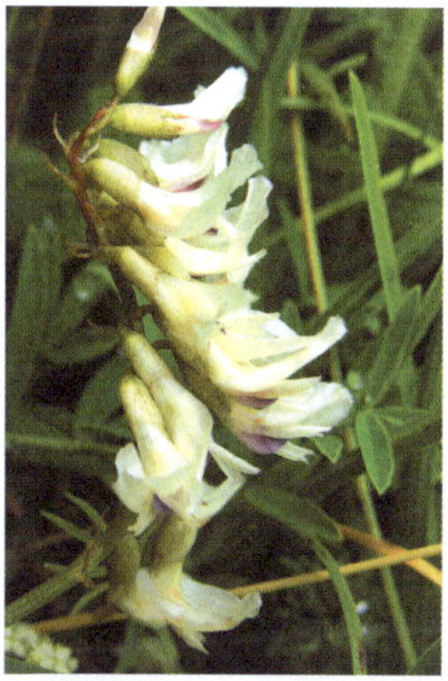

黄芪

每次服用二钱，水一盏，小麦五十粒，饭后，临睡前温服。如果伴有出虚汗的症状，可加入麻黄根一两。

牡丹散

◆治血气虚亏造成的月水不行，潮热，肢体瘦弱，发困，肺结核等症。

将干漆（炒）二两，苏

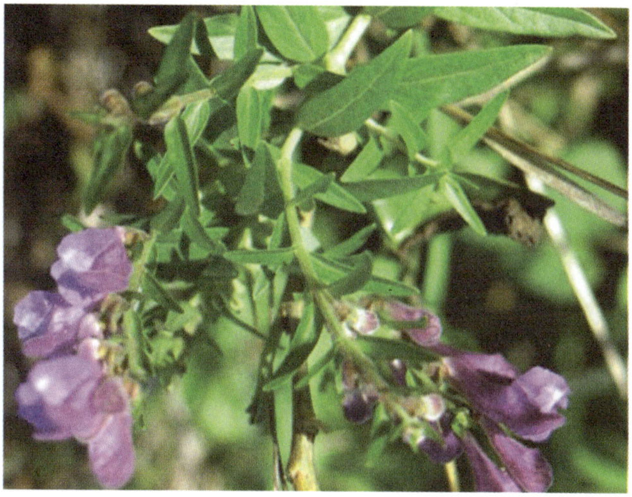

黄芩

木、蓬莪术、鬼箭各一分，甘草、当归、桂心、牡丹皮、芍药、玄胡索（炒）、净陈皮、红花、乌药、没药（别研）各一两。一起切片后捣碎，每次服用三钱，水一盏，熬取七分后温服，随时可用。

六神汤

◆治疗血气不足，肌体烦热等症。

将四物汤加黄芪、地骨皮各等份，切片后捣碎，用水煎过后服用。治疗冲任虚损，月水不行，肌肤发热，可用四物汤各一两，柴胡半两，黄芩一分，水煎后服用。

桃仁散

◆治疗妇女、少女血闭不通，心内烦热。

将红花、当归、桃仁（炒）、牛膝各等份。一起研成细末，每次服用三钱，用酒调和后空腹服下。另方：将鹿茸、山茱萸、当归各四两，麝香一两，一起研成细末，加入麝香拌匀，和酒调和制成绿豆大的药丸，每次服用五到十丸，用温酒或盐水送服。

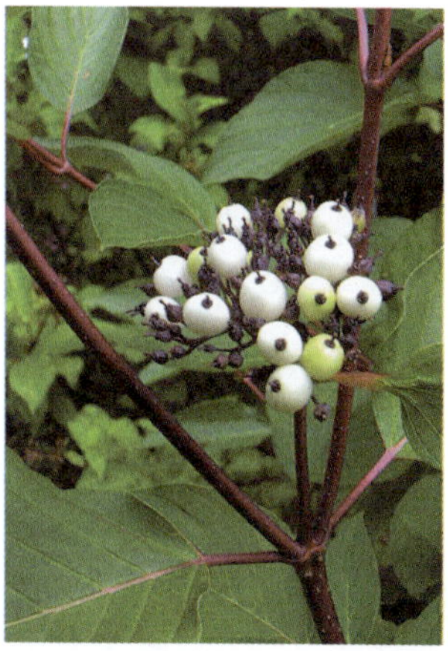

山茱萸

血崩恶疾不可怕

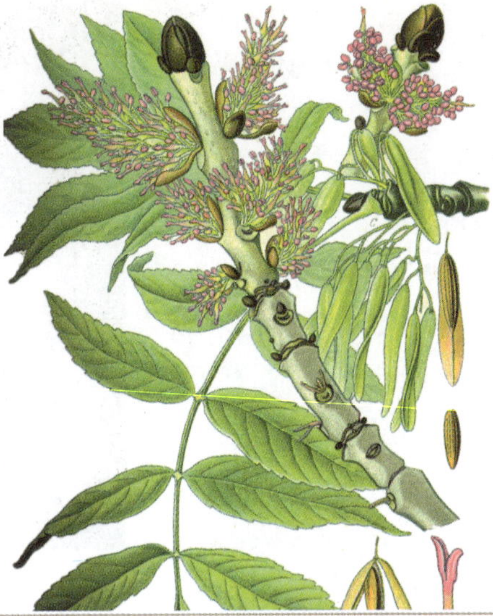

产后血崩者何？答曰：产卧伤耗经脉，未得平复，劳役损动，致血暴崩，淋沥不止。或因酸咸不节，伤蠹荣卫衰弱，亦变崩中。若小腹满痛，肝经已坏为难治，急服固经丸以止之。陈无择评曰：血崩不是轻病，况产后有此，是谓重伤。

血崩

【太医古语】血崩

产后血崩者何？答曰：产卧伤耗经脉，未得平复，劳役损动，致血暴崩，淋沥不止。或因酸咸不节，伤蠹荣卫衰弱，亦变崩中。若小腹满痛，肝经已坏为难治，急服固经丸以止之。陈无择评曰：血崩不是轻病，况产后有此，是谓重伤。恐不止咸酸不节而能致之，多因惊忧恚怒，脏气不平，或产后服断血药早，致恶血不消，郁满作坚，亦成崩中。固经丸自难责效。不若大料煮芎归汤加芍药，候定，续次随证诸药治之为得。前证若血滞小腹胀满，用失笑散。血少小腹虚痞，芎汤。肝火血妄行，加味逍遥散。脾郁不统血，加味归脾汤。脾气虚不摄血，补中益气汤。浓味积热伤血，清胃散加槐花。风热相搏伤血，四君子、防风、枳壳。一产妇血崩，小腹胀痛，用破气行血之剂，其崩如涌，四肢不收，恶寒呕吐，大便频泻。余用六君加炮黑干姜，四剂稍愈，又以十全大补三十余剂而痊。一产妇血崩，因怒其血如涌，仆地口噤目

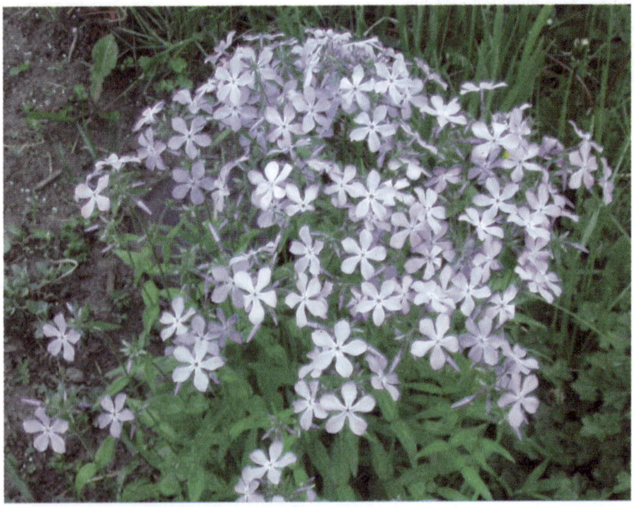

防风

斜，手足抽搐，此肝经血耗生风。余用六味丸料一剂，诸证悉退，但食少晡热，佐以四君、柴胡、牡丹皮而愈。

《黄帝内经》上说：血崩是因为阴虚不能制约阳气的升动，阳气盛，从而形成虚而有热的阴虚内热、阴虚阳亢的症状。还有一种说法是：脾统血，肝藏血。脾或肝受到损伤导致血崩。比如脾胃虚损不能摄血归源；脾经郁结，血伤而不归经；或者肝经有火，血得热而下行；肝经有风，血得风而妄行；或者因怒动肝火，血热而沸腾……这些都是造成血崩的直接原因。《产宝》上将血崩分为阴崩和阳崩。阳崩是指妇女由于热邪内扰，热伤冲任，迫血妄行所致的崩下之症。症状多表现为出血量多，血色深红，面赤口干，渴欲凉饮等；阴崩是指妇女由于向来身体虚弱，寒邪内侵，下元受损，封藏失职所致的崩下之症。症状多表现为阴道中崩下白色液体，实为质稀如水的白带。

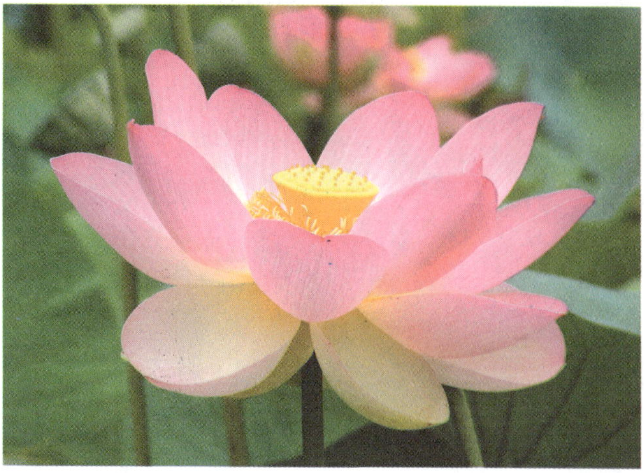

莲花

止崩良方

血崩须补中

◆脾胃虚弱，用六君子汤加当归、川芎、柴胡。

脾胃虚陷，用补中益气汤加酒炒芍药、山栀。

肝经血热，用四物汤加柴胡、山栀、苓、术。

肝经风热，用加味逍遥散，或小柴胡汤加山栀、芍药、丹皮。

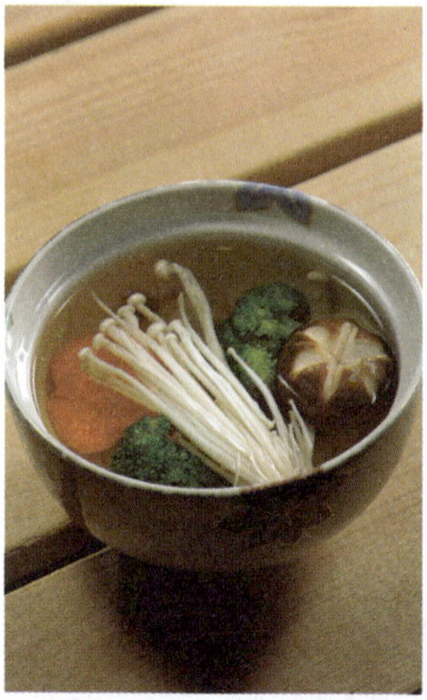

脾经郁火，用归脾汤加山栀、柴胡、丹皮。

哀伤胞络，用四君子汤加柴胡、升麻、山栀。

古代中医对于治疗血崩有着比较一致的看法：妇女血崩，服用四君子汤可以收到很好的功效。如果大量下血，应急用独参汤进行疗救。血崩病人伴有发热、潮热、咳嗽、脉数等症状，是元气虚弱、脾胃受损引起的，更应当服用人参之类的补药。如果用寒凉之药就会伤到脾胃，使之不能摄血归源，反而加重病情。

独参汤

◆用大人参一两，红糖一两。人参切片，加水约三两，熬至二两，取汁，加入红糖搅化即可。

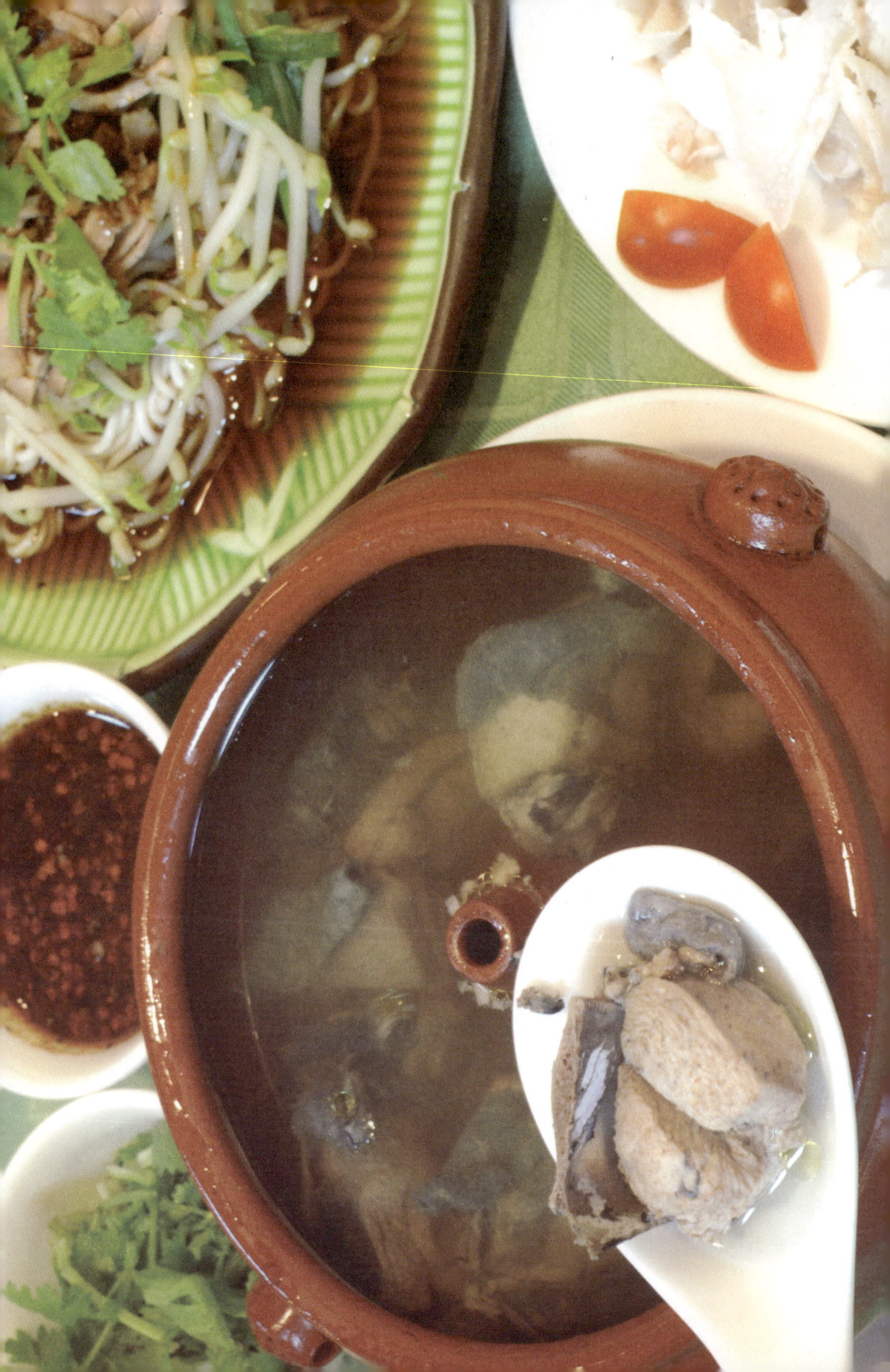

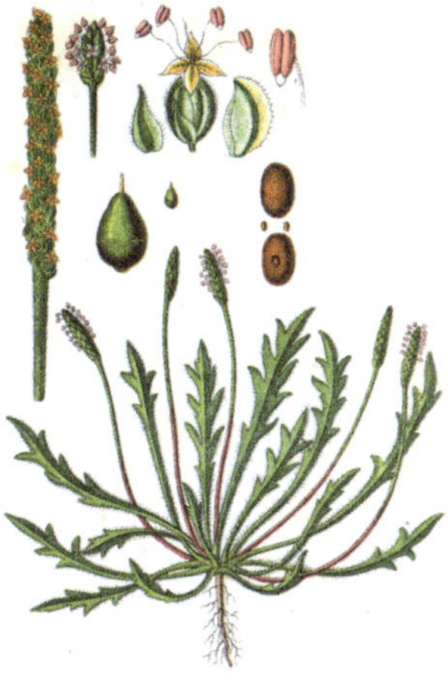

车前子

当归建中汤

◆将炙甘草一钱半，当归二钱半，生姜、桂心各二钱，芍药三钱半，大枣六个，用水一斗，煮取三升，分为三服，一日服尽。

个人体质不同，治疗血崩所需药物也就不同。

体寒的病人脉紧细，手足寒，经血呈淡黑色或杂见五色，适合用当归建中汤加白龙骨、血竭、附子。

清心莲子饮

◆用黄芩、麦门冬（去心）、地骨皮、车前子、炙甘草各三钱，石莲肉（去心）、白茯苓、黄芪（蜜炙）、人参各四钱半。一起碾碎，每次服用一钱半，用麦门冬十粒，水半斤，熬取三两半，去掉药渣，在水中沉冷，空腹服。

体热的病人脉洪，四肢温，心烦口苦，血沸造成血崩，宜服用黄芩汤、荆芥散，或清心莲子饮加竹沥、生地黄汁。

煮附丸

◆将香附子（去毛）一斤，老姜（不去皮）六两，盐二两（上药砂内煮三昼夜，在容器中烘干），茯神（去皮）四两，白茯苓（去皮）四两，川椒（去目及闭口者，炒出汗）二两，北茴香（淘净，炒）二两。一起研成细末，用陈米糊制成如绿豆大的药丸，每次服用五十丸。

体虚的病人适合用胶艾汤加麦门冬、鹿茸、龙骨、酸枣仁。

体实的病人适合用煮附丸、四物汤加香附子。

酸枣仁汤

◆用知母、茯苓、川芎、甘草、酸枣仁各等份。一起碾碎过筛，用水半斤，熬至四两，去掉药渣温服。

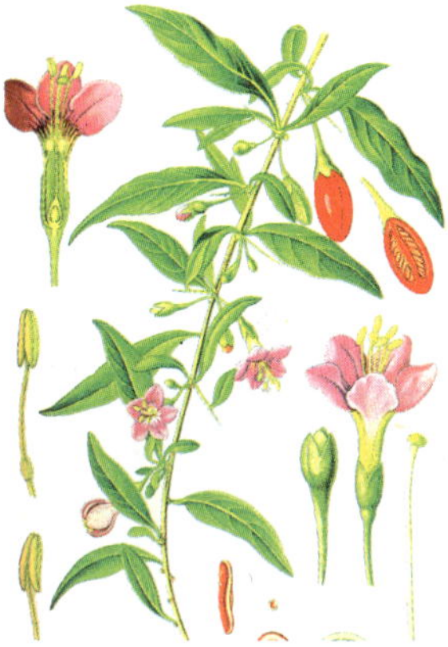

地骨皮

心虚的病人恍惚多梦，健忘，舌硬，小便多，面红盗汗，适合用柏

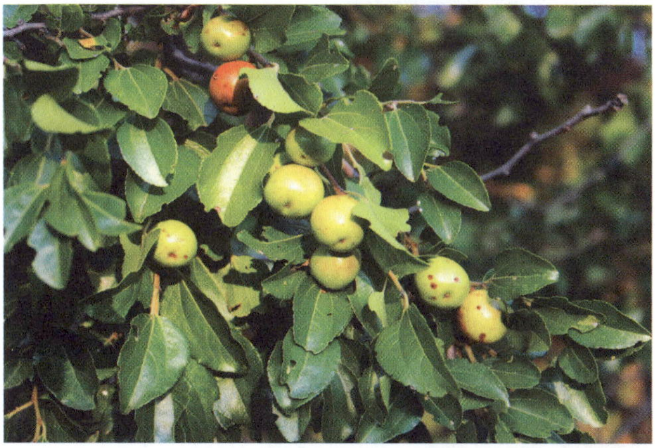

酸枣树

子仁汤、酸枣仁汤加龙骨、京墨、百草霜，吞服灵砂丹，或者是用参汤送服灵砂、当归、莲肉、龙骨、枣肉丸。

胶艾汤

◆治疗阳崩不止，小腹疼痛，可服用胶艾汤。

治疗阴崩不止可服用固经丸。胶艾汤具体配方及服用方法如下：

用艾叶（醋炒）、鹿角霜、伏龙肝、干姜各等份。艾叶（醋炒）、伏龙肝、

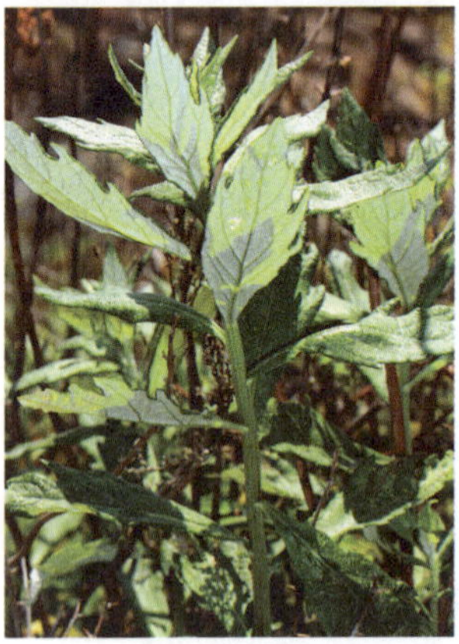

艾叶

干姜研成细末，将鹿角熔化后与药末制成丸，饭后用淡醋汤服下五丸。

旋复花汤

◆治疗因流产而下血不止。

将旋复花三两，葱十四根，新绛少许。

一起用水三升，煮取

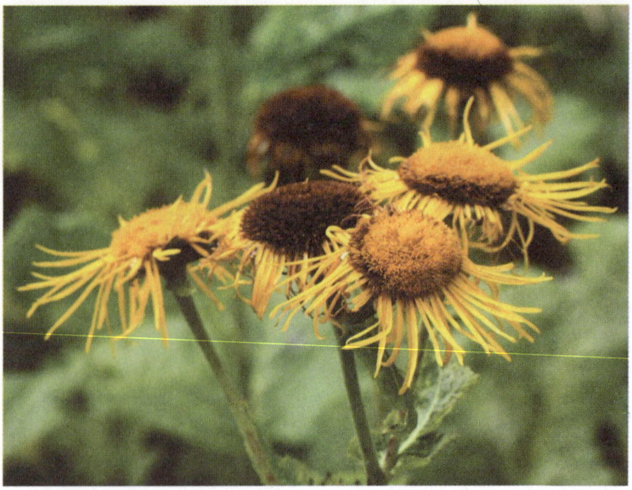

旋复花

一升，立即服下。

半夏丸

◆治疗下血、吐血、崩中、带下、咳喘痰多、虚肿等症。

将圆白半夏刮净捶扁，姜汁调飞，白面作饼，包，炙黄色，去面取半夏作末，与米糊调和成绿豆大的药丸，每次服用十丸，温开水送服。

备金散

◆治妇女血崩不止。

将香附子（炒）四两，当归尾一两二钱，五灵脂（炒）一两。

一起研成细末，每次服用五钱，用醋汤调和后空腹服下。

香附子散

◆治疗妇女下血不止，崩漏，杂见五色。

将香附子舂去皮毛，略炒为末，每次服用二钱，用米汤调和后服下。

煮附丸也有此功效。

缩砂散

◆治疗血崩。

取缩砂仁适量，于新瓦上炒香为细末，用米汤调和三钱后服用。

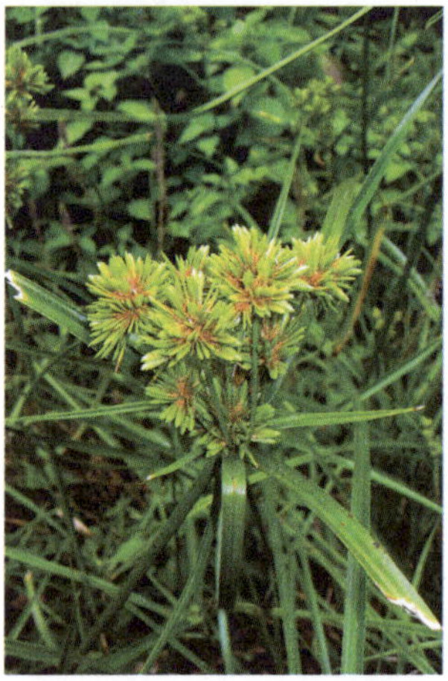

香附子

消淤补养

◆治疗血崩

将干荷叶煎汤一碗，空腹服下；或者用醋调和炒香附末后服下。

五灵脂散

◆治疗妇女血崩。

将五灵脂（不限多少，炒令烟尽，研末）每次服用一钱，温酒调和后服下。

这种药还能解毒，被蛇、蝎、蜈松咬伤后只要用此药涂抹患处就能够很快痊愈。

五灵脂散与不同的药物配合服用，可以达到不同的疗效。

用五灵脂散三钱，水酒、童子尿各半盏，熬取八分，作一服服下。此药名抽刀散，可治疗产后心腹疼痛、胁肋疼痛、脚痛等症，有散恶血的功效。

治疗伤风，可在五灵脂散中加入草乌头半钱，同煎后服用。

治疗肠内受风下血，将五灵脂散与煎乌梅柏叶汤调和后服下。

治疗血崩还可以将五灵脂烧至外部焦黑，里面焦黄的程度后放入霹雳酒

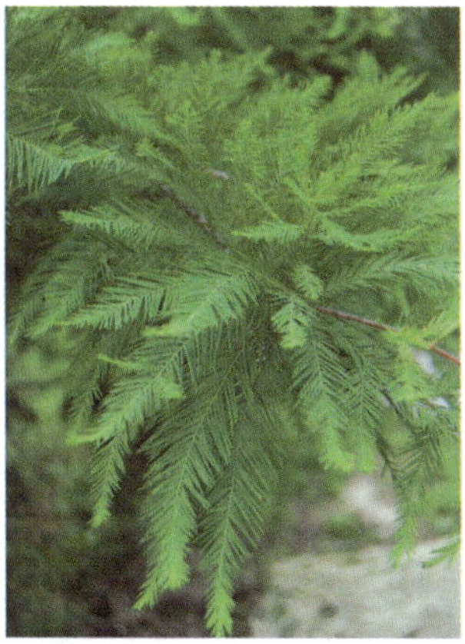

柏叶

（将铁器烧赤，投入酒中，候温备用）中服下。也可将五灵脂散与当归两片、酒一盅同煎后服用。

又方

◆用五灵脂二钱，炒热，加当归、酒同煎，或者用水酒、童子尿各半盏同煎后服用。

将五灵脂半生半熟研为末，用酒调和后服下也可用来治疗血崩不止。

又方：

水煎五灵脂半干，去掉药渣澄清，再煎成膏，加入神曲末制成绿豆大的药丸，空腹服，温酒服下二、三十丸。

当归芍药汤

◆治疗妇女经血淋漓不尽，颜色鲜红，脾胃虚弱，气短气逆，出汗不止，身体发热，烦闷躁乱，不思饮食，四肢无力，懒倦易困，心气不足，气短少，无力说话等。

将黄芪一两半，白术、苍术（泔浸，去皮）、当归身、白芍药各五钱，甘草（炙）、生地黄各三分，柴胡二分，熟地黄、黄芪、陈皮（去

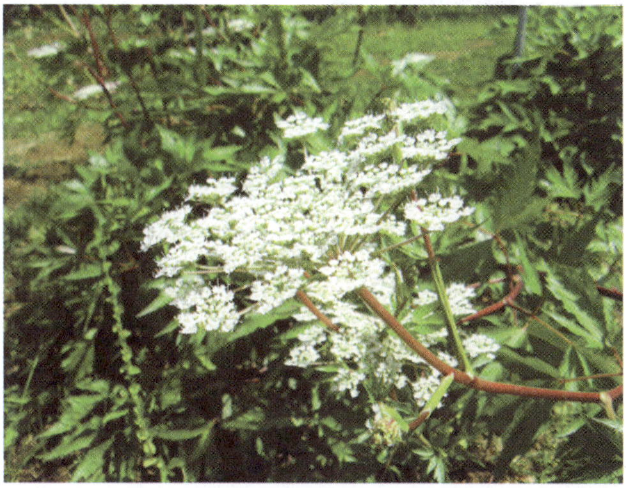

当归

白）各五分。一起研为粗末，分成两服，用水煎过后除去掉药渣，空腹服，热服。

补中益气汤

◆治疗劳伤血气，月水过多，淋漓不断，连日不止，脐腹疼痛，胎动不安，腹痛下坠，劳伤胞络，胞阻漏血，腰痛闷乱，胎上攻心，奔冲短气，以及产乳冲任气虚，不能约制，渐成羸瘦等症。

将黄芪、甘草（炙）

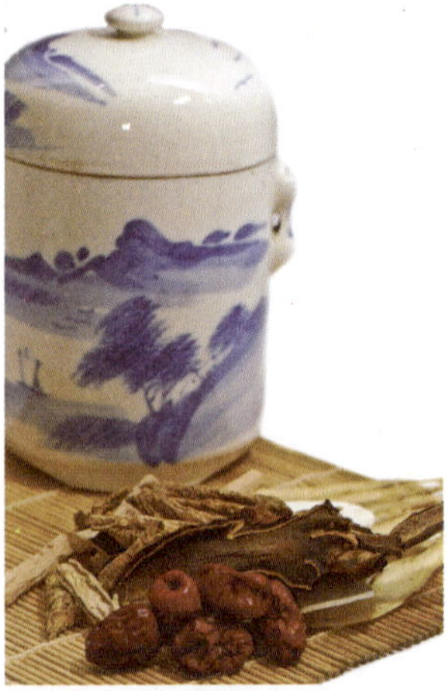

各三钱，人参（去芦）、当归身（酒在容器中烘干或晒干）、橘皮（不去白）、升麻、柴胡、白术二钱。一起捣碎，用水六两熬至三两，去掉药渣，空腹服时趁热服。

柏子仁汤

◆治疗妇女因为忧思过度，劳伤心经，不能藏血造成的血崩不止。

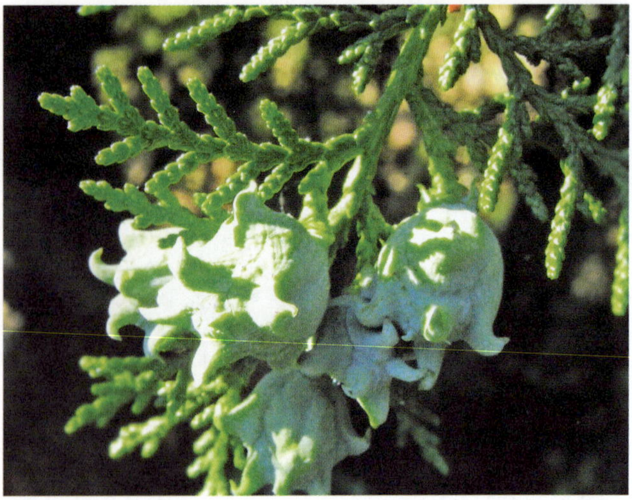

柏子仁

将柏子仁（炒）、香附子（炒、去毛）、川芎、鹿茸（火燎去毛，酒蒸焙）、茯神（去皮、木）、当归各一钱半，阿胶、小草各一钱，川续断二钱，甘草（炙）半钱。用水二盅，生姜五片，熬至一盅后空腹服下。

益胃升阳汤

◆治疗血崩的时候，可以先补胃气以助生长，然后再进一步治疗。补胃气可用甘药，甘药有补气的功效，还能生血，可以帮助人体阳生阴长。

将黄芪二钱，人参（有咳嗽情况的不用）、神曲（炒）各一钱半，升麻、柴胡各五分，白术三钱、当归身（酒浸）、甘草（炙）、陈皮各一钱，生黄芩（秋凉不用）二钱。一起研为粗末，每次服用二钱，用水煎过后，去掉药渣，热服。

如果伴有腹痛的症状，可在每次服用药中加入白芍药二分，中桂少许。如果伴有口干口渴的

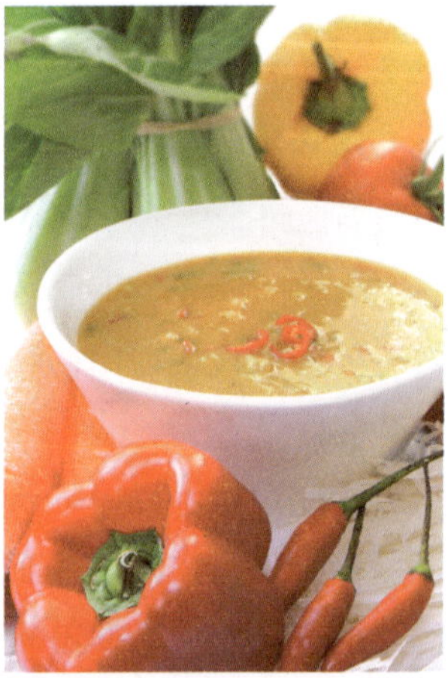

症状，可在每次服用药中加入干葛二分。

除湿汤

◆治疗女性漏下恶血，月经不调，暴崩不止，多下水浆之物等症，此类病大是因为饮食不节制，劳伤形体，或是心气不足，又因饮酒劳倦致令心火攻脾造成的。得了这种病症，患者大多倦怠嗜卧，四肢不收，困倦乏力，气短气逆，脉象缓而弦急。

将柴胡、防风、甘草（炙）、升麻各一钱，羌活、苍术、黄芪各一钱半，独活、当归（酒浸）各五分，蔓荆子七分。一起切片后捣碎，用水五大盏，熬至一大盏，去掉药渣后空腹服温服。

如果经血恶物除尽之后病基本上痊愈，还必须用黄芪、甘草、人参、当归之类数服补养身体，或者在补气升阳汤中加和血药服用也可以。如果遇到夏天时白带多，经血脱漏不止的情况，也可以服用此药，服过后病情会立刻好转。

柴胡调经汤

◆治疗妇女经水不

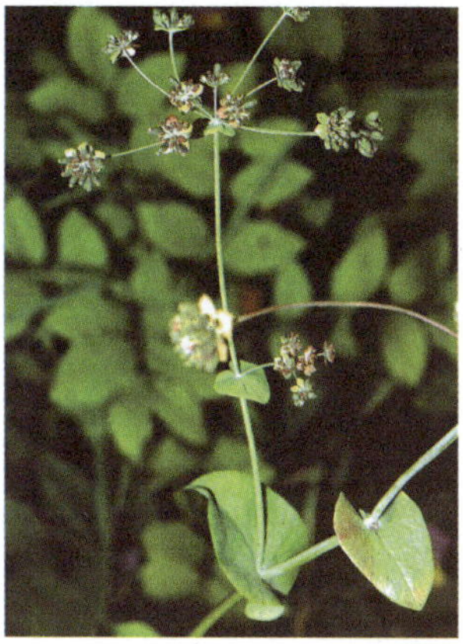

柴胡

止，颜色鲜红，头脑剧痛，脊骨僵痛，不思饮食等症。

将羌活、独活、升麻各五分，苍术一钱，柴胡根七分，葛根、当归（身）、甘草（炙）各三分，红花（少许）。一起切片后捣碎，作一服，用水煎过后去掉药渣，空腹，趁热服下。

独圣散

◆治妇女血崩不止。

防风去芦后不限多少，研成细末，用酒煮过的白面调和二钱，空腹服，饭前服用，每日两次。

又方：

治疗血崩可以将夏枯草研成细末，每次服用二钱，用米汤服下，随时可用。

治疗妇女血崩，经血淋沥不止

用川芎八两，清酒五升，熬取二升半，分三次服下。

加减四物汤

◆治疗十四岁左右的少女来月经时猝然暴下，淋沥不止，或者有类似崩漏的症状，以及因失血过多引起的其他诸症。

将川芎、熟地黄（洗

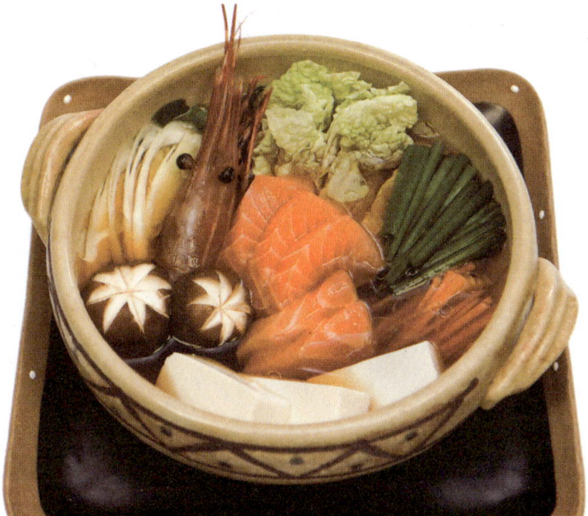

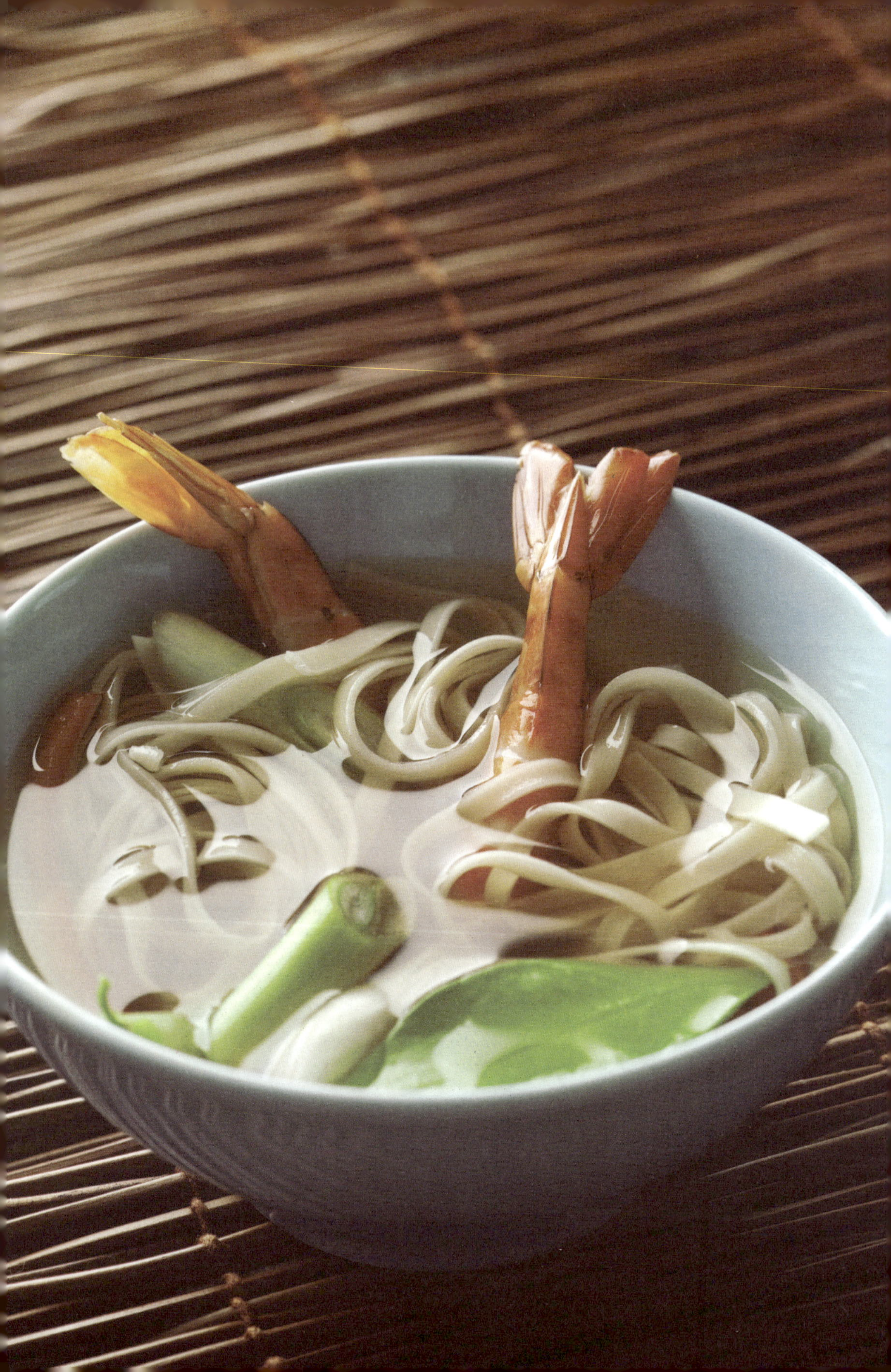

焙）、川当归（去芦，酒润、切焙）、白芍药各一两，香附子（炒去毛）一两半。一起切片后捣碎，每次服用四钱，用水一盏半，生姜五片，熬取七分后除去掉药渣，饭前温服。如果月经颜色鲜红，淋沥不止，可以将药方中的熟地黄改为生地黄煎服。

黄芪当归人参汤

◆将黄芪、人参、麻黄（不去节，实表闭汗）、黄连（镇心惊）各一钱，当归一钱半，草豆蔻七分，神曲（消食，去脾胃寒）、桂枝、陈皮各五分，杏仁（研如泥）九个，生地黄三分。一起研为粗末，用水三大盏，先将麻黄煮沸数次，除去药渣后加入前药，同熬至一大盏，饭后服用。

如伴有胃脘疼痛的症状是因为胃里有寒气，可以服用草豆蔻丸（十五丸），疼痛可止住。

地黄丸

◆治疗足三阴亏损，经行数日不止，带下，不孕等病症。

将熟地黄（自制）、山茱萸肉、芜荑仁、白芍药（微炒）、代赭石各一两，干姜（炮）、白僵蚕（炒）、浓朴（姜制）各三钱一起研为末，制成绿豆大的蜜丸，每次服用五十丸，空腹服，温酒服下，每日三次。

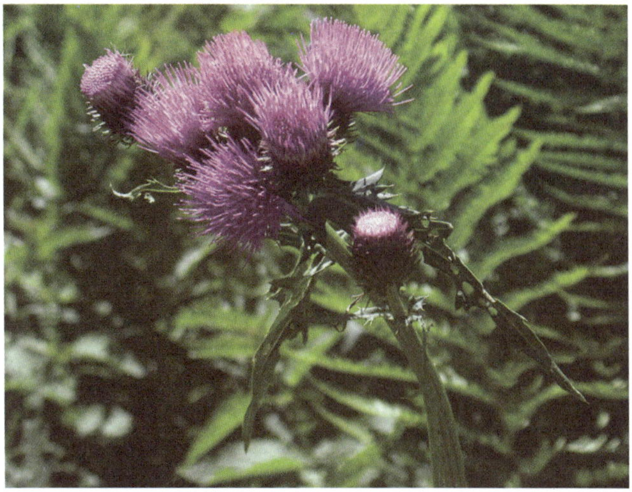

小蓟

凉血地黄汤

◆治疗妇女肾水阴虚，不能镇守包络造成的血崩不止。

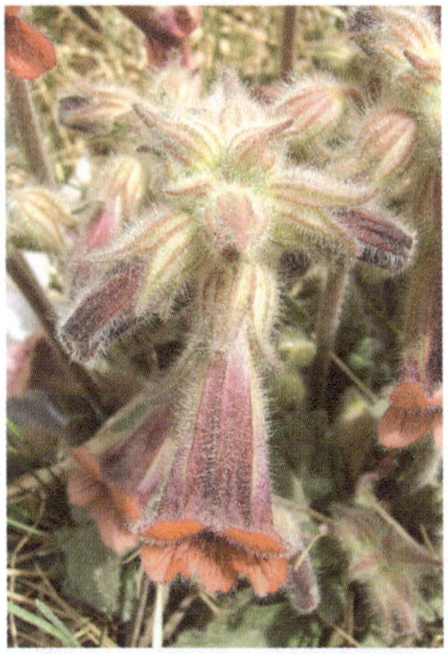

地黄

将地黄、黄芪、当归尾各半钱，黄连、黄柏、知母、藁本、川芎、升麻各二分，红花（少许）、柴胡、防风、川羌活、黄芩、细辛、荆芥穗、蔓荆子、甘草（炙）各一分。一起切片后捣碎，用水三盏，熬至一盏，除去掉药渣后，空腹温服。

小蓟汤

◆治疗因为阳气过盛，伤了阴气所导致的崩漏不止，色明如水，受热后烦闷等症。

将蓟茎叶（研取汁），生地黄（研取汁）各一盏，白术（锉）半两。在一起中加入水一盏，熬至一半后除去掉药渣，温服。

川芎酒

◆治血崩昼夜不止。

将川芎一两，生地黄汁一盏。一起用酒五盏，煮川芎用一盏，除去掉药渣后加入地黄汁，再煎，沸腾两三回后分三次服用。

治疗血崩不止，还可用大小蓟根（五两），白茅根（三两），细切后用酒五升，煮至四升时去掉药渣，分四次服用。

奇效四物汤

◆治疗发热，久患血崩等症。

将当归（头尾俱用）、白芍药、大川芎、熟地黄（洗，焙）、大艾叶、阿胶（蛤粉炒如珠子）、黄芩（去黑者）各半两。一起碾碎每次服用四钱，用水一盏半，生姜五片，熬至七分，空腹服，温服。

金华散

◆治疗血室有热引起的崩下不止。

将胡索、瞿麦穗、当归、干姜、牡丹皮各一两，石膏二两，桂心（别研）、威灵仙各七钱半，蒲黄半两，一起研成细

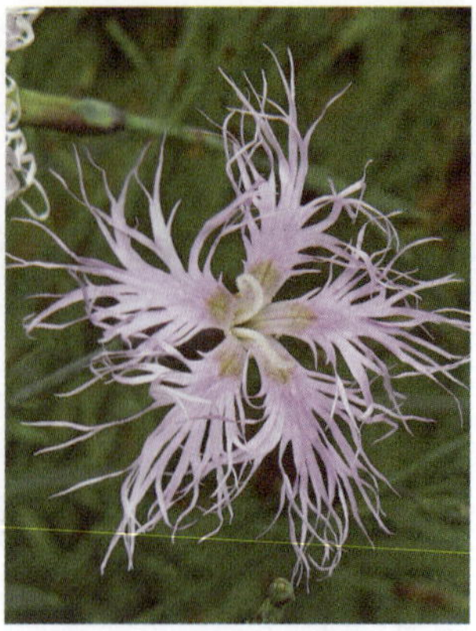

瞿麦

末。每次服用三钱，水一盏半，空腹服，温服，每日两次。

◆又方：

治疗漏下，经水中杂见五色，呕血，黄瘦虚弱等症。

用地榆三两，碾碎，用醋一升煮沸十余次后除去药渣，饭前趁热时服一合。

治疗经水过多，无法止住。

又方：

用三补丸（黄连、黄柏、黄芩）加莎根、龟板、金毛狗脊进行治疗。

丁香胶艾汤

◆治疗女性因气不足，过度劳累，饮食不节导致脐下寒冷如冰，崩漏不止，白带增多。

将川芎、丁香各四分，熟地黄、白芍药各三分，阿胶（炒，后入）六分，当归身一钱二分，生艾叶（后入）一钱，一起研成细末，作一服。用水二盏，熬至沸腾五次后除去掉药渣，加入阿胶、生艾叶，再上火熬至一大盏，空腹服，热服，服完

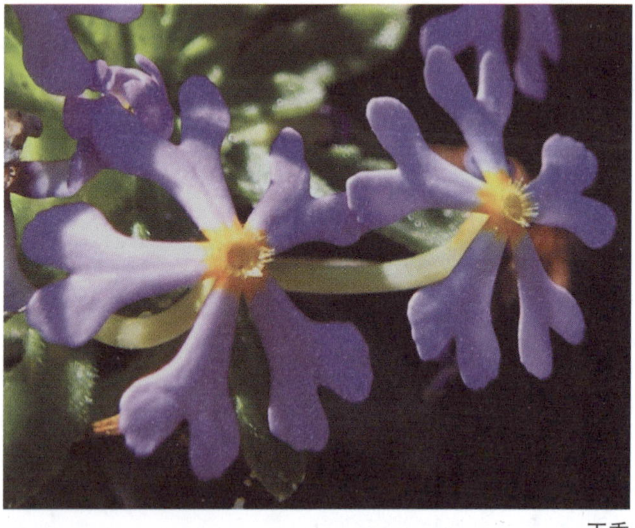

丁香

三剂后即可痊愈。

◆治疗血崩可将熟艾（如鸡子大）、阿胶半两，干姜一钱研成细末，用水五盏，先煎艾叶、姜至二盏半，再加入阿胶，分作二服，空腹，温服。

川芎汤

◆治疗带下，漏血不止，风虚冷热，劳损冲任，月经不调，崩中暴下，淋沥不断；及产后失血过多，虚羸腹痛；或妊娠胎动不安，下血，连日小便频数，肢体烦倦，头晕目眩，不思饮食。

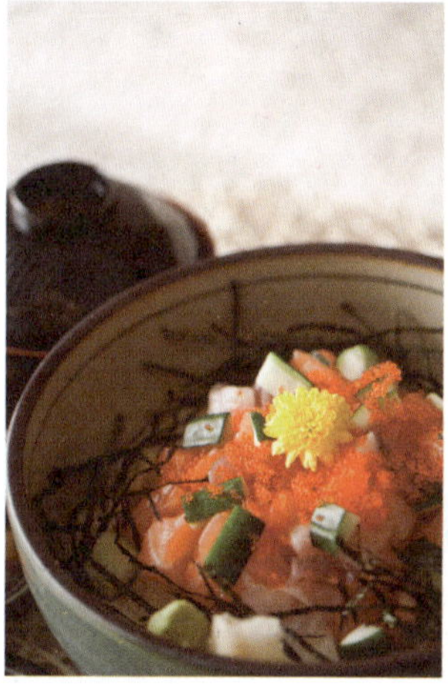

将川芎、黄芪、芍药、干地黄、黄芪、吴茱萸、甘草各二两，当归、干姜各一两。一起切片后捣碎，用水一斗，煮取三升，分三服服下。如果同时伴有月经后赤白带下不止的症状，可用杜仲、人参各二两代替干地黄和吴茱萸。

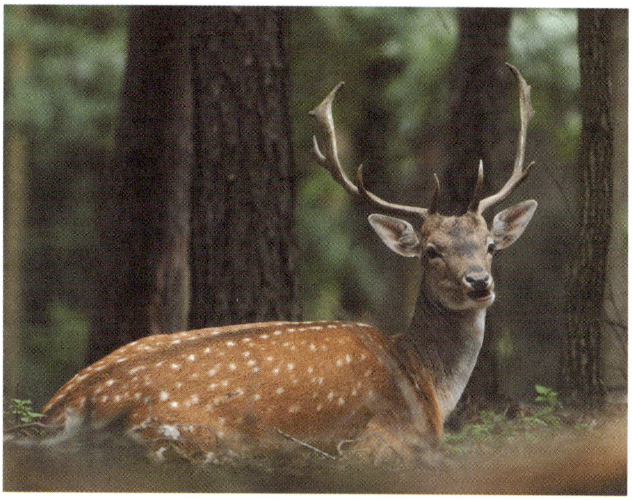

鹿（可产鹿茸）

断下汤

◆治疗冲任气虚，崩中漏下，经脉不调，每当月候将来脐、腹、腰、脚先痛，饮食渐减，四肢乏力及带下等症。

将人参（去芦）、熟地黄（洗，焙）、艾叶（醋炒）各一两，乌贼骨（烧灰）、当归（酒洗）各二两，川芎七钱，干姜（炮）半两，阿胶（蛤粉炒成珠）七钱半。

一起切片后捣碎，每次服用五钱，用水一盏半，熬至七分，除去药渣后饭前温服。

治疗崩漏还可用以下药方。

四物汤一两，人参二钱，吴茱萸一钱。

一起锉碎，每次服用半两，姜枣煎服，饭前服用五六服，寒热、腹痛等症皆退。如果崩漏仍未止住，可续服熟附丸。

熟附丸

◆将熟附子、木贼、龙骨（去节）、赤石脂（煅）各半两、川芎、当归各一两。一起研成细末，与醋调和成绿豆大的药丸，每次服用五、六十丸，饭前用米汤送服。

鹿茸丸

◆治疗由冲任虚衰，风冷乘虚侵入子宫，气不能固造成的经水过多，颜色瘀黑，渐成崩下，呼吸

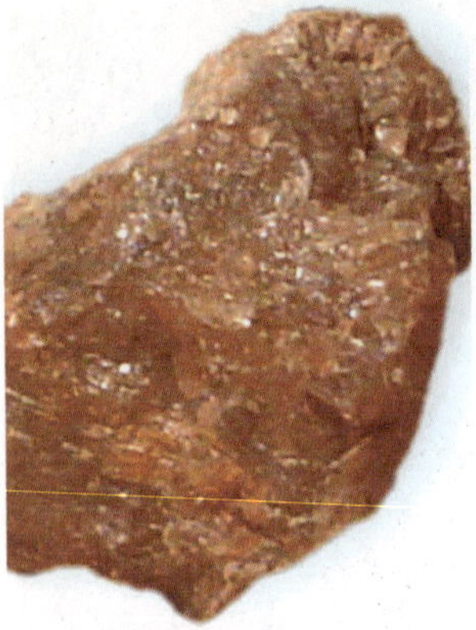

禹余粮

少气，脐腹冷极则汗如雨下等症。

将鹿茸（燎去毛，酥炙）、赤石脂（制）、禹余粮（制）各一两，艾叶（有的药方中无此味药物）、柏叶、附子（炮，各半两）、熟地黄、黄芪、当归、续断各二两。一起研成细末，与酒调和成绿豆大的药丸，每次服用三十丸，空腹服，温酒服下。

赤龙丹

◆治疗血崩不止。

将禹余粮、阿胶（炒）、乌贼骨、鹿茸（酒炙）、龙骨、石燕、当归、干姜（煅）各等份。一起研为末，与酒、醋调和后制成药丸，每次服用五丸，温酒服下。

紫金散

◆治疗月水过多，崩漏带下，淋沥不断，腰腹疼痛，白带不正常等症。

将禹余粮（火煅，醋淬七次，细研，水飞，干）三两，白芍药、川芎、熟地黄、附子、当归（各一两），干姜（炮）、肉桂各半两，赤石脂、龙骨（并，别研）各一两。一起研成细末，每次服用二钱，加入麝香少许，空腹服，用米汤送服。

白芷暖宫丸

◆治子宫虚弱，风寒侵入子宫造成的不孕，习惯性流产，赤白带下，漏下杂见五色，虚眩少气，胸腹胀痛，心下烦悸，自汗，下血过多等症。

将禹余粮（制）一两，干姜（炮）、芍药、白芷、川椒（制）、阿胶（粉炒）、艾叶（制）、川芎各七钱半。一起研成细末，制成绿豆大的蜜丸，每次服用四十丸，用米汤、温酒或醋送服均可。

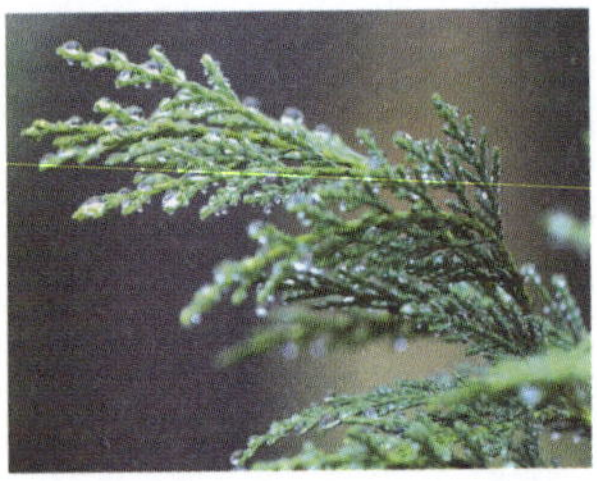

柏叶

治疗崩中不止可将丁香二两研成细末，用酒三升，煮取一升，空腹服，即时服下。

治疗崩中下血不止，小腹疼痛。

将芍药（炒黄）一两，柏叶（微炒）六两，用水一升，煎取六合后再

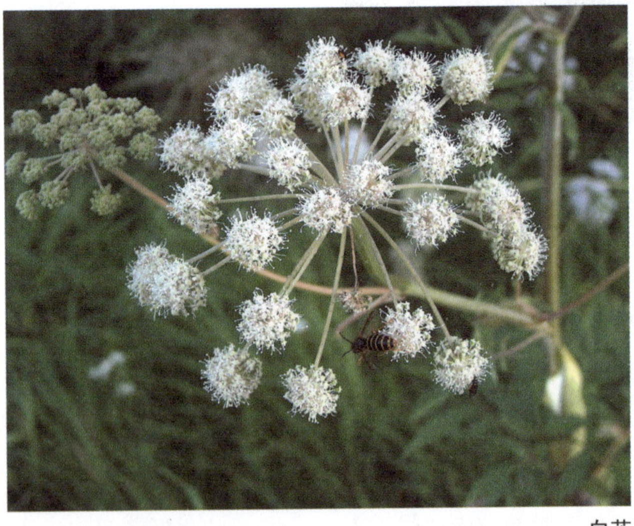

白芷

加入酒五合，煎取七合，空腹服，分两次服下。另方：将芍药、柏叶研成细末后用酒调和二钱服下。

牡蛎散

◆治疗经水不止。

将牡蛎（煅，研细）与醋调和后制成药丸，再用火烧的通红，冷却之后研成细末，同与醋调过的艾末熬成膏，制成梧桐子般大的药丸，每次服用五十丸，用醋艾汤送服。

柏黄散

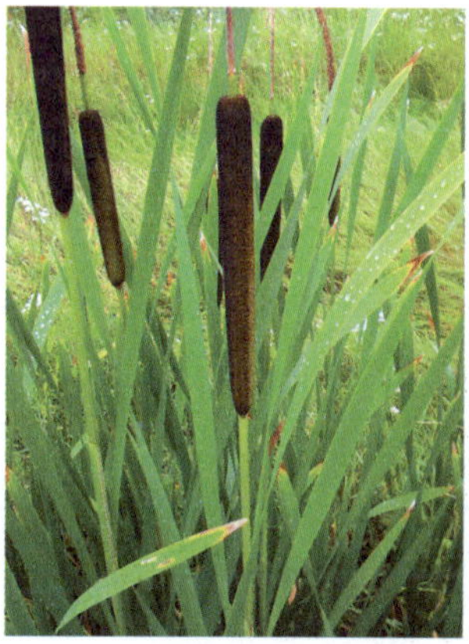

蒲黄

◆治疗经血不止。

将黄芩一两二钱半，侧柏叶、蒲黄各一两，伏龙肝二两。一起切片后捣碎，用水二升，煎取八合，分两服服下。

◆又方：

治疗崩中不止，血结成片，色如鸡肝，形状碎烂等症。

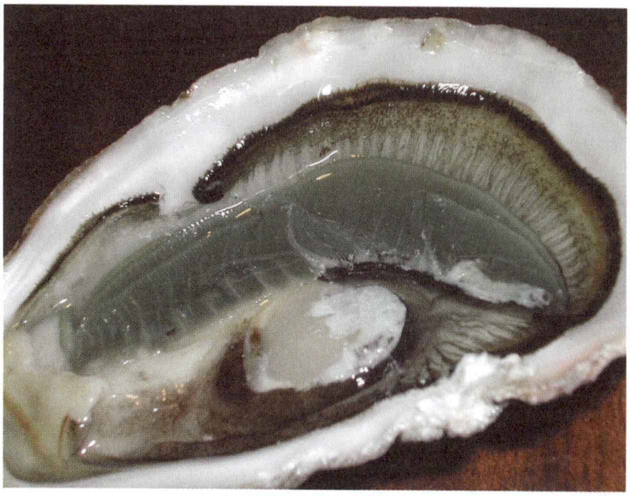

牡蛎

将川芎十二分，阿胶、青竹茹各八分，续断、地榆、小蓟根各三分，当归六分，生地黄、黄芪、伏龙肝各十一分，用水九盏，煮取三盏，除去药渣后分三服服下。

◆又方：

治疗妇女血露不绝。

将蚕砂一两（炒），伏龙肝半两，阿胶一两，一起研成细末后用温酒调和，每次空腹服两三钱。

伏龙肝散

◆治气血劳伤，冲任脉虚引起的各种病症。其主要症状有：忽然血崩，或色如豆汁，或结成血片，或赤白相兼，以及脐腹冷痛，经久不止导致人黄瘦，口干，饮食减少，四肢无力，虚烦惊悸。

将伏龙肝一两，甘草半两，赤石脂一两，川芎三两，肉桂半两，熟地黄、黄芪、艾叶（微炒）各二两，当归、干姜各七钱半，麦门冬（去心）一两半。一起研为粗末，每次服用四钱，用枣一枚，与水同煎后服下。

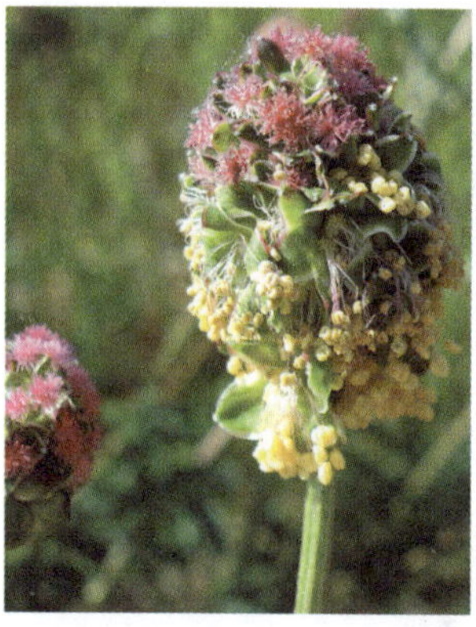

地榆

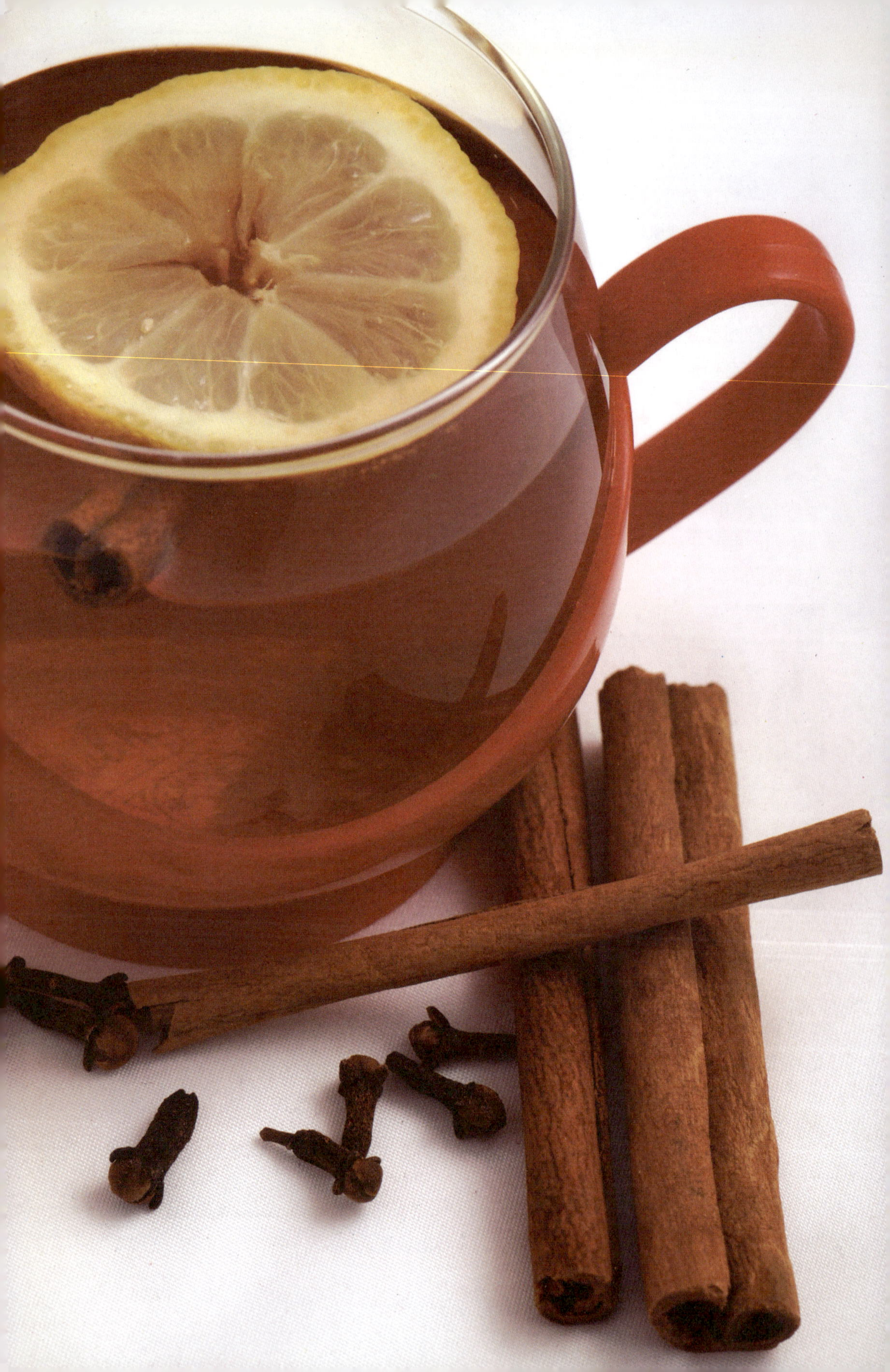

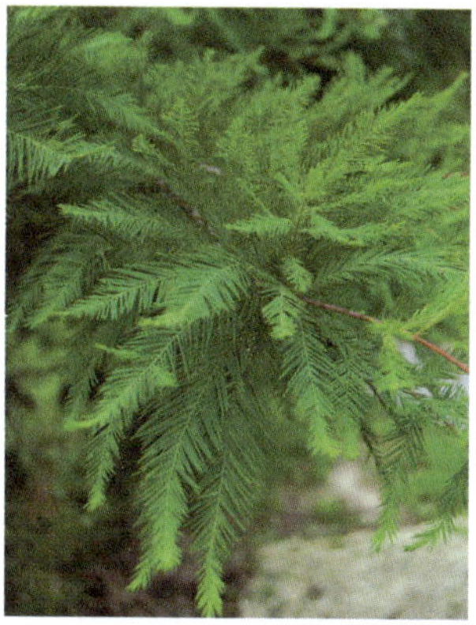

柏叶

地榆散

◆治疗妇女血崩，漏下不止等症。

将地榆（锉）、蒲黄、黄芪、白芍药、白茯苓、柏叶（微炒）、蟹爪（微炒）、熟地黄、黄芪、鹿角胶（捣碎，炒令黄燥）、漏芦各一两，川芎、当归（锉炒）各七钱半，伏龙肝一两半，干姜（炮）、桂心、甘草（锉，炙赤）各半两。一起碾碎，每次服用三钱，用水一中盏，加入竹茹一分，熬取七分，除去药渣，饭前温服。

鹿茸散

◆治疗崩中漏下不止，虚损羸瘦。

将鹿茸（去毛涂酥，炙微黄）二两，白龙骨、鳖甲（涂酥，炙令黄，去掉边缘的肉质部分）、熟地黄、白芍药、白石脂、乌贼鱼骨（炙黄）、续断各一两，肉苁蓉（酒浸一夜，刮去皱皮，炙干）一两半。一起研成细末，每次服用二钱，饭前用粥送服。

柏叶散

◆治妇女崩中漏下，渐至黄瘦，四肢无力，腹内疼痛，不思饮食。

将柏叶、续断、川芎、生地黄、黄芪、当归、龟甲、鳖甲各一两半，禹余粮二两半，阿胶、牡蛎、地榆、赤石脂、艾叶、鹿茸各一两。一起研成细末，每次服用二钱，饭前用粥送服。另方：用丹参，加上鹿茸制成绿豆大的蜜丸，每次服用三、四十丸，空腹服，温酒送下。

补宫丸

◆治妇女诸虚不足，久不妊娠，形体羸弱，体内发热，崩中带下等症。

将白薇、牡蛎、白芍药、鹿角霜、山药、白术、白茯苓、乌贼鱼骨、白芷各等份。一起研成细末，与面调和成绿豆大的

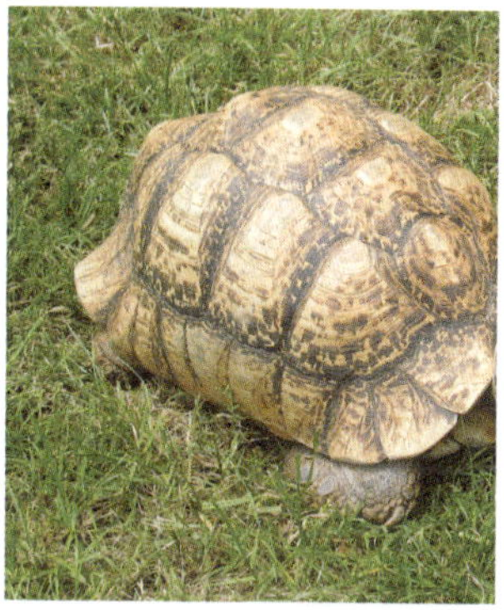

龟甲

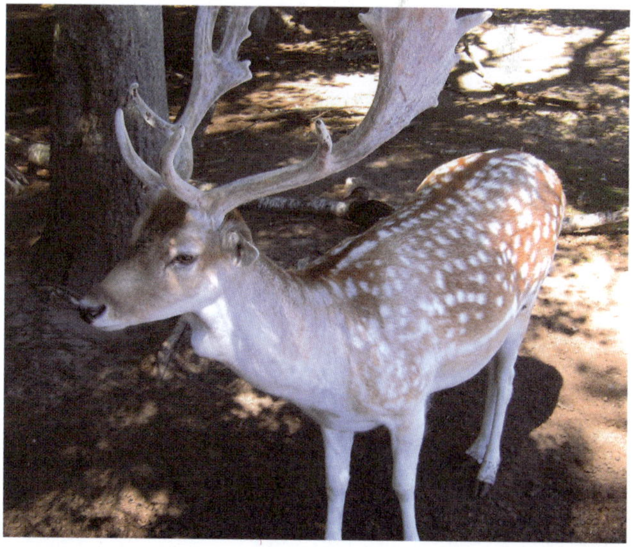

鹿茸

药丸，每次服用五十丸，空腹服，米汤送服。

镇宫丸

◆治疗妇女崩漏不止，经血杂见五色，或如豆汁，或状如猪肝，或下瘀血，脐腹胀痛，头晕眼花，久而不止令人黄瘦、口干，胸烦不食等症。

将代赭石（火煅，醋淬）、紫石英、禹余粮（制）、香附子（醋煮）各二两，阳起石（火

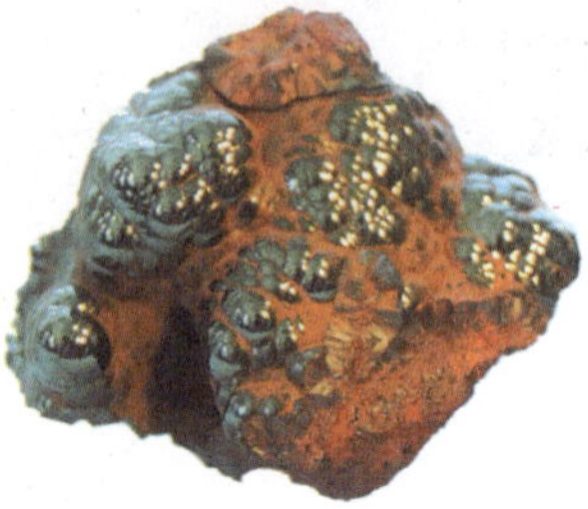

代赭石

锻，细研）、鹿茸（燎去毛，醋蒸，焙）、茯神（去皮、木）、阿胶（锉碎，蛤粉炒成珠）、当归（去芦，酒浸）、蒲黄（炒）、川芎各一两，血竭（别研）半两。一起研成细末，用艾煎醋汁后与煮过的糯米粉调和成绿豆大的药丸，每次服用七十丸，空腹服，米汤送服。血见黑则止。

治疗暴崩下血，可将

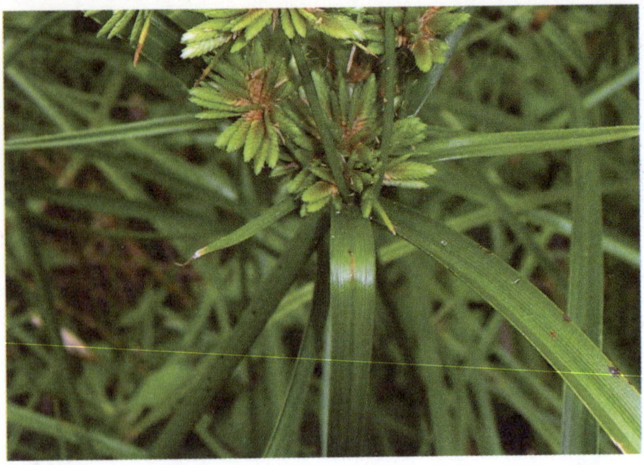

香附子

京墨研成细末后取二钱，和一起烧成末的黄蜂窠（三指撮）用酒调和后服下。或者将狗胆汁拌过的百草霜二钱分为二服，与当归酒调和后服下。

治疗血崩可将葫芦去除子穰，用荆芥穗把其烧至外部焦黑，里面焦黄为度，饮汤调服。

治疗少女血崩，可将荆芥、莲房壳（各等份）烧至外部焦黑，里面焦黄后研成细末，每次服用二钱，空腹服，米汤调和后服下。

十灰丸

◆治疗血崩不止。

将锦灰、黄绢灰、马尾灰、艾叶灰、藕节灰、莲房灰、油发灰、赤松皮灰、棕榈灰、蒲黄灰各等份。一起研匀，用醋煮过的糯米与其调和后制成绿豆大的药丸，每次服用七十丸，空腹服，米汤送服。

十灰散

◆治疗下血不止。

将锦片、木贼、棕榈、柏叶、艾叶、干漆、鲫鱼鳞、鲤鱼鳞、血余、当归（把药烧至外部焦黑，里面焦黄为度，各等份，研末）、麝香（少许）。一起研匀，每次服用二钱，空腹服，温酒调

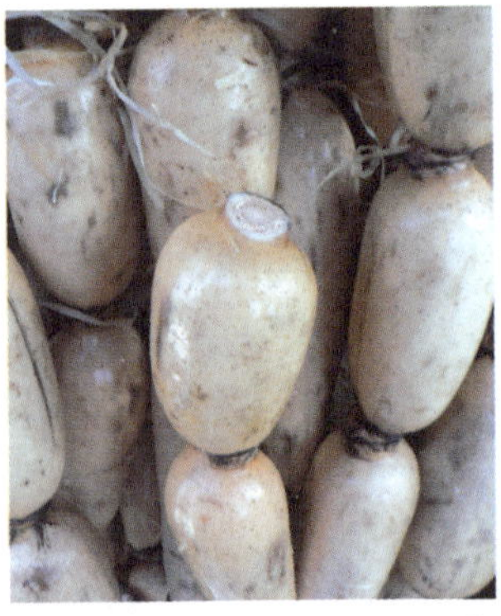

藕

和后服下。

治疗妇女多年血崩

◆将香附子（炒赤）二两，莲壳（烧至外部焦黑，里面焦黄为度）五枚，研成细末，每次服用二钱，空腹服，用陈米汤调和后服下。

香矾散

◆治疗血崩。

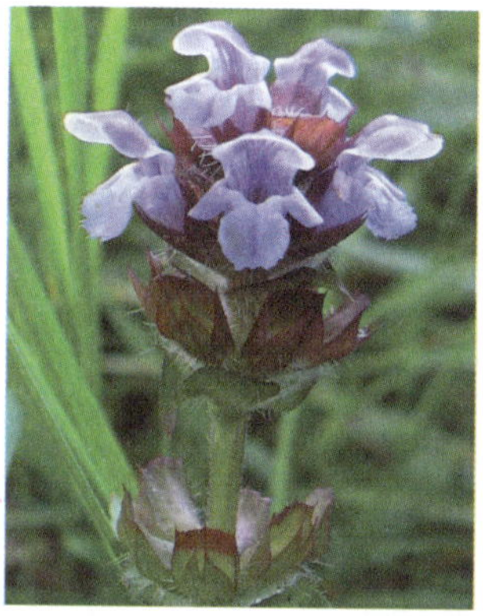

夏枯草

用极酸的醋将香附子（不限多少）浸泡一宿，然后炒至外部焦黑，里面焦黄为度，研成细末后每一两之中加入白矾末二钱，空腹服，用米汤（荷叶汤尤佳）调和后服下。

将香附子去毛，炒至外部焦黑，里面焦黄为度，研成细末，用极热的酒调制二钱后放温服用，服用两服就能很好的治愈血崩。对于血崩昏迷的患者，服用三钱匕可减轻症状。

治疗妇女下血不止、崩漏、经血中杂见五色等症，香附子是必不可少的药。

将砂仁（不限多少）在新瓦上炒黑，研成细末，用米汤调和后服下。或将益智仁炒黑后研成细末，用咸米汤调和后服下。还可将槟榔烧至外部焦黑，内部焦黄后研成细末，用温酒调和后服下。也可用来治疗女性血崩不止。

五灵脂散

◆治疗妇女血崩无法止住。

将五灵脂炒到烟尽的程度后研成细末，用温酒调和后服下。

◆另方：将五灵脂炒到烟尽的程度后研成细末，用水酒、童子尿各半盏，煎过后服用，此方也叫抽刀散。

◆治疗妇女血崩、便血及冷痢、白痢。

将黄牛角腮（用尖）烧为黑灰（微存性）后服用。

◆治疗漏下不止。

将鹿角烧成灰后细研，用温酒调和二钱，饭前服下。另方：用桃仁代替鹿角，治疗效果也是相同的。还可以将婴儿的头发用皂角水洗净后烧成细末，用温酒调和二钱，空腹服下。

治疗长期血崩

◆将夏枯草烧至外部焦黑，内部焦黄后研成细末，空腹服，用米汤调和后服下。

荆芥散

◆治妇女崩中不止。

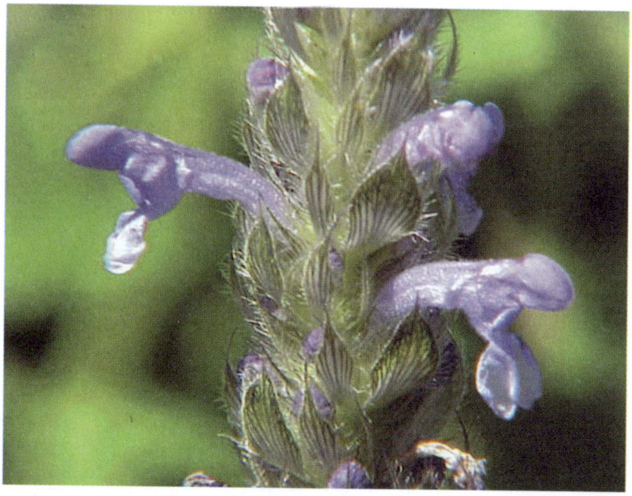

荆芥

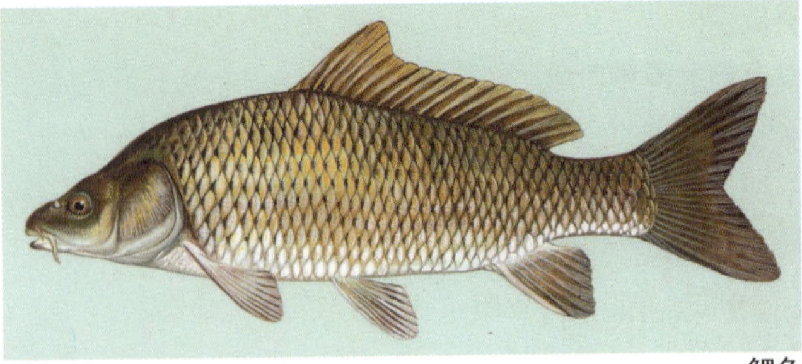

鲤鱼

用好的麻油点灯，将荆芥靠近灯心，烧至焦色后研成细末，每次服用三钱，用童子尿调和后服用。

◆治疗妇女漏下，淋沥不绝。

将槐鹅（不限多少）烧成灰后细研，用温酒调和二钱匕后饭前服下。

治疗崩中不止（无论时间长短）。

用槐耳烧作灰后研为末，每次用酒送服一匙。

神应散

◆治疗血崩不止。

将桂心（不限多少），炒至外部焦黑，里面焦黄为度，研成细末每次服用一、二钱，用米汤调和后服下。

黑金散

◆治妇女血气虚损，月经不调，崩中漏下等症。

将鲤鱼皮、黄牛角腮、棕榈皮、破故纸、乳儿头发各一两，乌贼鱼骨、熟地黄、黄芪、干姜（炮）、当归（洗，焙）、木贼各半两。一起捣碎后拌入瓷瓶内，用盐泥将瓶口密封牢固，晾干之后用炭火五斤烧至通红，烟尽后将瓷瓶埋入土里冷却，之后再次取出，将药物研成细末。每次服用三钱，加入麝香少许，空腹服，用米汤调和后服下。

如圣散

◆治疗严重性血崩。

将棕榈、乌梅肉各一两，干姜一两五钱，烧至外部焦黑，内部焦黄后研成细末，每次服用二钱，用乌梅酒调和后空腹服下，三服即可治愈。

乌金散

◆治疗血崩不止。

将棕榈毛（烧、存性）一两，龙骨二钱，一起研成细末，研匀，每次服用三钱，空腹服，好酒调和后服下，服完两服即可痊愈。

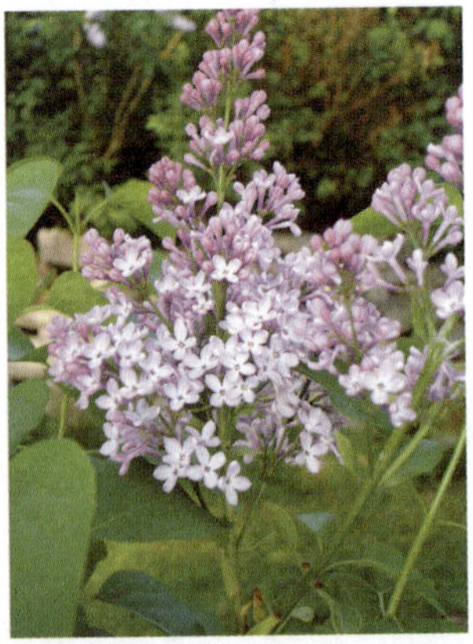

乌梅

梅子饮

◆治疗妇女血崩。

将盐白梅放在密闭容器中加热，使它碳化成末，空腹服，用米汤调和后服下。或者用乌梅代替盐白梅，再用乌梅汤调和后服下，效果也是相同的。

另方：将乌梅（肥大者半斤，以酸醋浸，经一夜取出，去核，研为膏）与百草霜（研细）捣和成绿豆大的药丸，每次服用三、四十丸，空腹服，用淡醋汤送服，每日一次。

针灸止崩

◆妇女冲任二脉是经脉之海，外循经络，内荣脏腑。如果阴阳和平，经血就会按时而至。如果因为劳伤不能约制，经血就会忽然暴下，严重的时候还有可能昏闷。如果寸脉微迟，就是寒气攻入上焦（咽喉至胸膈部分），会出现吐血、衄血的病症。如果尺脉微迟，就是寒气攻入下焦（下腹腔自胃下口至二阴部分），会出现血崩、便血的病症。

针灸三阴交穴，行间穴（均是先针后灸），以及通里穴（足小指上二寸，刺二分，灸十四壮。），可治疗经血过多不止并伴有崩中的症状。

针灸三阴交穴和太冲穴，可治疗漏下不止。

针灸气门穴（在关元穴傍三寸，刺入五分），可治疗子宫口不闭合，漏下恶血不禁。

针灸中极穴（体前正中线，脐下四寸），子宫穴（在下腹部，当脐中下四寸，中极旁开三寸），可治疗血崩兼漏下的病症。

针灸阴谷穴，可治疗妇女漏血，腹部胀满，小便黄。

针灸会阴穴（位于外生殖器与肛门之间，又为任、督、冲三脉之会，故名），可治疗女性经血不通。

针灸太冲穴，可治疗女性漏血。

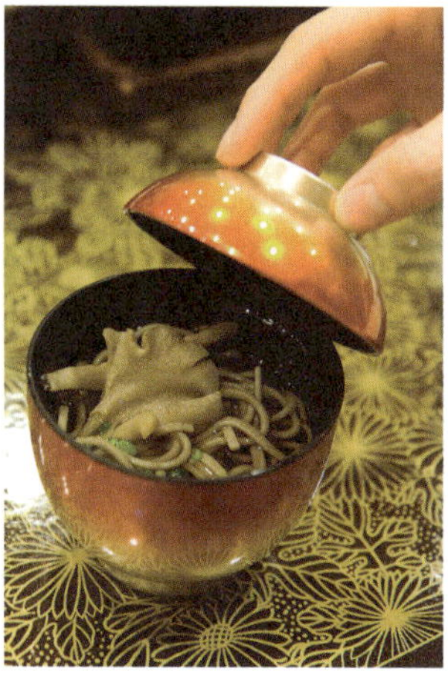

杀血心痛

失笑散

◆妇女因为血崩而引起的心痛被称之为杀血心痛，主要是由心脾血虚引起的。如果是因为流产失血过多而引起的心痛，也是同样的原因造成的。治疗这种病症可以将乌贼鱼骨炒为末，用醋汤调和后服下，或者服用失笑散也可治愈。

五灵脂、蒲黄各等份。

上药研末。每次服用一钱二，先用酽醋半两，熬药成膏，以水三两，熬至二两，热服。

前症如果引起阴血耗散，宜服用乌贼丸收敛。如果瘀血不散，宜服用失笑散行发散。如果心血虚弱，宜服用川芎归汤补养。如果郁结伤血，宜服用归脾汤调补。

十全大补汤

◆人参、肉桂（去粗皮，不见火）、川芎、地黄（洗，酒蒸，焙）、茯苓（焙）、白术（焙）、甘草（炙）、黄芪（去芦）、川当归（洗，去芦）、白芍药各等份，煎汤。

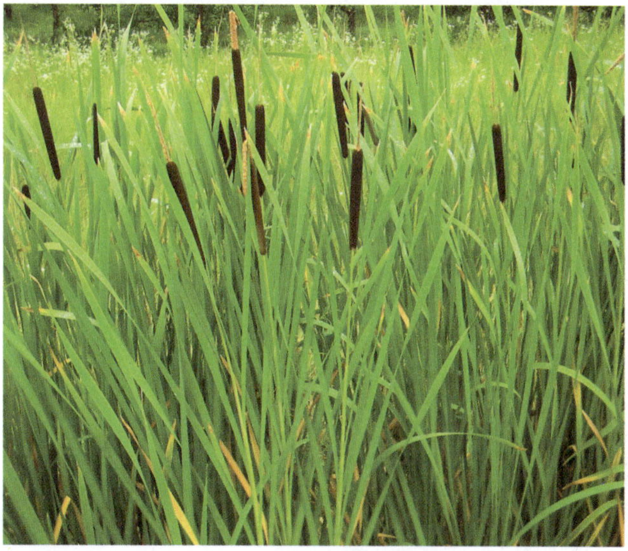

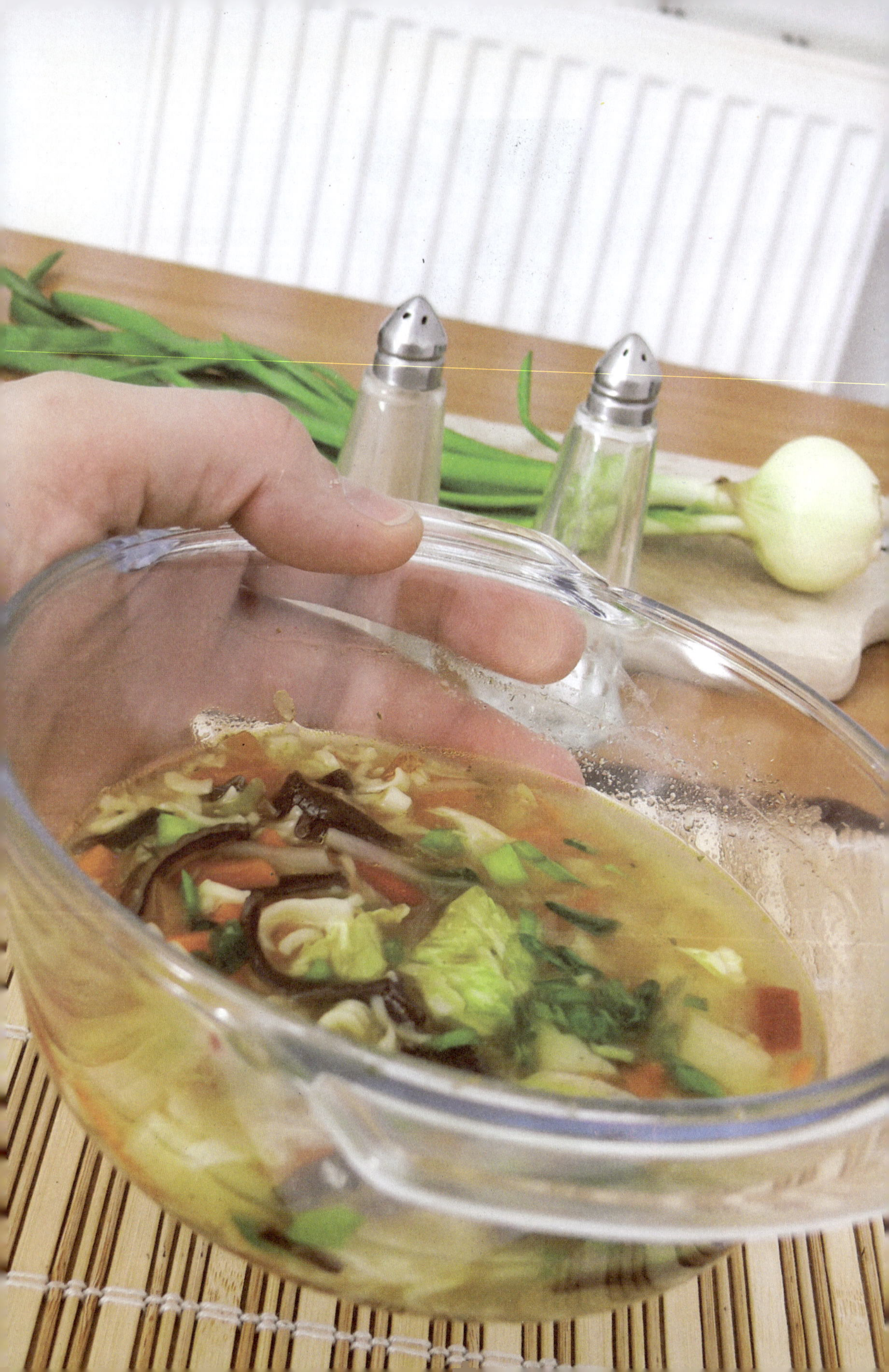

赤白带下要警惕

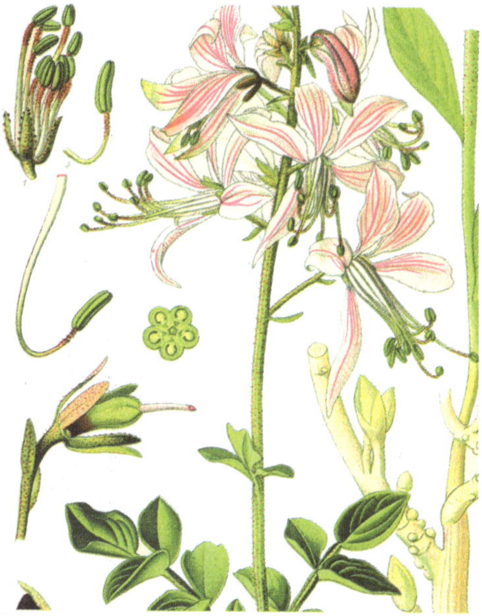

巢氏《病源》论妇人有三十六疾者，七、八瘕、九痛、十二带下也。而带下不显其证，今人唯知赤、白二带耳。此由劳伤冲任，风冷据于胞络。妇人平居，血欲常多，气欲常少，百疾不生。或气倍于血，气倍生寒，血不化赤，遂成白带。

【太医古语】赤白带下

巢氏《病源》论妇人有三十六疾者，七 、八瘕、九痛、十二带下也。而带下不显其证，今人唯知赤、白二带耳。此由劳伤冲任，风冷据于胞络。妇人平居，血欲常多，气欲常少，百疾不生。或气倍于血，气倍生寒，血不化赤、遂成白带。若气平血少，血少生热，血不化经，遂成赤带。寒热交并，则赤白俱下。其脉右手尺浮，浮为阳，阳绝者无子，若足冷带下，轻则漏下，甚则崩中，皆心不荣血，肝不藏血所致。其脉寸口弦而大，弦则为减，大则为芤，减为寒，芤为虚，寒虚相搏，其脉为革，主半产漏下。又尺寸脉虚者漏血，漏血脉浮者不可治。

《病源》上记载妇女有三十六疾，分别是：十二症、九痛、七害、五伤、三固。

带下的各种症状不是十分明显，所以许多人就只知道赤带和白带两种。这主要是由于劳伤冲任，风冷侵入子宫造成的。妇女平日里血气相和，血欲常多，气欲常少就会百病不生。如果气倍于血，气倍生寒，血不

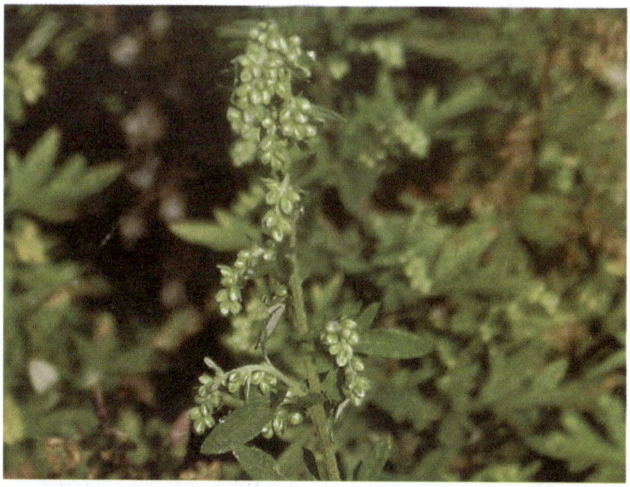

艾叶

化赤就会形成白带。如果气平血少，血少生热，血不化经就会形成赤带。如果寒热交并就会出现赤白带俱下的症状。

燥剂调理

如果体内有湿痰而又弱不禁攻的人服用燥剂治疗带下，则热湿宜凉燥，寒湿宜温燥。

樗皮丸

◆治疗因湿热引起的赤白带下。

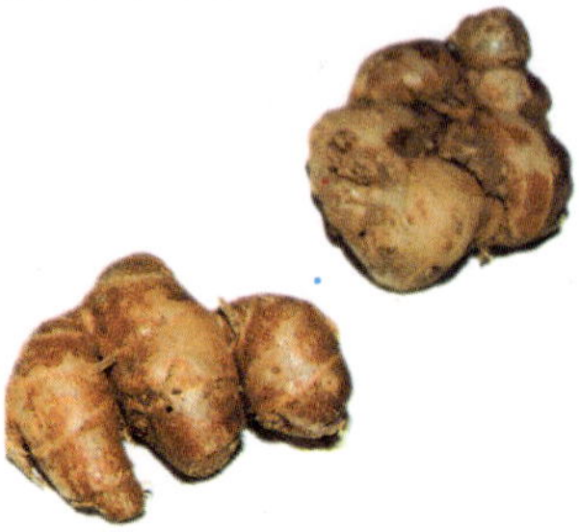

良姜

将芍药五钱、良姜（烧灰）三钱，黄柏（炒灰）二钱，椿根皮一两半。一起研成细末，与粥调和成丸，每次服用三五十丸，空腹服，用米汤送服。

另方：

将苍术（盐炒）、白芍药各一两，枳壳三钱，椿根皮（炒）二两，干姜（煨）二两，地榆半两，甘草三钱、滑石（炒）一两。一起研成细末，与粥调和为丸后用米汤送服。

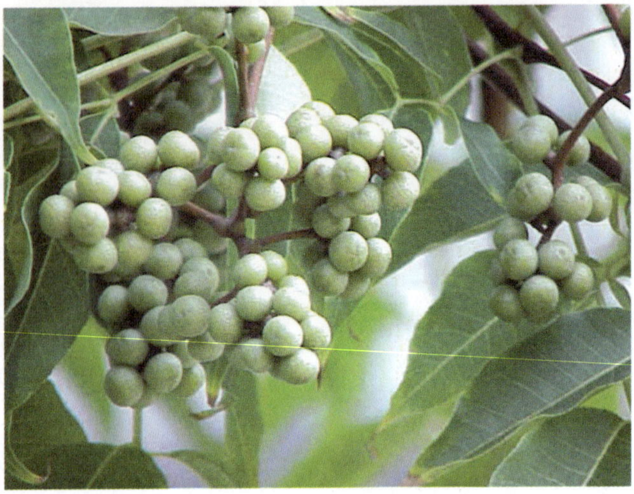

黄柏

治疗带下还可用下面的药方。

将椿根皮二两，神曲（炒）、麦皮曲（炒）、黄柏（炒）各一两，芍药一两半，滑石、枳壳各半两，苍术一两。一起研成细末，与米糊或面糊调和后制成药丸，每次服用五丸，空腹服下。

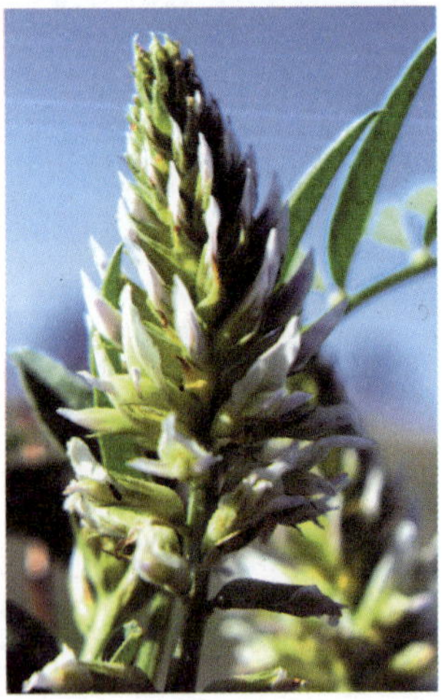

甘草

固肠丸

◆治疗由湿气引起的粪便稀薄，泻如水样，便血，白带等症。

将椿根皮研成细末后与面糊或米糊调和成丸，这种药性凉而燥，必须炒过后服用。

治疗被七情所伤引起的带下。

将黄连（炒）、侧柏叶（酒蒸）、黄柏（炒）各半两，香附子（醋炒）、白术（炒）各一两，白芷（烧存性）、木香各三钱，椿根皮（炒）二两，白芍药一两。一起研成细末，与米糊或面糊调和成丸后用米汤送服。

乳香散

◆治疗赤白带下。

将草果（去皮，加入麝香一小块，用面饼裹住后火炮至焦黄，留性，取出和面用之）一枚，研成细末，每次服用二钱，用陈皮汤服下。

伏龙肝散

◆治赤白带下，久患不瘥，憔悴乏力，六脉微濡。

将棕榈（不限多少，烧赤，急以盆盖，荫冷存性）、伏龙肝（炒令烟尽）、屋梁上悬尘（炒令烟尽，出火毒）等份，一起研匀后加入脑、麝各少许，每次服用三钱，温酒或淡醋汤送服。

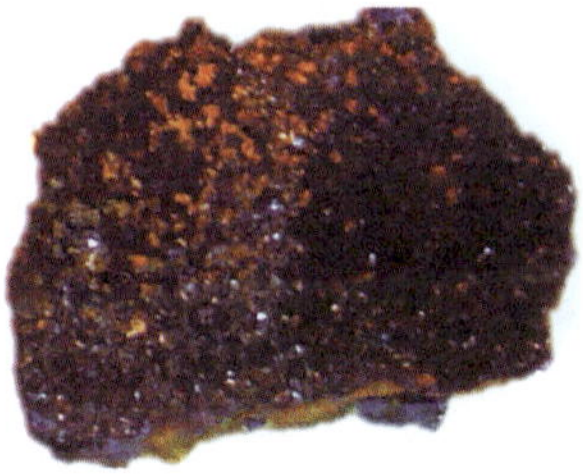

禹余粮

马蹄丸

◆治疗白漏（经血漏下挟有白色液体，淋沥不断者为白漏）不绝。

将白马蹄、禹余粮各四两，龙骨三两，乌贼鱼骨、白僵蚕、赤石脂各二两。一起研成细末，制成绿豆大的蜜丸，每次服用十丸，空腹服，用酒送服。如果白漏仍然不止，可再服三十丸。

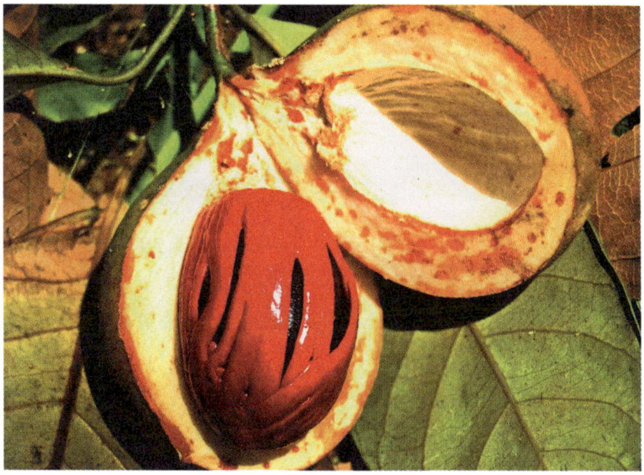

草果

润剂补真

病人带下时间长久而造成体液枯竭的，应当滋补身体。可以将四物汤中的药物研成细末，制成绿豆大的蜜丸，空腹服，用米汤服下三、四十丸，也可治疗老年妇女白带方面的病症。

补经固真汤

◆将人参二钱，橘皮（不去白）半钱，干姜（末）二钱，白葵花（去萼，碎）十六朵，柴胡、甘草（炙）、郁李仁（去皮尖，研）、生黄芩（另锉）各一钱。一起，除去黄芩外，先用水三大盏，熬至一盏七分，再加入黄芩，同熬至一盏，去掉药渣后，空腹热服。过一段时间后可以吃点食物把药物压下。

补真润肠汤

◆又被称作“助阳汤”，治疗白带下，阴户中痛，阴中如冰，身重如山，皮肤发黄、松弛等症。

将柴胡一钱二分，良

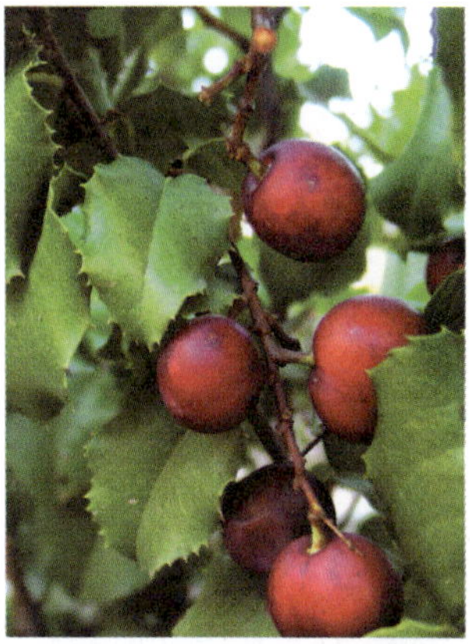

郁李仁

姜二钱，白葵花七朵。防风、郁李仁、干姜、甘草各一钱，陈皮、生黄芩各五分。一起研成细末，碾碎，用水二盏，熬至一盏，去掉药渣，饭前热服。此药方中的白葵花、郁李仁主要功效是润躁，津液枯涸者适宜服用。

温凉补剂

◆脉微食少者，有热用凉补，无热用温补。治疗白带可。

将龟板（炙）、枳子各二两，黄柏（炒）一两，白芍药七钱半，干姜（炒）二钱半，香附子、山茱萸、苦参、樗皮、贝母各半两。一起研成细末，与酒调和为丸，空腹服，用米汤送服。

◆另方：

龟板（涂酒炙）二两，黄柏（炒）一两，干姜（炒）一钱，枳子二钱半。一起研成细末，与酒调和成丸，每日二服，每次服用七丸。

温补妙法

白蔹丸

◆治疗少女冲任虚寒，带下纯白。

将鹿茸（酒蒸，焙）

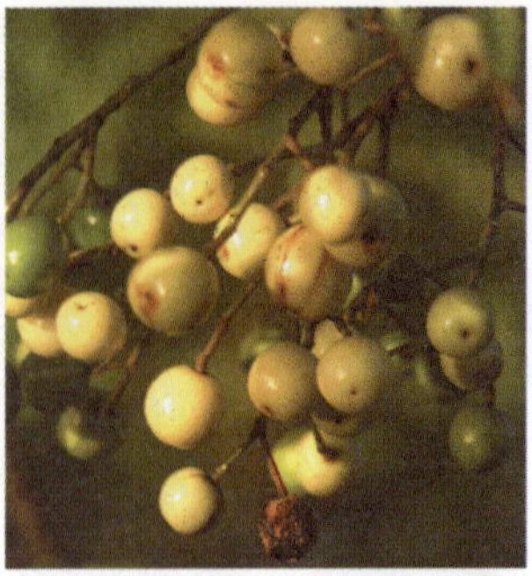

苦楝

二两，白蔹、狗脊（燎毛制）各一两。一起研成细末，与艾煎醋汁、糯米糊调和成绿豆大的丸，每次服用五十丸，空腹服，温酒送服。

当归煎

◆治赤白带下，腹内疼痛，不思饮食，日渐羸瘦。

将当归（酒浸）、赤芍药、牡蛎（火煅，取粉）、熟地黄（酒蒸，焙）、阿胶、白芍药、续断（酒浸）各一两，地榆半两。一起研成细末，与醋调和成绿豆大的药丸，每次服用五十丸，空腹服，米汤送服。

清热去火用凉剂

◆热邪侵入小肠，可引起赤白带下；侵入大肠，则可能引起白带异常。这是因为湿热结于脉引起津液涌溢造成的。如果五经脉虚，湿热不散，就会引起女子带下的病症。治疗这种病症可以先服用十枣汤去湿热，再服用苦楝丸、大延胡散进行调理。热去湿除，身体自然会痊愈。

苦楝丸

◆治妇女赤白带下。

将苦楝（碎，酒浸）、茴香（炒）、当归各等份。一起研成细末，与酒调和成丸，每次服用

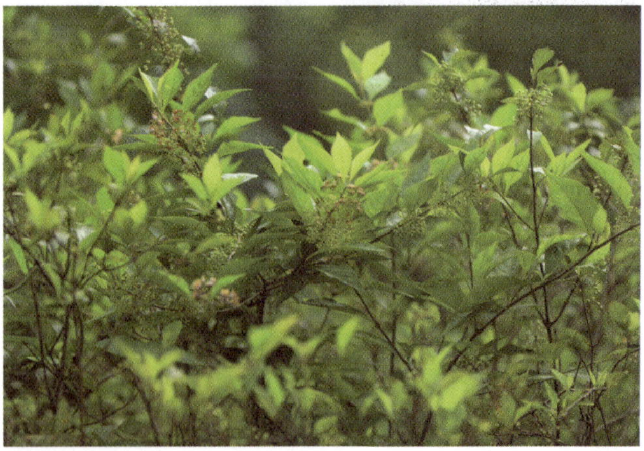

白蔹

三、五丸，空腹服，温酒服下。如伴有腰腿疼痛的症状，可在药物中加入四物汤四两、羌活、防风各一两，煎汤后服下。

地榆膏

◆治疗赤白带下引起的身体羸弱等症。

将地榆一斤，用水三升，熬至一半，去掉药渣后再煎，直至稠如糖稀状，空腹服三合，每日两次。另方：将三叶酸浆草放在阴凉处晾干后研成细末，空腹服，用温酒调下三钱后服用。

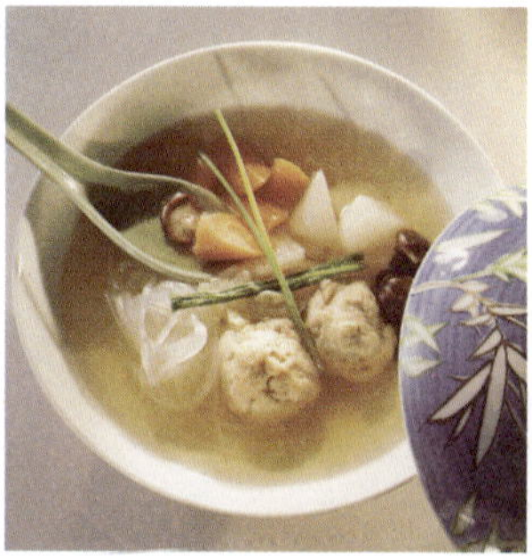

◆又方

治疗赤白带下，腰痛或小腹疼痛并伴有发热者。

将樗皮二两，玄胡索、桃仁、侧柏叶、川楝肉、茴香、当归各半两，香附子八钱、官桂去粗皮、乌药各三钱，麦皮曲（炒）一两。一起研成细末，与酒调和为丸，每次

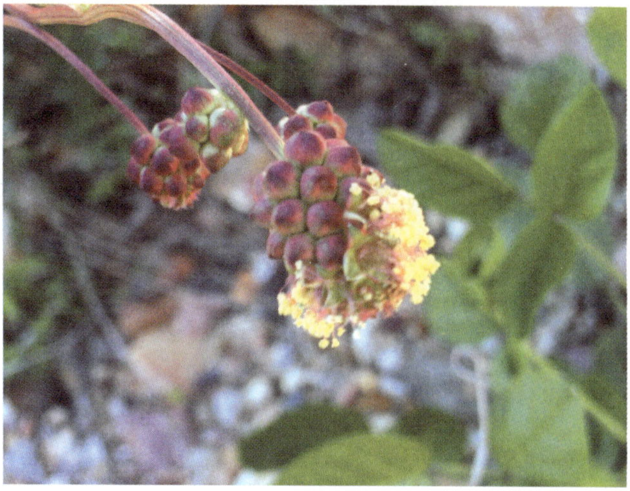

地榆

服用五、六丸。

麒麟竭汤

◆治疗妇女赤白带下，小腹疼痛。

将麒麟竭、黄柏（去粗皮，炙）、地榆各一两，禹余粮（火煅，醋淬七次）、赤芍药（炒）各一两半，熟地黄（切，炒。一作生干地黄）四两。一起碾碎，每次服用三钱，用一盏水熬至七分，去掉药渣，不拘时服。

温剂调养法

调经补真汤

◆治疗进入妇女阴户中寒，白带过多等症。

将麻黄（不去节）半钱，杏仁三枚，桂枝少许，良姜一钱，黄芪七分，甘草（炙）、人参、当归身、白术、升麻根、黄芩各五分，苍术、独活、藁本、干姜（炮）各二分，泽泻一钱，柴胡、羌活各四分，防风二钱，白葵花（去萼）七朵。一起除黄芩、麻黄外都研为粗末，先用水二盏，煎麻黄一味令沸，掠去沫后加入其余药物熬至二盏，再加入生黄芩熬至一盏，去掉药渣，趁热时空腹服下。

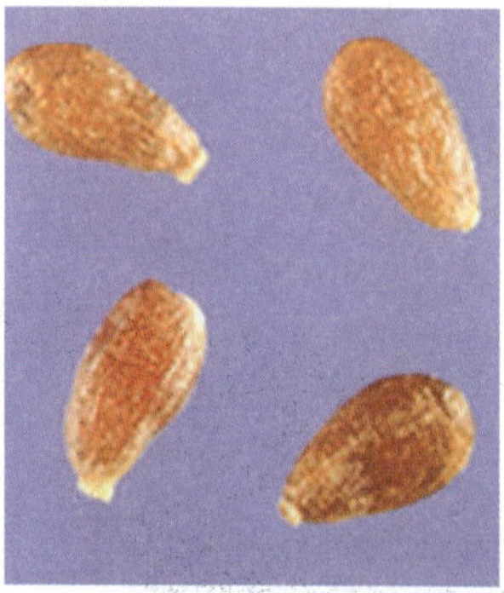

藁本

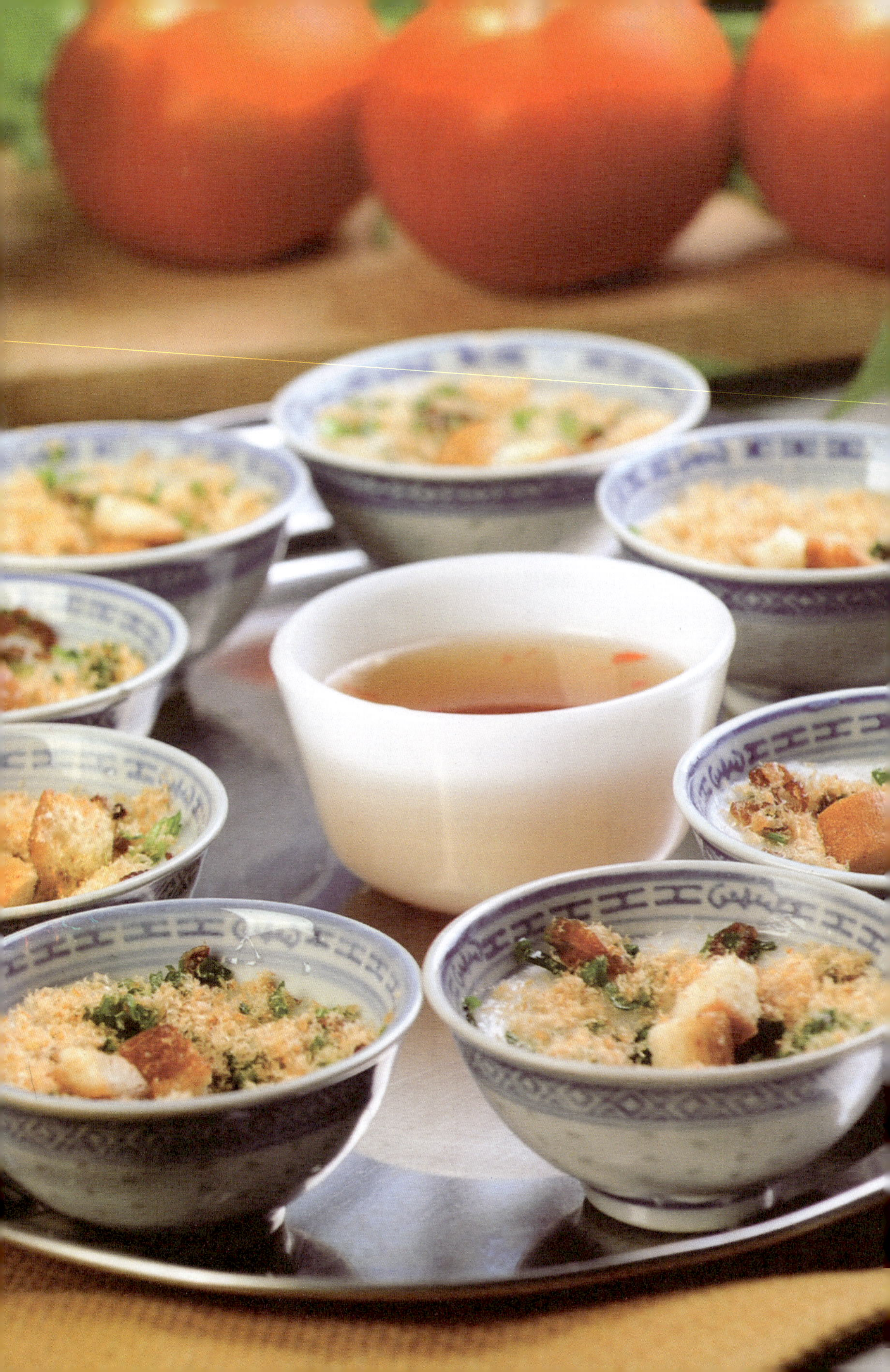

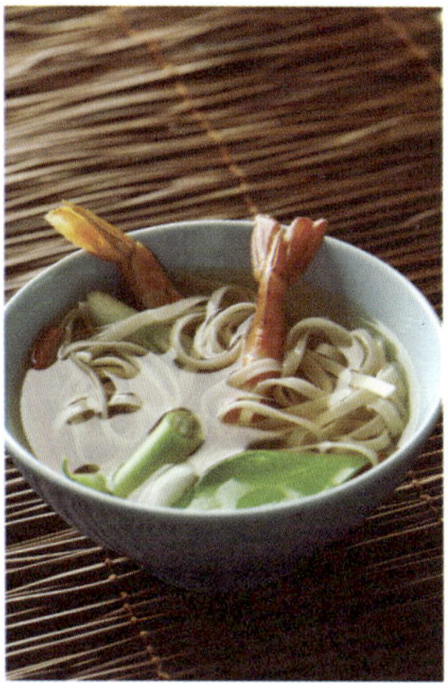

地黄丸

◆治疗妇女月经不调，每次行经便数日不止，兼有白带，渐渐瘦弱、憔悴，饮食无味，多年无子等症。

将熟地黄二两，山茱萸、白芜荑、干姜、白芍药（微炒）、代赭石（醋淬）各一两，浓朴、白僵蚕各半两。一起研成细末，制成绿豆大的蜜丸，每次服用四五十丸，空腹服，用酒送服，每日三服。

妇女患有白带方面的疾病，容易造成不孕不育，要立即治疗。

桂附汤

◆治疗白带腥臭，多悲不乐，身体大寒等症。

将肉桂一钱，附子三钱，黄柏、知母各五分。一起研为粗末，作一服，用水二盏，熬至一盏后热服。

如果伴有少食常饱，有时似腹胀的症状，可在药物中加入白芍药半钱同服；伴有食欲不振的症状，可在药物中加入五味子二十个同服；伴有心烦气躁，面部麻木如有虫行的症状，可在药物中加入黄芪一钱，人参七分，甘草二分，升麻半钱同服。

香附六合汤（即在四物中加入香附子、桂心各半两）可以用来治疗赤白带下。

治疗妇女赤白带下长期不愈，可将白芍药（二两）、干姜（半两）炒成黄色，一起研成细末后用米汤调和二钱，空腹服下，每日两服。

二豆散

◆治疗耳鸣心躁，腰脚疼痛，腹内虚鸣，脐下虚冷，频下白水，如疳湛浊等症。

将白豆蔻、肉豆蔻、丁香、白茯苓、巴戟、丁皮、苍术、黑附子（火煨）、桂心各一两，人参、白术、山药、桔梗、香附子、粉草各半两。

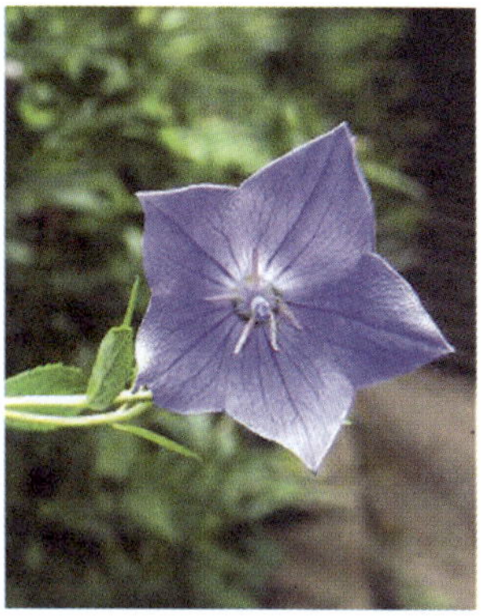

桔梗

一起碾碎，每次服用三钱，用水一盏半，生姜三片，紫苏叶三片，熬取七分，去掉药渣后空腹服温服。

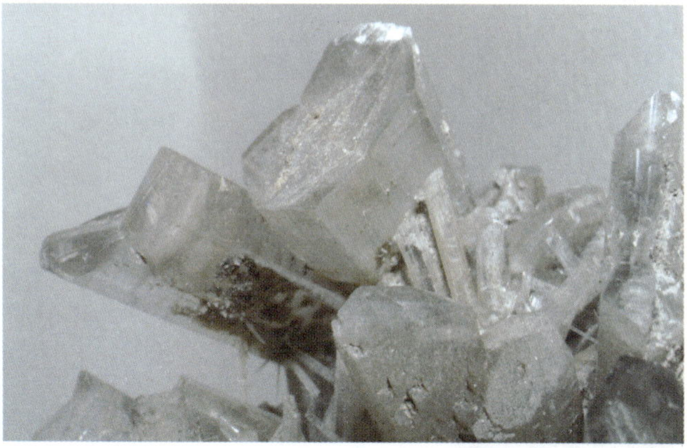

肉桂

鹤顶丸

◆治疗以下三种带下病症：未婚少女伤风等原因造成的带下；已婚妇女阴阳失调，子宫受冷导致的带下；产后妇女因为失血过多、寒气侵入造成的带下。

将艾叶一两（醋半盏，煮干，为末），牡蛎一两三钱（盐泥煅），赤石脂一两半（醋淬七次），吴茱萸一两半（汤泡，去涎），干姜一两半（炮制），龙骨一两（盐泥煅），当归七钱半（酒浸），附子半两（泡，去皮）。一起研成细末，醋糊为丸，如绿豆大，以赤石脂为衣。每次服用五十丸，空腹，用艾叶盐汤乌梅煎送下。

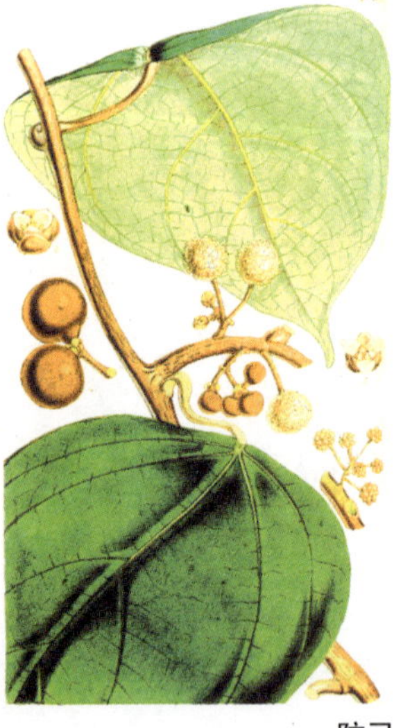

防已

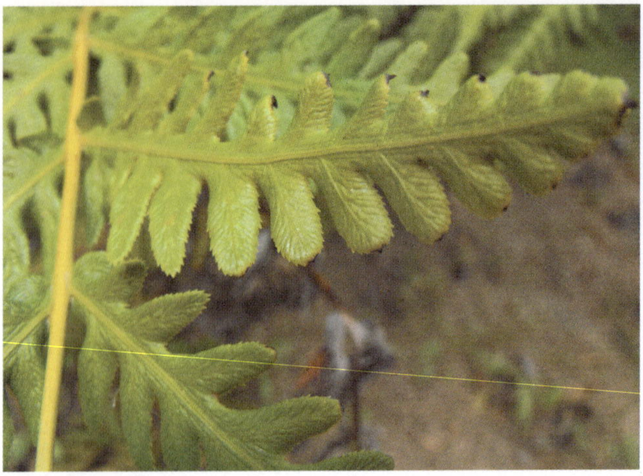

狗脊

济生白垩丸

◆治疗妇女白带过多，久而不止，腰膝冷痛，日渐羸弱等症。

将白垩（火煅）、禹余粮、鳖甲、乌贼骨（各用醋淬及炙）、当归（酒浸）、鹊巢灰、干姜、紫石英（醋淬七次）、附子（炮）、狗脊（制净）、川芎、鹿茸（醋炙）各一两，香附（醋煮）二两。一起研成细末，与醋煮过的糯米糊调和为绿豆大的药丸，每次服用七十丸，温酒服下。

养气活血丹

◆治疗劳伤冲任引起的赤白带下。

将大艾叶（炒焦，取末）五两，干姜（炒末）二两半，用醋二升，不加石灰的酒二升，生姜汁二升，同姜、艾末一起在银器中调和后用慢火熬成膏，再将研成细末的附子、白芍药、白术、橘红、川芎、当归、巴戟（去心，糯米炒）、人参、五味子各二两加入膏中，之后与炒热的熟白面二两半调和为剂，杵千下后制成绿豆大的药丸。每次服用五十丸，温酒或米汤送服。

坐药龙盐膏

◆治疗下焦虚冷，脐腹疼痛，带下五色，经水崩漏，淋沥不断等症。

将丁香、木香、川乌头（炮）各一钱半，全蝎五个，龙骨、当归尾、香附子、炒黄盐、防已、肉桂、红豆各二钱，玄胡索五钱，浓朴三钱，良姜、木通各一钱，枯矾半钱。一起研成细末，制成弹子大的蜜丸，用棉纱裹住，塞入阴道，将线头留在体外。

胜阴丹

◆如果坐药龙盐膏的药力过小，无法治愈病症，可用胜阴丹。

将三柰子、川乌头、大椒各五分，柴胡、羌活各二钱，全蝎三个，大蒜一钱，破故纸（与蒜同

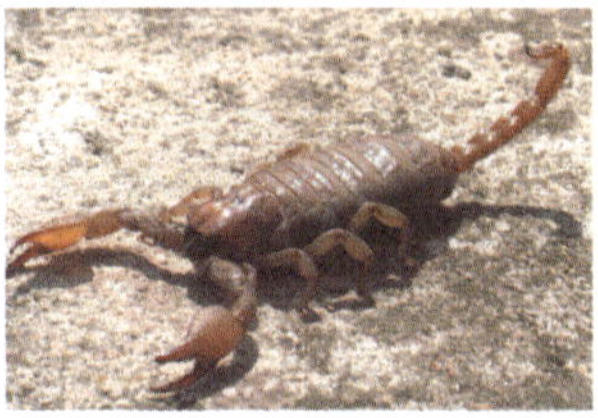

全蝎

焙）一钱，甘松三分，升麻、枯白矾各二分，麝香少许。一起研成细末，制成弹子大的蜜丸，用棉纱裹住，塞入阴道，将线头留在体外。

回阳丹

◆治脐腹疼痛，带下五色，经水崩漏等病症。

将全蝎、升麻、甘松各二分，草乌头、羌活各三分，大椒、三柰子、荜茇、枯矾各五分，川乌头、柴胡各七分，水蛭（炒焦）三条，虻虫（去翅足，炒）三个，大蒜、破故纸各二钱，炒黄盐（必用之药，去掉则无效）一钱。一起研为极细末，制成指尖大的药丸，用棉纱裹住，塞入阴道，将线头留在体外，觉脐下暖和时即为起效。

酒煮当归丸

◆治疗真气俱竭，气血俱虚引起的癫痫、面色苍白、身体瘦弱、小便不止、白带长流、腿膝枯细，大便秘结、口不能言、无力之极、背恶寒等症。

将当归一两、香附子、半两、黑附子（炮，去皮脐）、良姜各七钱，锉如麻豆大后用好酒一升半，一起煮至酒尽，炭

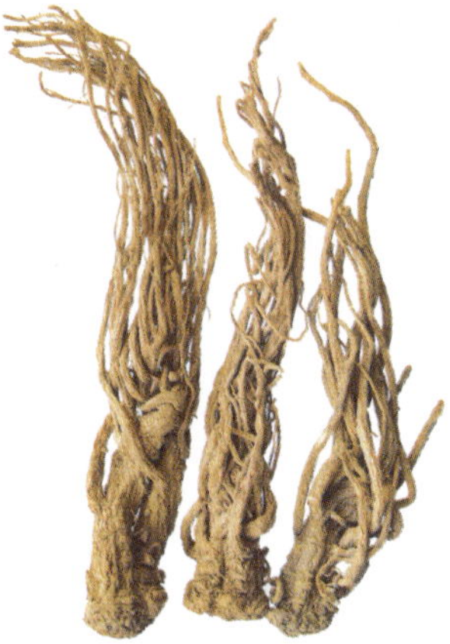

当归

火在容器中烘干之后同研成细末，再加入炒黄盐、丁香各半两，全蝎三钱，柴胡二钱，升麻根、木香各一钱，苦楝子、甘草（炙）各半钱，玄胡索四钱，与前几味药同研成细末，与酒煮过的面糊调和成绿豆大的药丸。每次服用二十丸，空腹服，用淡醋汤送服，禁食油腻、酒、面、生冷食物。

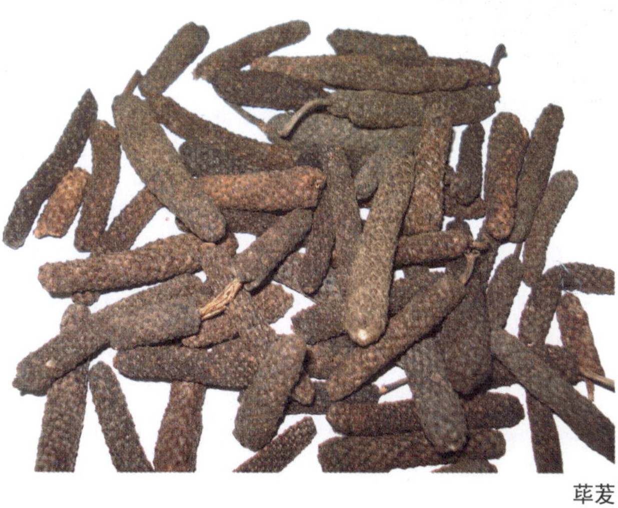

荜茇

当归附子汤

◆治疗脐下冷痛，赤白带下。

将柴胡七分，良姜、干姜、附子各一钱，升麻、蝎梢各五分，甘草（炙）六分，炒黄盐三分，当归二钱，黄柏少许。一起同研为粗末，用水二盏，熬至一盏，去掉药渣后热服。

消瘀需温经

◆治疗小腹寒冷，久不受孕，崩中去血，经水过多，过期不来等病。

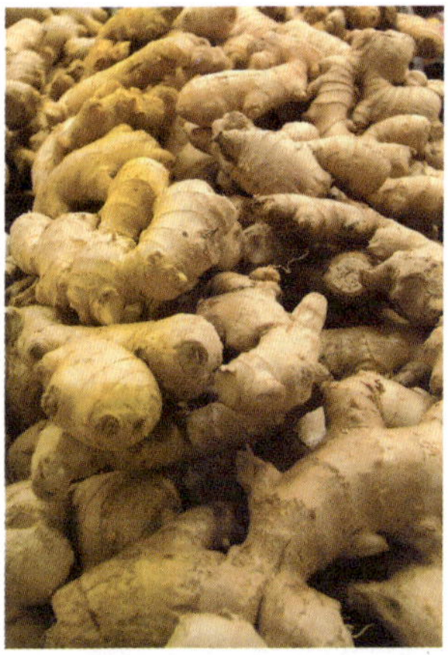

生姜

将吴茱萸三两，当归、川芎、芍药、人参、桂枝、阿胶、牡丹皮、生姜、甘草各二两，半夏半升，麦门冬一升。一起用水一斗，煮取三升，分三次温服。

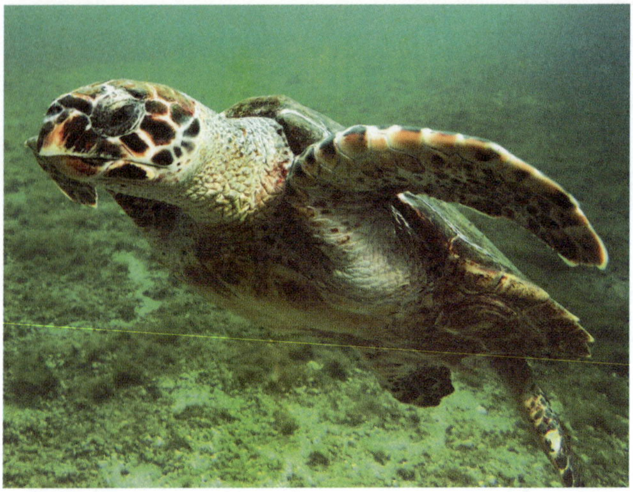

玳瑁

◆治疗赤白带下，恶露不止等症。

将开花时的益母草采摘后捣为细末，用温酒调和二钱后空腹服下，每日三服，

◆治疗带下。

将芍药炒黑为末，每次服用三钱匕，与酒调和后服下。

◆治疗妇女赤白带下，日渐羸瘦。

将一斤刺蓟根（不限多少，曝干秤）与五升童子尿浸一昼夜后取出晒干，研成细末，每次服用二钱，用暖酒调和后饭前服下。

玳瑁丸

◆治赤白带下不止。

将玳瑁、续断各一两，安息香、麒麟竭、乳香、没药各半两，故锦灰七钱半。一起研成细末，与蜜及安息香熬制的混合物调和为绿豆大的药丸，每次服用三十丸，饭前用温酒送服。

未婚少女带下的治疗

未婚女性出现下列情况的时候必然会引起带下的病症：一是月经初潮时因为阴中发热而处在风口处或扇风以解热；二是太冲脉盛，气盛造成的月经

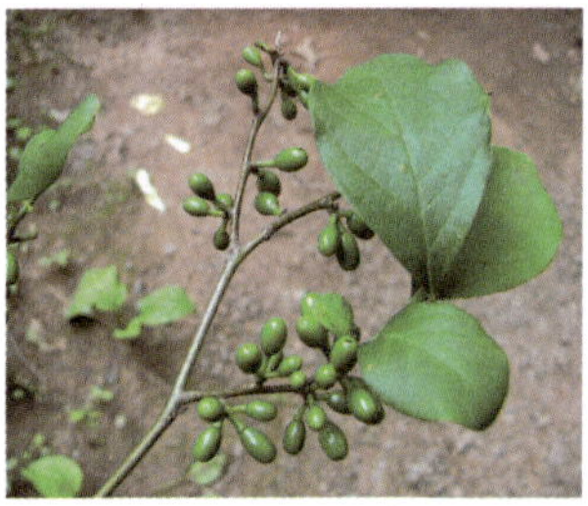

安息香

来潮时体内发热，用冷水洗浴以降温解热；三是月经初潮时受到惊吓。

神仙聚宝丹

◆治疗血海虚寒，腹胁疼痛，小便急胀，呕吐涎沫，头旋眼花，腿膝重痛，面色痿黄，肢体浮肿，带下赤白，崩漏不止，小便频数，时见虚热，盗汗羸瘦。不管妇女胎前还是产后，抑或是少女患有上述病症的，都可服用神仙聚宝丹。

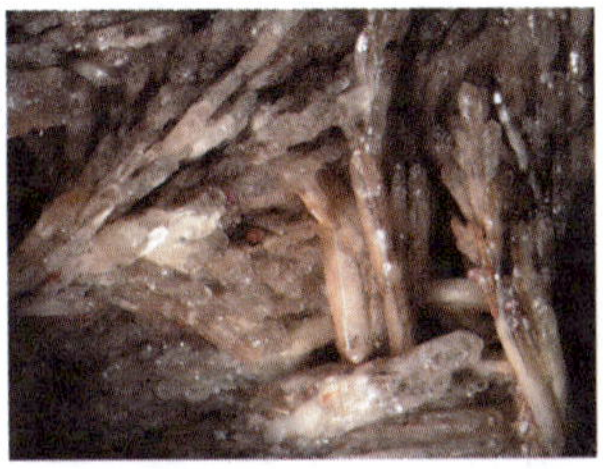
辰砂

将木香（另研）、琥珀（另研）、当归（焙，作末）、没药（合末）各一两，滴乳（研）二钱半，麝香（研）、辰砂（研）各一钱。一起研成细末，逐次加入冷热水，用杵捣砸后制成药丸，每一两作十五丸，每次服用十丸，温酒调和后服下。

治疗产后血晕，败血攻心，口噤舌僵，恶露未尽，口内发渴，面部浮肿等症，可将此药与乌梅汤、童子尿研磨后服用；

治疗胎息不顺，腹内疼痛，一切产难，可将此药与酒、童子尿研磨后服用。

治疗少女月经不调，可将此药用温酒研磨半丸服下。

治疗产后血气不调，可将此药用童子尿研磨后服下，随时可用服用。

治疗妇女怀孕后带下。

苍术三钱，山茱萸（去核）、白芍药各二钱半，黄芩（炒）、白芷各二钱，樗根皮（炒）黄连（炒）、黄柏（炒）、各一钱半。一起研成细末，与糊和丸，空腹服，用温酒服下五十丸。

补阳调经

十枣汤

◆治疗赤白带下。

将芫花（炒黑）、大戟、甘遂各等份，大枣十枚。先煮枣去掉药渣，放入前药末，强人服一钱，虚人五分，或枣肉为丸。

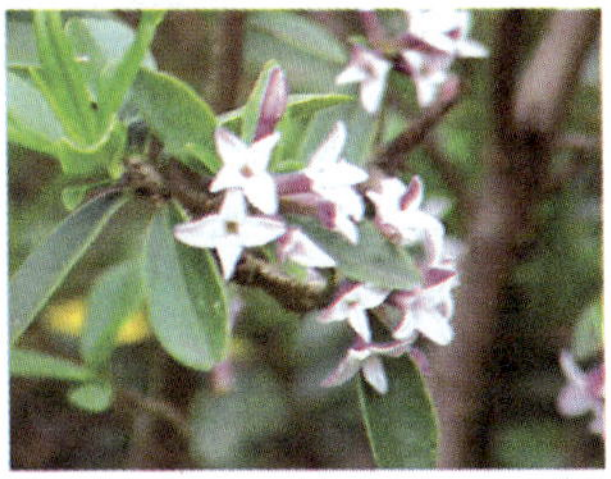
芫花

病人不除者，再服，得快下后，糜粥自养。

神佑丸

◆治疗赤白带下。

将甘遂（用面包裹，不要透水，煮百余沸，取出用冷水浸泡，去面，在容器中烘干）、大戟（醋浸煮，在容器中烘干）、芫花（醋浸煮）各三钱，黑牵牛、大黄各六钱。一起研成细末，滴水制成小豆大的药丸。每次服用五、六十丸，临睡前用温水送下。

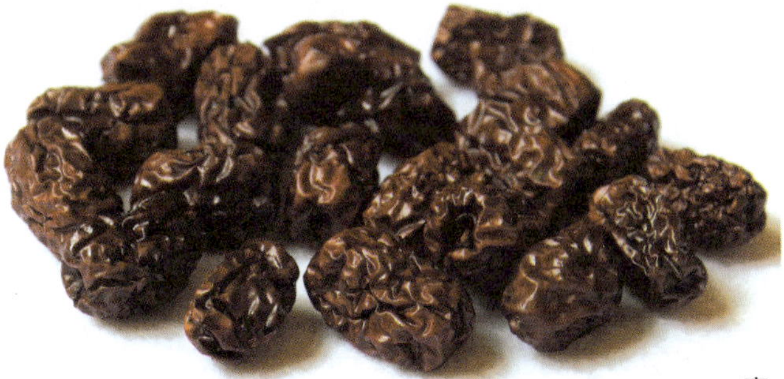
枣

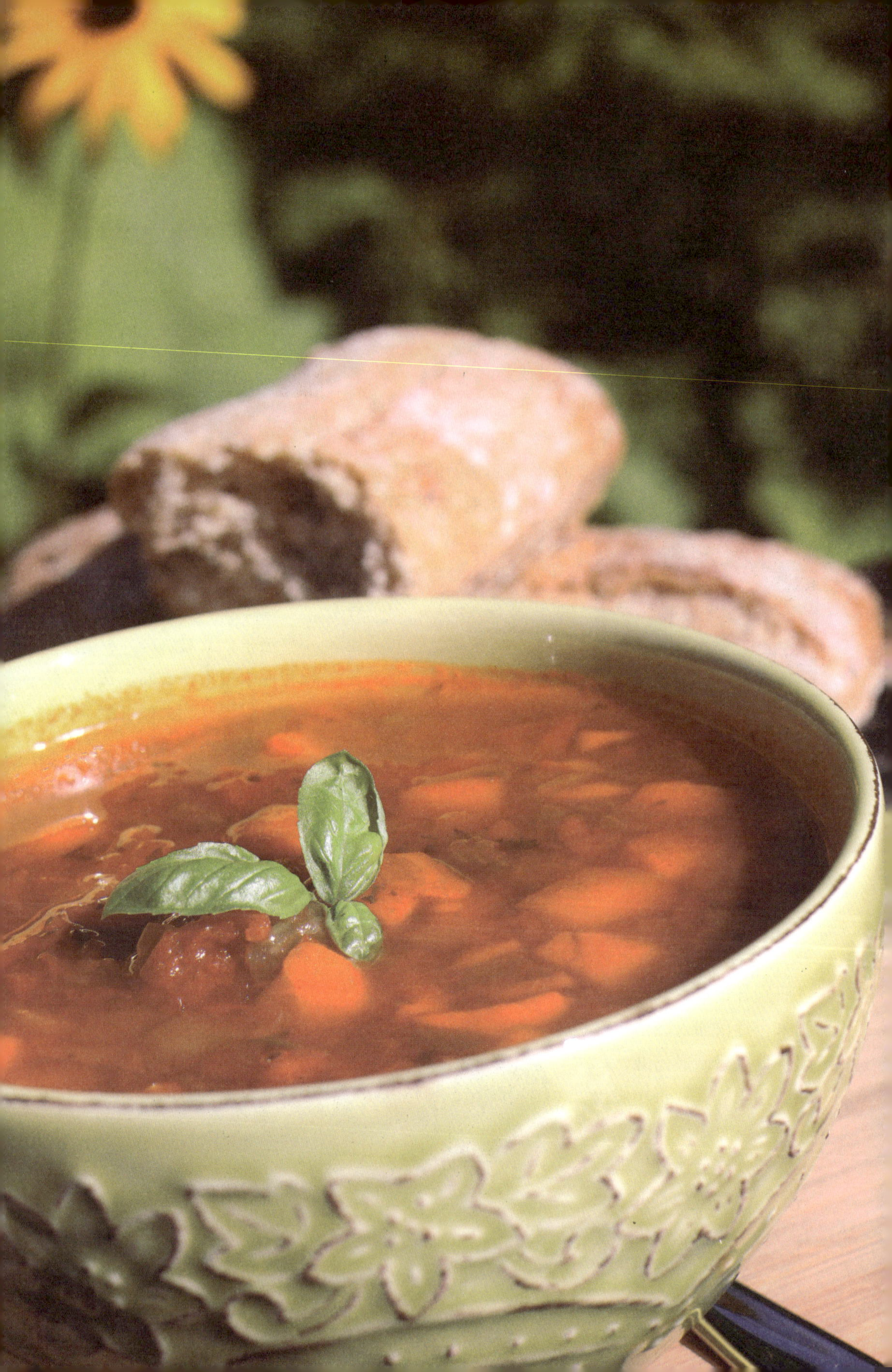

如果带下色青，是肝有问题，宜服用小柴胡加山栀、防风。

带下色赤，是心有病症，可用小柴胡加黄连、山栀、当归。

带下色白，是肺有病症，可用补中益气加山栀。

带下色黄，是脾有病症，可用六君子加山栀、柴胡。

带下色黑，是肾有病症，可用六味丸。

如果带下伴有湿热壅

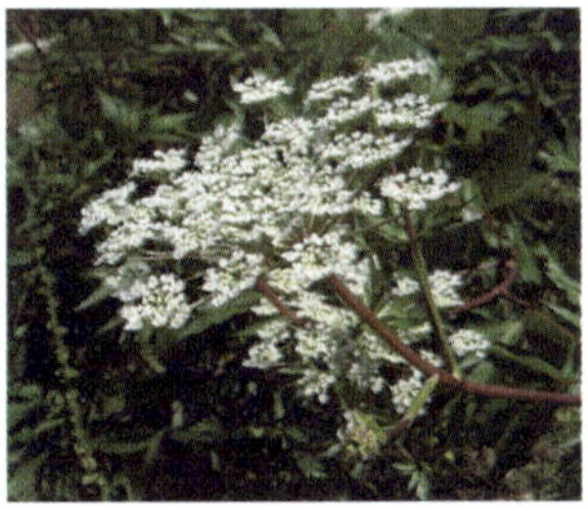

白芷

滞，小便赤涩等症状，可用龙胆泻肝汤。

因肝血不足，燥热风热引起的带下，可用六味丸。

思虑过伤引起的带下，可用妙香散等药。

气虚俱虚引起的带下，可用八珍汤。

◆治疗带下伴有小腹疼痛等症，可先服用十枣汤，再服用苦楝丸、大玄胡散。

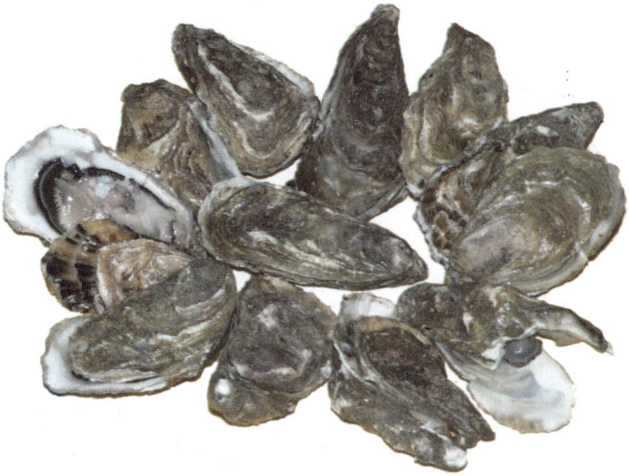

牡蛎

◆治疗结痰白带，可在半饥半饱的状态下用津液咽下小胃丹数丸。

◆治带下疾病应注意：不要以肥人多痰，瘦人多火为依据，勿用燥湿泻火之类的药物盲目治疗。

白芷散

◆治疗赤白带下。

将白芷二两，海螵蛸（烧）两个，胎发（煅）一团，研成细末后用温酒调和二钱，空腹服下。

补涩温保平安

牡蛎散

◆治疗带下兼经水过多，或暴下片血。

将牡蛎、龙骨、肉苁蓉（酒浸，切焙）、赤石脂、石斛（去根）、乌贼骨（去甲）、黄芪（锉）各一两半，牛角腮灰、阿胶（炒燥）、熟地黄（焙）、芍药（炒）各二两，当归（切，焙）、干姜（炮）、人参、白术、桑耳各一两二钱半，桂（去粗皮）、川芎、附子（炮，去皮脐）、艾叶（炒）各一两。一起研成细末，每次服用三钱，天

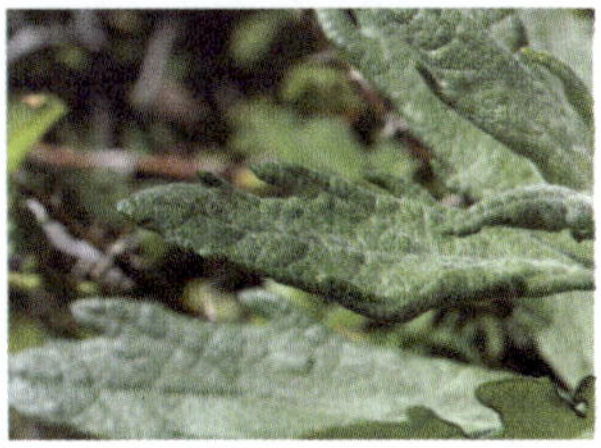

艾叶

将明时用米汤调和后服下，连服两天。

茯苓散

◆治疗妇女带下，面黄体瘦，渐成虚劳，腰脚

沉重，胎气多损等症。

将白茯苓（去黑皮）、木香、熟地黄（焙）、诃黎勒皮、柏子仁（研）、杜仲（去粗皮，炙）、青橘皮（去白，焙）、乌贼鱼骨（去甲）、五加皮（锉）、艾叶（烧灰）、菖蒲、牛角腮灰、秦艽（去苗土）、赤石脂、菟丝子（酒浸，另捣）、当归（切、焙）各一两。一起研成细末，每次服用二钱，温酒调和后服下。

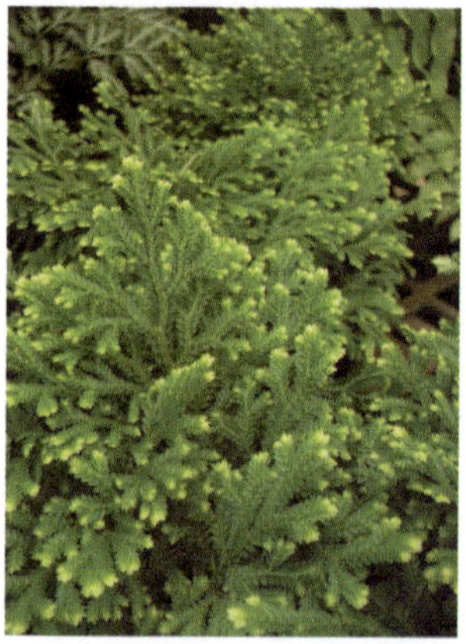

卷柏

如果有胎息，可用鲤鱼糯米粥服药。

卷柏丸

◆治疗妇女、少女心腹绞痛，腰腿疼痛，赤白带下，面色痿黄，四肢倦乏等症。

将卷柏（醋炙）、鹿茸（醋炙）、白石脂、赤石脂（各火煅，醋淬七次）、川芎、艾叶（醋炒）、桑寄生、代赭石（火煅，醋淬七次）、鳖甲（醋炙）、当归（去芦，酒浸炒）、地榆各一两，木香（不见火）、龙骨各半两，干姜（炮）七钱半，黄芪（去芦，蜜炙）、熟地黄（洗）各一两半。一起研成细末，与醋煮过的糯米调和成绿豆大的药丸，每次服用七十丸，空腹服，米汤送服。

艾煎丸

◆治妇女一切虚寒，以及胎前产后赤白带下。

将伏道艾（去泥尘，取叶秤五两，先用大肥淮枣十二两，在砂锅内煮烂，去核，同艾叶一起捶烂如泥，捻作薄饼子，猛火在容器中烘干，趁热碾为末）、大汉椒（去枝梗及合口者，净秤五两，以阿胶二两，米醋三升，同椒于砂瓶内煮极干，取出在容器中烘干燥，碾为细末）、当归（去芦，酒浸）、白芍药、川芎、白薇、附子（大者，炮，去皮脐）、卷柏（取青叶）、泽兰（去枝梗，取叶，以上各在容器中烘干）、熟地黄（净洗漉去浮者，晒干，酒浸，蒸，

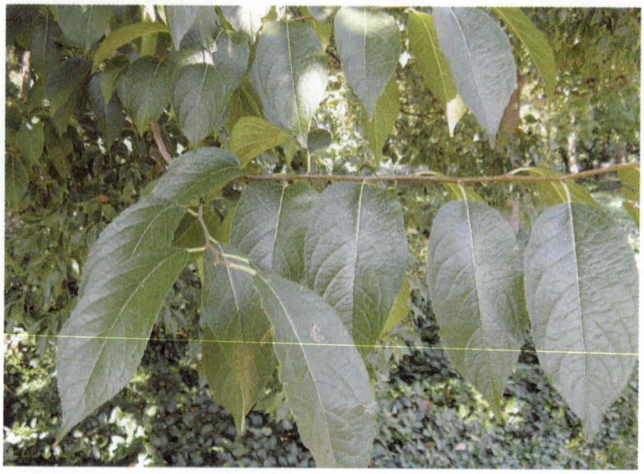

杜仲

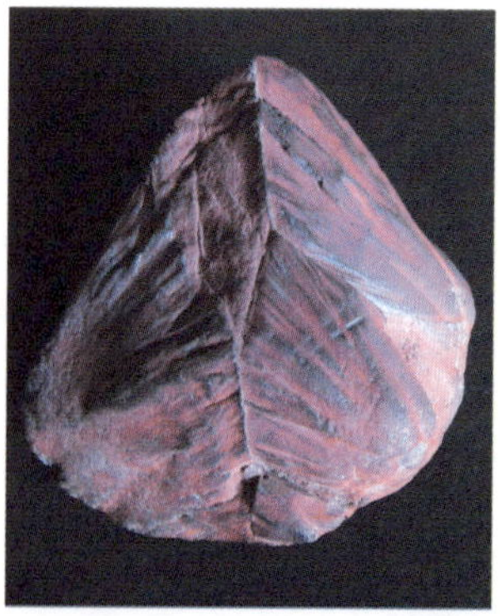

代赭石

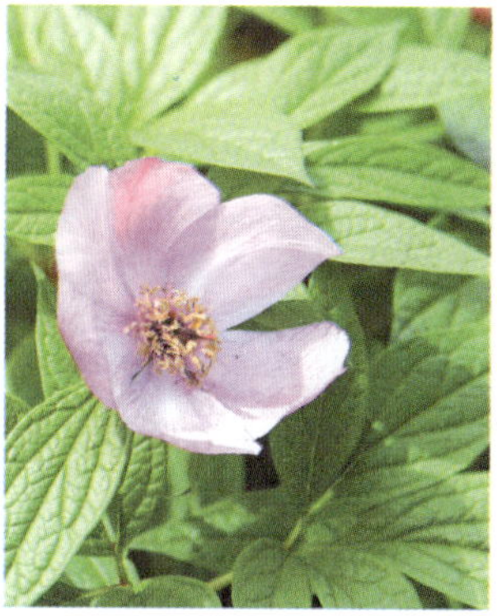

牡丹

晒，再入酒浸，蒸五七次，加入糖，煎香，亦在容器中烘干）各一两。一起研成细末，与之前的艾末、椒末拌匀，用米醋煮糊后调和成绿豆大的药丸，每次服用五、七十丸至一两百丸，空腹服，艾醋汤送服。

沉香牡丹丸

◆治疗妇女经候不利，赤白带下，血气冲心，四肢烦困等症。

将沉香七钱半，牡丹皮（去心）、赤芍药、吴茱萸（汤泡去苦，炒）、当归、桂心、川芎、黄芪（去芦，蜜炙）、人参、茯苓、山药、川巴戟（去心）、白术、橘红、木香干、生姜、白龙骨、牛膝（去苗，酒洗）、枳壳（去穰，麸炒）、肉豆蔻、浓朴（制）各半两。一起研成细末，制成绿豆大的蜜丸，每次服用二十丸，空腹服，温酒服下。如果伴有心腹疼痛的症状，可与白芷一起煮后用酒送服。

紫桂丸

◆补益血海，治疗冲任气虚，经脉不调，腰腹疼痛，冷滞崩漏等症。

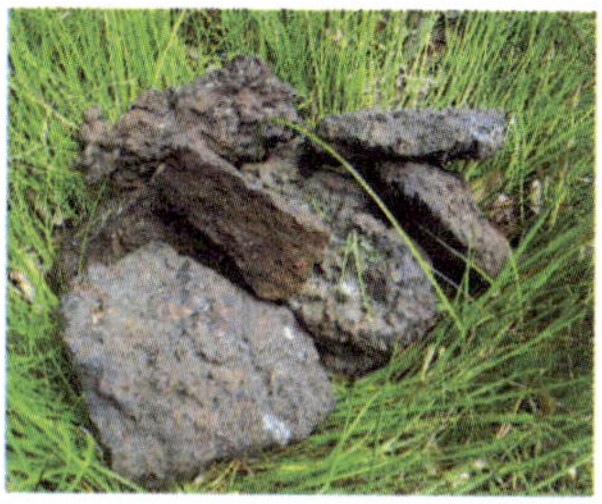

禹余粮

将禹余粮（火煅，醋淬七次）三两，龙骨、艾叶（醋炒）、赤石脂、牡蛎（烧）、地榆各二两，牡丹皮、浓朴、当归、阿胶（蛤粉炒成珠子）、吴茱萸（汤洗）、香白芷、肉桂（去粗皮）各一两，附子（炮）半两。一起研成细末，用面糊调和成绿豆大的药丸，每次服用三十丸，煎过之后用醋汤送服。

涩剂锁健康

固真丸

◆治疗女性因寒湿乘虚侵入子宫会而造成得白带久下不止，脐腹、阴道内冷痛等症。

将白石脂（烧赤，水飞研细，晒干）、柴胡各一钱，白龙骨（酒煮水飞）二钱，当归（酒洗）三钱，干姜（炮）四钱，黄柏（酒

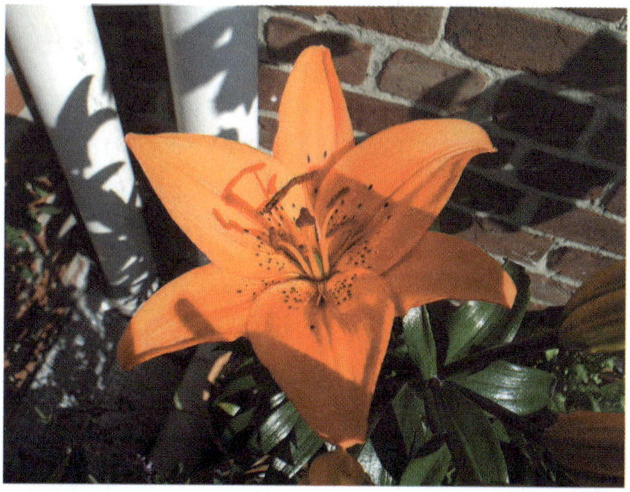

橘红

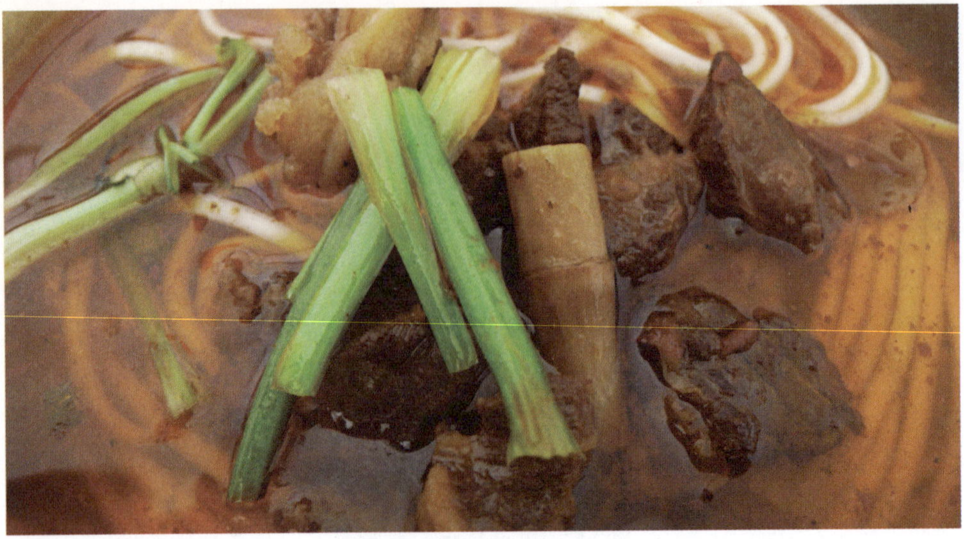

洗）、白芍各五分。一起研成细末，用水煮成稀糊状时调和为如鸡头般大的药丸，每次服用三十丸，空腹服，与白沸汤同煎后温服。这是热药可能伤胃，因此应在服药之后吃些食物来

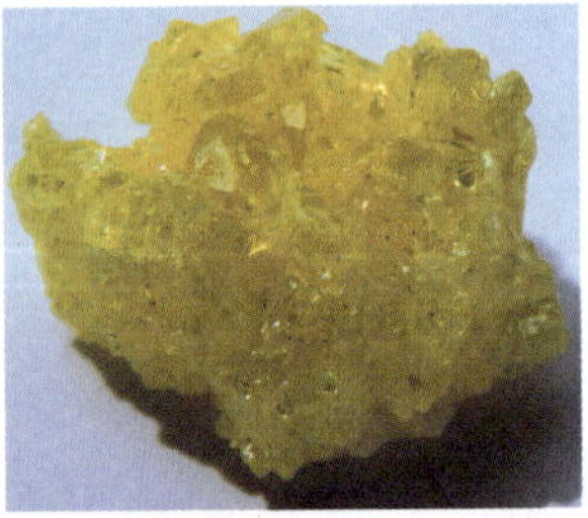

硫黄

压药，禁食生冷硬物、酒、湿面。

◆治妇女赤白带下。

将龙骨（半两）、船上硫黄（三钱）研成细末，每次服用半钱，空腹服，用不放石灰的酒送服。

茅花散

◆治疗妇女血崩不止，赤白带下。

将茅花一握，棕树皮三寸，嫩荷叶三张，甘草节两寸。一起研成细末，用酒调半匙，空腹服下。

排脓去毒治带下

如果体内有败脓血就会引起的带下并伴有败脓淋漓不止，腥秽异常，严重时脐腹冷痛等症。治疗这种病症应该先排脓血，可用以下药物。

将单叶红蜀葵根二两，白芍药、白矾各半两研成细末（其中矾烧枯后另研），制成绿豆大的蜡丸。空腹服，米汤送服十或十五丸，将败脓去净可再服补药进行治疗。

白矾丸

◆治疗妇女赤白带下久治不愈，面黄肌瘦，身体憔悴等症。

将白矾四两，附子二两，黄狗骨头（烧灰）四两，一起研成细末后与粥调和成绿豆大的药丸，每次服用三十丸。

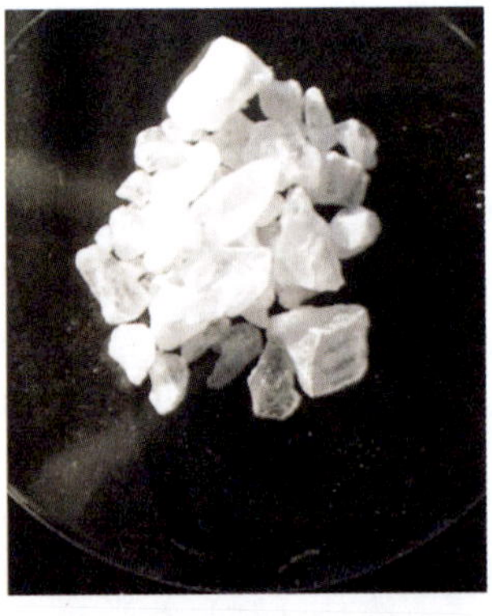

白矾

难言之隐不必恼

夫妇人阴肿者，是虚损受风邪所为。胞络虚而有风邪客之，风气乘于阴，与血气相搏，令气痞涩，腠理壅闭不泄越，故令肿也。前证若气血虚弱，用补中益气汤举而补之。肝经湿热，用龙胆泻肝汤渗而清之。

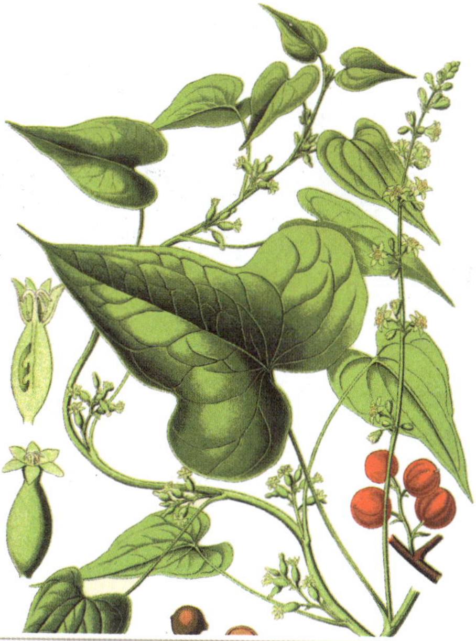

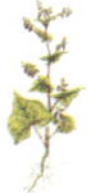

治疾篇

轻轻松松消阴肿

【太医古语】阴肿

夫妇人阴肿者，是虚损受风邪所为。胞络虚而有风邪客之，风气乘于阴，与血气相搏，令气痞涩，腠理壅闭不泄越，故令肿也。前证若气血虚弱，用补中益气汤举而补之。肝经湿热，用龙胆泻肝汤渗而清之。若阴肿、阴痒、阴冷、阴挺，当与后论互相参看。一妇人阴中肿闷，小便涩滞，两胁作肿，内热晡热，月经不调，时或寒热。此因肝脾郁怒，元气下陷，湿热壅滞。朝用归脾汤加柴胡、升麻，解郁结，补脾气，升元气。夕用加味逍遥散清肝火，生肝血，除湿热。各数剂，诸证悉愈。又用四君、芎、归、丹皮，调补肝脾而经水如期。

阴肿病症伴有气血虚弱的症状，适合服用补中益气汤进行治疗；伴有肝经湿热的症状，适合服用龙胆泻肝汤进行治疗。

菖蒲散

◆治疗妇女经水排出不畅，阴间肿痛等症。

将菖蒲、当归（炒）各一两，秦艽半两，吴茱萸半两。一起研成粗末，每次服用三钱，用一

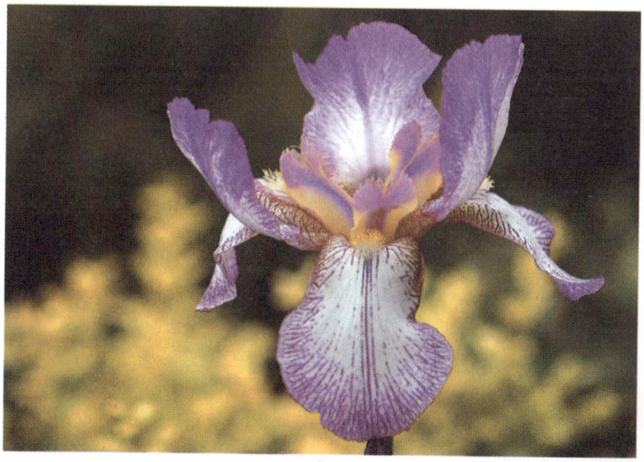

菖蒲

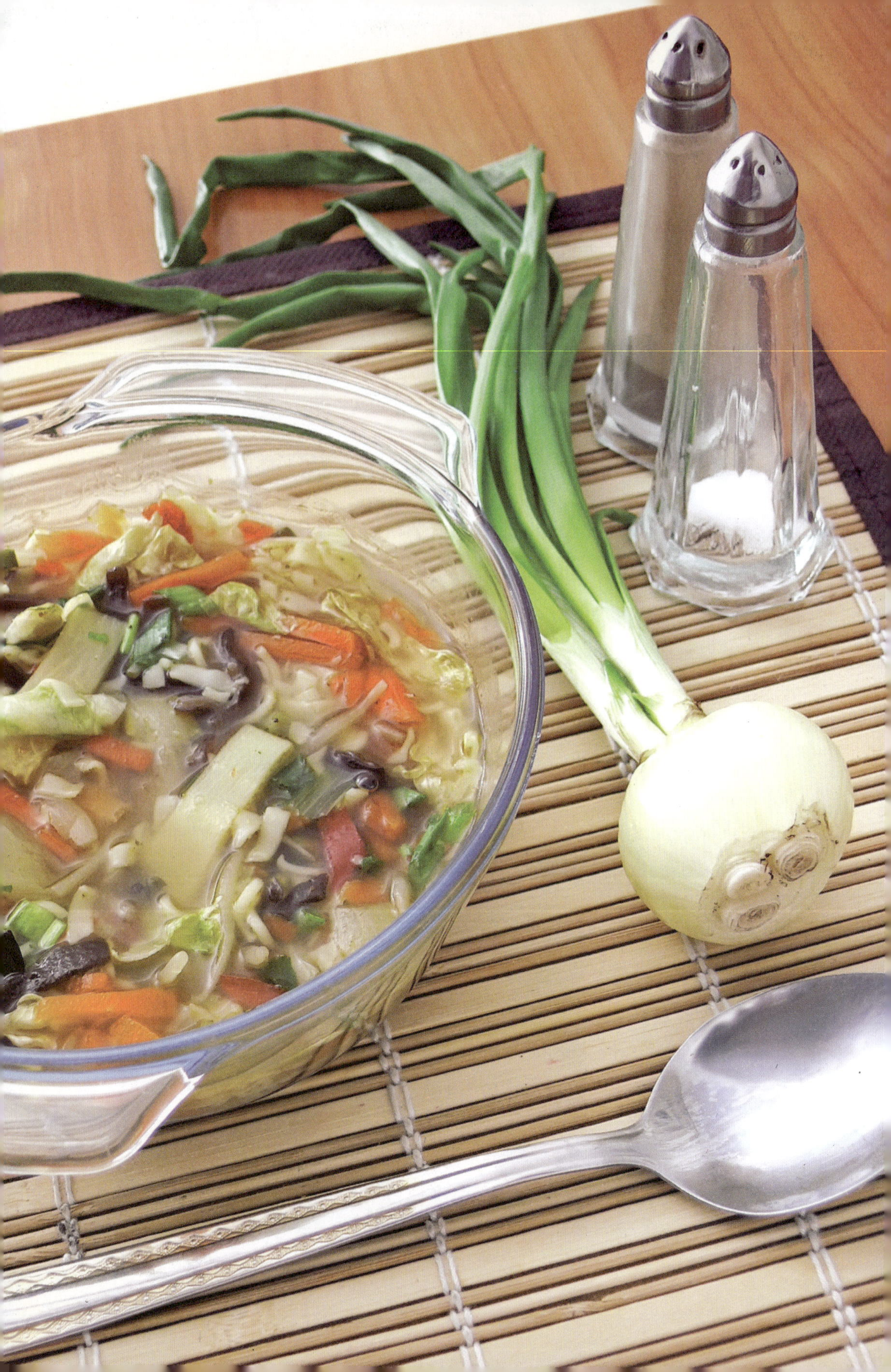

盏水，葱白五寸，熬至六分，空腹服，温服。

另方：

将艾叶五两、防风三两、大戟二两。研细，用水一斗，煮取五升，趁热时冲洗阴部，每日三次，用药期间应注意避风避寒。

另方：

将麻黄、黄连、蛇床子各二两，北艾叶一两半，乌梅十个。一起研细，用水一斗，煮取五升，去掉药渣后趁热冲洗

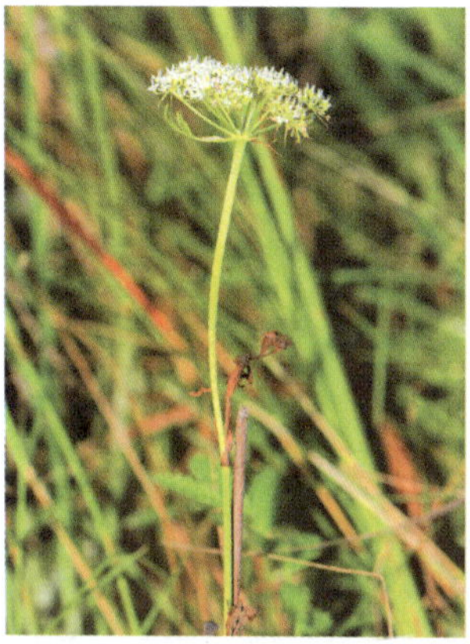

蛇床子

阴部，用药期间应注意避风避寒。

白矾散

◆治妇女阴肿坚痛。

将白矾半两，甘草（生）半分，大黄（生）一分，研成细末，用棉纱裹住枣大的量塞入阴道内，每日两次。

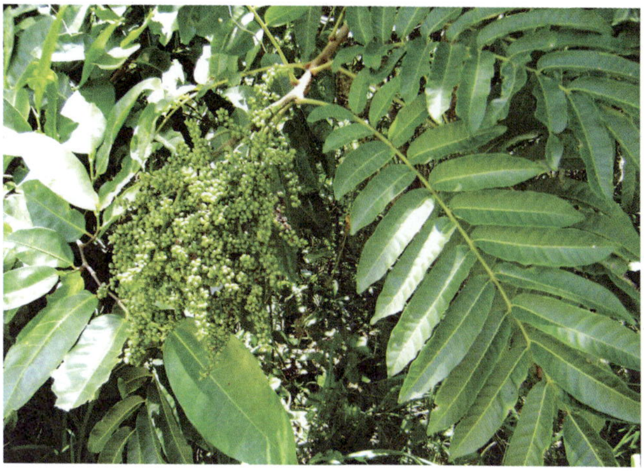

五倍子

另方：

将枳壳（半斤）炒热，用旧帛裹住后热敷阴部，冷却后即换。

将小麦、朴硝、白矾、五倍子、葱白加水同煮后冲洗患处。

将马鞭草捣烂后涂于患处。

阴部瘙痒的疗法

【太医古语】阴痒

夫妇人阴痒者，是虫蚀所为。三虫在于肠胃之间，因脏虚三虫动作，蚀于阴内，其虫作热，微则为痒，重者乃痛也。前证属肝经所化，当用龙胆泻肝汤、逍遥散以主其内外，以桃仁研膏，和雄黄末或鸡肝，纳阴中以制其虫。一妇人胸膈不利，内热作渴，饮食不甘，肢体倦怠，阴中闷痒，小便赤涩，此郁怒伤肝脾所致，用归脾汤加山栀而愈。复因怒，患处并小腹胀痛，用小柴胡加山栀、芎、当归、芍药。痛止。用逍遥散加山栀而愈。又因劳役，患处肿胀，小便仍涩，用补中益气加山栀、茯苓、丹皮而痊。一妇人阴内痛痒，不时出水，食少体倦，此肝脾气虚，湿

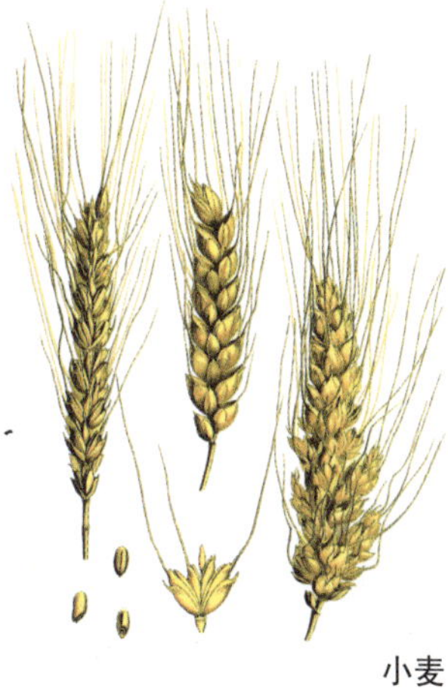

小麦

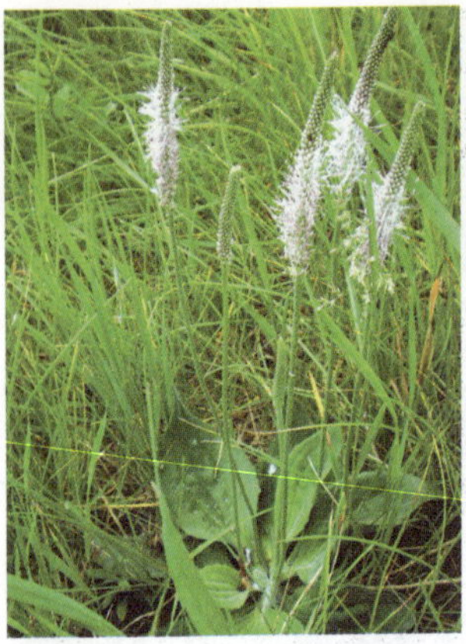

车前子

热下注，用归脾加丹皮、山栀、芍药、生草主之而安。一妇人阴内痒痛，内热倦怠，饮食少思，此肝脾郁怒，元气亏损，湿热所致，用参、归、术、陈皮、柴胡、炒栀、车前、升麻、芍药、丹皮、茯苓而瘥。若阴中有虫痒痛，亦属肝木，以桃仁、雄黄研纳阴中以杀之，仍用清肝解郁之药。有以鸡肝纳之者，乃取虫之法也。一方捣新桃叶绵裹纳阴中，日三两易。

大黄散

◆治疗妇女阴痒。

将大黄（微炒）、黄芩、黄连（炙）各一两，赤芍药、玄参、丹参、山茱萸、蛇床子各半两。一起研成细末，用温酒调和二钱后饭前服下。

另方：

将蚺蛇胆、雄黄、硫黄、朱砂、硝石、芜荑各半两，藜芦二钱半。研成细末，加入腊月时的猪脂调和制成膏状，之后将一些旧布缠成一寸半左右的如指头般粗细的硬条，把药物涂抹在上面，塞入阴道内，隔日一换。或者将猪椒根三五两用水煮过后趁热时冲洗阴部也可。

◆治疗妇女阴道时痛时痒、目肿身黄、漏血下白、少气等症。

将一尺长的鲤鱼去头去肉后取出骨头研成细末，上火熬至黄黑色，与猪脂调和过后装入绢袋中，塞入阴道疼痛处即可止痛，虫会自然排出体外。

另方：

将小蓟（不限多少）用水煮后趁热清洗阴部，每日三次。将杏仁烧成灰，用棉布裹住，趁热塞入阴道内，每日三次。用煮过蒜的水冲洗阴部。用煮过枸杞根的水冲洗阴

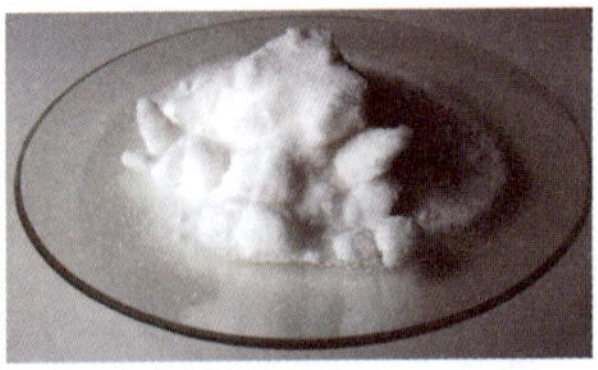

硝石

部。将野狼牙（细锉）二两，蛇床子三两，用水三升，煮沸十次，趁热服下。取鸡肝趁热塞入阴道，如有虫，自当排出体外。将牛肝（截五寸）用绳系住后塞入阴道，半日

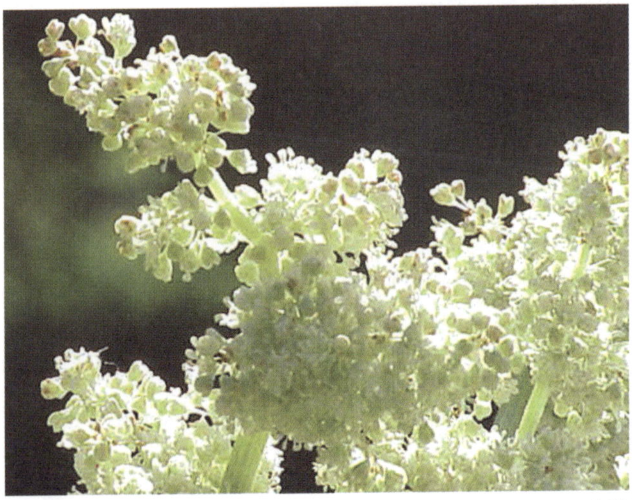

大黄

之后虫会钻入肝中，拉出牛肝即可。如无牛肝，用猪肝亦可。

阴户疼痛易消除

◆治疗阴户疼痛。

将甘草、生姜各三分，白芍药、桂心各二分。研细，用酒二升，煮沸三次后去掉药渣，温服。

另方：

用冬青叶、小麦、甘草等份，用水煎过后清洗阴部。将牛膝五两（切碎），用三升酒，煮至二升，分三次服用。将大黄（切碎）三两，用酒一升煮沸后立即服下。将乌贼鱼骨二枚烧后研成细末，用酒调和后服下，每日三次，每次一方寸匕。

治疗阴疮须杀虫

补心汤

◆治妇女阴中生疮，或痛或痒，如同有虫爬行，以及脓水淋沥不止等症。

将白茯苓、人参、前胡、半夏（汤洗七次，去滑）、川芎各三分，枳壳（去穰，麸炒）、紫苏、桔梗、甘草（炙）、橘皮、干姜各半两，当归一两三分，白芍药二两，熟地黄一两半。一起研碎，每次服用四钱，用水一盏半，姜五片，枣一枚，同煎后饭前服用。

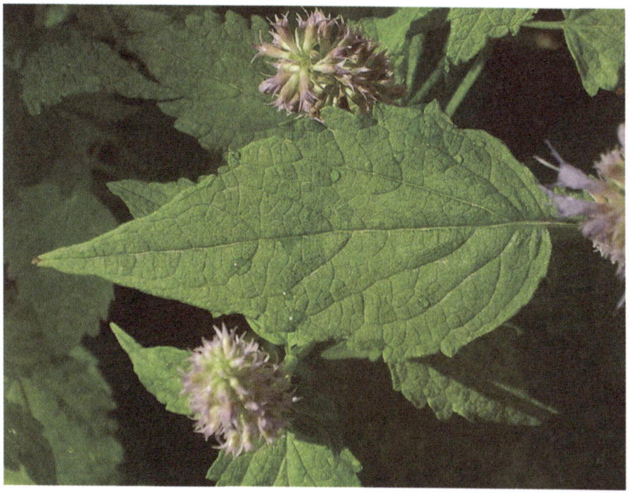

藿香

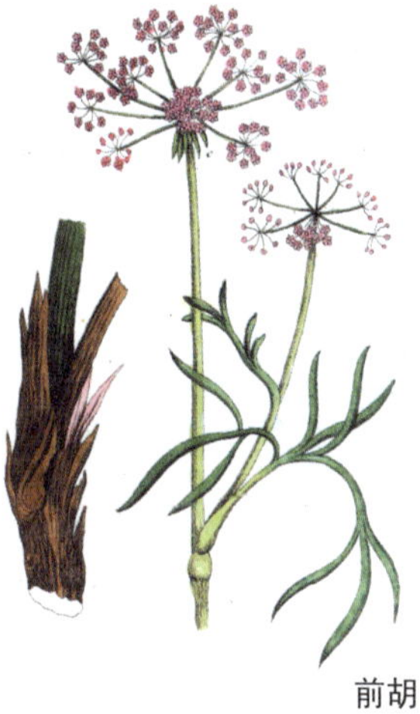

前胡

藿香养胃汤

◆治阳明经虚，肌肉萎缩，阴中生疮不愈等症。

将藿香、白术、神曲（炒）、白茯苓、乌药（去木）、缩砂仁、薏苡仁、半夏、曲、人参各半两，荜澄茄、甘草（炙）各三钱半。一起研碎，每次服用四钱，用水一盏半，姜五片，枣三枚，同煎，不拘时服下。

另方：

将芜荑、川芎、黄芩、甘草、矾石、雄黄、附子、白芷、黄连各六铢。一起切片后捣碎，取猪脂四两，同煎后敷贴患处即可。将黄丹、枯白矾、藁本各一两，硫黄半两，白蛇皮（一条，烧灰）。一起研成细末，与荆芥、蛇床子（研极细）各半

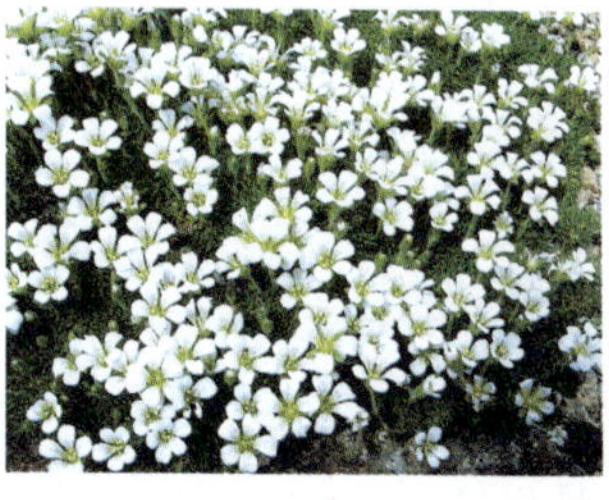

乌药

两，煎汤后温洗患处。

◆治妇女阴中生疮：

将杏仁、雄黄、矾石各二分，麝香二分半，研成细末后敷贴患处。

另方：

将雄黄、当归、黄芩、川芎、大黄、矾石各二分，黄连一分。七味药物切碎，用五升水煮后取出四升清洗患处，每日三次。

雄黄散

◆治疗阴疮。

将雄黄、川芎、辰砂、藜芦、北细辛、当归、川椒研成细末，用棉纱包裹后塞入阴道，然后再用细末敷外疮即可。

当归汤

◆治疗妇女阴蚀疮。

将当归、芍药、甘草、川芎各二两，地榆三两，细切，用五升水，煮

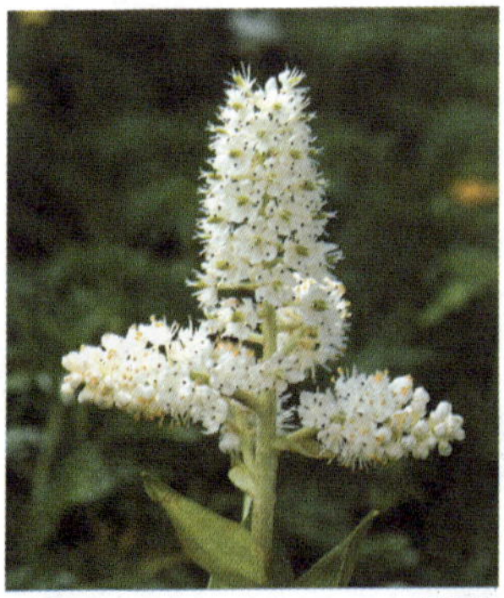

藜芦

取三升，去掉药渣后熏洗患处，白天三次，夜间两次，有的药方中以蛇床子代替川芎。

宫颈息肉不可怕

◆治妇女阴中生痔。

将乌头七个烧存性，然后放入盛有浓醋的小瓦罐中淬一下，趁着热气熏患处。

用茄皮、白矾、马椿头根、朴硝、泽兰煮水后熏洗患处，其中加入少许炒锻石效果会更好。

将浓铁浆水与朴硝调和后敷贴患处。

将一两硫磺放入去过头和皮的鱼肚子里，然后用故纸与黄泥的调和物裹糊住，用火烤成末后与米糊调和制成绿豆大的药丸，每次服用二十丸，温酒服下。

将生枳壳研碎，煎汤后熏洗患处，然后将药渣用手绢包裹后塞入阴道，过几天即可痊愈。

阴挺下脱的家庭疗法

【太医古语】阴挺下脱

妇人阴挺下脱，或因胞络伤损，或因子脏虚冷，或因分娩用力所致。前证当升补元气为主。若肝脾郁结，气虚下陷，用补中益气汤。若肝火湿热，小便涩滞，用龙胆泻肝汤。一妇人阴中突出如菌，四围肿痛，小便频数，内热晡热，似痒似痛，小便重坠，此肝脾郁结，盖肝火湿热而肿痛，脾虚下陷而重坠也。先以补中益气加山栀、茯苓、车前子、青皮，以清肝火，升脾气；更以加味归脾汤调理脾郁；外以生猪脂和藜芦末涂之而收。

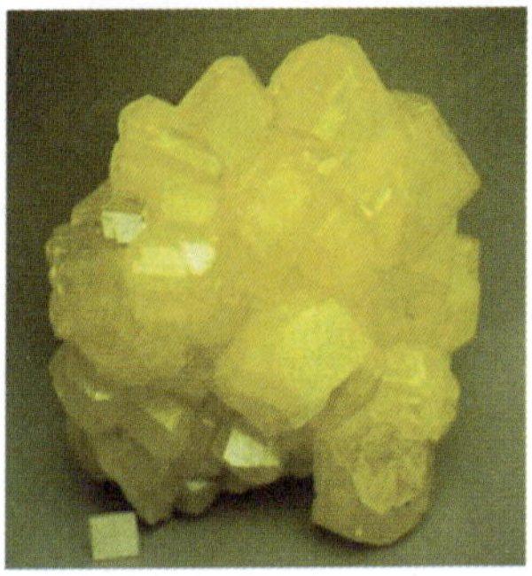

硫黄

一妇人阴中挺出五寸许，闷痛重坠，水出淋漓，小便涩滞，夕与龙胆泻肝汤分利湿热，朝与补中益气汤升补脾气，诸证渐愈。再与归脾汤加山栀、茯苓、川芎、黄柏，间服调理而愈。后因劳役或怒气，下部湿痒，小水不利，仍用前药即愈。

治疗阴挺下脱应以升补元气为主。如果伴有肝

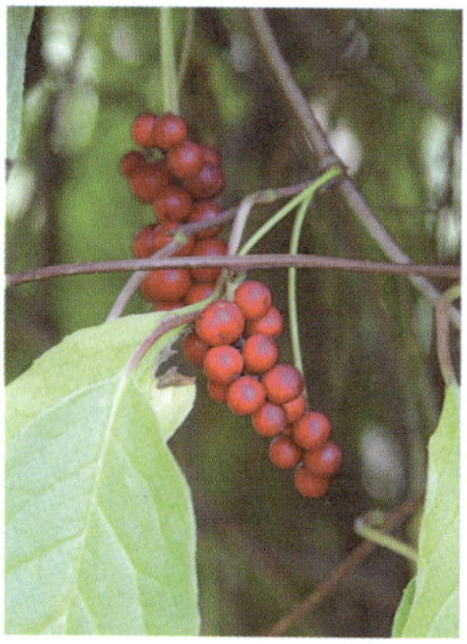

五味子

脾郁结，气虚下陷的症状，可服用补中益气汤。如果伴有肝火湿热，小便涩滞的症状，可服用龙胆泻肝汤。

三茱丸

◆治子宫下脱引起的腰腹胀痛，不思饮食等症。

将食茱萸、吴茱萸（汤浸，微炒）、山茱萸肉（微炒）、桔梗（水浸漉出，慢火炒）、白蒺藜、青皮（去白）、大茴香（淘去砂土，在容器中烘干）各一两，五味子（净拣）、海藻（洗，焙）、大腹皮（酒洗，晒干）、川楝子（去核）、玄胡索各一两二钱半。一起研成细末，与酒调和后制成绿豆大的药丸，每次服用三十五丸，用木通汤送服。

如果患者伴有下虚的症状，可在药方中加入川乌（炮，去皮）、肉桂（去粗皮）各一两；如果伴有腰腹疼痛的症状，可加入桃仁（去皮、尖，麸炒，别研）、青皮（去白）、枳实（去穰）各一两，南木香（七钱半。）

一捻金丸

如果服用上述药物后症状不见好转，可以服用一捻金丸进行治疗。

将玄胡索、大茴香、吴茱萸（炒）、川楝子（去核）、青木香各二两。一起研成细末，与粳米汤调和制成绿豆大的药丸，每次服用三十五丸，空腹服，木通汤送服。

黄芩散

◆治妇女阴挺下脱。

黄芩（炒微焦）、当归各半两，赤芍药一两，牡蛎、竹皮各二两，狐茎（一用狐皮）一具。一起在容器中烘干、碾细后过筛取细末，每次服用一方寸匕，每日三次。

服药期间禁举重物、房事、吃冷食。

◆治疗妇女阴挺下脱还有以下几种方法：

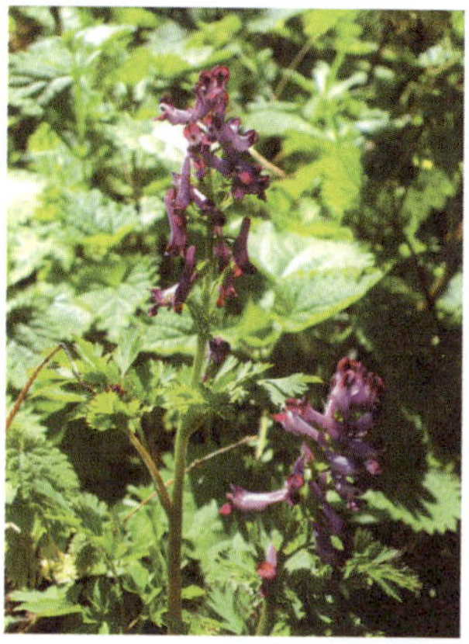

玄胡索

将桂心（一方作川椒）、吴茱萸（生用）一

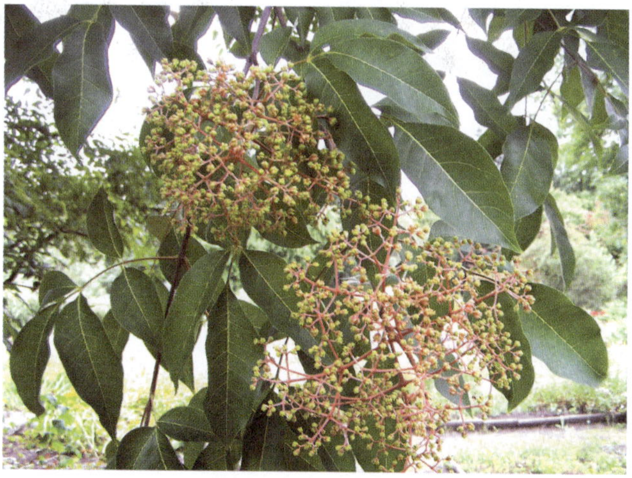

吴茱萸

两，戎盐二两，熬至变色后捣碎后再过筛，取出细末用棉纱裹住后塞入阴道，每日一换，效果很好。

◆将川椒、川乌头（生用）、白芨各半两，捣碎后再过筛，取出细末用棉纱裹一钱塞入阴道三寸，腹中热时即可取出，第二天可再用。

用五升水将蛇床子五两、乌梅十四枚煮后取出三升，去掉药渣后趁热清洗患处，每天三至五次。

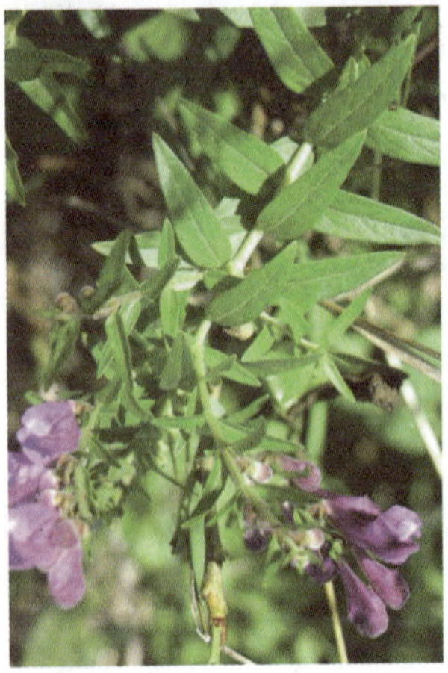

黄芩

性欲低下须调养

性欲低下且伴有小便困难，小腹内有肿块，疼痛等症状，可服用龙胆泻肝汤进行治疗；伴有月经不调的症状，可服用加味逍遥散进行治疗；伴有寒热体倦，不思饮食等症状，可服用加味四君子进行治疗；伴有郁怒发热，少寐懒食等症状，可服用加味归脾汤进行治疗。

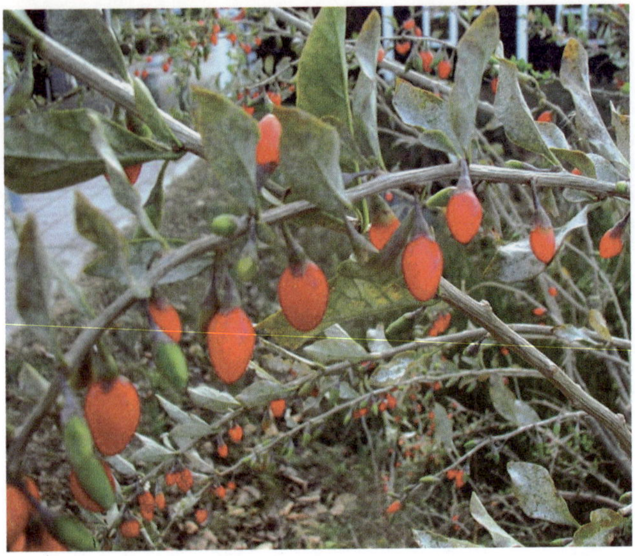

地骨皮

五加皮浸酒方

◆将五加皮、熟干地黄、丹参、杜仲（去粗皮，炙微黄）、蛇床子、干姜各三两，地骨皮二两，天门冬一两，钟乳四两，一起研成细末，装入生绢袋中，之后用一斗五升酒浸泡两夜，每次服用时温一大盏，空腹服用。有的药方中用枸杞子代替地骨皮。

《大全良方》关于治疗阴冷的药方：

将远志、干姜（生用）、莲花各半两，蛇床子、五味子各一两，先捣细，然后过筛，取出细末，每次用棉纱裹一钱塞入阴道，并用兔粪涂抹阴门，患处感到发热即为生效。

◆将蛇床子三分，吴茱萸、甜葶苈各半两，没石子一枚先捣细，然后过筛，取枣般大小的量用棉纱裹住后塞入阴道，至腹内发热为止。

◆将蛇床子一两，吴茱萸（生用）一两半先捣细，过筛，和蜜制成如酸枣大的药丸，用棉纱裹住后塞入阴道，恶物下完即好。

◆将蛇床子研成细末后与少量白粉和匀，制成如枣般大的药丸，用棉纱裹住后塞入阴道内，发热后即为有效。

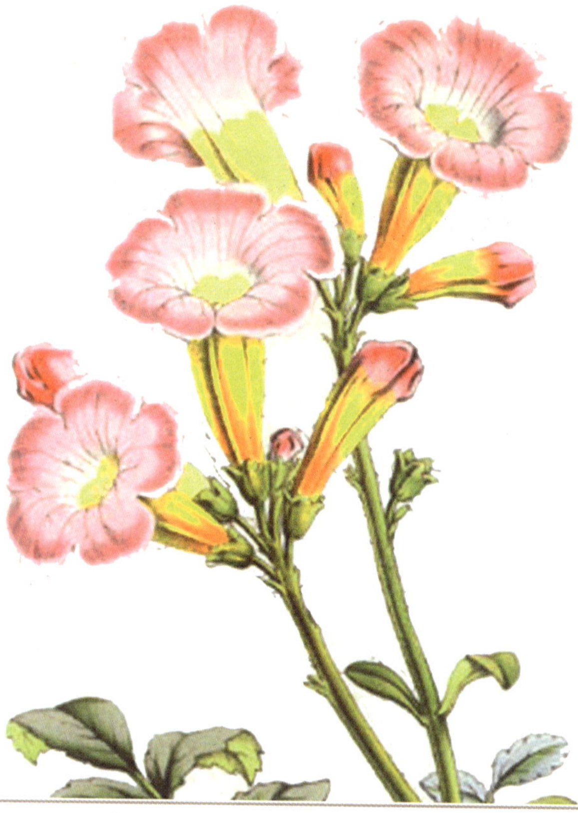

杂症篇

治小儿疟疾，多与大人同法，以出汗为瘥，宜桂枝、柴胡、麻黄、参、苓等辈，又视其病食、病痰，以意消息之，大抵多是饮食失节得之，须以消导为先可也。

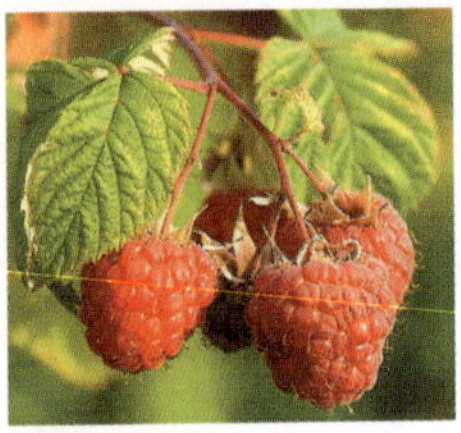

【太医古语】疟

治小儿疟疾，多与大人同法，以出汗为瘥，宜桂枝、柴胡、麻黄、参、苓等辈，又视其病食、病痰，以意消息之，大抵多是饮食失节得之，须以消导为先可也。《内经》疟论：疟皆生于风，而发作有时何也？岐伯曰：夏伤于暑，秋必病疟。谓腠理开而汗出遇风，或得于澡浴，水气舍于皮肤，因卫气不守，邪气并居。其疾始作，伸欠寒栗，腰背俱痛，骨节烦疼，寒去则内外皆热，头疼而渴，乃阴阳二气交争，虚实更作而然。阴气独盛则阳虚，故先寒战栗，腰背头项骨节皆痛，阳气独胜则阴虚，故先热，发时不嗜食，善呕，头疼腰痛，小便不利，阴盛阳虚则内外皆寒，阳盛阴虚则内外俱热，此外感六淫或内伤七情，蕴积痰饮，病气与卫气并居，故病日作，卫气昼行于阳，夜行于阴，得阳而外出，得阴而内薄，内薄五脏，病气深入，不能与卫气俱出，则间日而作。当卫气所至，病气所在，则发在阳则热，在阴则寒。经曰：亢则害，极乃反，俟阴阳各衰，卫气与病气相杂则病休，阴阳相搏，卫气与病气再集则病复，各随其卫气之所在，与所中邪气相合而然也。先寒后热者，先伤寒而后伤风，名曰寒疟。先热后寒者，先伤风而后伤寒，名曰温疟。但热不寒者，名曰瘅疟。身重寒热，骨节痛，腹胀满，自汗善呕，名曰湿疟。但寒不热者，名曰牝疟。盖疟之为病，为证非一，故处方之制，随其阴阳虚实，脉病证治，汗吐下温，对证施治，以平为期。然百病中人，必因其正气之虚，感受邪气，留而不去，其病为实，自表传里，先汗后下，古今不易，故治疟之法，必须先表，用百解散（惊）水姜葱煎投，次小柴胡汤（往来寒热）加桂、水姜枣煎服，以和解表里之邪，自然作效。若表里实，用当归散（潮热）、五和汤（里热）或乌犀丸（积）、六圣丸（积）下之，匀气散（疝）止 。

疟

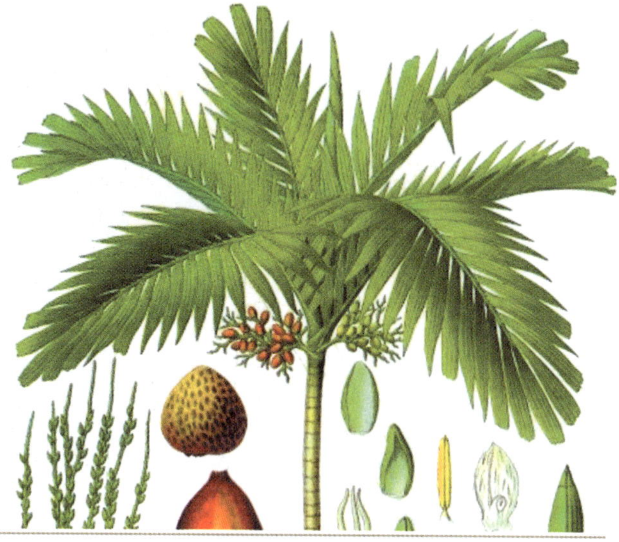

治小儿疟疾，多与大人同法，以出汗为瘥，宜桂枝、柴胡、麻黄、参、苓等辈，又视其病食、病痰，以意消息之，大抵多是饮食失节得之，须以消导为先可也。

治疗小儿和成人疟疾，方法差不多，都以出汗为痊愈的标志，适合服用桂枝、柴胡、麻黄、参、苓这类药物。还要看病人的具体情况，随时调理治疗。此病大多是饮食不加节制造成，治疗时首先要引导消化。

痰疟，胸膈先有痰停留，长期不消形成疟。令人心下胀满，气逆心烦呕吐。

食疟，是饮食不当，伤于脾脏，患者噫气吞酸水，这是胸膈不调和导致。

劳疟，患疟日久而不愈，表里俱虚，虽然疾病不是天天发作，但是稍有劳累就会复发。

暑疟，患者面色不好，口渴，虽然表热已退，还是常常出汗。

鬼疟，是疟病时来时去，发作没有规律。

瘴疟，是因为感染山岚中的瘴气而得，发热很有规律。

二陈汤

◆治痰饮为患，或呕吐恶心，或头眩心悸，或发为寒热，或因食生冷，脾胃不和。

将半夏（汤洗七次）、橘红各五钱，白茯苓三钱，甘草（炙）一钱半。一起碾碎。用水一盏，加姜三片，乌梅一个，同煎。每次服用三钱。

大安丸

◆将木香二钱，黄连、陈皮、白术各三钱，

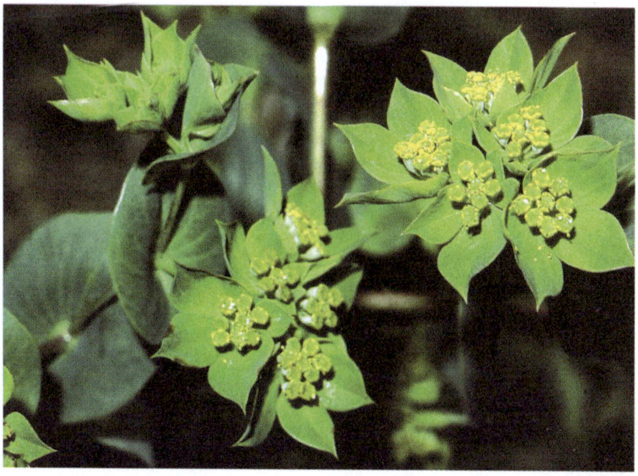

柴胡

枳实、山楂肉、莱菔子（炒）、连翘、神曲（炒）、麦（炒）、砂仁各一钱五分。一起研成粉末，用神曲调糊制成药丸。用陈廪米汤服下。

茴香汤

◆和脾胃，进饮食，理腹痛，散邪气。

将茴香（炒），良姜（碾碎，用东壁土炒）各一两半，苍术（如前制）二两，甘草（炙）一两。一起研成粉末。每次服用一钱，烧盐汤，空腹调服。

补中益气汤

◆治烦劳内伤，身热心烦，头痛恶寒。疟痢脾虚，久不能愈。

将黄芪、甘草（炙）各半钱，人参（去芦）三分，当归（酒在容器中烘干或晒干）二分，橘皮（不去白）、升麻、柴胡各二分，白术三分。一起碾碎，作一服。用水一升，熬至一半，去掉药渣，空腹时趁热服。

六君子汤

◆治脾胃虚寒、痰湿。

将人参、白术、茯苓各三钱，甘草（炙）二钱，陈皮一钱，半夏一钱

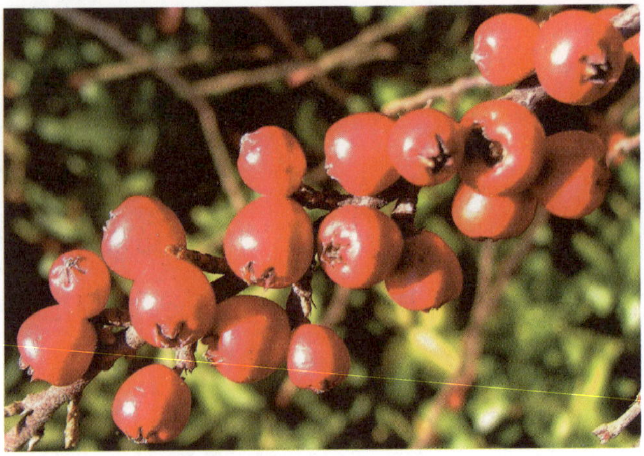

山楂

五分。一起研成细末，作一服，加大枣二枚，生姜三片，用新汲水煎服。

鬼哭散

◆可止疟疾。

将常山、大腹皮、白茯苓各等份。一起用桃柳枝各七寸同煎。临发略吐涎不妨。

热多于寒

小柴胡汤

◆治往来寒热，胸胁苦满，不欲饮食，心烦喜呕，口苦，咽干，目眩。

将柴胡四钱，黄芩三钱，人参二钱，半夏

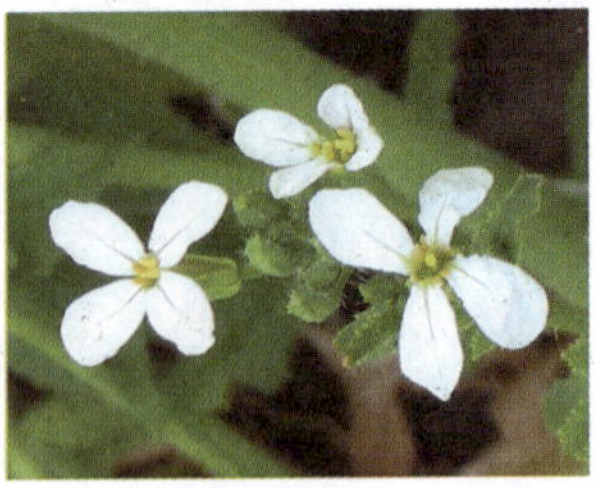

莱菔子

（洗）三钱，甘草（炙）一钱五分、生姜（切）三钱、大枣（擘）四枚。用水三升，煮至半，去掉药渣，再煎取一半，分两次温服。小儿适量。

《全生指迷》栝蒌汤

将栝蒌根四两，柴胡（去苗）八两，人参、黄芩、甘草（炙）各三两。一起研成粗末。每次服用五钱，用水两盏，加生姜三片，枣一枚，掰破，熬至一盏，去掉药渣温服。

寒多于热

清脾饮子

◆治疗瘅疟脉弦数，口苦舌干烦渴，小便黄赤，大肠不利。

将青皮（炒）、浓朴（姜制）、白术、草果、柴胡、茯苓、半夏（汤

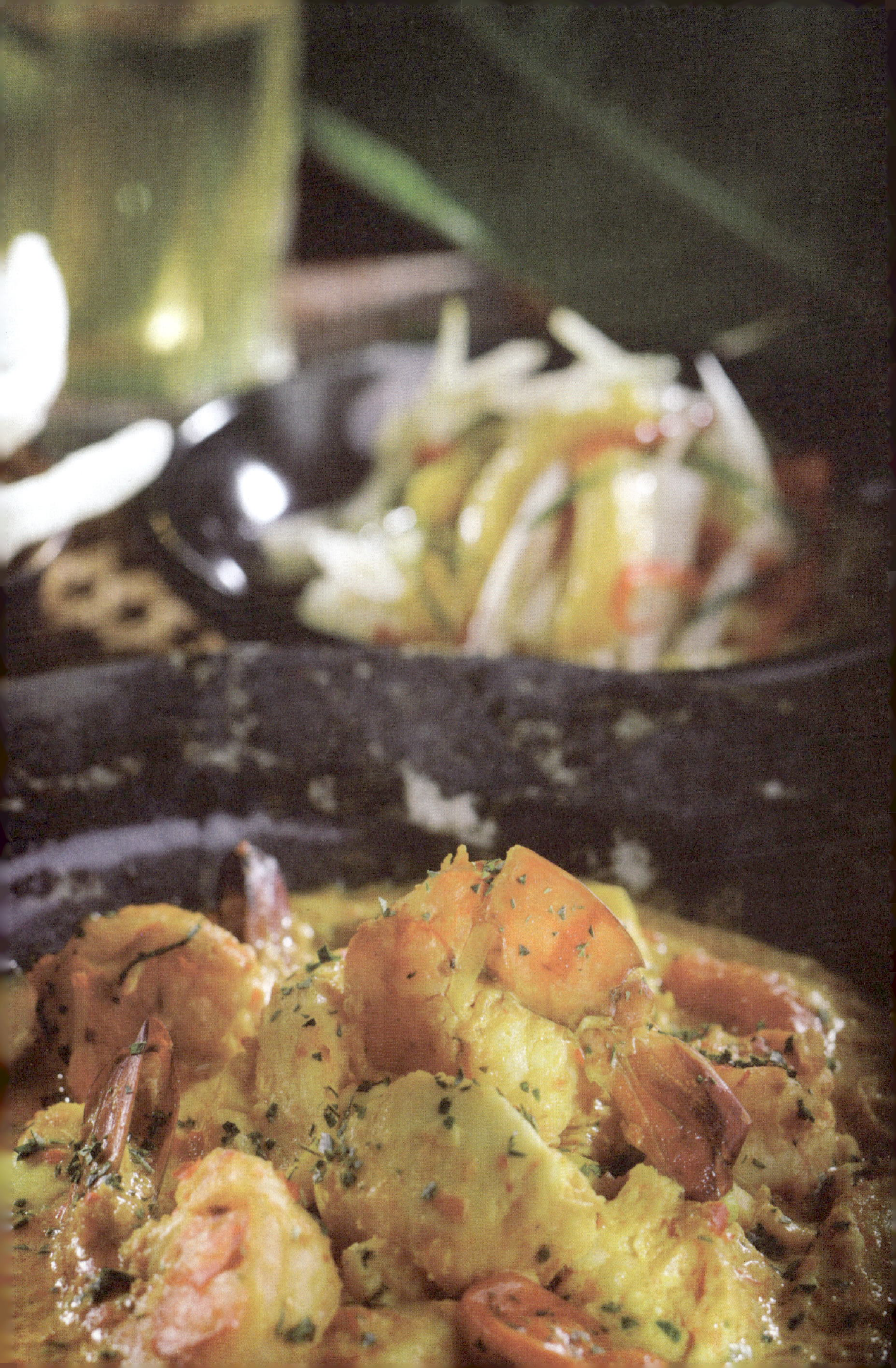

泡七次），黄芩、甘草（炙）各等份。一起研成细末，每次服用两三钱，用水熬制服下。

《全生指迷》姜桂汤

◆将干姜、牡蛎（火通赤）、甘草（炙）各二两，桂（去粗皮，取心）三两，柴胡八两，栝蒌根四两，黄芩（《活人书》中用三两）二两。一起研成粗末。每次服用五钱，用水二盏，熬至一盏，去掉药渣温服，可随时服药。

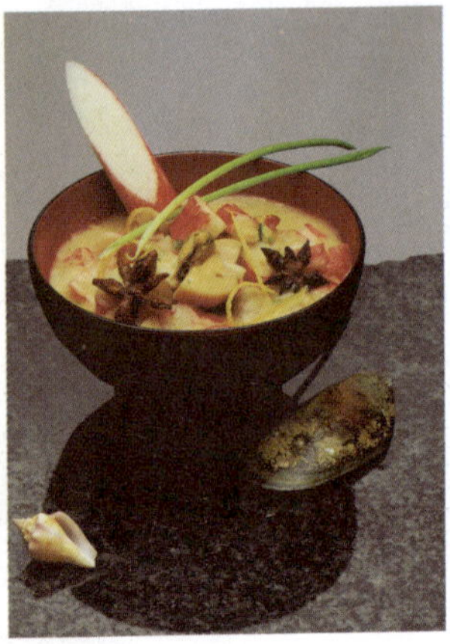

草果饮

◆治寒多热少，手足厥冷，遍身浮肿，肚腹疼痛。

将浓朴（姜制）、青皮、草果、藿香、甘草（炙）、丁皮、神面、良姜、半夏、曲等份一起碾碎。用姜枣煎，空腹服用。

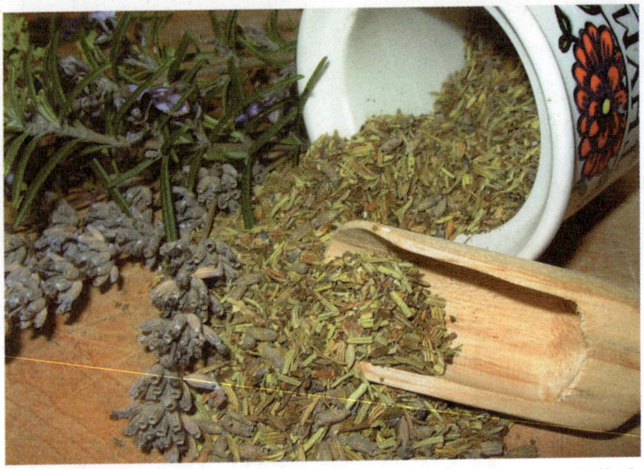

小茴香

清脾汤

◆治脾胃虚弱，形容憔悴。

将浓朴（去粗皮，姜汁拌匀酿一宿，炒干）一两，乌梅（打破，去仁）、半夏（汤煮透，滤，锉，在容器中烘干）、良姜（锉，用东壁土炒）、青皮（去白）各半两，甘草（炙）三钱，草果（炮，去壳取仁）二钱半。一起碾碎。每次服用二钱，加水一盏，姜两片，熬至七分，在发病前并三服。忌生冷油腻，时果毒物。

二姜丸

◆治疟疾往来寒热，经久不愈者。

将良姜（锉片，东壁土炒）一两，白姜（锉片，巴豆九粒去壳，同炒微黄，去巴豆）一两。一起研成细末，用猪胆汁和水煮面糊，制丸如麻仁大，就带润用朱砂为衣。如热多，用温汤早晨面北空腹送下。寒多，亦于清旦用温酒面南空腹咽服。若寒热相等，用阴阳汤，用一半冷水一半热汤掺和服用。

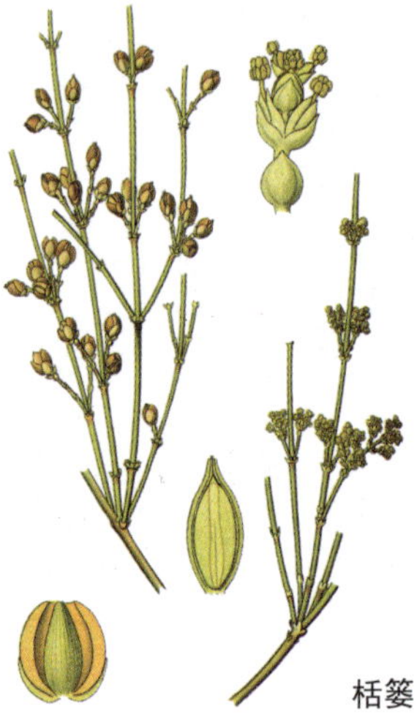

栝篓

寒热相等

胡黄连散

◆治小儿疟。

将人参、胡黄连、草果、槟榔、甘草、柴胡各等份。一起碾碎。加水一盏，煎三分服。

桃仁汤

◆将桃仁（汤浸，去皮尖双仁，麸炒微黄）、鳖甲（酥炙微黄，去裙。）各一两，桂心、黄芩、赤茯苓、川升麻（各半两）。一起研成粗末。每次服用一钱，用水一小盏，熬至五分，去掉药渣温服，小儿酌情加减。

《全生指迷》鳖甲汤

◆将鳖甲（汤浸，刮净，醋炙黄）、白术、桂（去皮）、常山、柴胡（去苗）各一两，牡蛎（火赤）半两。一起研成粗末。每次服用五钱，用水二盏，熬至一盏，去掉药渣温服。

寒而不热

乌梅丹

◆治小儿寒疟。

将乌梅肉（炒干）一两，母丁香、干漆（微炒）、当归、桂心各半两，麝香（细研）二钱半。一起研成粗末，拌匀，加炼蜜和丸如黍米大。每次服用十粒，用粥饮下，小儿酌情加减。

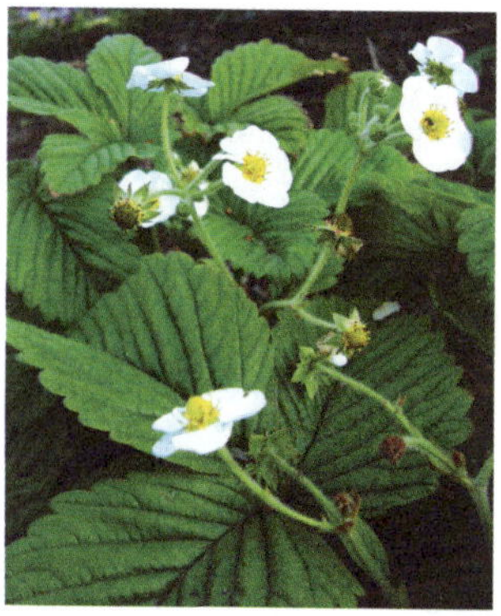

乌梅树

《全生指迷》旋复花丸

◆将旋复花、桂心、枳实（麸炒）、人参各五分，干姜、芍药、白术各六分，茯苓、野狼毒、乌头（炮，去皮）、矾石（火炼一伏时）各八分，细辛（去苗）、大黄（湿纸裹，煨）、黄芩、葶苈（炒）、浓朴（去粗皮，姜汁炙）、吴茱萸（炒）、芫花（炒）、橘皮（洗）各四分，甘遂（炒）三分。一起研成细末，加炼蜜和丸，如梧子大。用米饮下三丸，服后没有感觉后可以加至七丸，小儿服用似黄米大两丸。

热而不寒

知母丹

◆治小儿发热疟。

将知母（微炒）、鳖甲（酥炙，去裙）、川大黄（细锉，微炒）、赤茯苓、朱砂（细研水飞）各一两，川芒硝川升麻各半两，龙脑（研）一钱。一起搅拌均匀，加炼蜜制成如黍米大的药丸。每次服用五粒至七粒，用生姜汤下，大便利下即愈，小儿酌情加减。

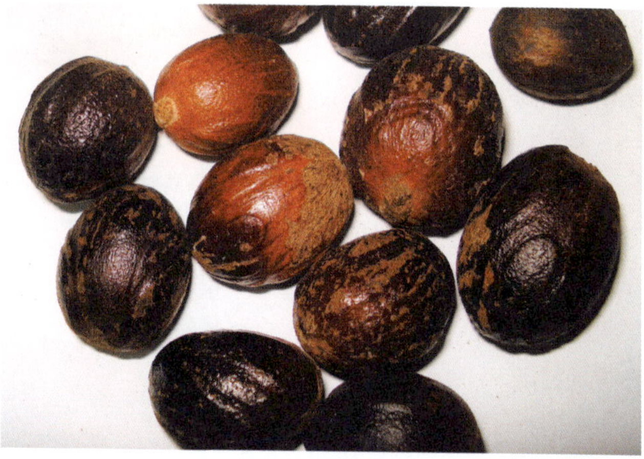

草果

外散风暑之邪

桂枝麻黄各半汤

◆治发热自汗、无汗。

将桂枝、白芍药、生姜、甘草（炙）、麻黄各一钱，杏仁（汤泡，去皮尖）十粒。一起，用水一盏，大枣二枚，熬至四分，服药后长时间进食。

知母麻黄汤

◆治伤寒。

将知母、麻黄（去

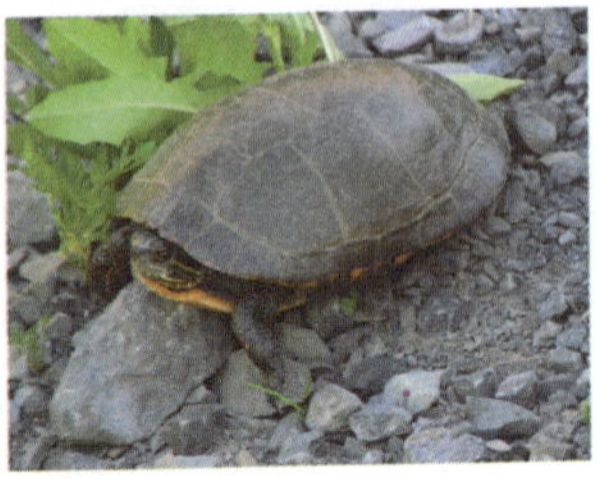

鳖甲

节）、甘草（炙）、芍药、黄芩各半两，桂枝（去粗皮，盛暑可减半）半两。一起碾碎。每三钱，用水一盏，熬至七分，去掉药渣温服。

柴胡桂枝汤

◆治疟身热多汗。

柴胡八钱，芍药、黄芩、桂枝、甘草各三钱，半夏二钱半。一起碾碎每次服用二、三钱，用姜枣水煎。

白虎加桂汤

◆治小儿疟疾发渴。

石膏（碎如米）五钱，

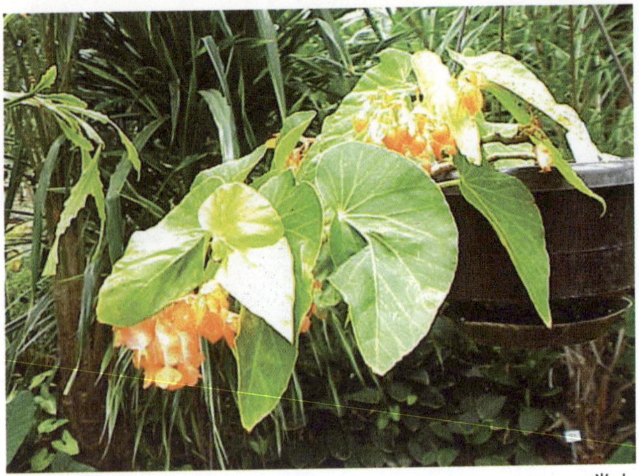

常山

知母一钱，甘草五分，桂枝五分。一起用水一盏，加粳米一撮，煎服。

十味香薷散

◆香薷一两，人参、白术、黄耆、橘红、白扁豆、干木瓜、浓朴（姜制）、白茯苓、甘草（炙）各半两。一起研成细末。每次服用一钱，用

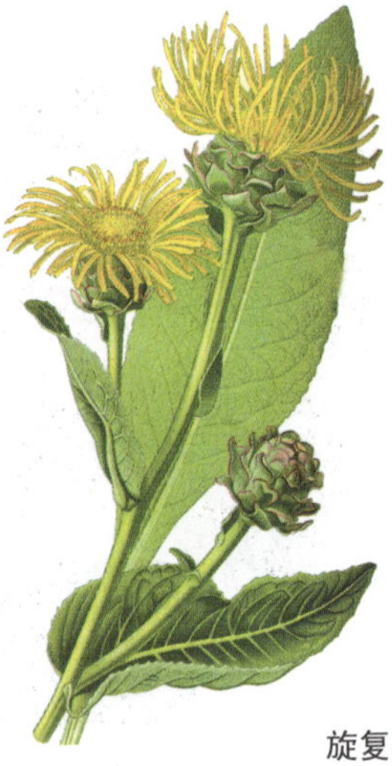

旋复花

热汤或冷水，调下。

内理中气

养胃汤

◆治外感风寒，内伤生冷，寒疟，脾胃虚寒。

将浓朴（姜汁炙）、苍术（米泔浸，去皮，锉，炒）、半夏（汤泡）各一两，藿香、草果仁、茯苓、人参各半两，甘草（炙）、橘红各二钱半。一起碾碎。每次服用三钱，用水一盏，加姜七片，乌梅一个，熬至六分，去掉药渣热服。

又方：

将陈皮（汤浸，去白）三钱半，甘草（炙）、浓朴（姜制）、半夏（泡）各三钱，人参、草果各二钱，白茯苓四钱，藿香（洗）七钱，青皮（去白）、三棱

（煨）、蓬莪术（煨）、大腹皮各一钱半，苍术、乌梅各五钱。一起碾碎。每次服用三钱，用姜枣水煎。

四兽饮

治阴阳相胜，结聚涎饮为疟，兼治瘴疟。

将半夏、茯苓、人参、白术、草果、橘红各等份，甘草（减半）。一起用乌梅、姜枣，用湿纸裹，煨香熟，在容器中烘干入药。每次服用二钱，水煎服。

截疟

三圣丸

◆治疗诸疟。

将穿山甲（汤浸透，取甲，碎锉，同热灰铛内慢火焙令焦黄色）、鸡骨常山、鸡心槟榔（二味各一两，薄锉，晒干）。一起研成粉末，水煮加糯米粉为糊，制成如绿豆大的药丸，用红丹为衣，阴干。每次服用三十丸至五十丸。未发病前，隔夜用酒空腹服一服，病情严重者服两服。

二仙饮

◆治疗诸疟。

将青蒿（去梗，五月五日采，晒干，）二两，桂

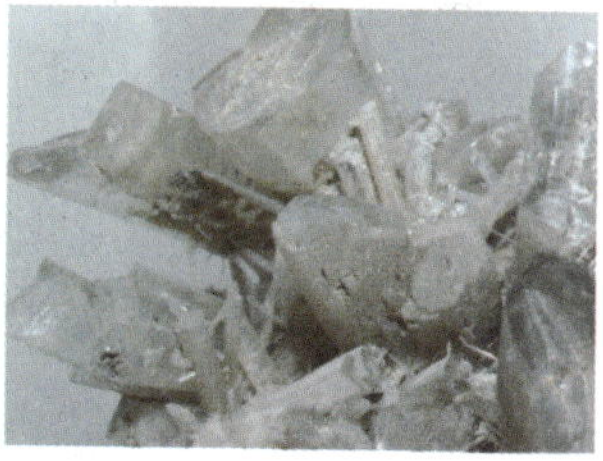
石膏

枝（去粗皮）半两。一起碾碎，在容器中烘干，研成粉末。每次服用一钱，于寒热未发前用凉酒调服。加香薷叶二两、好茶芽半两，分别研成细末，又名斩邪饮，治证同法，疗暑疟尤胜，服法同前服。

祛疟丹

◆治疟经久不愈。

将常山（细锉）二两，乌梅（和核，薄锉）一两，红丹（好者）半两。乌梅用屋瓦别焙，常山或晒或焙，同乌梅、红丹一起研为细末，加糯米粉煮糊制成如麻仁大的药丸。每次服用三十丸至五十丸，未发前凉酒空腹送下。重者二服，轻则一服。忌鸡、面、羊、生冷冻饮料食、毒物。

疟后浮肿

大腹皮汤

◆治小儿疟疾，外肾肿大，饮食不进。

将大腹皮、槟榔、三棱、蓬莪术各五钱，苍术、枳壳各二两，甘草三钱。一起碾碎。每次服用三钱，加生姜皮、萝卜子、椒目同煎。

青皮汤

◆治小儿疟后浮肿，兼寒热不退，饮食不进。

将白术、茯苓、浓朴、青皮、陈皮、半夏、大腹皮、槟榔、三棱、蓬莪术、木通、甘草各等份。一起碾碎，每次服用三钱，用姜水煎。

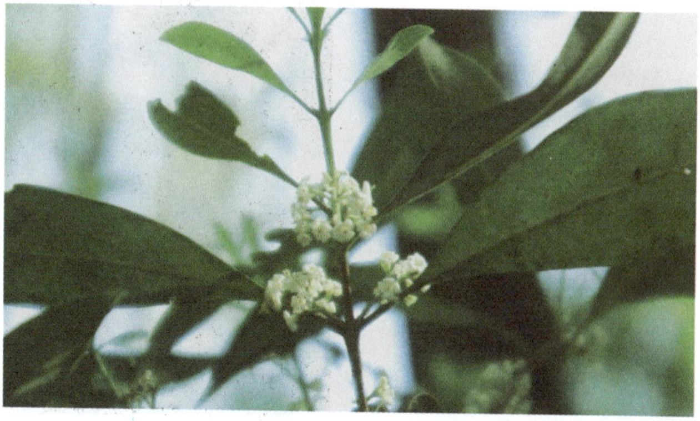
桂枝

诸伤暑

在露天睡眠，然后又被冷风侵袭，容易因暑热而致病。

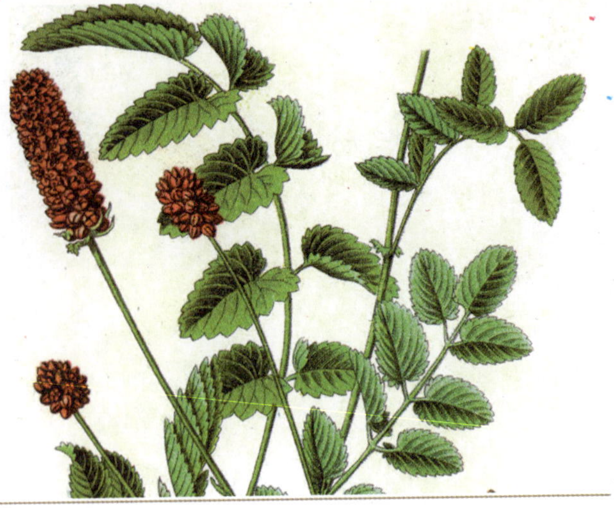

在露天睡眠，然后又被冷风侵袭，容易因暑热而致病。

六和汤

◆治心脾不调，气不升降，霍乱吐泻。

将香薷二钱，缩砂仁、半夏（汤洗七次）、杏仁（去皮尖）、人参（去芦）、甘草（炙，各五分），赤茯苓（去皮）、藿香（去土）、白扁豆（姜汁略炒）、浓朴（姜制）、木瓜各一钱。一起用两盅水，姜五片，红枣一枚，煎成一盅，随时服用。

五苓散

◆治小便不利而渴。

将猪苓（去皮）七钱半，泽泻一两二钱七分，茯苓七钱半，桂（去皮）半两，白术七钱半。一起研成粉末，用白饮和服一匙，一日三服，多饮热水，汗出即愈。

香薷汤

◆将白扁豆（炒）、茯神、浓朴（去粗皮，锉，姜汁炒）各一两，香薷二两，甘草（炙）半两。一起研成细末，每次服用二钱，不限时间，沸汤点服，盐汤点也可。

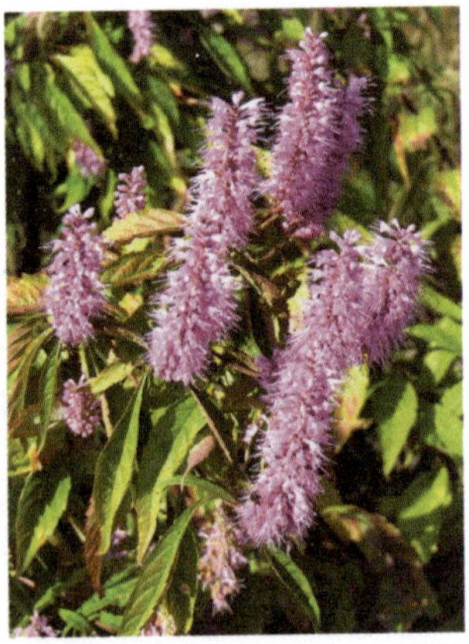

香薷

苏合香丸

◆治疗肺痿，霍乱吐痢，赤白暴痢，瘀血月闭，小儿吐乳。

将白术、青木香、乌犀角（屑）、香附子（炒，去毛）、朱砂（研，水飞）、诃藜勒（煨，取皮）、白檀香、安息香（另末，无灰酒一升熬膏）、沉香、麝香（研）、丁香、荜茇各二两，龙脑（研）、苏合香油（入安息香膏内）各一两，熏陆香（别研）一两。一起研成细末，调匀，用安息香膏并加炼白蜜调和成剂，制成如绿豆大的药丸。早晨取净水，化服四丸，老人小儿化服一丸，温酒化服也行，空腹服下。

四君子汤

◆治真气虚弱，及短气脉弱。

将白术、人参、黄芪、茯苓各等份。一起研成粗末，每次服用五钱，水一盏，熬至七分，服药时间要和饮食时间错开。

星香散

◆将南星半两，木香一钱，生姜七片。一起碾碎，制成散。酌量服用。

藿香正气散

◆治伤寒头疼，憎寒壮热，霍乱吐泻。

将大腹皮、白芷、茯苓、紫苏茎叶、藿香各三两，浓朴、白术、陈皮（去白）、桔梗、半夏各二两，炙甘草一两。一起碾碎，每次服用三钱，姜三片，枣一枚煎，热服。

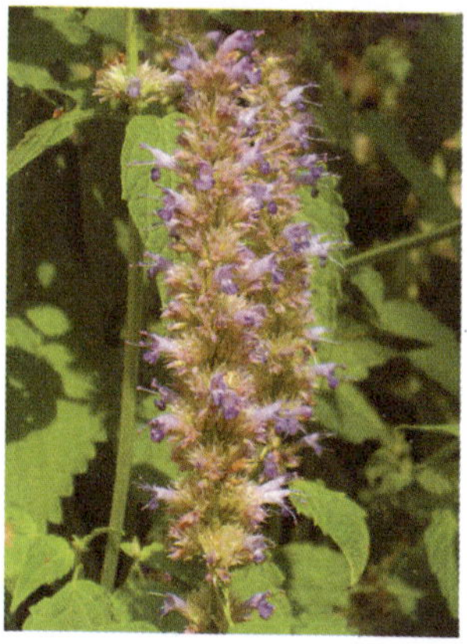

藿香

大顺散

◆治疗冒暑伏热，引饮过多，脾胃受湿，霍乱呕吐，脏腑不调。

将甘草（一寸长）三十斤，干姜、杏仁（去皮尖，炒）、肉桂（去粗皮）各四斤。将甘草用白砂炒及八分黄熟；然后加入干姜同炒，令姜裂；再加入杏仁同炒，用筛筛净；最后加入肉桂，一起捣碎。每次服用二钱，水一盅，熬至七分，温服；如烦躁，井花水调服；可以随时服，用沸汤点服也可。

枇杷叶散

◆治中暑伏热，烦渴引饮，呕哕恶心，头目昏眩。

将枇杷叶（去毛，炙）、陈皮（汤浸，去瓤，焙）、丁香、浓朴（去皮，涂姜汁炙）各半两，白茅根、麦门冬（去心）、干木瓜、甘草（炙）各一两，香薷七钱半。一起研成细末，每次服用二钱，用水一盏，生姜三片，熬至七分，温服，如烦躁用井花水调下。

缩脾饮

◆消暑气，解烦渴。

将缩砂仁、乌梅肉

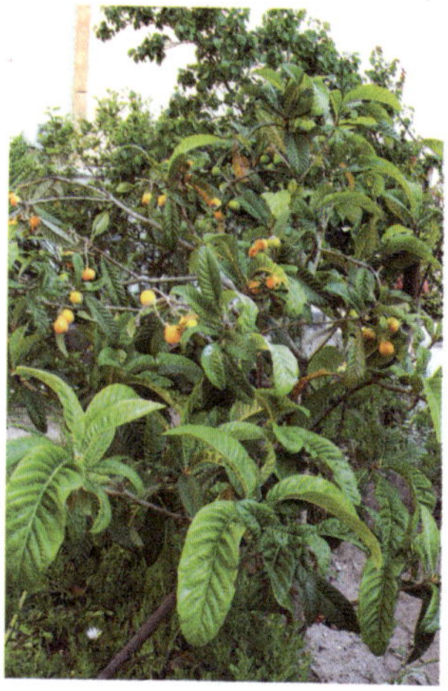

枇杷叶

（净）、草果（煨，去皮）、甘草（炙）各四两，干葛（锉）、白扁豆（去皮，炒）各二两。一起研成末，每次服用四钱，用水一碗，熬至八分，去掉药渣，水沉冷服。

生脉散

◆治热伤元气，肢体倦怠，气短懒言，口干作渴，汗出不止。

将人参五钱，五味子、麦门冬各三钱。一起用水熬制服下。

地榆散

◆治中暑昏迷，不省人事，欲死，并治血痢。

用地榆、赤芍药、黄连（去须）、青皮（去白）各等份。一起研成粉末，每次服用三钱，用浆水调服。

伤湿

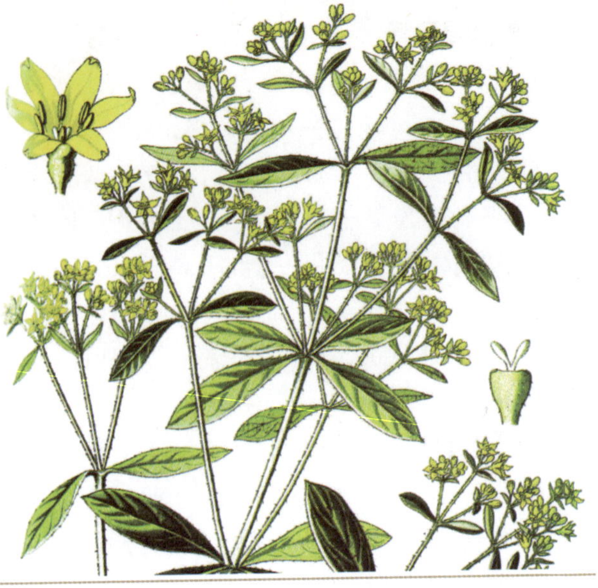

湿气，是指天上雾、露、雨等。地的湿气，就是水和泥等，湿气容易先到达体表，造成体表气血的不和。地的湿气容易伤人的皮肉筋骨血脉。

湿气，是指天上雾、露、雨等；地的湿气，就是水和泥等，湿气容易先到达体表，造成体表气血的不和。地的湿气容易伤人的皮肉筋骨血脉。

除湿汤

◆治寒湿所伤，身体沉重移动困难，腰脚酸疼，大便溏泄，小便或涩或利。

将半夏曲（炒）、浓朴（姜制）、苍术（米泔制）各二两，藿香叶、陈皮（去白）、白茯苓（去皮）各一两，草（炙）七钱，白术（生用）一两。一起碾碎，每次服用四钱，用水一盏，姜七片，枣一枚，煎七分，饭前温服。

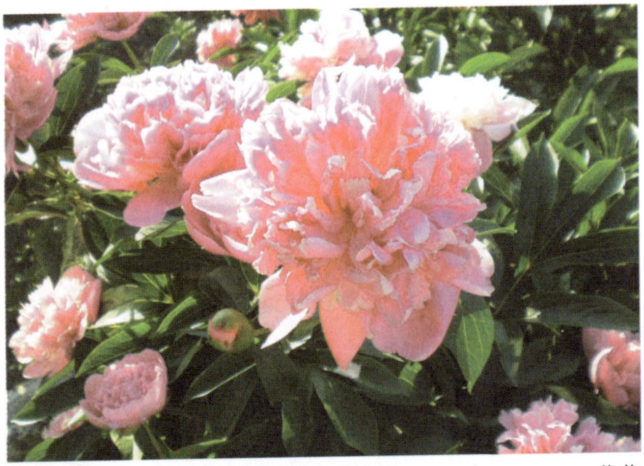

芍药

桂枝汤

◆将桂枝、芍药、生姜各三两，甘草（炙）二两，大枣（擘）十二枚。一起碾碎，用水七升，微火煮取三升，去掉药渣，适寒温，服一升。

败毒散

◆治伤寒温病，风湿风眩，拘蜷风痰，头疼目眩，四肢痛，憎寒壮热，老人小儿皆可服。

将羌活、独活、前胡、柴胡、芎、枳壳、白茯苓、桔梗、人参用上各一两，甘草半两。一起研成细末，每次服用二钱，水一盏，加入生姜二片，熬至七分，温服，或用沸汤点服也可。每日二、三服，服药后用有感觉为度。如果感到烦热口干，加黄芩。

五积散

◆治感冒寒邪，头疼身痛，恶寒呕吐，伤寒发热，头疼恶风。

将白芷、茯苓、半夏（汤洗七次）、当归、川芎、甘草（炙）、肉桂、芍药各三两，枳壳（去瓤，麸炒）、麻黄（去节根）、陈皮（去白）各六两，桔梗（去芦）十二两，浓朴（去粗皮，姜制）、干姜各四两，苍术（泔浸，去皮）二十四两。一起碾碎，每次服用四钱，水一盏，姜三片，葱白三根，熬至七分，热服。

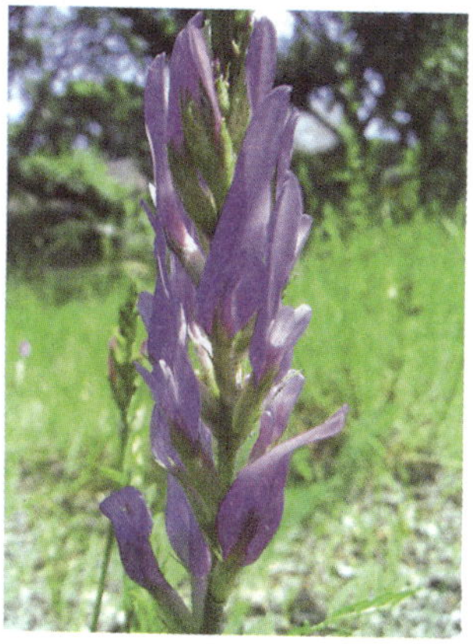

黄芪

防己黄芪汤

◆治身重，体虚出汗。

将防己一两，黄芪一两二钱半，白术七钱半，甘草（炙）半两。一起研成末，每次服用五钱匕，加生姜四片，枣一枚，用水一盏半，熬至八分，去掉药渣温服，隔段时间再服。如有腹痛可加芍药。

拈痛汤

◆治湿热成病，肢节烦疼，肩背沉重，胸膈不利，遍身疼痛，肿痛不可忍。

将羌活、甘草（炙）、黄芩（酒炒）、茵陈（酒炒）各半两，人参、苦参（酒洗）、升麻、葛根、苍术、当归身各二钱，白术一钱半，泽泻、猪苓、防风、知母（酒洗）各三钱。一起用水熬制，随时服用。

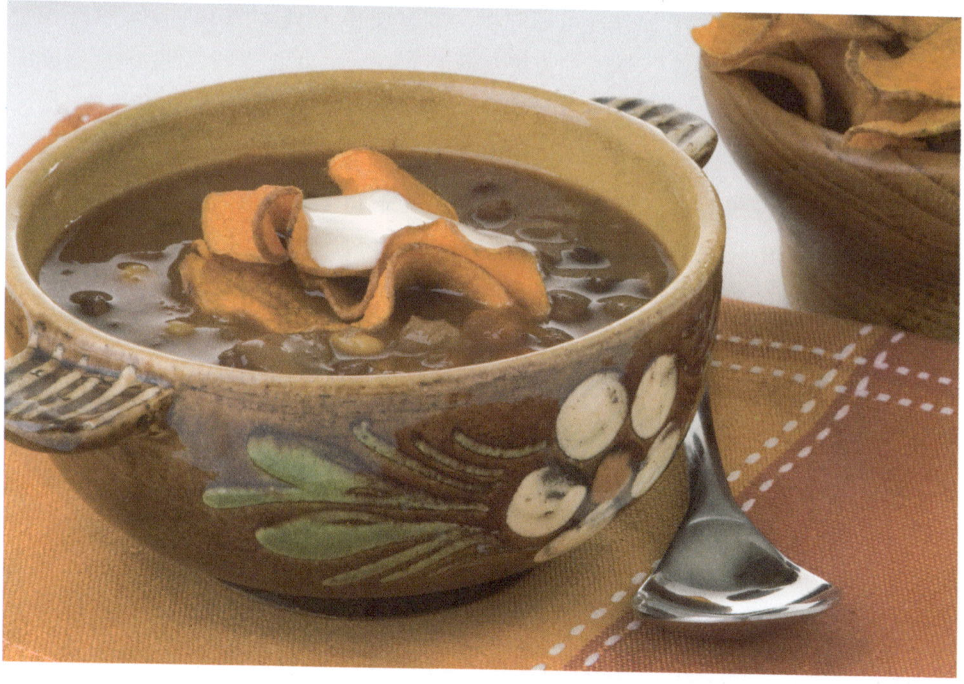

伤燥

治皮肤皱揭，筋燥爪干。将当归（酒洗）二钱，生地黄、熟地黄、白芍药、秦艽、黄芩各一钱五分，防风一钱，甘草五分。一起用水熬制服下。

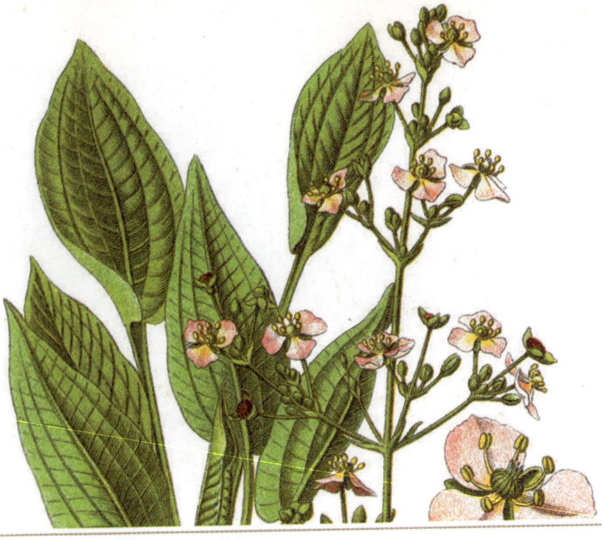

滋燥养荣汤

◆治皮肤皱揭，筋燥爪干。

将当归（酒洗）二钱，生地黄、熟地黄、白芍药、秦艽、黄芩各一钱五分，防风一钱，甘草五分。一起用水熬制服下。

大补地黄丸

◆治精血枯涸燥热。

将黄柏（盐酒炒）、熟地黄（酒蒸）各四两，当归（酒洗）、山药、枸杞子（甘州佳）各三两，知母（盐酒炒）、山茱萸肉、白芍药各二两，生地黄二两五钱，肉苁蓉（酒浸）、玄参各一两五钱。一起研成细末，加炼蜜制如桐子大的药丸。每次服用七八十丸，空腹用淡盐汤送下。

清凉饮子

◆治上焦积热，口舌咽鼻干燥。

将黄芩、黄连各二钱，薄荷、玄参、当归、芍药各一钱五分，甘草一钱。用水二盅，熬至八分，可随时服。如大便秘结，加大黄二钱。

八正散

◆治大人小儿心经邪热，一切蕴毒，咽干口燥，口舌生疮，咽喉肿痛。小便赤涩，或癃闭不通，及热淋、血淋等。

将瞿麦、扁蓄、车前子、滑石、甘草（炙）、山栀子仁、木通、大黄（面裹煨，去面，切，焙）各一斤。一起研成末，每次服用二钱，水一盏，入灯芯，熬至七分，去掉药渣温服，服药后躺卧。小儿酌情使用。

益血润肠丸

◆将熟地黄六两，杏仁（炒，去皮尖）、麻仁各三两（用上三味俱杵膏），枳壳（麸炒）、橘红各二两五钱，阿胶（炒）、肉苁蓉各一两半，苏子、荆芥各一两，当归三两。一起研成细末，用前三味膏捣碎，加炼蜜制成如绿豆大的药丸。每次服用五六十丸，空腹白汤服。

苁蓉润肠丸

◆治发汗、利小便，大腑秘结。

将肉苁蓉（酒浸，焙）二两，沉香（另研）一两。一起研成粉末，用麻子仁汁打糊制成如绿豆大的药丸。每次服用七十丸，空腹用米粥送下。

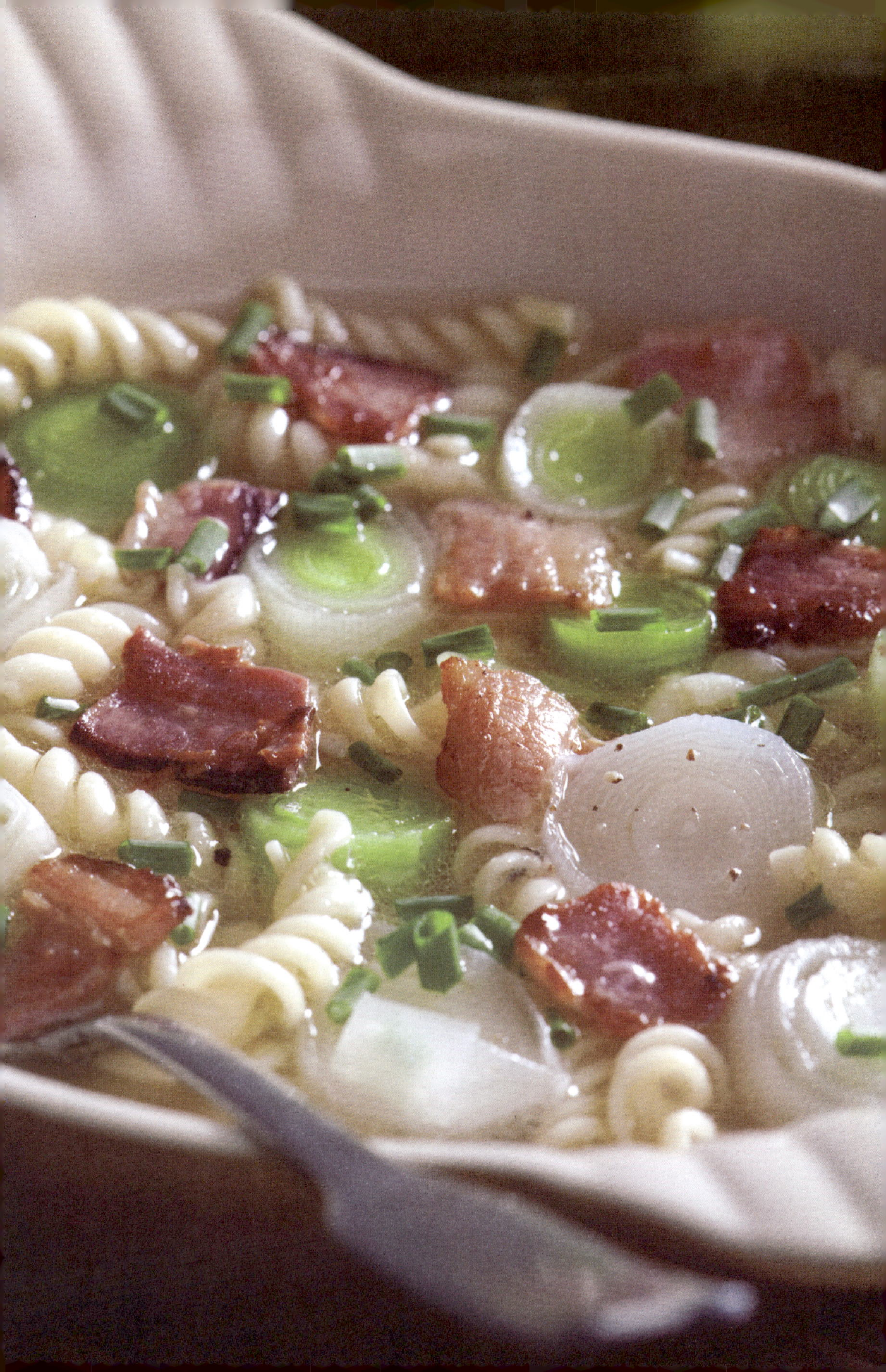

伤饮食

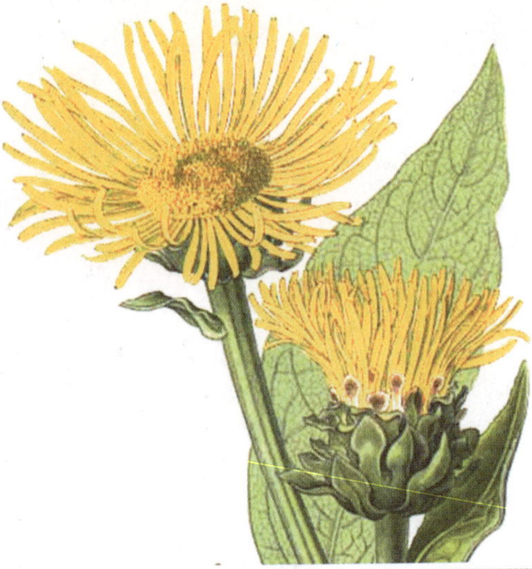

饮食过多，易伤到肠胃而致病。细说应该分成两部分：饮，食。饮，即指饮水、酒等。饮水过多容易导致气逆，而使肺部生病会导致咳喘、肿、下泻等症。食，即是物，饱食易伤筋脉，肠胃等使人虚弱。

饮食过多，易伤到肠胃而致病。细说应该分成两部分：饮，食。

饮，即指饮水、酒等。饮水过多容易导致气逆，而使肺部生病会导致咳喘、肿、下泻等症。食，即是物，饱食易伤筋脉，肠胃等使人虚弱。

红丸子

◆壮脾胃，消宿食，去膨胀。

将京三棱（浸软，切片）、蓬莪术（煨）、青皮（去白）、陈皮（去白）各五斤，干姜（炮）、胡椒各三斤。一起研成粉末，用醋调面糊制成如绿豆大的药丸，矾红为衣。每次服用三十丸，饭后姜汤送下，小儿酌情加减药量。

小七香丸

◆治中酒呕逆，气膈食噎，小儿疳气。

将甘松八两，益智仁六两，香附子（炒）、丁香皮、甘草（炙）各十二两，蓬术（煨）、缩砂各二两。一起研成粉末，蒸饼为丸，如绿豆大。每次服用二十丸，温酒、姜汤、熟水送下。

瓜蒂散

◆治大满大实，气上冲逆。

将瓜蒂（炒）、赤小豆（煮）。一起研成细末，每次服用二钱，温浆

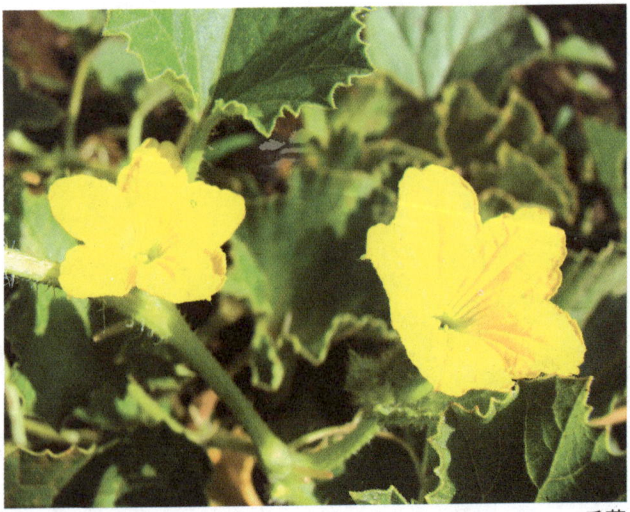

瓜蒂

水调下，使吐为度。

上二黄丸

◆治伤热食痞闷。

将黄芩二两，黄连（酒洗）一两，升麻、柴胡各三钱，甘草二钱，枳实（炒）半两。一起研成粉末，用汤浸蒸饼制成绿豆大的药丸。每次服用五七十丸，白汤送下。

枳术导滞丸

◆治伤湿热痞满，闷乱不安。

将黄芩、茯苓、白术、黄连各三钱，泽泻二钱，枳实（麸炒，去瓤）、神曲（炒）各五钱，大黄（煨）一两。一起研成粉末，用汤浸蒸饼制成绿豆大的药丸。服药前后不得饮食，白汤下五十丸。

保和丸

◆治食积酒积。

将山楂肉二两，半夏（姜制）、橘红、神曲、麦芽（炒）、白茯苓各一两，连翘、莱菔子（炒）、黄连各半两。一起研成粉末，滴水为丸。加白术二两，叫大安丸。

枳术丸

◆治痞积，强胃。

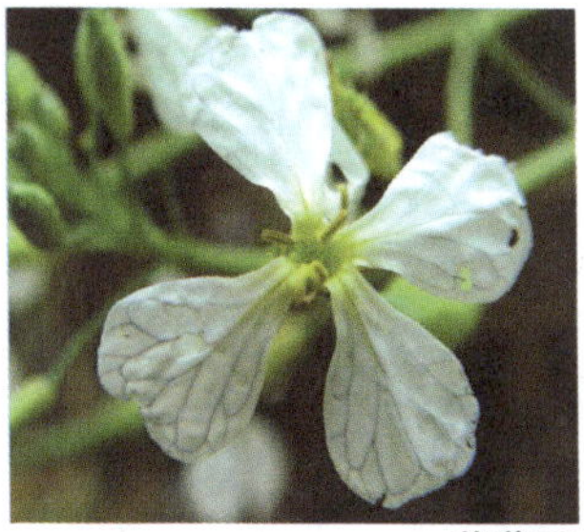

莱菔子

枳实（去穰，麸炒）一两，白术二两。一起研成粉末，荷叶裹烧饭制成绿豆大的药丸。每次服用五十丸，白术汤下。服白术者，本意不取其食速化，但久服令人胃气强实，不复伤也。

曲蘖枳术丸

◆治强食所致心胸满闷不快。

神曲（炒）、麦蘖（炒）、枳实（去穰，麸炒）各一两，白术二两。

一起制丸，服药方法如同枳术丸法。

槟榔丸

◆消宿食，破滞气。

槟榔三钱，木香、人参各二钱，陈皮五钱，甘草一钱。一起研成粉末，蒸饼制成绿豆大的药丸。每次服用二、三十丸，饭前白汤下。

木香槟榔丸

◆治一切气滞，心腹痞满，胁肋胀闷，大小便涩滞不利。

将木香、槟榔、青皮（去白）、陈皮（去白）、枳壳（麸炒）、广术（煨，切）、黄连各一两，黄柏（去粗皮）、香附（拣，炒）、大黄（炒）各三两，黑牵牛（生，取头制末）四两。一起研成粉末，滴水制

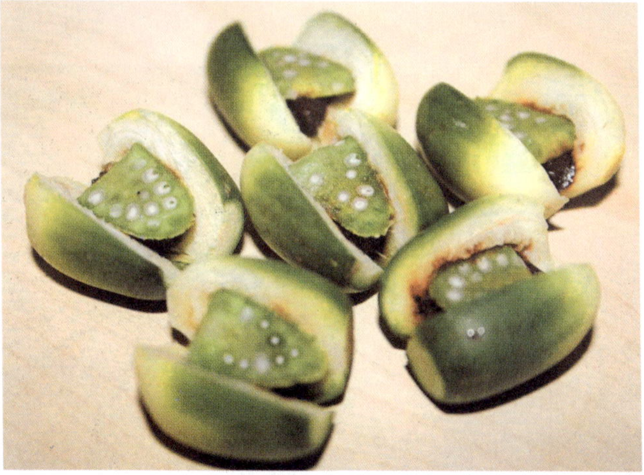

槟榔

丸，如豌豆大。每次服用三五十丸，饭后姜汤送下，加至微利为度。

三黄枳术丸

◆治疗因肉食湿面辛辣浓味之物而致填塞闷乱，胸膈不快。

黄芩二两，黄连（酒炒）、大黄（煨）、神曲（炒）、白术、陈皮各一两。一起研成粉末，用汤浸蒸饼制为丸，如绿豆大。每次服用五十丸，白汤下。

除湿益气丸

◆治伤心腹满闷，肢体沉重。

枳实（炒）、白术、黄芩（生用）、神曲（炒）各一两，红花三钱，萝卜子（炒）半两。一起研成粉末，用荷叶烧饭制成绿豆大的药丸。每次服用五十丸，白汤送下。

白术丸

◆治伤豆粉湿面油腻之物。

白术、半夏（制）、神曲（炒）、枳实（炒）各一两，橘红七钱，黄芩半两，枯白矾三分。一起研成粉末，用汤浸蒸饼为丸。酌情服用。

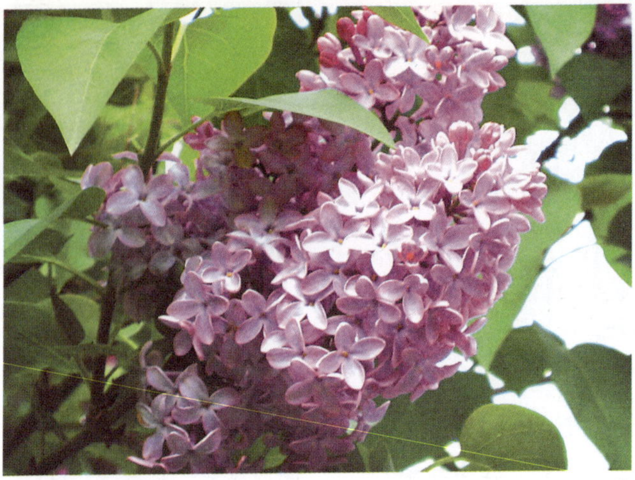
丁香

半夏枳术丸

◆治因冷食内伤。

将半夏（姜制）、枳实（炒）各一两，白术二两。一起研成粉末，用荷叶烧饭制成如绿豆大的药丸。每次服用五十丸，用白汤送下。

木香干姜枳术丸

◆破滞气，消饮食。

木香三钱，干姜（炮）五钱，枳实（炒）

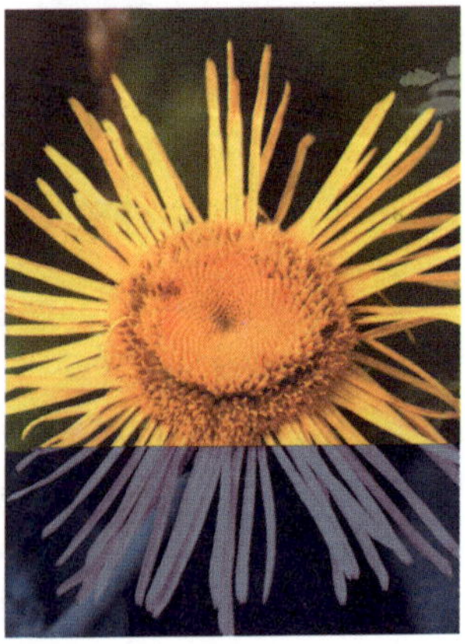
木香

一两，白术（一两半）。一起研成粉末，用荷叶烧饭为丸如绿豆大。饭前白

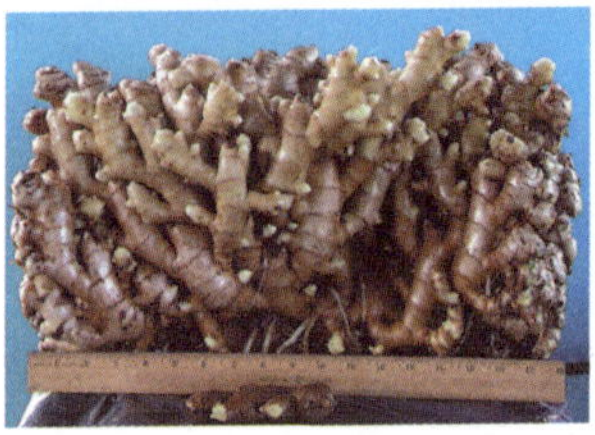
干姜

汤下五十丸。

丁香烂饭丸

◆治食伤太阴，卒心胃痛。

丁香、木香、广术（炮）、京三棱（炮）、甘草（炙）各一钱，丁香皮、甘松（净）、缩砂仁、益智仁各三钱，香附子半两。一起研成粉末，用汤浸蒸饼为丸，如绿豆大。每次服用三十丸，白汤下，或细嚼亦可。

伤劳倦

因为劳倦，所以能使形体衰弱，胃气不盛，上焦不通畅，下脘也不通。能伤胃、脾、肺、肝、肾等脏器。

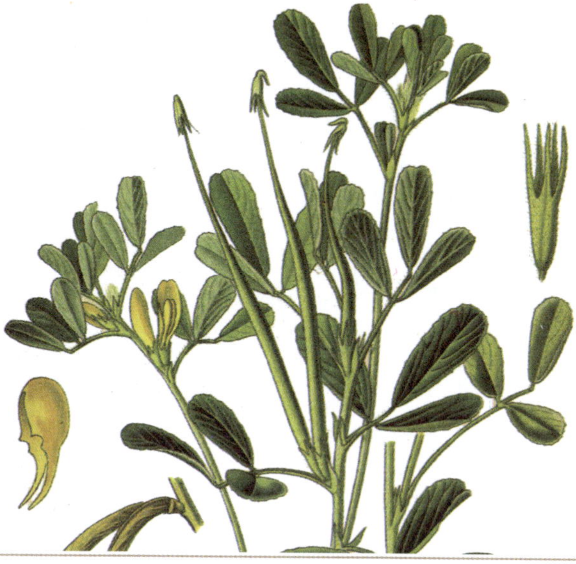

因为劳倦，所以能使形体衰弱，胃气不盛，上焦不通畅，下脘也不通。能伤胃、脾、肺、肝、肾等脏器。

补中益气汤

◆将黄芪（病甚热甚者）一钱，人参（有嗽去之）三分，甘草（炙）五分，当归身（酒制）、橘皮、升麻、柴胡各二分，白术三分。用水二盏，熬至一盏，酌情使用，去掉药渣，饭后趁热服。

朱砂安神丸

◆治心乱烦热怔忡，心神颠倒，兀兀欲吐，胸中气乱而热。

将朱砂（研，水飞）一钱，黄连（净酒炒）一钱半，甘草（炙）五分，生地黄、当归头各一钱。一起研成粉末，蒸饼为丸，如黄米大。每次服用十丸，用唾液送下。

小建中汤（即桂枝芍药汤）

◆将桂枝（去粗皮）、甘草（炙）、生姜（切）各三两，芍药六两，大枣（擘）十二枚，胶饴一升。一起用水七升，煮至三升，去掉药渣，放入胶饴，再用微火消解，温服一升，每日三服。

白术附子汤

◆将白术、附子（炮）、陈皮、苍术（制）、浓朴（制）、半夏（汤泡）、

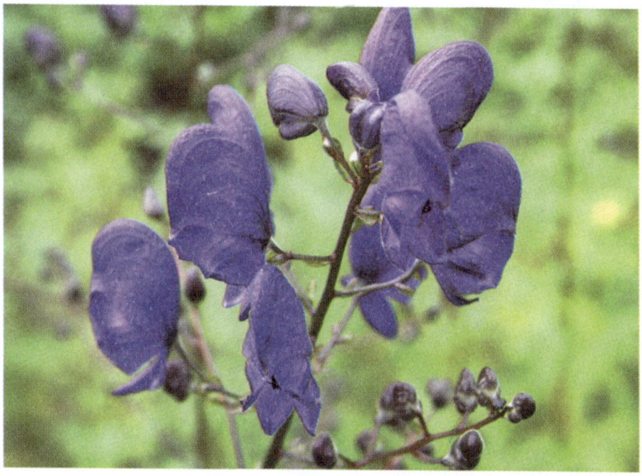

附子

茯苓（去皮）、泽泻各一两，猪苓（去皮）半两，肉桂四钱。一起研碎，每次服用五钱，用水一盏，生姜三片，熬至半盏，饭前温服。视病情加减。

当归补血汤

◆将黄芪一两，当归（酒洗）二钱。一起碾碎，作一服，用水三盏，熬至一盏，去掉药渣温服，饭前服用。

菟丝子丸

◆治肾气虚损，五劳七伤，脚膝酸疼，目眩耳鸣，心忡气短，时有盗汗，小便滑数。

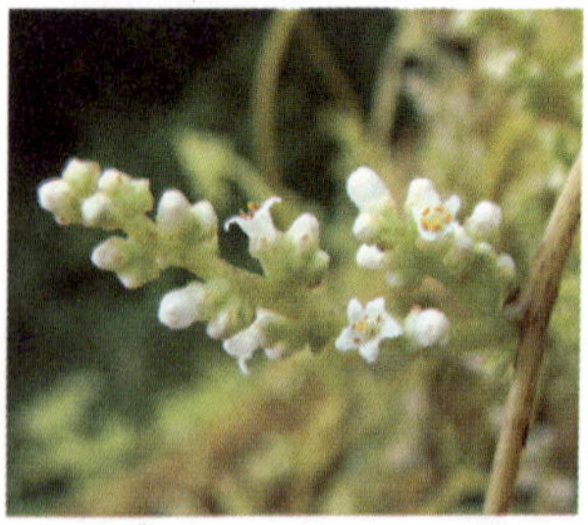

菟丝子

将菟丝子（酒洗制）、鹿茸（酥炙，去毛）、泽泻、石龙芮（去土）、肉桂、附子（炮，去皮。）各一两，石斛（去根）、熟地黄、白茯苓、牛膝（酒浸，焙）、山茱萸肉、续断、防风、杜仲（制）、肉苁蓉（酒浸，焙）、补骨脂（去

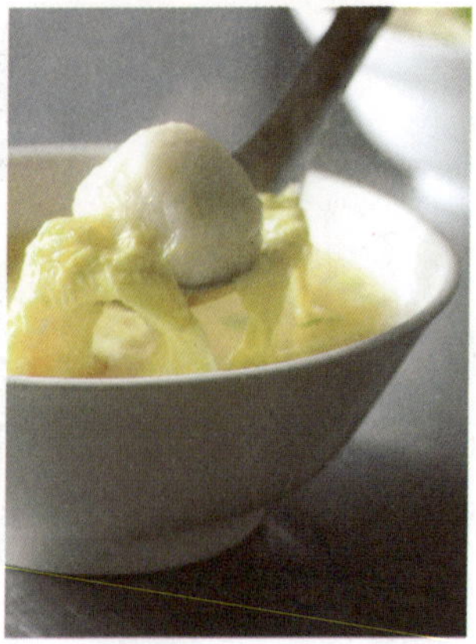

毛，酒炒）、荜澄茄、巴戟肉、沉香、香（炒）各七钱半，五味子、川芎、桑螵蛸（酒浸，炒）、覆盆子各半两。一起研成细末，用酒煮面糊制成如桐子大的药丸。每次服用三十丸，温酒、盐汤送下。

十补丸

◆治肾脏虚冷，面黑足寒，耳聋膝软，小便不利。

将附子（炮）、五味子各二两，山茱萸肉、山药、牡丹皮、鹿茸（制）、桂心、茯苓、泽泻各一两。一起研成粉末，加炼蜜制成如绿豆大的药丸。每次服用六、七十丸，用盐汤下。

调中益气汤

◆将黄芪一钱，人参、甘草（炙）、当归、白术各半钱，白芍药、柴胡、升麻各三分，橘皮二分，五味子十五粒。一起用水二盏，熬至一盏，去掉药渣温服，饭前服用。

升阳顺气汤

◆将黄芪一两，半夏（汤洗七次）三钱，草豆蔻二钱，神曲（炒）一钱五分，升麻、柴胡、当归身、陈皮各一钱，甘草炙、黄柏各五分，人参（去芦）三分。一起碾碎，每次服用三钱，用水二盅，生姜三分，熬至一盅，去掉药渣温服，饭前。

升阳补气汤

◆将浓朴（姜制）五分，升麻、羌活、白芍药、独活、防风、甘草（炙）、泽泻各一钱、生地黄一钱半，柴胡二钱半。一起研成粗末，每次服用五钱，用水二盏，生姜两片，枣二枚，熬至一盏，去掉药渣，饭前大温服。

门冬清肺饮

◆将紫菀茸一钱五分，黄芪、白芍药、甘草各一钱，人参（去芦）、麦门冬（去心）各五分，当归身三分，五味子三粒。一起分作二服，用水二盏，熬至一盏，去掉药渣，饭后温服。

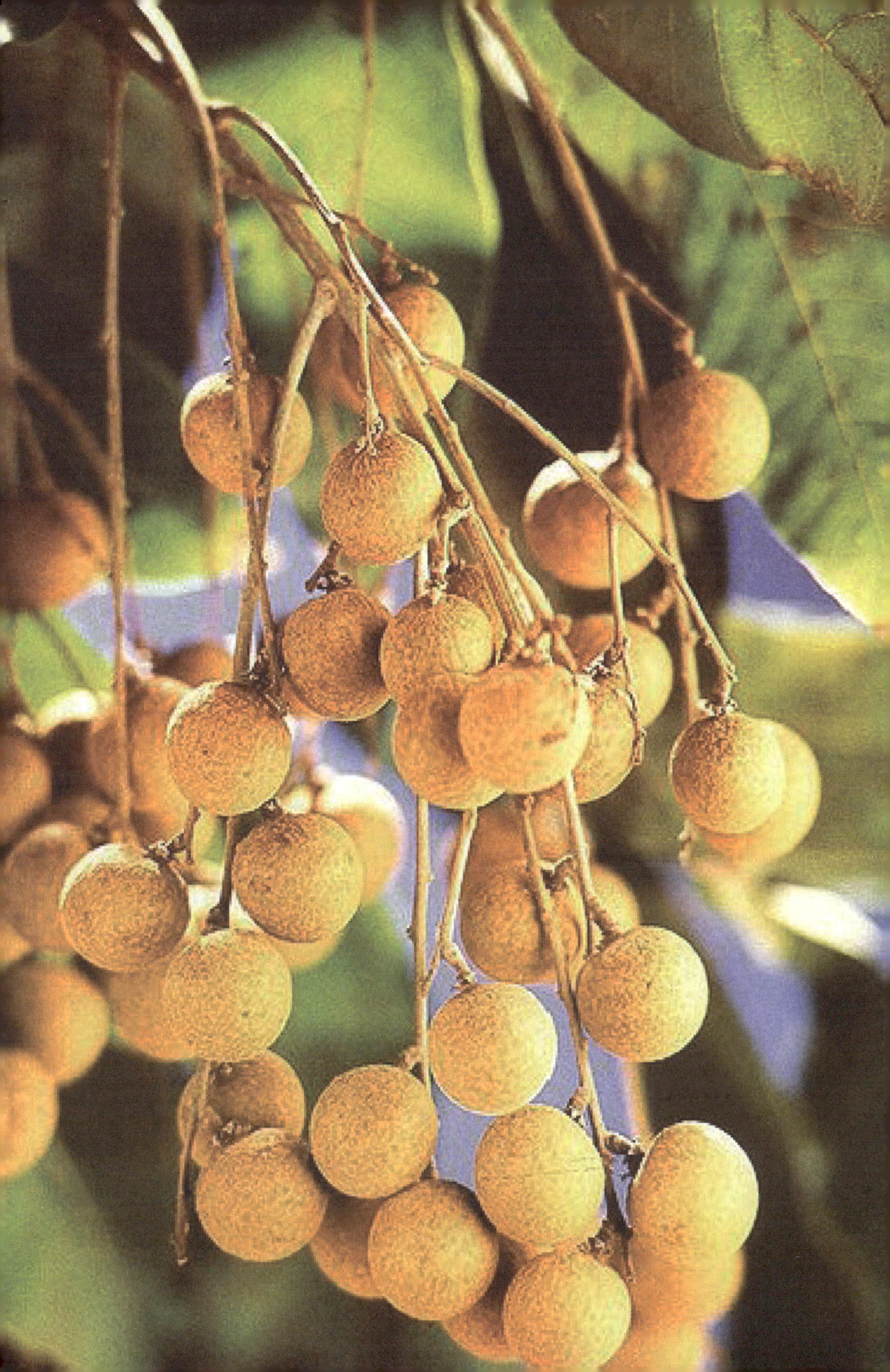

虚劳

劳倦所伤，用补中益气汤证治，乃暴病也。失治而有发热、潮热、盗汗、咳嗽诸证出焉，谓之虚劳。又复失治而有皮聚毛落，饮食不为肌肤，骨髓中热，经闭不行诸证出焉，谓之瘵。

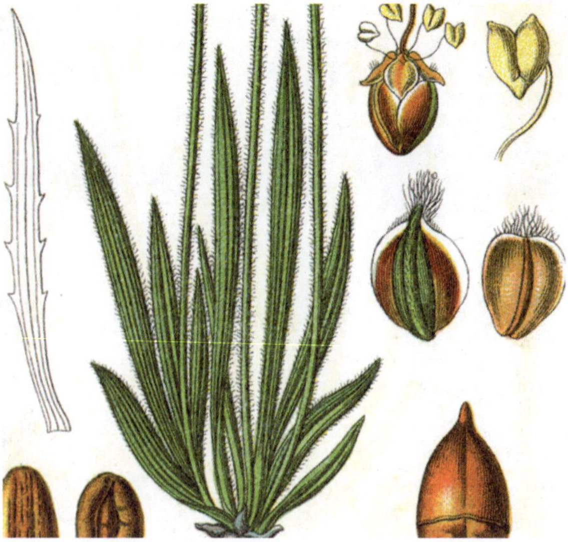

【太医古语】虚劳

劳倦所伤，用补中益气汤证治，乃暴病也。失治而有发热、潮热、盗汗、咳嗽诸证出焉，谓之虚劳。又复失治而有皮聚毛落，饮食不为肌肤，骨髓中热，经闭不行诸证出焉，谓之瘵。骨蒸热至于传尸之疾，别自一种，其源不起于劳倦，其流或至于灭门。余于杂病首册，则既条分而备列矣。然男以精为主，女以血为主，其致病既殊，其施治亦异，故应别着方法。而陈氏《良方》分劳瘵、骨蒸劳、血风劳、气虚风劳、冷劳、热劳、客热等门，未免惑乱后人，靡所适从。今厘正如下，医者更参杂病虚劳、传尸劳二门而用之，则无道少之患矣。

《素问》里讲到：脉虚、气虚、尺虚，是重虚。所谓气虚，则没有固定的发病部位。如《素问》所说的，虚症虽不传染，但其病邪能传播到五脏，而使五脏致病。

黄芪建中汤

◆将黄芪、桂枝各一钱半，白芍药三钱，甘草一钱。一起研成末，每次服用五钱，用水一盅半，姜五片，枣二枚，熬至八分，去掉药渣，加入稠糖稀一大匙，再煎服。

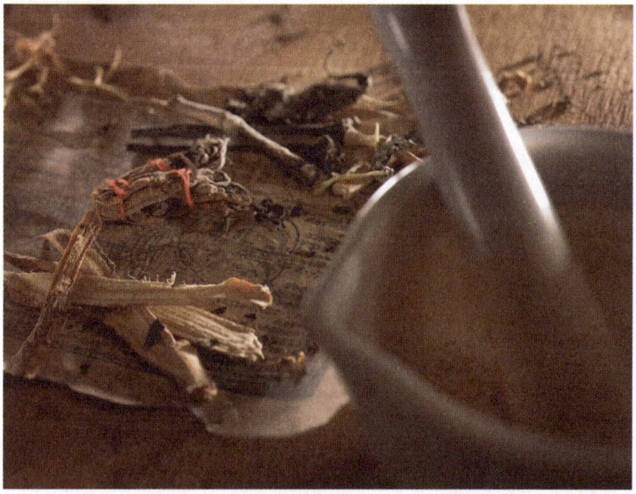

四君子汤

◆治真气虚弱，及短气脉弱。

将白术、人参、黄芪、茯苓各等份。一起研成粗末，每次服用五钱，用水一盏，熬至七分，饭前饭后温服。

八物汤

◆将白术、茯苓、人参、黄芪、当归、芍药、川芎、熟地黄，各五钱。一起研成末，用水二盏，熬至一盏，去掉药渣，饭后温服。

十全大补散

◆治疗男子或妇女多种体虚、五劳七伤、不进饮食、久病虚损、面容委顿发黄、脚膝无力、咳嗽中满、脾肾气弱等症。

将肉桂、甘草、芍药、黄芪、当归、川芎、人参、白术、茯苓、熟地黄各等份。一起研成粗末，每次服用二大钱，用水一盏，生姜三片，枣二枚，熬至七分，不限时间，温服。

肉桂、芍药、甘草，是小建中汤的组成药物；黄芪加上这三味药物，即成黄芪建中汤；人参、茯苓、白术、甘草，是四君子汤的配方；川芎、芍药、当归、地黄，是四物汤的配方。因为其气血俱衰，阴阳并弱，所以效仿天地之成数，所以又叫：十全散。

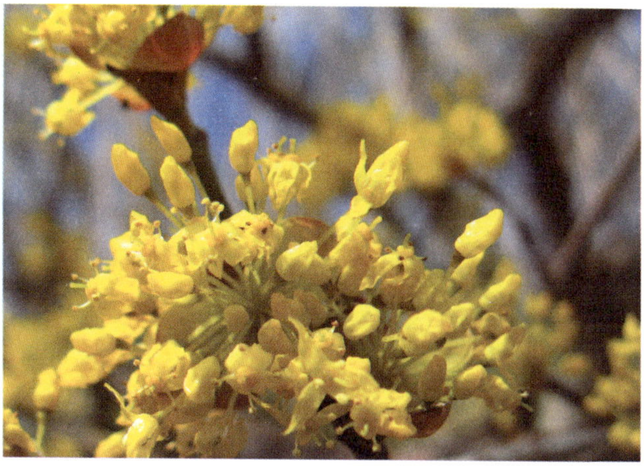

山茱萸

圣愈汤

◆治疗血虚导致的烦渴躁热，睡卧不宁，或疮证脓水出多，五心烦热作渴等证。

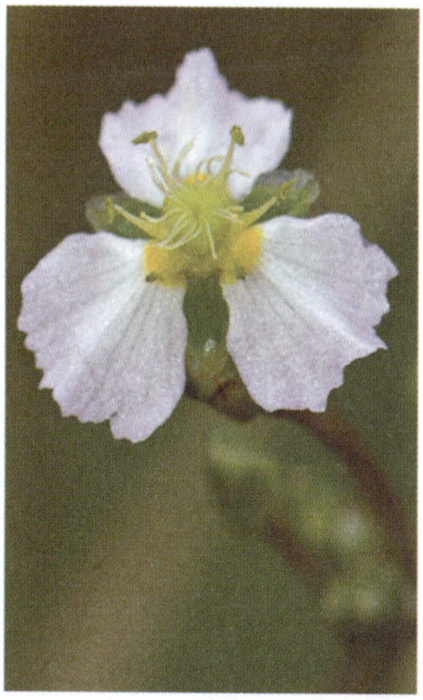

泽泻

将熟地黄（生者，自制）、生地黄、当归（酒拌）各一钱，人参、黄芪（炒）、川芎各二钱。一起用水熬制服下。

六味丸（一名地黄丸，一名肾气丸）

◆.治疗肾经不足，发热作渴，小便淋闭，气壅痰嗽，头目眩晕，眼花耳聋，咽燥舌痛，腰腿痿软，自汗盗汗等症。

将熟地黄（杵膏）八两，山茱萸肉、干山药各四两，牡丹皮、白茯苓、泽泻各三两。各自研成末，和地黄成膏，加炼蜜制成如绿豆大的药丸。每次服用七八十丸，空腹服用，饭前用热水送下。

头痛

东垣云：足太阳头痛，脉浮紧，恶风寒，川芎、羌活、独活、麻黄为主。手少阳经头痛，脉弦细，往来寒热，柴胡为主。足阳明头痛，身热目疼鼻干，恶寒发热，脉浮缓而长，升麻汤。（升麻，葛根。）

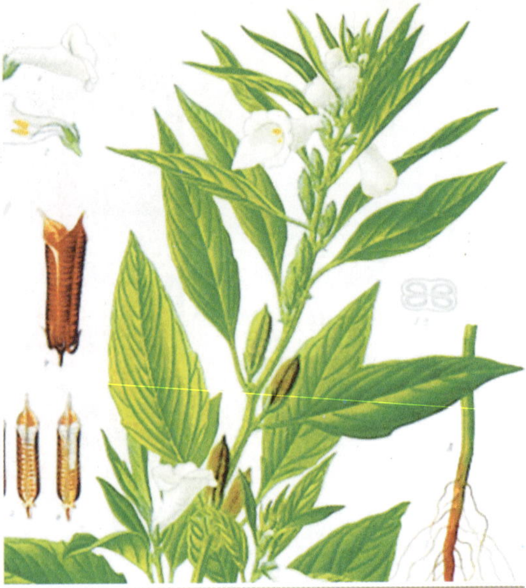

【太医古语】头痛

东垣云：足太阳头痛，脉浮紧，恶风寒，川芎、羌活、独活、麻黄为主。手少阳经头痛，脉弦细，往来寒热，柴胡为主。足阳明头痛，身热目疼鼻干，恶寒发热，脉浮缓而长，升麻汤，（升麻，葛根）或石膏、白芷为主。手太阳头痛，有痰，体重或腹痛，为痰癖，脉沉缓，苍术、半夏、南星为主。足少阴经头痛，足寒气逆，为寒厥，脉沉细，麻黄附子细辛汤（伤寒太阳）为主。足厥阴头项痛，或吐涎沫，厥冷，脉浮缓，吴茱萸汤（伤寒吐）主之。诸血虚头痛，当归、川芎为主。诸气虚头痛，人参、黄芪为主。气血俱虚头痛，调中益气汤（杂病劳倦）少加川芎、蔓荆、细辛。痰厥头痛，半夏白术天麻汤。（杂病眩晕）厥逆头痛，羌活附子汤。（杂病头病）如湿气在头者，以苦吐之，不可执方而治。若脉杂乱而病见不一，且补胃为主。一妇人因劳，耳鸣头痛体倦，用补中益气加麦门、五味而痊。三年后得子，因饮食劳倦、前证益甚，月经不调，晡热，内热，自汗，盗汗，用六味地黄丸、补中益

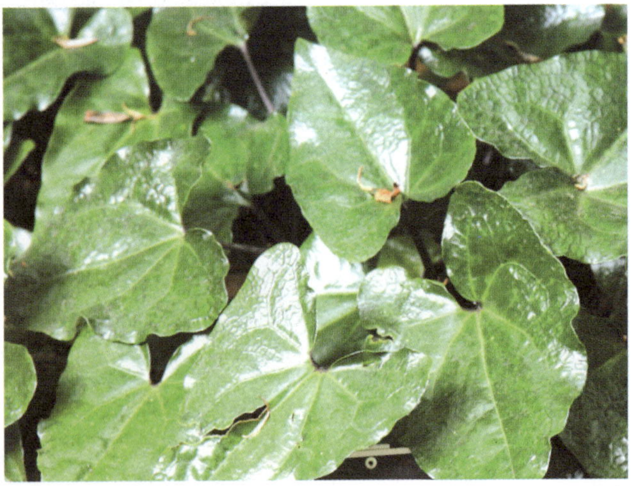
细辛

气汤顿愈。经云：头痛耳鸣，九窍不利，肠胃之所生也。故脾胃一虚，耳目九窍皆为之病。一妇人两眉棱痛，后及太阳，面青善怒，此肝经风热之证，用选奇汤（杂病头痛）合逍遥散（调经）加山栀、天麻、黄芪、半夏、黄芩而愈。此证失治，多致伤目或两耳出脓，则危矣。

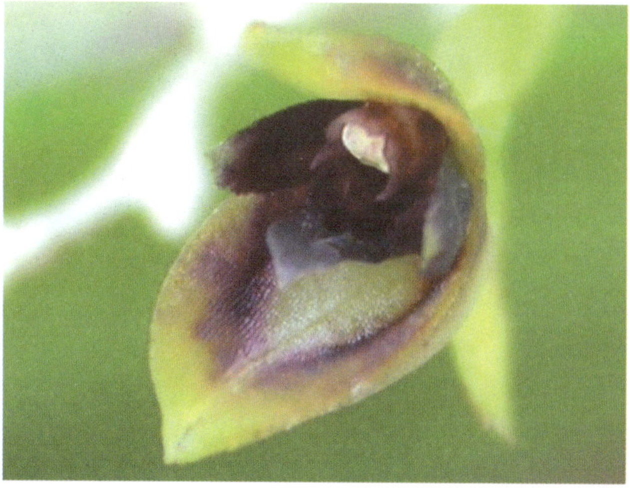

茵陈

偏头风

即偏头痛。丹溪说：患此病者，大多数有痰。

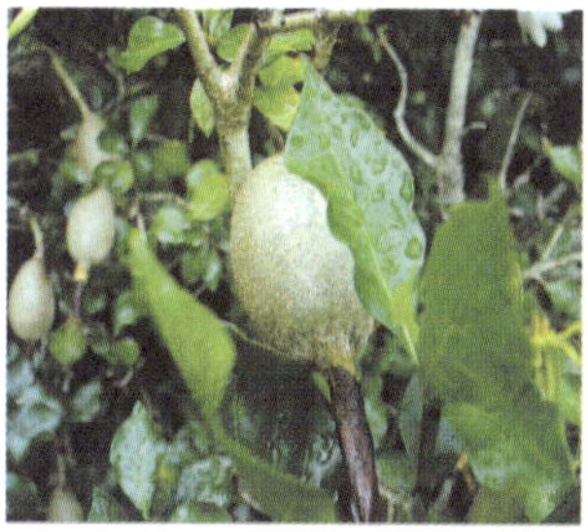

栀子

芎犀丸

◆将川芎、朱砂（研，纳一两为衣），石膏（研）、片脑各四两，人参、茯苓、甘草（炙）、细辛各二两，犀角（生用）、栀子各一两，阿胶（炒）一两半，麦门冬（去心）三两。一起研成细末，加炼蜜制丸，如弹子大。每次服用一丸或两丸，饭后细嚼，用茶、酒任下。

荆芥散

◆治头风。

将荆芥、石膏（存性）等份。一起研成细末，每次服用二钱，加姜三片，葱白三寸和须，使水一盏，熬至七分，饭后服用。

治头痛方

◆治疗风虚头疼，气虚头疼。

将茵陈（拣净）五两，麻黄、石膏（存性）各二两。一起研成粉末，每次服用一钱，腊茶调下，饭后服用，服药后仰卧一会儿。

羌活附子汤

◆将黄芪、麻黄各一钱，羌活、苍术各半钱，防风、升麻、甘草各两分，黑附子一分，白芷、

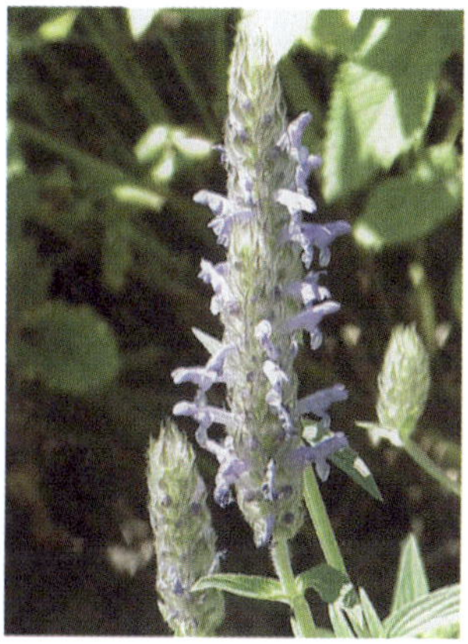

荆芥

白僵蚕、黄柏各三分。一起用水熬制，去掉药渣，温服，饭后服用。

透顶散

◆治偏正头风，夹脑风，并一切头风。

将细辛（表白者）三茎，瓜蒂七个，丁香三粒，糯米七粒，脑子、

麝香各一黑豆大。将脑、麝，研成粉末细，再将前四味药别处研细拌匀，然后和脑、麝一起拌匀，用瓦罐密封盛好。根据患者头痛的左右方位搐鼻，用量为一个大豆大小，吐出涎水即见效了。

雷头风

头痛，且头上起肿块；或者头中好像有雷鸣的感觉，这是由于头部中了风邪所致，风动就会产生脑鸣，这即是雷头风。

◆用半夏（牙皂、姜汁煮）一两，大黄（用酒浸透，用湿纸包好煨干，如此反复三次）二两，白僵蚕、连翘、橘红、桔梗、天麻各五钱，片芩（酒炒）七钱，薄荷叶三钱，白芷、青礞石、粉草各一钱。一起研成末，用水浸，然后蒸，制成如绿豆大的药丸小。饭后及睡前用茶吞服二钱，用顺利出痰为度。

眉棱骨痛

选奇汤

◆将防风、羌活各三钱，酒黄芩一钱，甘草（夏生，冬炙用）三钱。用水熬制，每次服用三钱，趁热服，饭后随时服用。

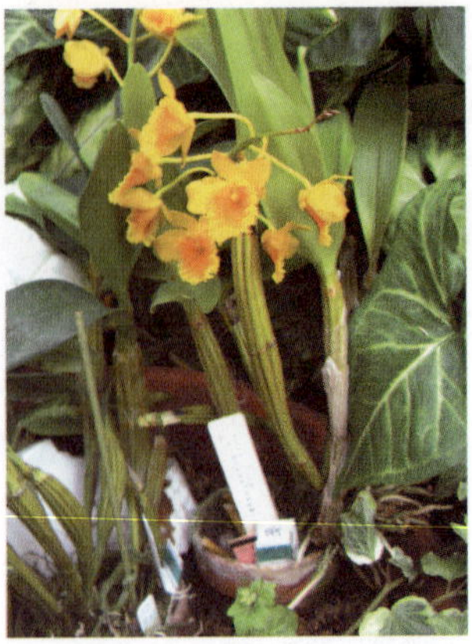

石斛

祛风清上散

◆治风热上攻，眉棱骨痛。

将酒黄芩二钱，白芷一钱半，羌活、防风、柴胡梢各一钱，川芎一钱二分，荆芥八分，甘草五分。用水二盅，熬至八分，饭后服用。

羌乌散

◆治因风眉骨疼痛。

将川乌、草乌（此二味俱用童便浸二宿）各一钱，细辛、羌活、片芩（酒拌炒）、甘草（炙）各半钱。一起研成细末，分两服，用茶调和服下。

生熟地黄丸

◆治疗因肝虚导致的各种眼疾。

将石斛、枳壳、防风、牛膝各六两，生地黄、熟地黄各一斤半，羌活、杏仁各四两，菊花一斤。一起研成末，加炼蜜调和制成如绿豆大的药丸。每次服用三十丸，用黑豆三升炒令烟尽为度，淬好酒六升，每次服用半盏，饭前送下，或用蒺藜汤送下。

导痰汤

◆治疗痰涎壅盛，胸膈留饮，痞塞不通。

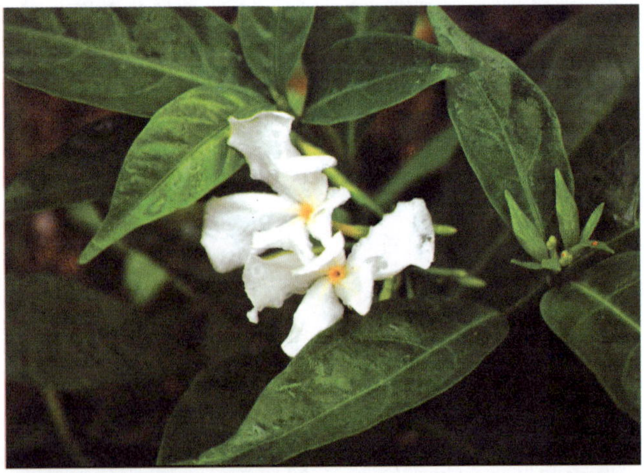

防风

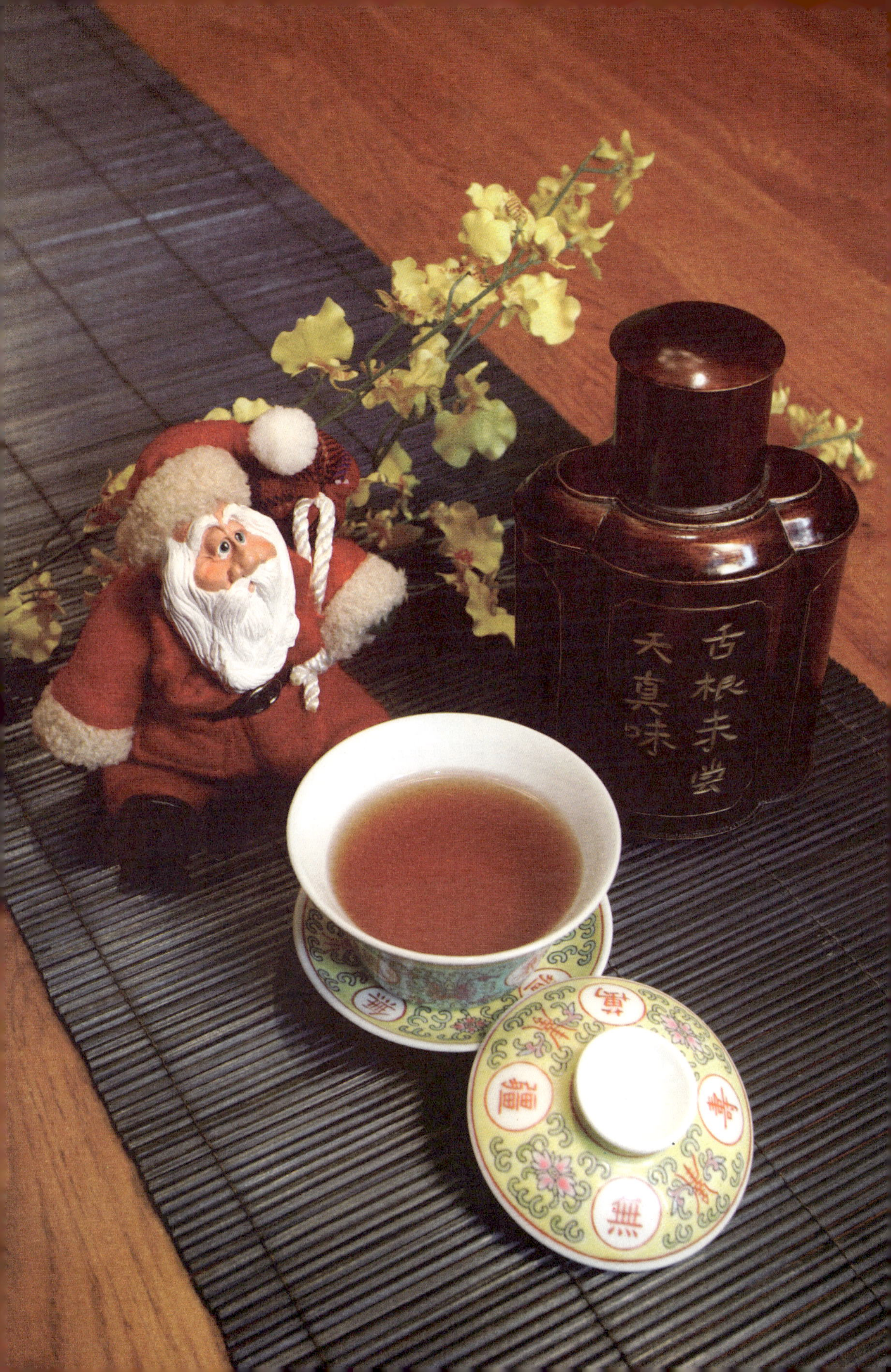
舌根未尝
天真味

将半夏（汤洗七次）四两，天南星（炮，去皮）、枳实（去穰，麸炒）、赤茯苓（去皮）、橘红各一两，甘草（炙）半两。一起碾碎，每次服用四钱，用水二盏，姜十片，熬至八分，饭后温服。

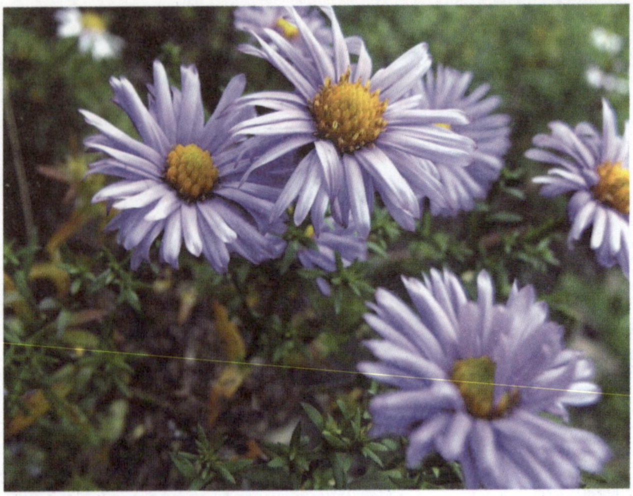
紫菀

小芎辛汤

◆治风寒在脑，或感湿邪头痛脑晕，及眉棱眼眶痛者。

将川芎三钱，细辛（洗去土）、白术各二钱，甘草一钱。用水二盅，加姜二片，熬至八分，饭前或饭后服用。

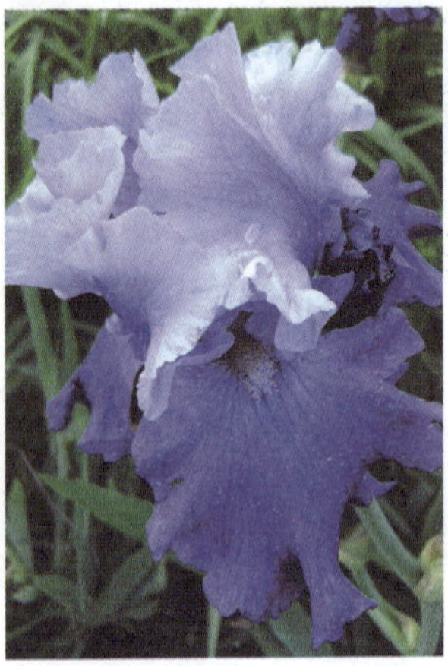
菖蒲

上清散

◆治头痛、眉骨痛、眼痛不可忍者。

将川芎、郁金、芍药、荆芥穗、芒硝各半两，薄荷叶、乳香、没药各一钱，片脑半钱。一起研成细末，每次用一字，导入鼻内搐之。

万病紫菀丸

◆治疗脐腹部有癖，以及其他黄病。

将紫菀（去苗土）、菖蒲（九节者，去毛）、吴茱萸（汤洗七次，在容器中烘干）、柴胡（去须）、浓朴（姜制）各一两，桔梗（去芦）、茯苓（去皮）、皂荚（去皮弦子，炙）、桂枝、干姜（炮）、黄连（去须）八钱，蜀椒（去目及闭口者，微炒出汗）、巴豆（去皮膜，出油研）、人参（去芦）各半两，川乌（炮，去皮脐）半两加三钱，羌活独活、防风各半两。一起研成细末，加入巴豆研匀，加炼蜜调丸如绿豆大。每次服用三丸，逐渐加至五丸、七丸，用生姜汤送下，饭后服用，或临睡前服。孕妇慎服。

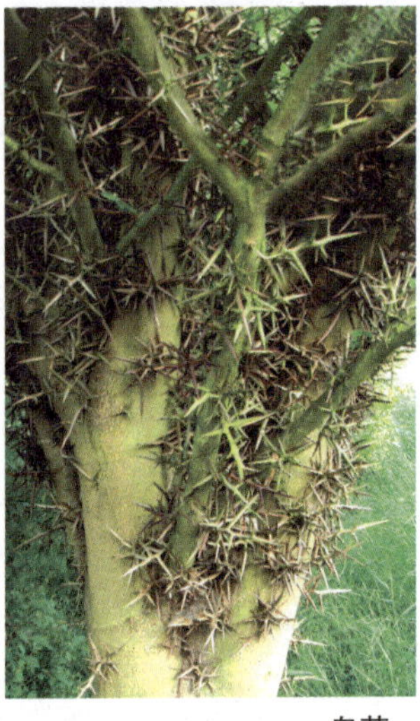
皂荚

痹

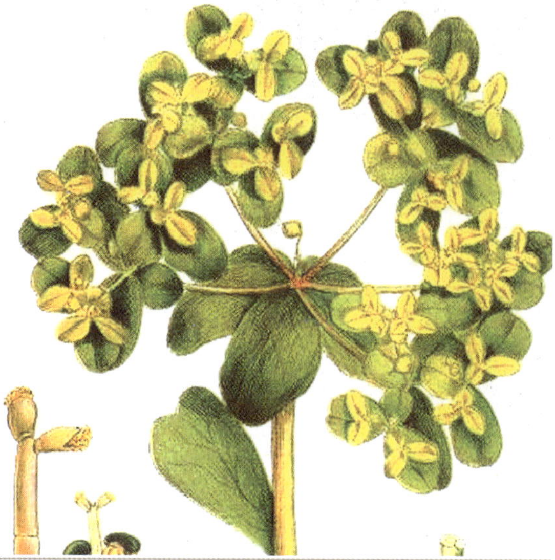

《内经》说，风寒湿三气杂合形成痹。风胜者为形痹。意思是在体内流转不定，也称之为走注疼痛和历节这样的病。寒气胜者为痛痹。意思是疼痛苦楚，也被称作是通风或白虎、飞尸之类。

《内经》说，风寒湿三气杂合形成痹。风胜者为形痹。意思是在体内流转不定，也称之为走注疼痛和历节这样的病。寒气胜者为痛痹。意思是疼痛苦楚，也被称作是通风或白虎、飞尸之类。

湿气胜容易形成着痹。身体患病部位通常会感到麻木。在冬天易得骨痹，春天易得筋痹，夏天易得脉痹，秋天易得皮痹，天气极其阴暗时易得肌痹。

防风汤

◆将防风、当归（酒洗）、赤茯苓（去皮）、杏仁（去皮尖，炒）各一钱，黄芩、秦艽、葛根各二钱，羌活八分，桂枝、甘草各五分。用水二盅，姜三片，熬至七分，加入好酒半盏，饭前或饭后服用。

茯苓川芎汤

◆治疗湿痹，身体发病部位不会移动，出汗多，四肢力量弱，皮肤麻木不仁，昏昏沉沉，

将赤茯苓一钱半，桑白皮、防风、苍术（米泔浸一宿，炒）、麻黄、芍

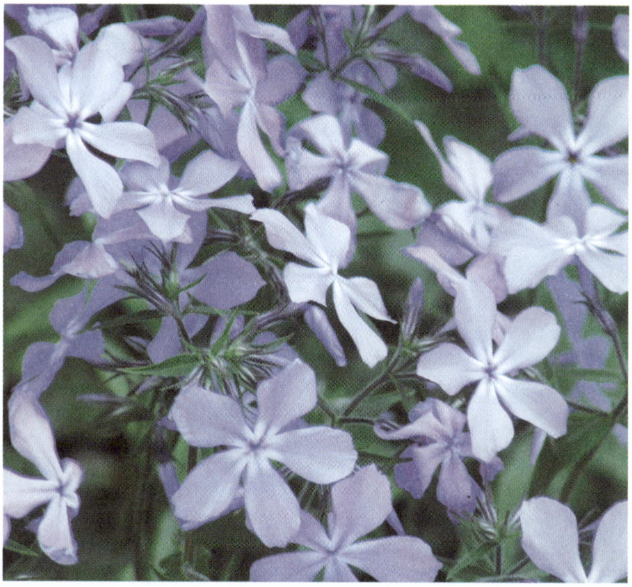

防风

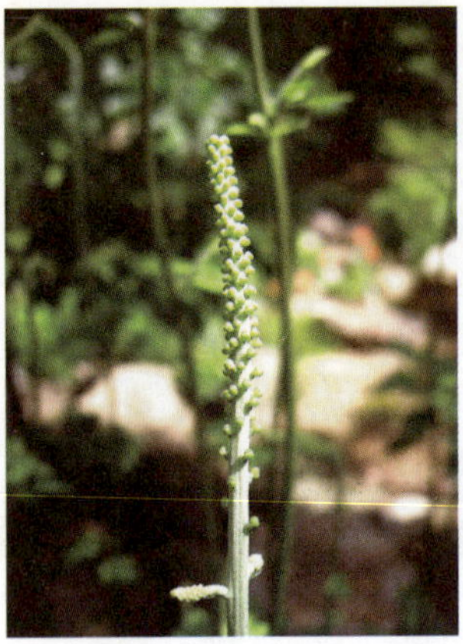

升麻

药（煨）、当归（酒洗）各一钱，官桂五分，川芎一钱二分，甘草四分。用水二盅，加枣二枚，熬至八分，饭前温服。

升麻汤

◆治疗热痹，肌肉发热，嘴角嘴唇干裂，皮肤变色等症状。

将升麻三钱，茯神（去皮木）、人参、防风、犀角（镑）、羚羊角（镑）、羌活各一钱，官桂三分。用水二盅，熬至八分，加入竹沥半酒盏，随时服用。

五苓散

◆治疗因伤寒而小便涩者。

将茯苓、猪苓、白术各一两五钱，桂枝五钱，泽泻二两五钱，木通、滑石、甘草（炙）各一两。一起研成末，每次服用五钱，加入姜汁和蜜各少许，用白滚汤调服。

肾着汤

治疗肾虚伤湿，身体沉重，腰部寒冷。

将干姜（炮）、茯苓各四两，甘草（炙）、白术各二两。用水一盏，熬至七分，每次服用四钱，空腹温服。

蠲痹汤

◆治疗周身麻痹及手足冷痹，脚腿沉重，或身体烦疼，背项拘急。

将当归（酒洗）、赤芍药（煨）、黄芪、姜黄、羌活各一钱半，甘草五分。用水二盅，加姜三片，枣二枚，随时服。

加味五痹汤

◆治五脏痹症。

将人参、茯苓、当归（酒洗）、白芍药（煨）、川芎（肝、心、肾痹倍之）各一钱，五味子十五粒，白术（脾痹倍之）一钱，细辛七分，甘

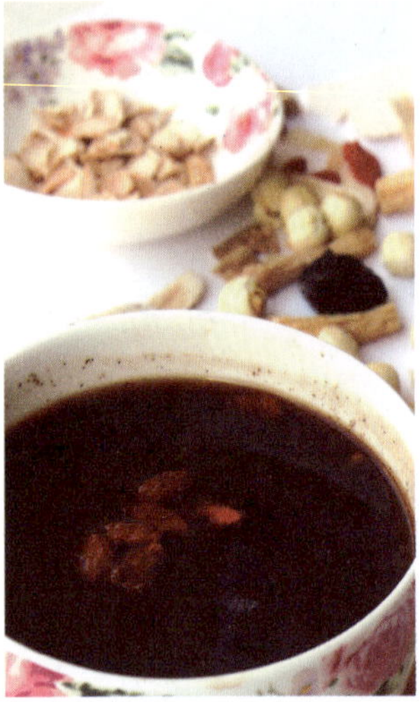

草五分。用水二盅，加姜一片，熬至八分，饭前或饭后服用。

肝痹，加酸枣仁、柴胡。

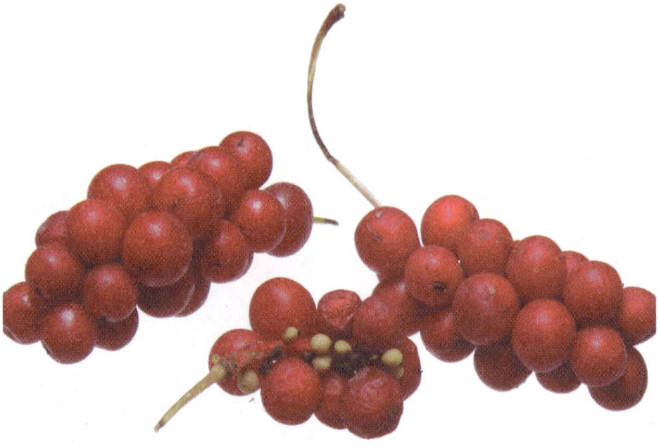

五味子

心痹，加远志、茯神、麦门冬、犀角。

脾痹，加厚朴、枳实、砂仁、神曲。

肺痹，加半夏、紫菀、杏仁、麻黄。

肾痹，加独活、官桂、杜仲、牛膝、黄芪、萆薢。

巴戟天汤

◆治疗冷痹，脚膝疼痛，行履艰难。

将巴戟天（去心）三两，附子（炮，去皮脐）、五加皮各二两，牛膝（酒浸，焙）、石斛（去根）、甘草（炙）、

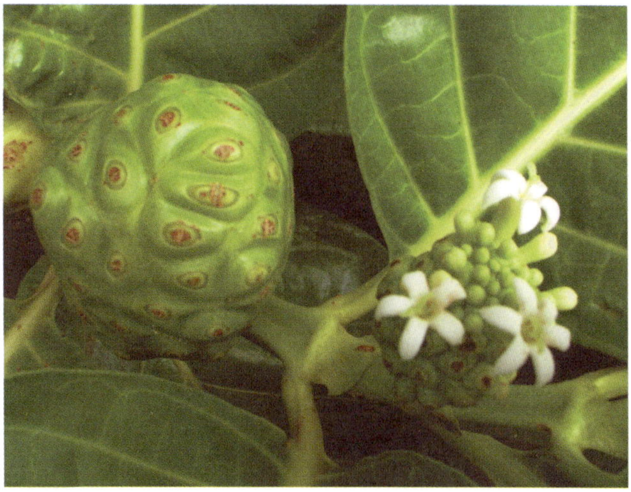
巴戟天

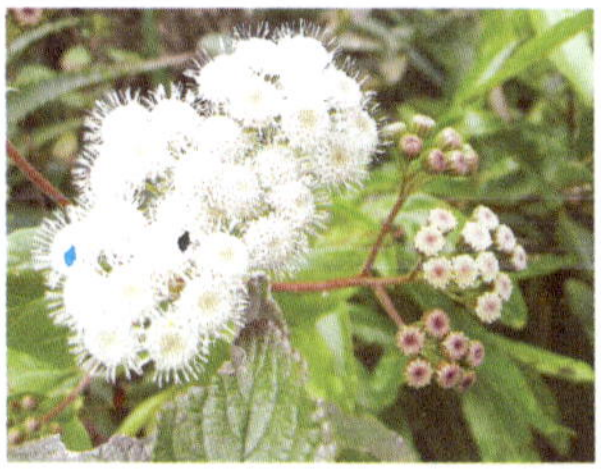
沙参

萆各一两半，白茯苓（去皮）、防风（去叉）各一两七钱半。一起碾如麻豆大的碎粒，每次服用五钱，加生姜三片，用水一盏半，熬至一盏，去掉药渣，空腹温服。

补肝汤

◆治疗肝痹，两胁下满，疝瘕四逆，抢心腹痛，眼睛视物不明。

将乌头（炮，去皮脐）四枚，附子（炮，去皮脐）两枚，山茱萸（去核）各七钱半，官桂（去粗皮）七钱半，薏苡仁、甘草（炙）、独活各半两，白茯苓（去皮）一两二钱，柏子仁（另研）、防风（去杈）、细辛各二两。一起碾如麻豆大碎粒，加入研药拌匀。每次服用五钱，用水一盏半，大枣二枚去核，同熬至八分，去掉药渣，随时温服。

犀角散

◆治疗心痹，精神恍惚，恐畏闷乱，失眠。

将犀角（屑）、牛黄（别研）、麝香（另研）、羚羊角（屑）、白鲜皮、茯神（去木）、沙参（去芦）、天竺黄（别研）、防风、天麻、独活、人参、升麻、龙齿、远志（去心）、甘草（炙）各二钱五分，麦门冬（去心）、丹砂（别研）各半两，龙脑（别研）一钱二分。一起研成细末。每次服用二

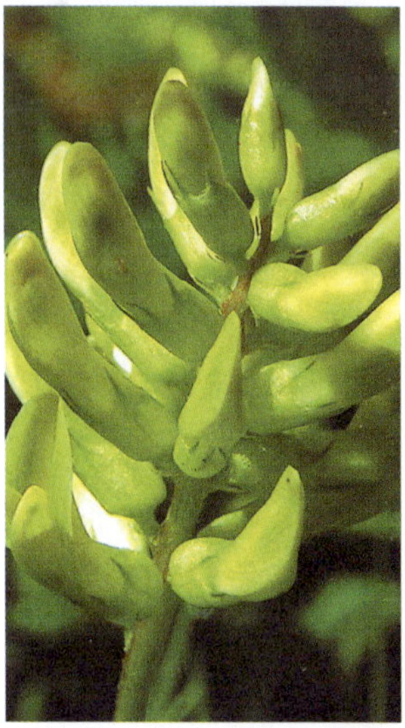
黄芪

钱，随时服用，用麦门冬汤调下。

黄芪丸

◆治脾痹，肌肉消瘦，心腹胀满，食即欲呕，四肢怠惰。

将黄芪（锉）、石斛（去根）、附子（炮，去皮脐）、肉苁蓉（酒浸，切，焙）、益智（去皮）、白术、人参各一两，厚朴（去皮，姜汁炙）、桂心各一两半，五味子、当归、白豆蔻（去壳）、枳实（麸炒）、沉香（锉）、良姜各七钱五分，

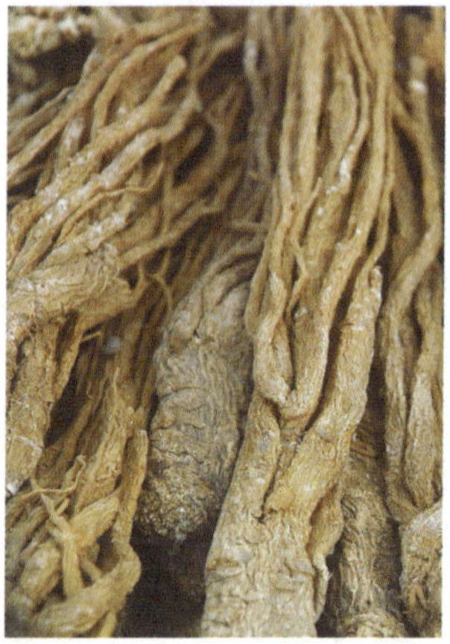

当归

诃藜勒（煨，去核）二两，吴茱萸（汤泡）、丁香各半两。一起研成细末，煮枣肉和捣五百杵，制成如绿豆大大小的丸。每次服用三十丸，饭前用温酒送下。

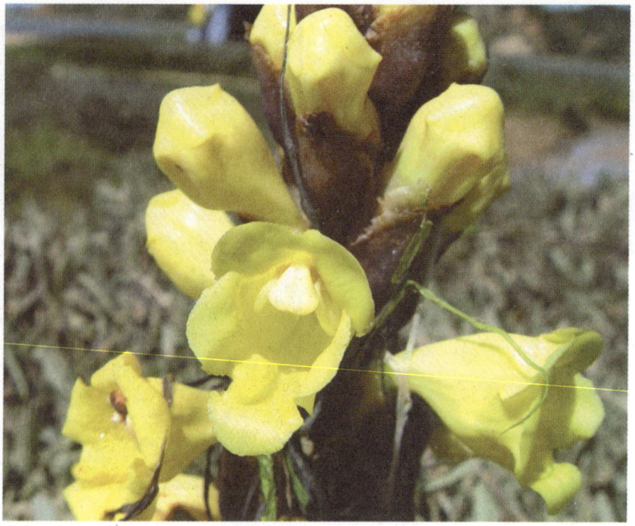

肉苁蓉

当归汤

◆治疗肺痹，上气闭塞，唇干口燥，手足冷痛。

将当归（切，焙）、防风（去杈）、黄芪各二两，杏仁（去皮尖，炒）五十粒，黄芩（去腐）、细辛（去苗）、麻黄（去根节，水煮两、三沸，掠去沫，控干），人参各一两，桂心三两，柴胡（去苗）八两，半夏（汤泡去滑）五两。一起碾碎，每次服用四钱，用水一盏，加姜七片，枣二枚，熬至七分，去掉药渣，随时温服，日三夜二。

舒筋丸

◆治筋骨不能屈伸。

将海桐皮、没药、血竭、木香各二钱，肉桂、牛膝、虎骨、防风、木瓜、天麻各二钱半，乳香三钱，甜瓜仁半两，沉香、楮实子各一钱半，自然铜、当归各一钱。一起研成细末，加炼蜜为丸，如弹子大。每次服用一丸，细嚼，用温酒送下。忌热物。未服药前，先饮酒半盏然后再服药。

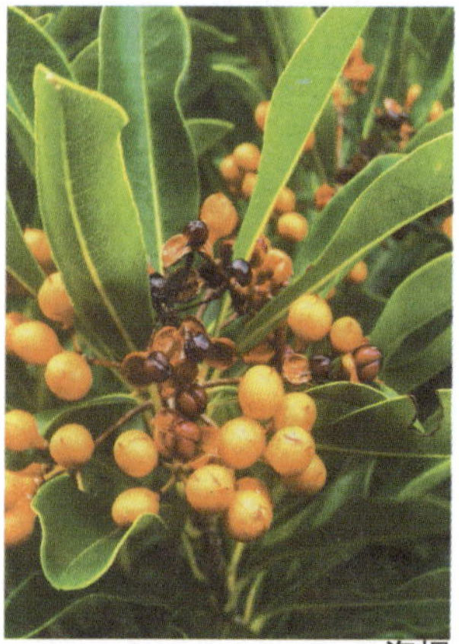

海桐

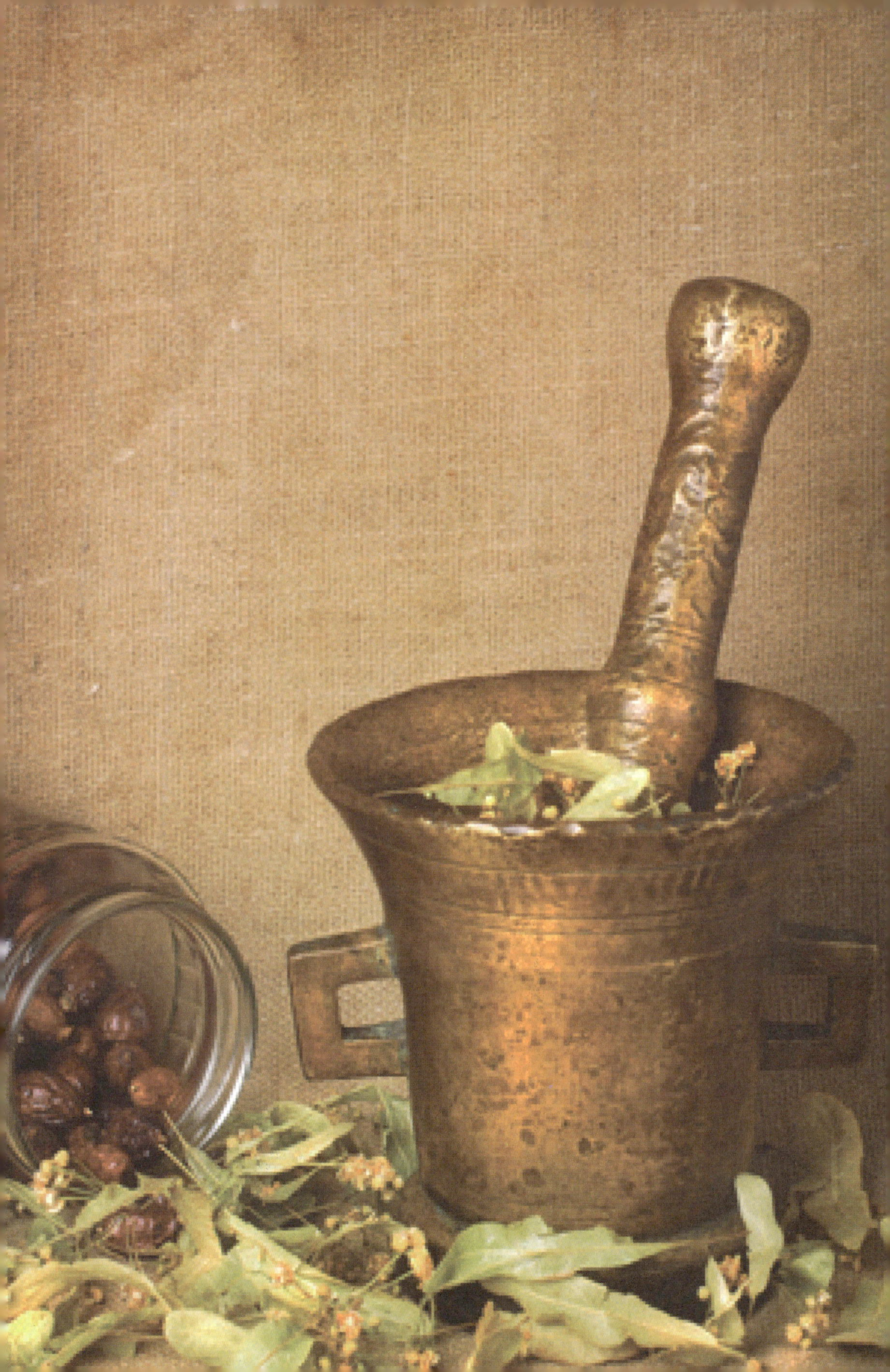

眩晕

眩，就是眼睛发黑，头晕，眼前好像一切在旋转。《内经》上说眩症，病属肝木，属于上虚。

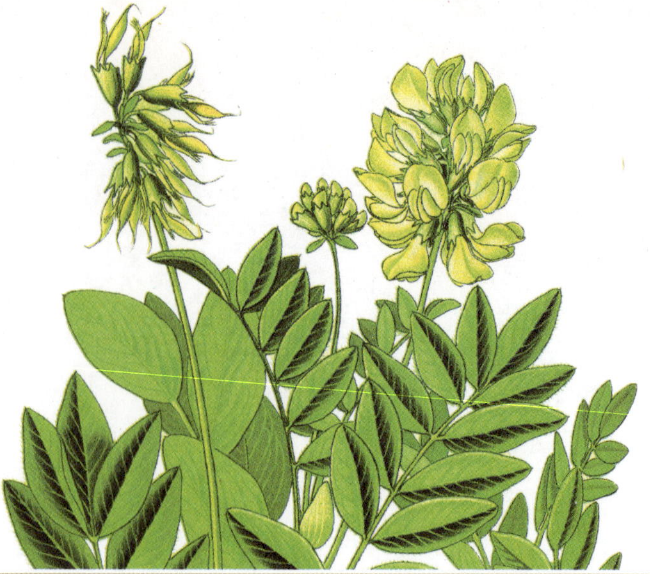

眩，就是眼睛发黑，头晕，眼前好像一切在旋转。《内经》上说眩症，病属肝木，属于上虚。

川芎散

◆治风眩头晕。

将山茱萸一两，山药、甘菊花、人参、茯神、小川芎各半两。一起研成细末，每次服用二钱，用酒调服，随时服用，每天三次。

羚羊角散

◆治一切头眩。

将羚羊角、茯神各二钱半，芎、防风、白芷、甘草、半夏（汤洗）各半两，枳壳、附子各二钱半。一起研成细末，每次服用四钱，水一盅，生姜五片，慢火熬至七分，温服。

都梁丸

◆治疗风吹项背，头目昏黑眩痛。

将香白芷（大块，用沸汤泡洗四五次，在容器中烘干）。一起研成粉末，加炼蜜制丸如弹子大。每次服用一丸，细嚼，用荆芥汤点茶下。

白术饮

◆治风邪在胃，头旋不止，复加呕逆。

将白术、厚朴（去皮姜炙）、甘菊花各半两，防风（去杈）、白芷、人参各一两，一起碾碎，每次服用五钱，用水一盏半，加生姜五片，熬至一盏，饭前温服。

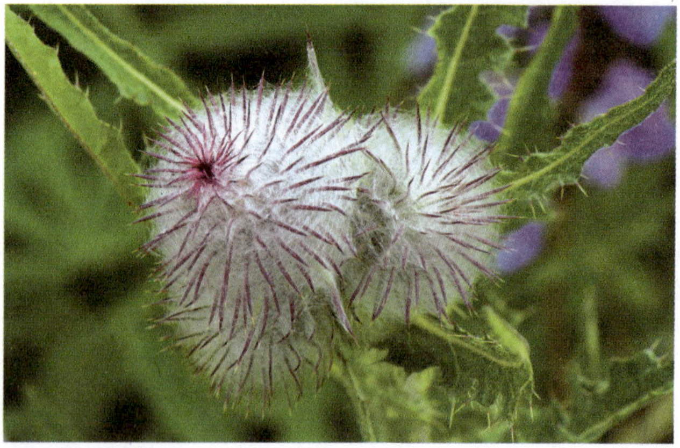

白术

防风饮子

◆治疗风痰气发即头旋，呕吐不食。

将防风、人参、橘皮各二两，白术、茯神各三两，生姜四两。一起碾碎，用水六升，熬取三升，去掉药渣，分温四服，每天令尽。忌醋、桃、李、雀肉、蒜、面。

菊花散

◆治一切风，头目昏眩，面浮肿。

将菊花、玄复花、牛蒡子、羌活、独活、甘草（炙）各等份。一起碾碎，每次服用五钱，用水二盅，加生姜三片，熬至一盅，饭前饭后服用。

《济生》三五七散

◆治疗阳虚风寒入脑，头痛目眩运转，耳鸣，风寒湿痹。

将天雄（炮，去皮）、细辛（洗去土）各三两，山茱萸（去核）、干姜（炮）各五两，防风、山药（炒）各七两。一起研成细末，每次服用二钱，饭前温酒调下。

《济生》芎术汤

◆治因淋雨而患中湿，眩晕呕逆，头重不食。

将川芎、半夏（制）、白术各一两，甘草（炙）半两。每次服用四钱，用水一盏，加生姜七片，同煎，随时服用。

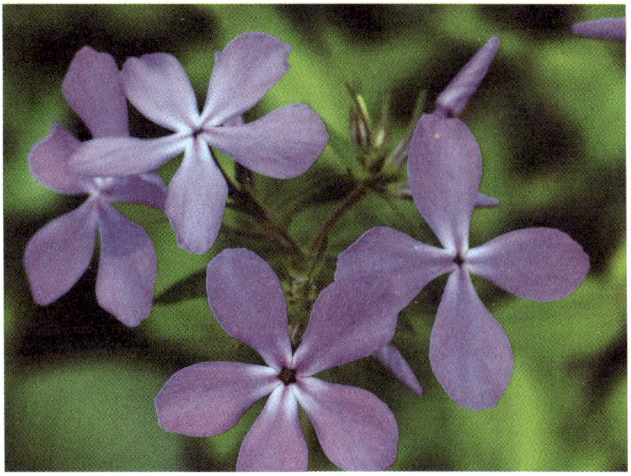

防风

羌活汤

◆治风热壅盛上攻，头目昏眩。

将羌活、防风、黄芩（酒洗）各一两，柴胡七钱，黄连（酒煮）一两，黄柏（酒炒）、栝蒌（酒洗）各半两，甘草（炙）七钱，白茯苓五钱，泽泻三钱。一起研成粗末，每次服用五钱，水煎后取清，饭后或睡前通口热服，每天两服。

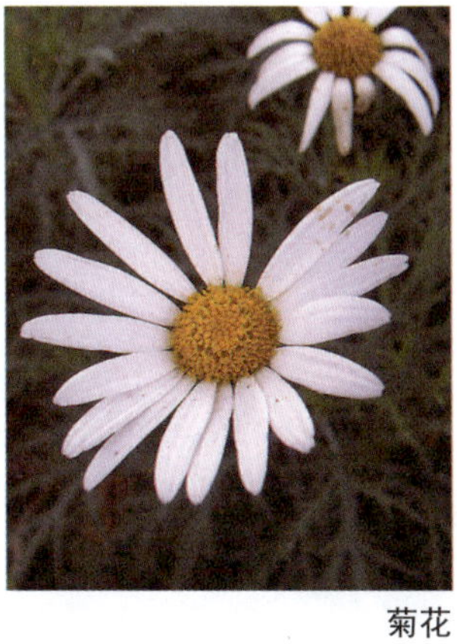

菊花

钓藤散

◆治肝厥头晕。

将钓藤、陈皮、半夏、麦门冬、茯苓各半两，石膏（生）一两，人参、甘菊花、防风各半两，甘草二钱半。一起研成细末，每次服用四钱，用水一盅半，加姜七片，熬至八分，温服。

仙术芎散

◆治风热壅塞，头目昏眩。消痰饮，明耳目，清神。

将川芎、连翘、黄芩、山栀子、菊花、防风、大黄、藿香叶、当

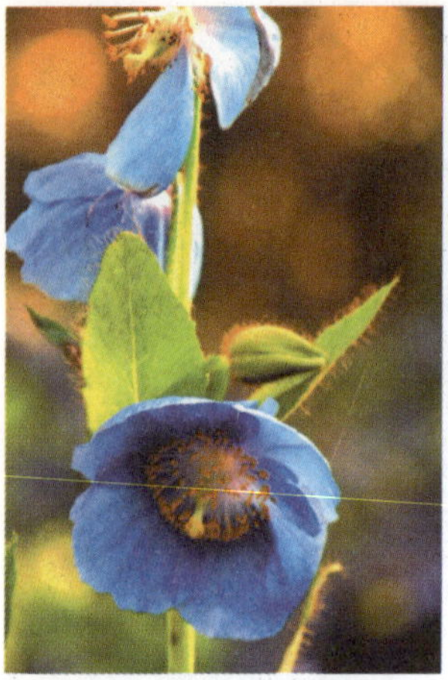
蔓荆子

归、芍药、桔梗各七分，石膏、滑石各一钱半，苍术、甘草各一钱，薄荷叶、缩砂仁、荆芥各四分，用水二盅，熬至一盅，饭后服用。

蔓荆子散

◆治风头旋晕闷，起则欲倒。

将蔓荆子、甘菊花、半夏（汤泡）、羚羊角（屑）、枳壳（麸炒）、茯神（去木）、芎、黄芩、防风各七钱半，麦门冬（去心，焙）、石膏各一两，地骨皮、赤箭、细辛、甘草（炙）各半两。一起碾碎，每次服用三钱，用水一中盏，加生姜半分，熬至六分，去掉药渣，随时温服。忌热面、饴糖、羊肉。

羌活汤

◆治风头眩，筋脉拘急，痰涎壅滞，肢节烦疼。

将羌活、前胡（去苗）、石膏（研碎）、白茯苓（去皮）、芎、枳壳（麸炒）、黄芩（去黑心）、甘菊花、防风、细辛（去叶）、甘草（炙，锉）、蔓荆子、麻黄（去根节，煮，掠去沫，焙）各一两。一起碾碎，每次服用三钱，用水一盏，加生姜三片，鸡苏三叶，同熬至七分，去掉药渣，可以随时服用。

柴胡半夏汤

◆治眼涩头痛，有痰，眼黑。

将柴胡、苍术各一钱半，半夏二钱半，白茯苓二钱，炒曲、藁本各一钱，升麻半钱，用水两盅，加姜五片，熬至一盅，饭前饭后服用。

人参前胡汤

◆治风痰头晕目眩。

将人参（去芦）一钱半，前胡、南星（汤泡）、半夏曲、木香、枳壳（麸炒）、橘红、赤茯苓、紫苏叶、甘草（炙）各一钱，用水两盅，加生姜五片，熬取一盅，饭后服用。

麝香天麻丸

◆治气厥头疼，目眩旋晕，四肢倦怠，睡卧不宁，精神不爽。

将麝香（研）二钱，天麻（酒浸）、防风、芎各一两，甘菊花七钱五分，南星（重一两者，先用白矾汤洗七次，后用水煮令软，切片在容器中烘干）一枚。一起研成细末，加炼蜜调和制丸，如鸡头实大。每次服用一丸，随时服用，服时细嚼，用荆芥汤送下。

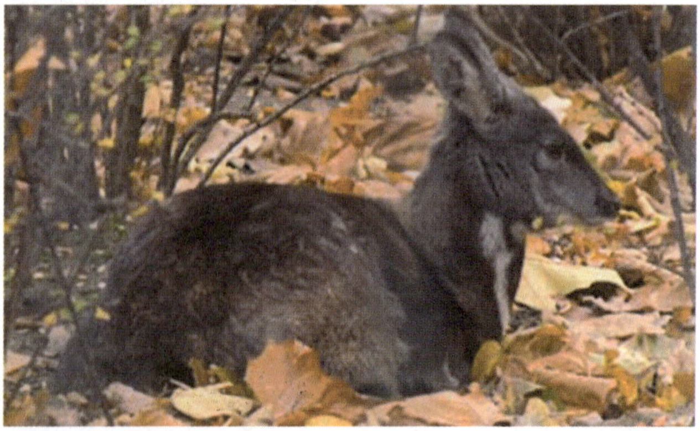
雄麝（能产麝香）

虚烦

治疗大病后，表里俱虚，内无津液，烦渴心躁，及诸虚烦热。

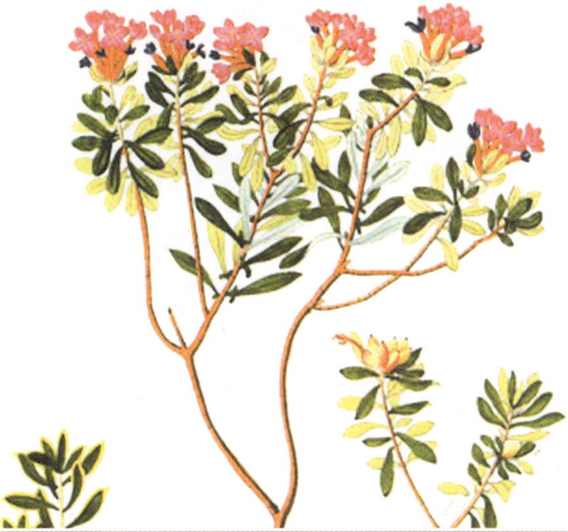

竹叶石膏汤

◆治疗大病后，表里俱虚，内无津液，烦渴心躁，及诸虚烦热。

将淡竹叶五钱，生石膏八钱，肥知母三钱，麦门冬三钱，生甘草二钱。一起加生姜少许，用水熬制服下。

人参竹叶汤

◆治表里虚烦。

将淡竹叶一握，人参、炙甘草各二两，制半夏二两半，石膏、麦门冬（去心）各五两。一起碾碎，每次服用四钱，用水一盏半，加姜五片，粳米一撮，煎熟去掉药渣，空腹服用。《剂生方》中，除去石膏，加茯苓、小麦。

陈皮汤

◆治疗目眩恶寒，心中大烦，骨节疼痛，食反呕逆，不能进饮食。

将陈皮（去白）一两半，甘草（炙）五钱，人参二钱五分，竹茹五钱。一起碾成如麻豆大的碎粒，每次服用五钱，用水一盏半，加姜三片，枣一枚，熬至七分，饭前服。

淡竹茹汤

◆治疗心虚烦闷，头疼气短，内热不解，心中闷乱。及妇人产后心虚惊悸，烦闷欲绝。

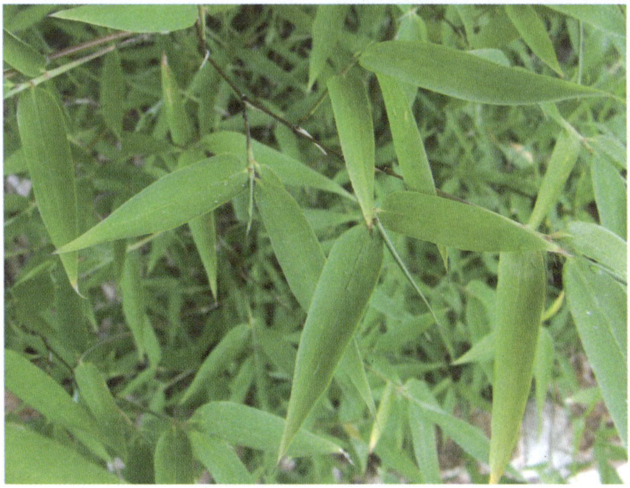

竹茹

将麦门冬（去心）、小麦各二两半，甘草（炙）一两，人参、白茯苓各一两半，半夏（汤洗七次）二两。一起碾碎，每次服用四钱，用水二盏，加姜七片，枣三枚，淡竹茹一块如指大，熬至七分，饭前服。

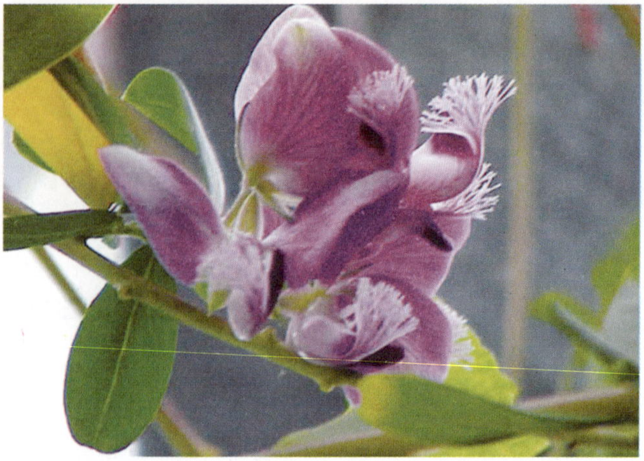

远志

朱砂安神丸

◆治疗心乱烦热怔忡，心神颠倒，兀兀欲吐，感觉烦恼。

将朱砂（研，水飞）一钱，黄连（净酒炒）一钱半，甘草（炙）五分，

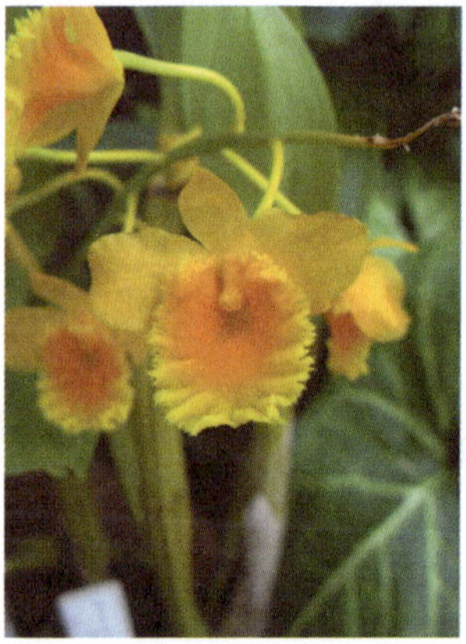

石斛

生地黄、当归头各一钱。一起研为极细末，蒸饼为丸，如黄米大。每次服用十丸，用唾液下。

远志汤

◆治心虚烦热，夜卧不宁，及病后虚烦。

将远志（黑豆、甘草同煮，去骨）、黄芪、当归（酒洗）、麦门冬（去心）、酸枣仁（炒，研）、石斛各一钱半，人参（去芦）、茯神（去皮木）各七分，甘草五分。一起用水二盅，严重者，加竹叶、知母水，熬至八分，服药时间不可距离进食过近。

《剂生》小草汤

◆治虚劳忧思过度，遗精白浊，虚烦不安。

将小草、黄芪（去芦）、当归（去芦，酒浸）、麦门冬（去心）、石斛（去根）、酸枣仁（炒，研）、人参各一两，甘草（炙）半两。一起碾碎，每次服用三钱，用水一盏，加生姜五片，煎服，随时服用。

分气饮

◆治疗脾胃虚弱，气血不和，胸膈不利，或痰气喘嗽，饮食少思。

将陈皮、茯苓、半夏（姜汁炒黄色）、桔梗（炒）、大腹皮、紫苏梗、枳壳（麸炒）、白术（炒）、山栀（炒）各一钱，甘草（炙）五分。一起加姜、枣，用水熬制服下。

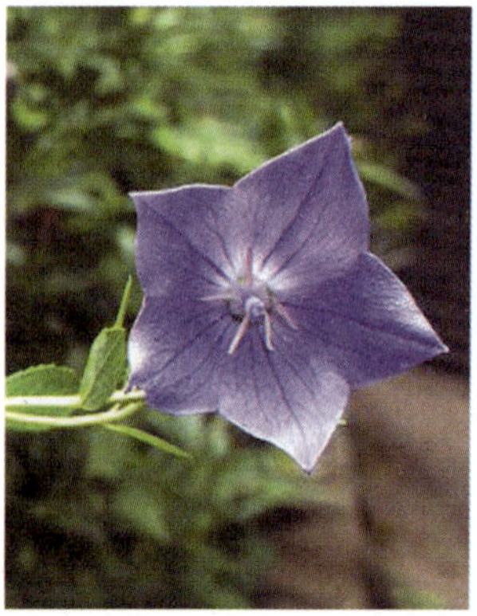

桔梗

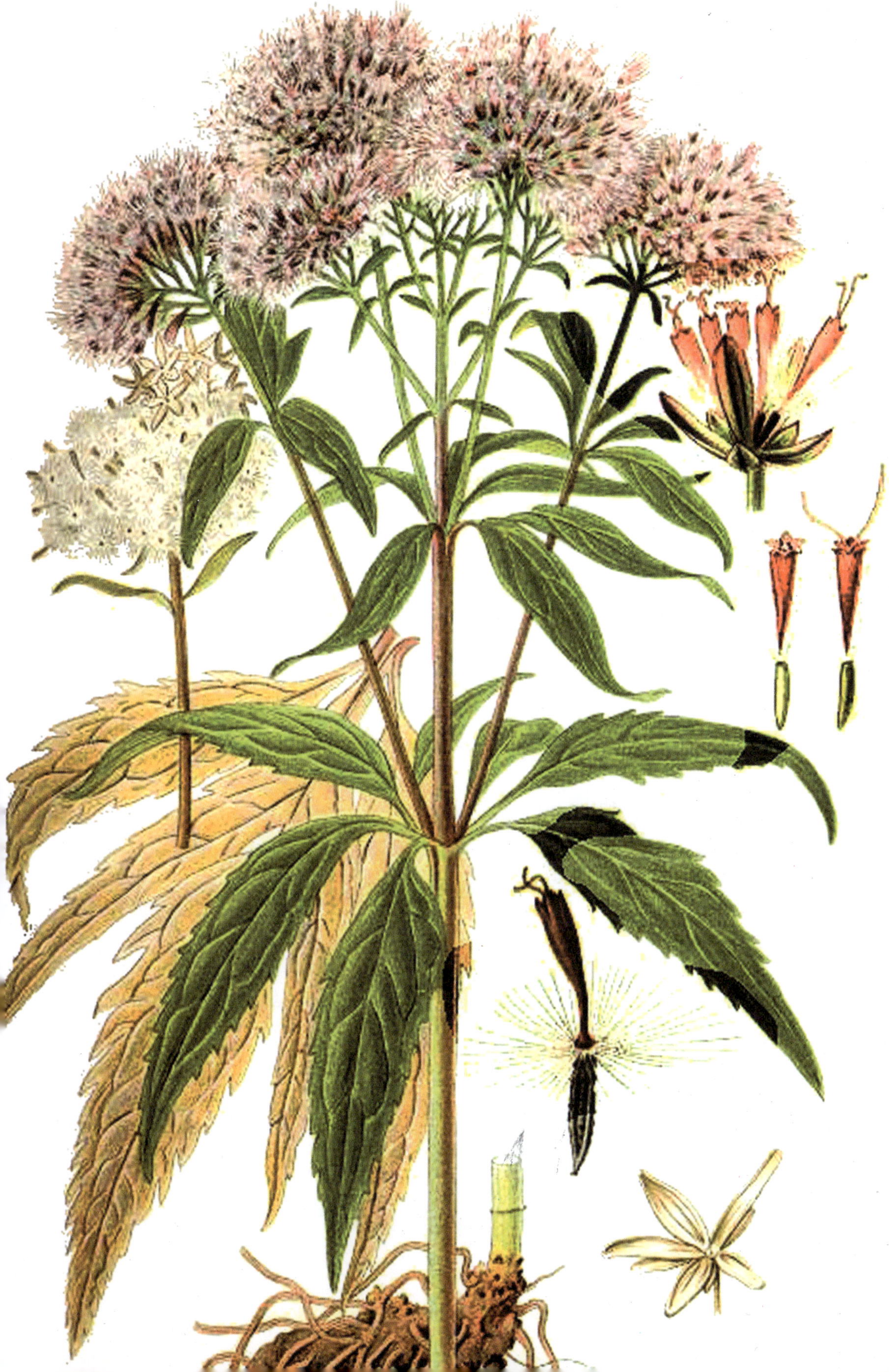

痰饮

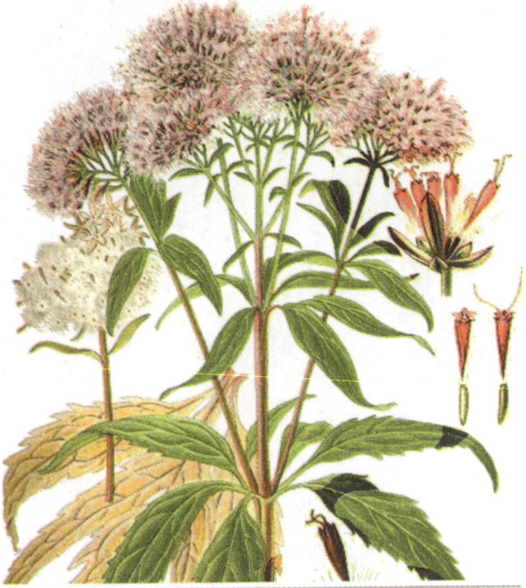

痰产生最主要的原因是脾湿，少寒多热。肝经有湿气，叫风痰，其症状是面色发青，四肢满闷，大小便涩，情绪暴躁，可以服用水煮金花丸、川芎防风丸。心经有湿气，叫热痰，症状为面色发赤，烦热心痛，唇口干燥。

痰产生最主要的原因是脾湿，少寒多热。肝经有湿气，叫风痰，其症状是面色发青，四肢满闷，大小便涩，情绪暴躁，可以服用水煮金花丸、川芎防风丸。心经有湿气，叫热痰，症状为面色发赤，烦热心痛，唇口干燥。可以服用小黄丸、小柴胡汤加半夏。脾经有湿气，叫湿痰，症状是面色发黄，肢体沉重，喜睡，易受惊，腹部肿胀，消化不良。可以服用白术丸、防己丸治疗。肺经有湿气，叫气痰，症状是面色发白，气上而喘，时冷时热，心情忧郁。可以服用玉粉丸、桔梗汤。肾经有湿气，叫寒痰，症状为面色黧黑，小便急且痛，脚冷，有呕逆的情况。可以服用姜桂丸、胡椒理中丸、吴茱萸汤治疗。

水煮金花丸

◆将南星、半夏（俱生用）各一两，天麻五钱，雄黄二钱，白面三两。一起研成细末，滴水为丸。每次服用五十丸至百丸，先煎浆水至沸腾，放入药煮令浮起为度，漉干再用淡浆水浸泡，另用生姜汤下药。

防风丸

◆治一切风及痰热上攻，头痛恶心，项背拘

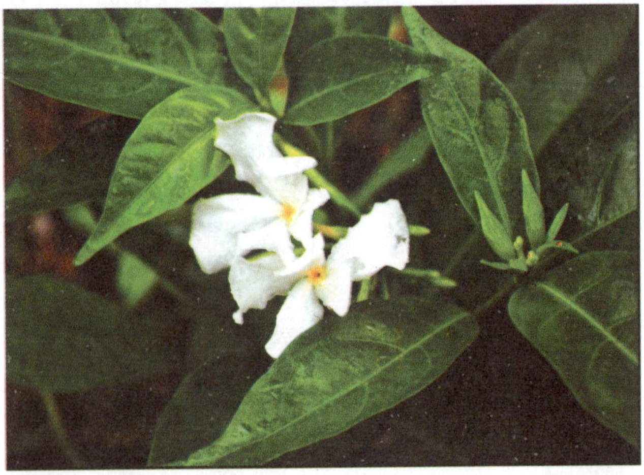

防风

急，心忪烦闷，手足无力，骨节疼痹。

将防风（洗）、川芎、天麻（去苗，酒浸一宿）、甘草（炙）各二两，朱砂（研，水飞）半两。一起研成粉末，加炼蜜制成丸，每两作十丸，用朱砂为衣。每次服用一丸，用荆芥汤化服，茶、酒嚼下也可，随时服用。

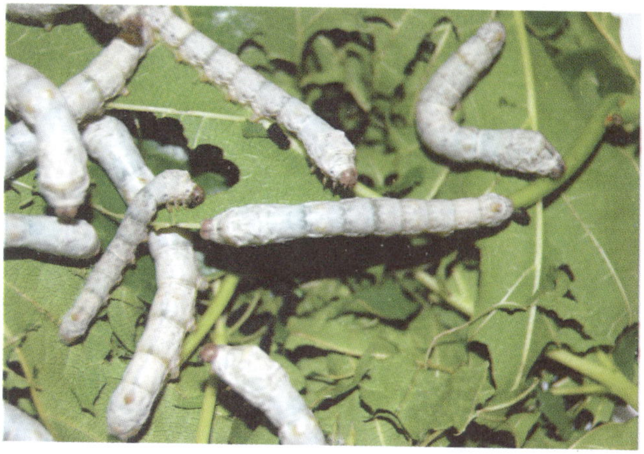
僵蚕

川芎丸

◆消风壅，化痰涎，利咽膈，清头目。

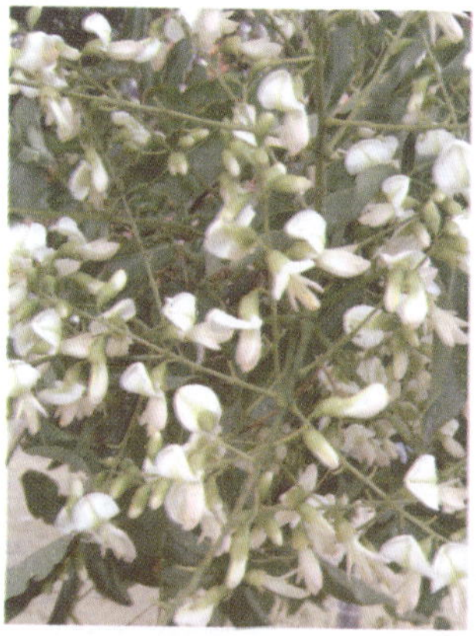
槐枝

将川芎、龙脑薄荷叶（在容器中烘干）各七十五两，桔梗一百两，甘草（炒）三十五两，防风（去苗）二十五两，细辛（洗）五两。一起研成细末，加炼蜜调和，每一两半分作五十丸。每次服用一丸，腊茶清细嚼下，饭后或睡前服用。

丹溪搜风化痰丸

◆将人参、僵蚕、槐角、白矾、天麻、陈皮（去白）、荆芥各一两，半夏（汤浸）四两，辰砂半两。一起研成粉末，用姜汁浸蒸饼为丸，用辰砂为衣。每次服用四十丸，姜汤下。

小黄丸

◆治热痰咳嗽。

将南星（汤洗）、半夏（汤洗）、黄芩各一两。一起研成细末，用姜汁浸蒸饼为丸如桐子大。每次服用五、七十丸，用生姜汤下，饭后服用。

白术丸

◆治湿痰咳嗽。

将南星、半夏（俱汤洗）各一两，白术一两半。一起研成细末，用汤浸蒸饼制成药丸如梧子大。每次服用五、七十丸，饭后生姜汤下。

桔梗汤

◆治胸胁胀满，心下坚痞，短气烦闷，痰逆恶心，饮食不下。

将桔梗（细锉，微炒）、半夏（汤洗七次，姜汁制）、陈皮（去白）各十两，枳实（麸炒赤

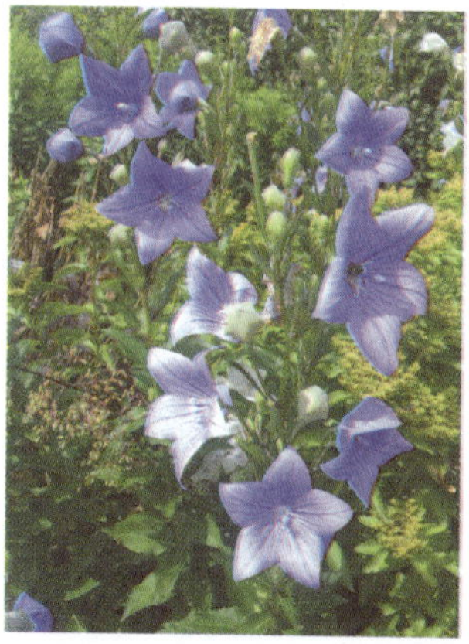
桔梗

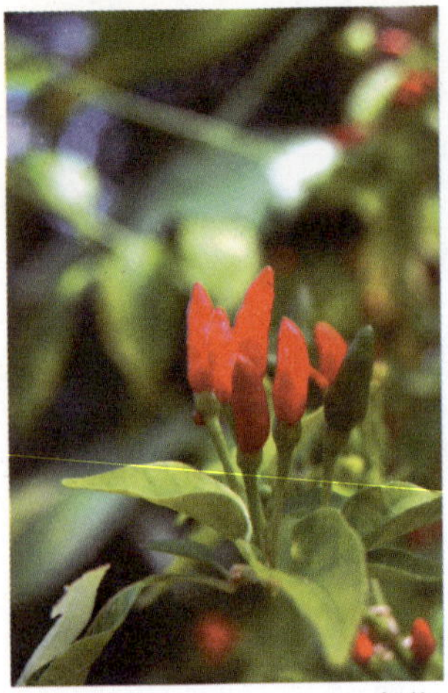

胡椒

黄色）五两。一起研成粗末，每次服用二钱，用水一中盏，加入姜五片，一起熬至七分，去掉药渣，随时温服。

胡椒理中丸

◆治肺胃虚寒，咳嗽喘急，胸膈噎闷，呕吐痰水不止。

将款冬花（去梗）、胡椒、甘草（炙）、荜茇、良姜、细辛（去苗）、陈皮（去白）、干姜各四两，白术五两。一起研成细末，加炼蜜制成如梧子大的药丸。每次服用三十丸，加至五十丸，温汤、温酒、米饮任服，随时可以服，一天两次。

吴茱萸汤

◆将吴茱萸（洗）一升，人参三两，生姜（切）六两，大枣（擘）十二枚，用水七升，熬取二升，去掉药渣，温服七合，每天三服。

小胃丹

◆将芫花（好醋拌匀过一宿，在砂锅内不停地用手搅动炒黑，不要炒焦）、甘遂（湿面裹，长流水浸半月，煮，晒干）、大戟（长流水煮一时，再用水洗，晒干）各半两，大黄（湿纸裹煨勿令焦，切细，在容器中烘干，再用酒润，炒熟在容器中烘干）一两半，黄柏（炒）三两。一起研成粉末，用白术膏调和制丸，如萝卜子大。临睡时用唾液吞下，或用白汤送下。

大青龙汤

◆将麻黄六两，桂枝（去粗皮）二两，甘草（炙）二两，杏仁（去皮）四十粒，生姜（切）三两，大枣（擘）十二枚，石膏（如鸡子大，碎如米）。用水九升，先煮麻黄，减二升，去掉泡沫，放入其他药熬取三升，去掉药渣，温服一升。

大五饮丸

◆将远志（去心）、苦参、藜芦、白术、乌鱼骨、甘遂、大黄、石膏、桔梗、五味子、半夏（汤泡）、紫菀、前胡、芒硝、栝蒌、桂心、肉苁蓉、贝母、芫花、人参、当归、茯苓、芍药、大戟、葶苈、黄芩各一两，

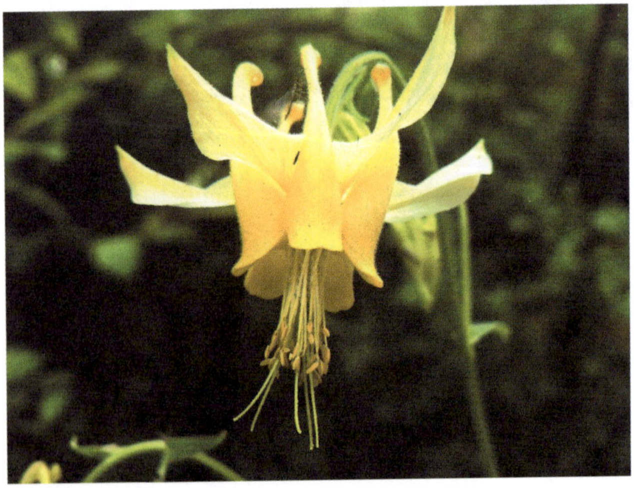

苦参

常山、甘草、薯蓣、厚朴、细辛各七钱半，巴豆（去皮心，熬）三十粒。一起研成粉末，加炼蜜制丸如桐子大，用酒下三丸，每天三服。忌肉食、生物、饧饴、冷水。

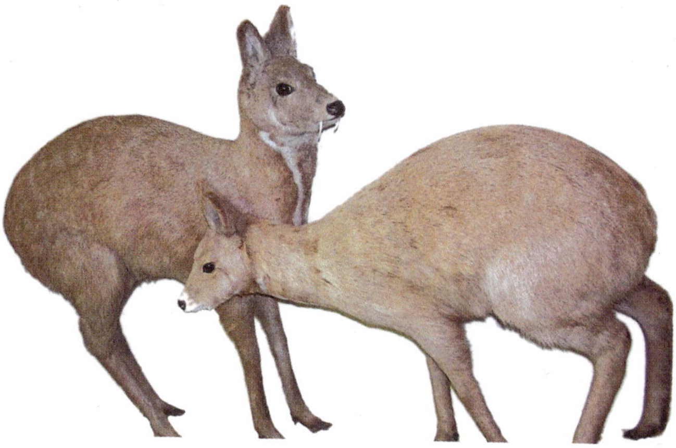

麝（可产麝香）

理中化痰丸

◆治脾胃虚寒，痰涎内停，呕吐少食，或大便不实，饮食难化，咳唾痰涎。

将人参、白术（炒）、干姜、甘草（炙）、茯苓、半夏（姜制）。一起研成粉末，用水制成药丸如桐子大。每次服用四、五十丸，用白汤送下。

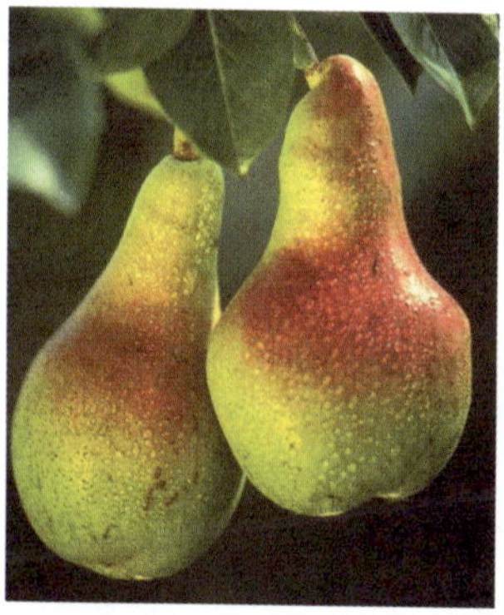

梨

鹅梨煎丸

◆治热痰，凉心肺，利胸膈，补元气。

将大鹅梨（去皮核，用净布绞取汁）二十枚，薄荷（生，研汁）半斤，皂角（不蛀者，去皮子，浆水二升，挪取浓汁）十挺、白蜜半升，生地黄（研取汁，同上五味，慢火熬膏，和下药）半斤，人参、白茯苓（去皮）、白蒺藜（炒，去刺）、肉苁蓉（酒浸，切，在容器中烘干）、牛膝（酒浸）、半夏（汤泡）、木香各一两，槟榔（煨）二两，防风（去杈）、青橘皮（去白）、桔梗（炒）、羌活、白术、山药各七钱半，甘草（炙）各半两。一起研成细末，同前膏拌匀，杵令相互充分渗透，制成药丸如桐梧子大。每次服用十五丸，逐渐加至二十丸，饭后荆芥汤送下，每天二服。

麝香丹砂丸

◆治痰热，咽膈不利，头目昏痛。

将麝香（另研）、木香、丁香、犀角、甘草（炙）各二钱半，龙脑（另研）一钱，人参、藿香（去梗）、牛胆南星、防风（去杈）、黄芪（各半两），麦门冬（去心）七钱半，丹砂（另研）一两。一起研成细末，加炼蜜和丸，如鸡头实大。每次服用一丸，饭后嚼破，用荆芥汤下。

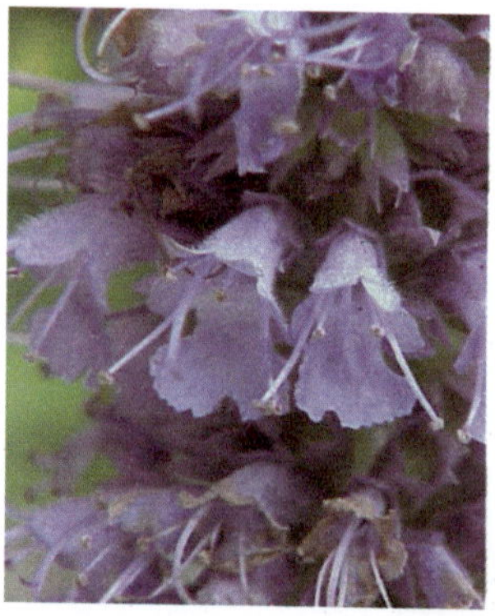

藿香

咳嗽

治感冒风寒，咳嗽鼻塞。将桔梗、枳壳（麸炒）、半夏（姜汤泡七次）、陈皮、前胡、干葛、茯苓各一钱，紫苏一钱二分，麻黄（冬月加，夏月减）一钱，杏仁（炒，去皮尖）、桑皮各一钱，甘草四分。

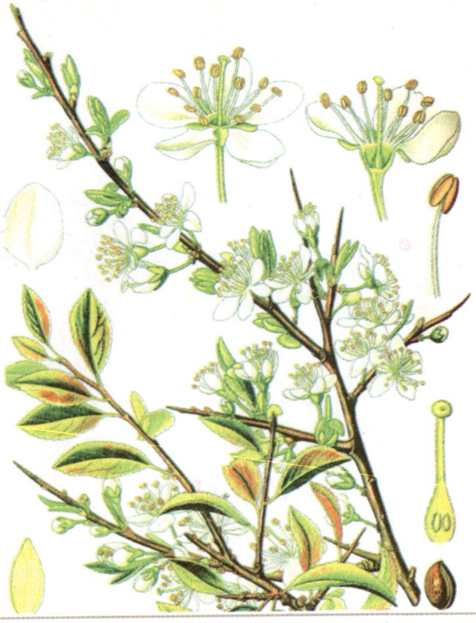

宁嗽化痰汤

◆治感冒风寒，咳嗽鼻塞。

将桔梗、枳壳（麸炒）、半夏（姜汤泡七次）、陈皮、前胡、干葛、茯苓各一钱，紫苏一钱二分，麻黄（冬月加，夏月减）一钱，杏仁（炒，去皮尖）、桑皮各一钱，甘草四分。用水二盅，加姜三片，熬至八分，饭前后热服。

金沸草散

◆治肺感寒邪，鼻塞声重，咳嗽不已。

将玄复花（去梗）、麻黄（去节）、前胡（去芦）各七分，荆芥穗一钱，甘草（炒）、半夏（汤洗七次，姜汁浸）、赤芍药各五分。一起用水一盏半，加生姜三片，枣一枚，熬至八分，随时温服。

麦门冬汤

◆治火热乘肺，咳嗽有血，胸膈胀满，五心烦热。

将麦门冬、桑白皮（炒）、生地黄各一钱，半夏、紫菀、桔梗、淡竹叶、麻黄各七分，五味子、甘草各五分。一起用姜水煎服。

华盖散

◆治疗肺受风寒，咳嗽声重，胸膈烦满，头

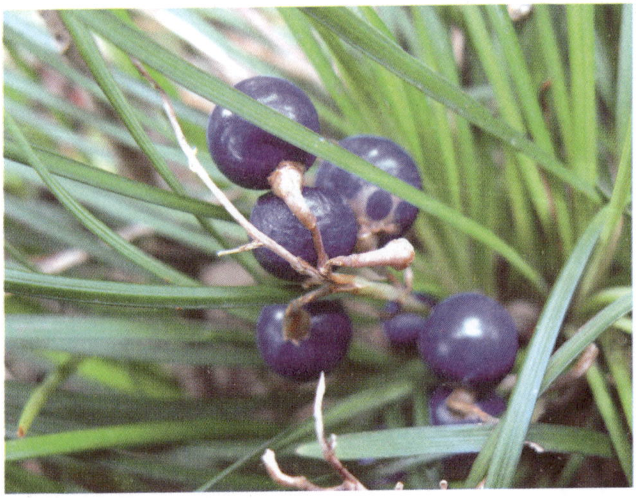

麦门冬

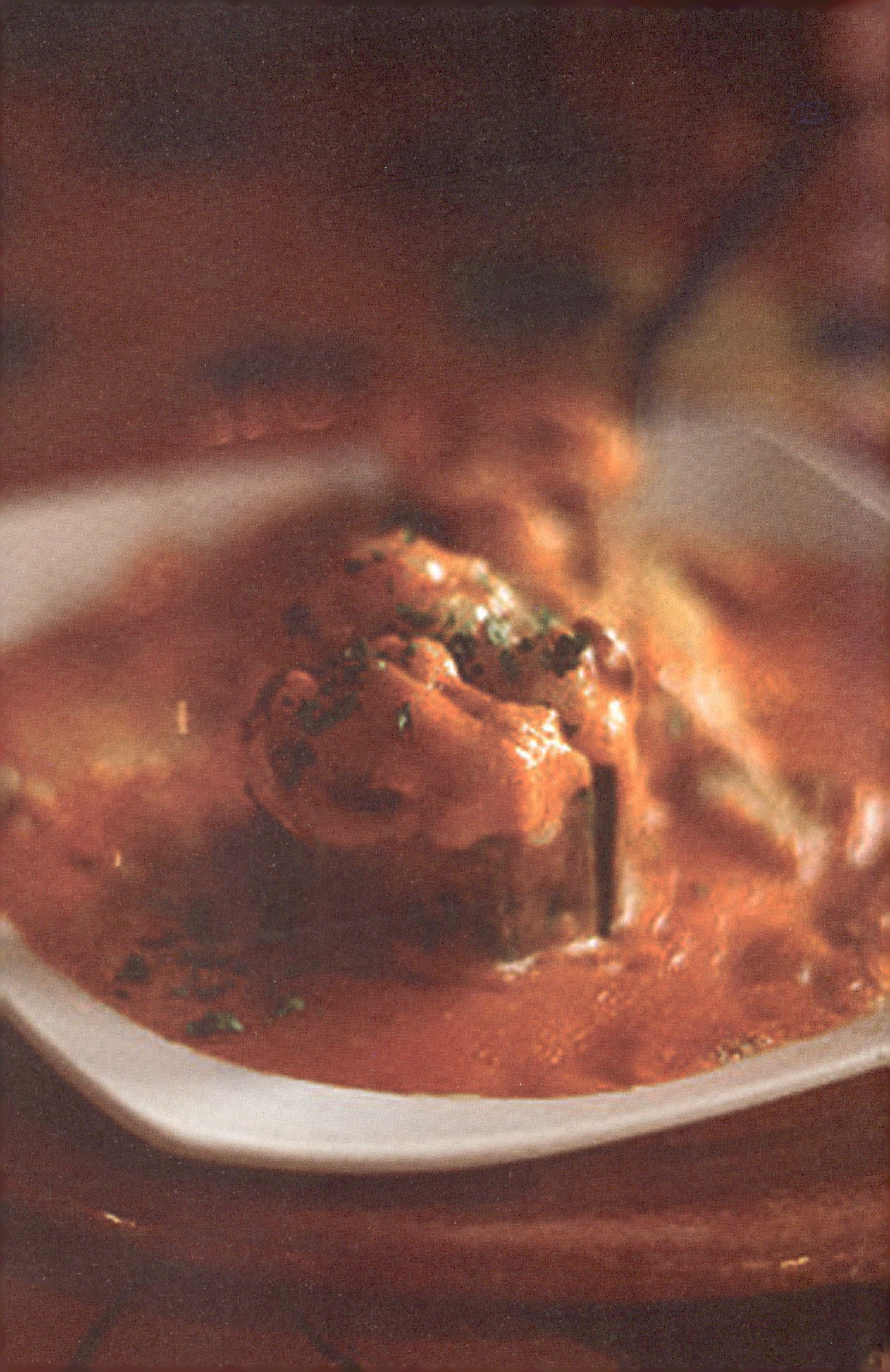

目昏眩。

将麻黄（去根节）、紫苏子（炒）、杏仁（炒，去皮尖）、桑白皮（炒）、赤茯苓（去皮）、橘红各一钱，甘草五分。用水二盅，加生姜五片，红枣一枚，熬至一盅，去掉药渣，随时服。

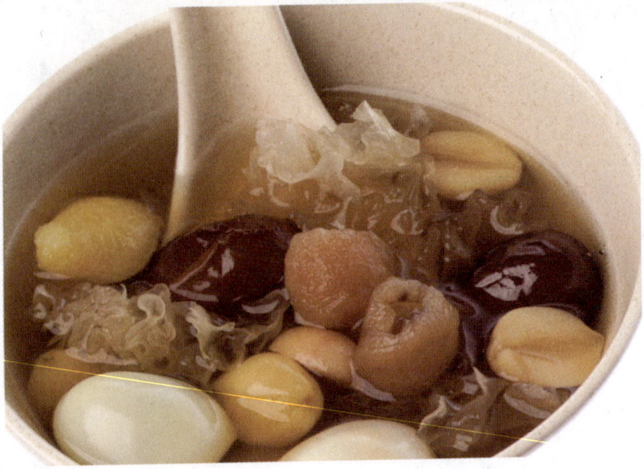

加减麻黄汤

◆治肺感寒邪咳嗽。

将麻黄（去节）二钱，杏仁（炒，去皮尖）、半夏（姜制）、陈皮各一钱，辣桂、甘草（炙）各半钱。用水二盅，加生姜四片，紫苏半钱，同熬至一盅，去掉药渣，随时服用。

八风丹

◆治疗诸风及痰热上攻，目眩旋运，鼻塞咽干，痰唾稠浊。

将滑石（细研）、天麻（酒浸）各一两，龙脑（研）、麝香（研）各二钱五分，白僵蚕（微炒）、白附子（炮）各半两，半夏（白矾制）二两，凝水石（火烧通赤，细研水飞）半斤。一起研为细末，加炼蜜制丸如樱桃大。每次服用一丸，细嚼，用温荆芥汤送下，茶清亦可以，饭后服用。

蛤蚧汤

◆治咳嗽吐脓血，肺痿羸瘦。

将蛤蚧（酒浸，酥炙）、知母（焙）、贝母（焙）、鹿角胶（炙令燥）、枇杷叶（去毛，炙）、葛根、桑皮（炙）、人参、甘草（炙）、杏仁（汤浸，去皮尖双仁，炒）各一两。一起研成末，每次服用三钱，用水一盏半，熬至八分，去掉药渣，随时温服。

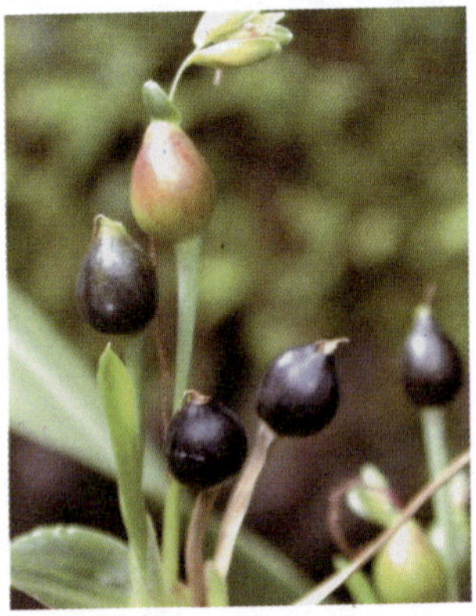

薏拟仁

保和汤

◆治疗因劳证久嗽，肺燥成痿。

将知母、贝母、天门冬（去心）、麦门冬（去心）、款冬花各一钱，天花粉、薏苡仁（炒）、杏仁（去皮尖，炒）各五分，五味子十二粒，马兜铃、紫菀、桔梗、百合、阿胶、蛤粉（炒）、当归、百部各六分，粉草（炙）、紫苏、薄荷各四分。用水二盅，加姜三片，熬至七分，加入饴糖一匙，饭后服用。

知母茯苓汤

◆治肺痿喘嗽不已，往来寒热，无故出汗。

将知母、白术各八

分，茯苓（去皮）、五味子、人参、半夏（汤泡七次）、柴胡、甘草（炙）各一钱，薄荷、川芎、阿胶各半钱，款冬花、桔梗、麦门冬、黄芩各七分。用水二盅，加生姜五片，熬至一盅，饭后服用。

紫菀散

◆治咳中有血，虚劳肺痿。

将人参、紫菀各一钱，茯苓、知母、桔梗各一钱半，阿胶（蛤粉炒）一钱，贝母一钱二分，五味子十五粒，甘草五分。用水二盅，熬至八分，饭后服用。

五味子汤

◆治疗咳嗽，皮肤干燥，唾中有血，胸膈疼痛。

将五味子（炒）、桔梗（炒）、紫菀、甘草（炒）、续断各五分，竹茹一钱，赤小豆一撮，生地黄、桑白皮（炒）各二钱。一起用水煎服。

肺痿

生姜甘草汤

◆治疗咳吐涎沫不止，咽燥而渴。

将生姜五两，人参二两，甘草四两，大枣十五枚。用水七升，熬取三升，温服三服。

炙甘草汤

◆治肺痿涎唾多。

将甘草一味，用水三升，熬取半升，温服分三服。

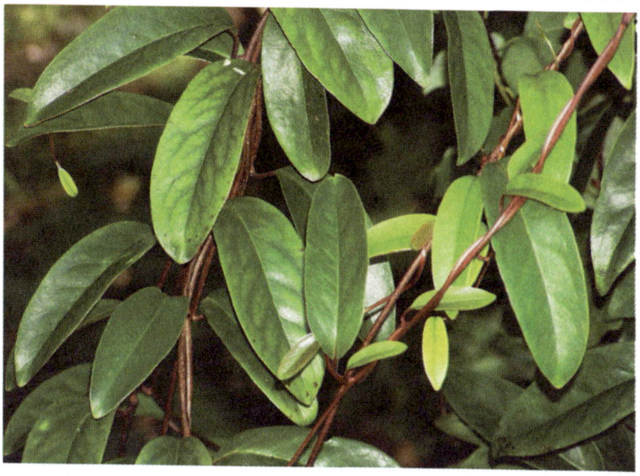

五味子

桂枝去芍药加皂荚汤

◆治肺痿吐涎沫。

将桂技、生姜各三两，甘草一两，大枣十枚，皂荚（去皮弦、炙焦）十枚。一起用水七升，微火熬取三升，温服分三服。

甘草干姜汤

◆治疗肺中冷，头晕眩，多涎唾。

将甘草（炙）四两，干姜（炮）二两。用水三升，熬取一升五合，温服分两服。

肺胀

厚朴麻黄汤

◆治疗咳而脉浮。

将厚朴五两，麻黄四两，石膏（如鸡子大）、杏仁、半夏、五味子各半升，干姜、细辛各二两，小麦一升。一起用水一斗三升，先煮小麦至熟，去掉药渣，放入其他药，熬取三升，温服一升，一日三服。

半夏汤

◆治体虚，动则咳嗽，胀满痰饮，大便不利。

诸药半夏、白术、人参、茯苓、陈皮（净）、附子（炮）、木香、肉桂、大腹皮、炙甘草，各等份。一起碾碎，每次服用四钱，用水一盏，加姜五片，煎服，随时服用。

喘

《巢氏病源》里认为，肺主气，是阳气运行的依托，由肺运行到其他脏器，所以气如果过多就会停滞在肺部，就会形成喘息上气，或形成咳嗽。喘，是指气急，呼吸急促而不得缓，张口耸肩，身体动摇。

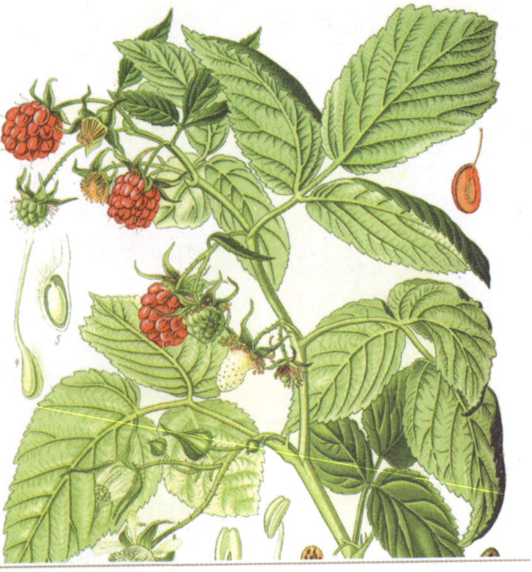

《巢氏病源》里认为，肺主气，是阳气运行的依托，由肺运行到其他脏器，所以气如果过多就会停滞在肺部，就会形成喘息上气，或形成咳嗽。喘，是指气急，呼吸急促而不得缓，张口耸肩，身体动摇。短气，呼吸不顺畅，好像喘但是不摇肩，好像呻吟却又不知痛处，呼吸虽急却没有痰声。逆气，气迅速上冲，堵在肺部不能下行。

麻黄定喘汤

◆治小儿寒郁而喘，喉鸣，腹内鸣坚满，鼻流清涕，脉沉急而数。

将麻黄、草豆蔻各一钱，益智仁一分半，厚朴、吴茱萸各二分，甘草、柴胡梢、黄芩（生）各一分，当归尾、苏木、升麻、神曲各半分，红花少许，全蝎一枚。一起分二服，用水一大盏，熬至七分，趁热服，饭前后服。忌风寒，微汗后见效。

麻黄苍术汤

◆治疗秋末冬季每夜连声嗽不绝，剧烈喘，至天明，口苦，两胁下痛，心下痞闷，睡时易受惊，筋挛肢节痛，痰唾涎沫。

将柴胡根、羌活根、苍术各五分，麻黄八分，

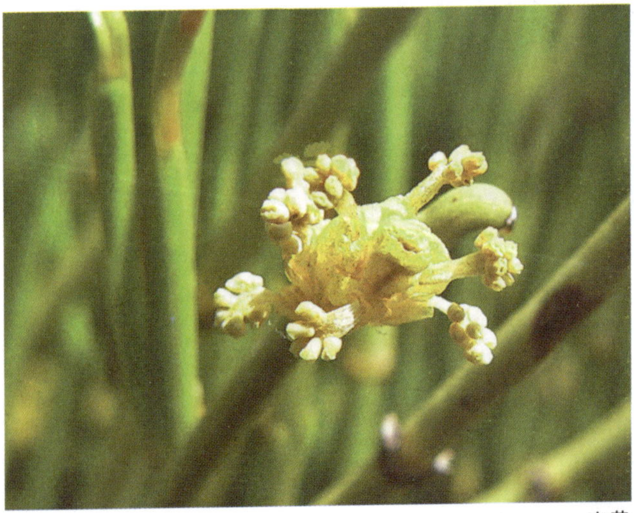

麻黄

防风根、甘草根（生）、归梢各四分，黄芩、熟甘草各三分，五味子九个，草豆蔻六分，黄芪一钱半。一起分二服，用水熬制，趁热服，临卧时服。

加减泻白散

◆将桑白皮一两，地骨皮、知母、陈皮（去白）、桔梗各五钱，青皮（去白）、黄芩、甘草（炙）各三钱。一起碾碎，每次服用五钱，用水二盏，熬至一盏，饭后温服。

木防己汤

◆将木防己三两，石膏（鸡子大）一块、桂枝二两，人参四两。用水六升，熬取二升，温服分两服。

木防己加茯苓芒硝汤

◆将木防己、桂枝各二两，人参、茯苓各四两，芒硝三合。用水六升，熬取二升，去掉药渣，放入芒硝，再微煎，分温两服。有微利则愈。

葶苈大枣泻肺汤

◆治疗肺痈，胸膈胀满，上气喘急，全身浮肿。

将葶苈（炒令黄）不限多少，研细制丸如弹子大，用水三盏，枣十枚，熬至一盏，去枣，放入药熬

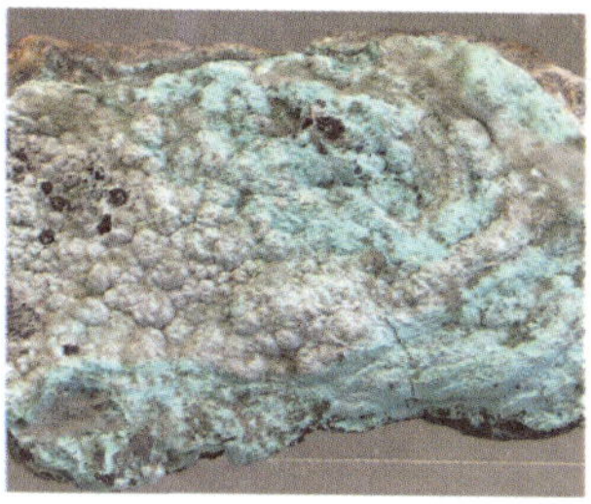

芒硝

至七分，饭后服。先服小青龙汤三服，再进此药。

干缗汤

◆治喘急有风痰。

将半夏（炮制，四片破之）七个，皂角（去皮弦）、甘草（炙）各一寸，生姜（如指大）一块。一起用水一碗，煮去半，一顿服。

半夏丸

◆治因伤风而痰作喘逆，兀兀欲吐，恶心欲倒。

将半夏一两，槟榔、雄黄各三钱。一起研成细末，用姜汁浸蒸饼为丸如桐子大。每次服用三、五十丸，用姜汤送服。小儿服用时制丸如米大。

槐角利膈丸

◆治疗风胜痰实，胸满，及喘满咳嗽。

将皂角（酥炙，去皮弦子）一两，半夏、槐角（炒）各半两，牵牛一两半。一起研为细末，用生姜汁和面糊丸如绿豆大。每次服用三十丸，饭后用生姜汤送下。

定喘饼子

◆将芫花（醋浸一宿，炒）、桑白皮（炒）、吴茱萸（炒）、马兜铃、陈皮（去白）各一两，寒食面三两，白牵牛（半生半炒，取头、末）二两。一起研成粉末，调

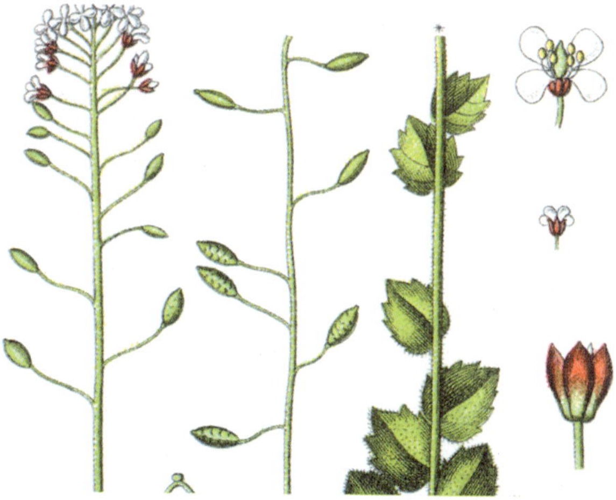

葶苈

和均匀，滴水制丸如樱桃大，再捏成饼子。取热灰半碗，在锅内与药饼子同炒，热后每夜服一饼，嚼烂，用煎马兜铃汤下。如患者心头不快，加上一饼或二饼，天亮前就有利下，神效。孕妇不可用。

木香金铃散

◆治疗暴热心肺，上喘不已。

将大黄五钱，金铃子（去核）、木香各三钱，朴硝二钱，轻粉少许。一起研成粉末，用柳白皮煎汤调下。

人参平肺散

◆治肺受热而喘。

将桑白皮（炒）二钱，知母一钱半，甘草（炙）、茯苓、人参、地骨皮、天门冬（去心）各一钱，青皮、陈皮各六分，五味子（捶碎）三十粒。用水二盅，加生姜五片，熬至一盅，饭前后温服。

参苏温肺汤

◆治肺因受寒而喘。

将人参、肉桂、甘草、木香、五味子、陈皮、制半夏、桑白皮、白术、紫苏茎叶各二两，白茯苓一两。一起碾碎，每次服用五钱，用水一盏半，加生姜三片，熬至七分，去掉药渣，饭后温服。

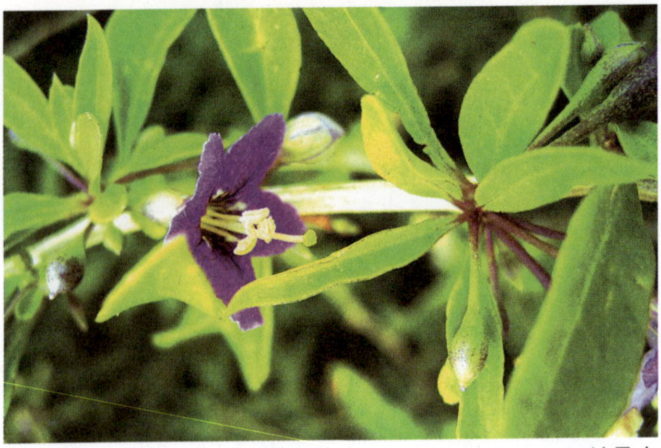
地骨皮

安肾丸

◆治肾经久积阴寒，膀胱虚冷，腰腿肿疼，皮肤干燥无光泽，口淡无味，无食欲，精神不爽，健忘。常服补元阳，益肾气。

将肉桂（去粗皮，不见火）、川乌头（炮，去皮脐）各十六两，桃仁（麸炒）、白蒺藜（炒，去刺）、巴戟（去心）、山药、茯苓（去皮）、肉苁蓉（酒浸，炙）、石斛（去根，炙）、萆、白术、破故纸各四十八两。一起研成粉末，加炼蜜为丸如绿豆大。每次服用三十丸，用温酒或盐汤送下，空腹饭前服用。

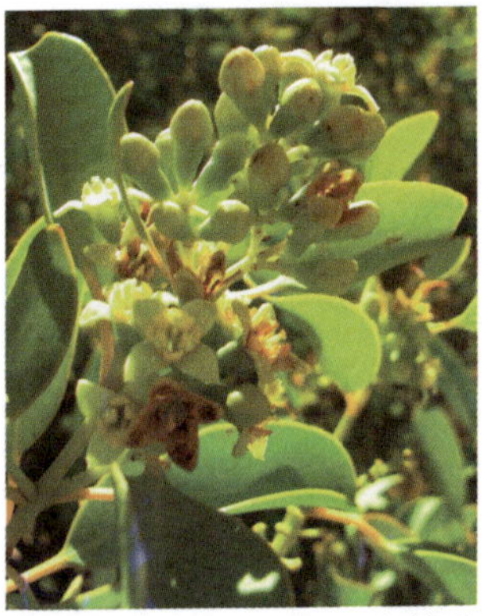
白檀香

小安肾丸

◆治肾气虚乏，身体疲倦，腰膝沉重，耳鸣，眼昏，牙齿蛀痛。

将香附子、川乌头、川楝子（用盐四两，水四升，同煮候干，切，焙）各一斤，茴香十二两，熟地黄八两，川椒（去目及闭口者，微炒出汗）四两。一起研成粉末，用酒调糊制成药丸如绿豆大。每次服用二十丸至三十丸，空腹睡前服用，用盐汤、盐酒送下。

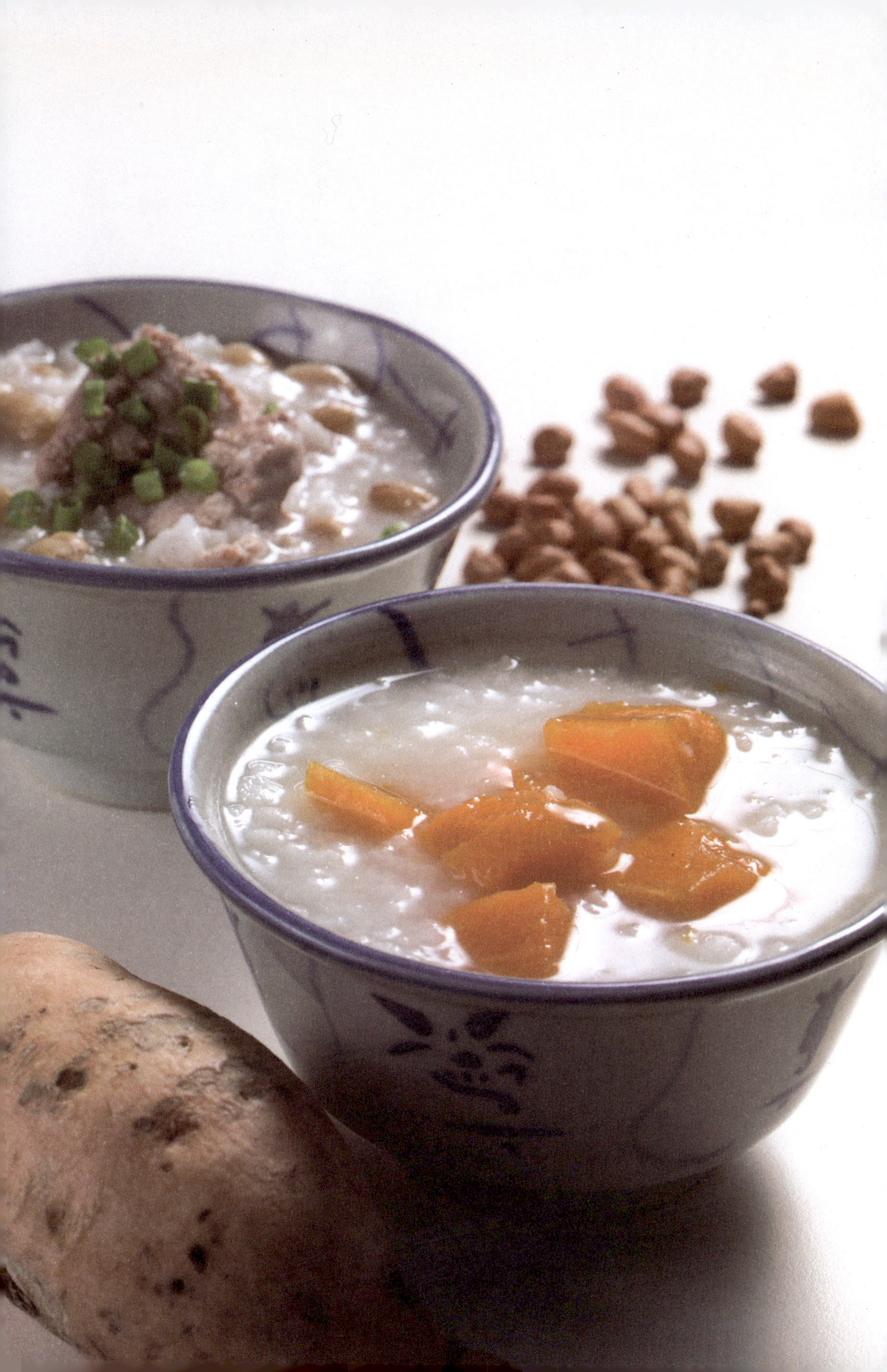

胃反

治胸中不利，大便结燥，痰嗽喘满，脾胃壅滞。将木香、槟榔各七钱半，人参、当归（酒洗）、藿香、甘草、枳实（麸炒黄）各一两，大黄（酒湿，蒸熟）、厚朴（姜制）各二两。

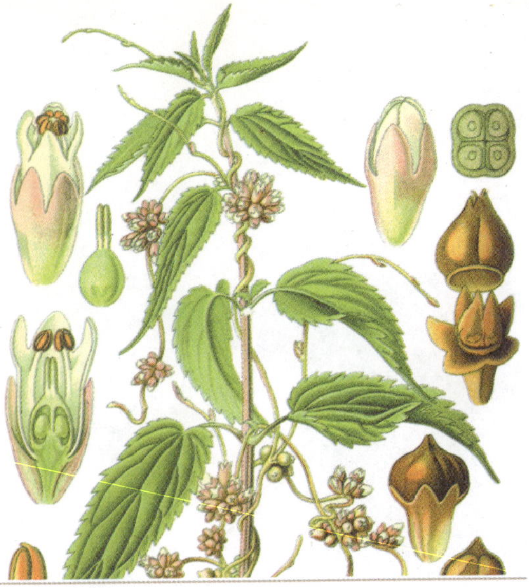

昆布丸

◆治五噎，咽喉妨塞，食饮不下。

将昆布（洗去咸水）、麦门冬（去心，焙）、天门冬（去心，焙）、诃藜勒（去核）各一两半，木通、川大黄（微炒）、川朴硝、郁李仁（汤浸，去皮，微炒）、桂心、百合各一两，羚羊角（屑）、杏仁（汤浸，去皮尖，麸炒黄）、紫苏子（微炒）、射干各半两、柴胡（去芦）、陈皮（汤浸，去白）、槟榔各二钱半。一起研成细末，加炼蜜捣匀，制丸如绿豆大。每次服用三十丸，随时服，用热酒送下。夜饭后用绵裹弹子大一丸含化。

人参利膈丸

◆治胸中不利，大便结燥，痰嗽喘满，脾胃壅滞。

将木香、槟榔各七钱半，人参、当归（酒洗）、藿香、甘草、枳实（麸炒黄）各一两，大黄（酒湿，蒸熟）、厚朴（姜制）各二两。一起研成细末，用水调和制成药丸如桐子大。每次服用三、五十丸，饭后服用。

丁沉透膈汤

◆治脾胃不和，痰逆恶心，饮食不进。

将白术二两，香附子（炒）、缩砂仁、人参各一两，丁香、麦蘖、木香、肉豆蔻、白豆蔻、青皮各半两，沉香、厚朴（姜制）、藿香、陈皮各

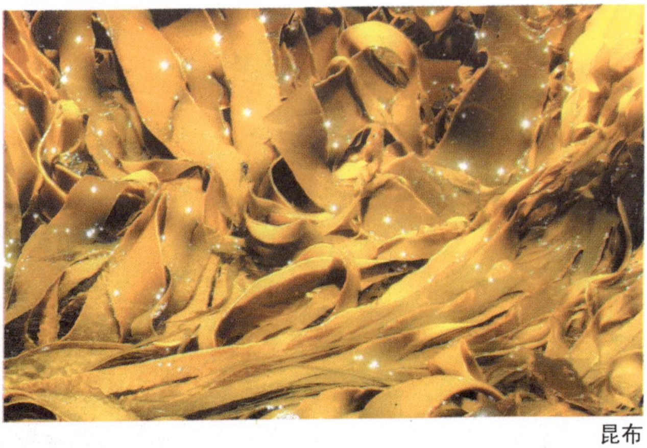

昆布

七钱半，甘草（炙）一两半，半夏（汤洗七次），神曲（炒）、草果各二钱半。一起碾碎，每次服用四钱，用水一大盏，加姜三片，枣一枚，熬至七分，随时热服。

五膈宽中散

◆治胸膈痞满，停痰气逆，遂成五膈。

将白豆蔻（去皮）二两，甘草（炙）五两，木香三两，厚朴（去皮，姜汁炙熟）一斤，缩砂仁、丁香青皮（去白）、陈皮（去白）各四两，香附子（炒，去毛）十六两。一起研成细末，每次服用二钱，加姜三片，盐少许，随时用沸汤点服。

谷神嘉禾散

◆治脾胃不和，胸膈痞闷，气逆生痰，不进饮食，或五噎五膈。

将白茯苓（去皮）、缩砂（去皮）、薏苡仁（炒）、枇杷叶（去毛，姜汁炙香）、人参（去芦）各一两，白术（炒）二两，桑白皮（炒）、槟榔（炒）、白豆蔻（炒，去皮）、青皮（去白）、谷蘖（炒）、五味子（炒）各半两，沉香、杜仲（去皮，姜汁、酒涂炙）、丁香、藿香、随风子、石斛（酒和炒）、半夏（姜汁捣和作饼，炙黄色）、大腹子（炒）、木香各七钱半，甘草（炙）半两，陈皮（去白）、神曲（炒）各二钱半。每次服用三钱，用水一盏，加姜三片，枣二枚，熬至七分，随时温服。如果有五噎，加入干柿一枚；膈气吐逆，加入薤白三寸，枣五枚。

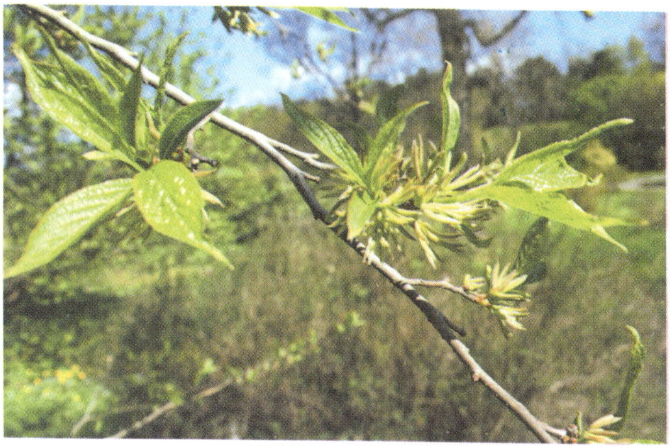

杜仲

厚朴丸

◆治翻胃吐逆，饮食噎塞，气上冲心，腹中诸疾。

将厚朴、蜀椒（去目，微炒）、川乌头（炮，去皮）各一两五钱，紫菀（去土苗）、吴茱萸（汤洗）、菖蒲、柴胡（去苗）、桔梗、茯苓、官桂、皂角（去皮弦，炙）、干姜（炮）、人参各二两，黄连二两半，巴豆霜半两。一起研成细末，加入巴豆霜调匀，加炼蜜制丸如绿豆大小。每次服用三丸，生姜汤送服。服药后卧床休息。

吴茱萸丸

◆调理脾胃，胸膈不通，调中顺气。

将吴茱萸、草豆蔻仁各一钱二分，橘皮、益智仁、人参、黄芪、升麻各八分，白僵蚕、泽泻、姜黄、柴胡各四分，当归身、甘草（炙）各六分，木香二分，青皮三分，半夏一钱，大麦一钱五分。一起研成细末，用汤浸蒸饼为丸，如绿豆大。每次服用三十丸，细嚼，用白汤送下。随时服用。

霍乱

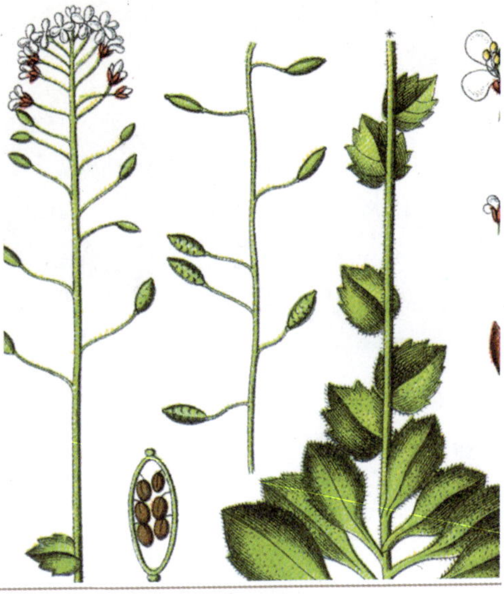

呕吐而利者，名霍乱也。原疾之由，皆因肠胃虚冷，饮食过度，触冒风冷，使阴阳不和，清浊相干，致令挥霍变乱也。或先心痛而吐者，或先腹痛而利者，或吐利俱作者，或头痛身体壮热而脉浮洪者，或阳气暴绝而手足逆冷，而脉息微绝者。

【太医古语】霍乱

呕吐而利者，名霍乱也。原疾之由，皆因肠胃虚冷，饮食过度，触冒风冷，使阴阳不和，清浊相干，致令挥霍变乱也。或先心痛而吐者，或先腹痛而利者，或吐利俱作者，或头痛身体壮热而脉浮洪者，或阳气暴绝而手足逆冷，而脉息微绝者。治之当分阴阳，察其虚实，辨其冷热，观其脉息。热者凉之，冷者温之，以平为期。《百问》云：凡霍乱吐利，热多而渴者，五苓散。寒多不饮水者，理中丸。吐利已，汗出而厥，四肢拘急不解，脉微欲绝者，通脉四逆加猪胆汁汤。夏月间中暑霍乱，大烦渴，四肢逆冷，冷汗出，脚转筋者，香薷散浓煎沉冷服即效。（凡霍乱之脉，得浮洪者易治，微迟者并短气者难治。）贾元良先生云：暑者，相火行令也。夏月人感之，自口齿而入，伤心胞络之经，其证头疼口干，面垢自汗，倦怠少气，或背寒恶热，甚者迷闷不省，或霍乱吐利，呕痰腹痛，或下血发黄生斑等证。治法：清心火，利小便为主。若自汗热甚，用白虎汤。若头疼恶寒，用十味香薷散。泄泻烦渴，

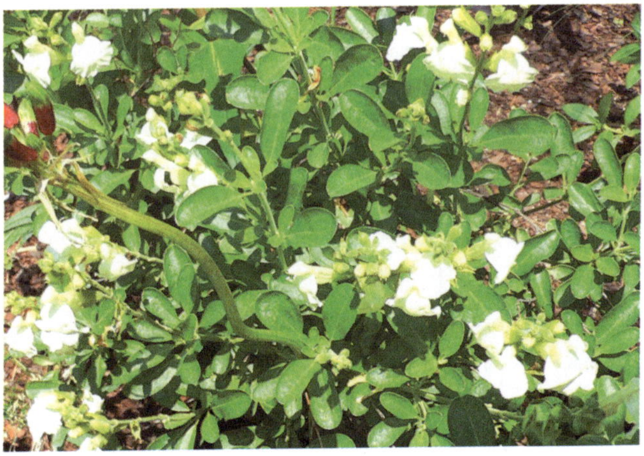

丹参

饮水吐逆，用五苓散。热甚烦渴，用益元散清之。若表解里热甚者，用黄连解毒汤。脉微下利，作渴喜温，或厥冷不省人事，宜竹叶石膏汤加熟附半枚冷冻饮料；次以来复丹、五苓散治之。故东垣云：脾胃虚弱，遇夏月淫雨，身重短气，甚则四肢痿软，脚欹眼黑，当滋肺气以补水之源，是以五月常服五味子、人参、麦门冬之剂，为热伤元气故尔。丹溪所谓夏月伏阴在内

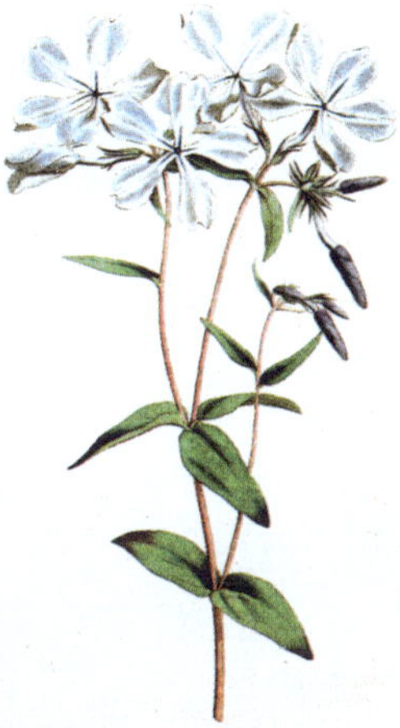

防风

也。盖人之腹属地，巳月六阳尽出于地之上矣，是人之阳气亦浮于肌表，散于皮毛，而腹中之阳虚矣。又加以凉台水馆，大扇风车，寒泉水果，冰凉之物，自内及外，不用

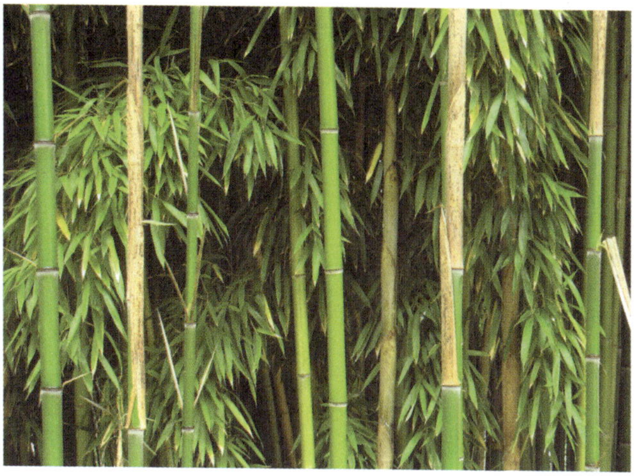

竹叶

温热，病所由生。陈无择云：凡中 切不得用冷药，惟用温养，得冷即死。道途无汤，即以热土熨脐中，溺以热尿即苏，概可见矣。《内经》曰：脉虚身热，得之伤暑。《难经》曰：伤暑得之为正邪，火自病也。当恶臭，其病身热而烦，心痛，其脉浮大而散。《伤寒论》曰：太阳中者，身热头痛而脉微弱，或发热恶寒而脉弦细芤迟。大抵寒伤形，热伤气，盖伤气而不伤形，则气消而脉虚弱。故先哲立法，夏月宜补，良有以也。前证若内有所积，外有所感，用二陈汤加减治之；或萝卜子捣碎，服而吐之。若饮米汤即死，云同前论。若转筋不住，男子以手挽阴，女子以手牵乳近两边，此《千金》妙法也。干霍乱不得升降，死在须臾，当以盐汤吐之，后以二陈汤加川芎、苍术、防风、白芷、姜煎服。若登圊而不通，加枳壳。若食瓜果、饮冷、乘风、霍乱，用六和汤倍加藿香。大凡中暑而亡者，皆因元气虚弱，

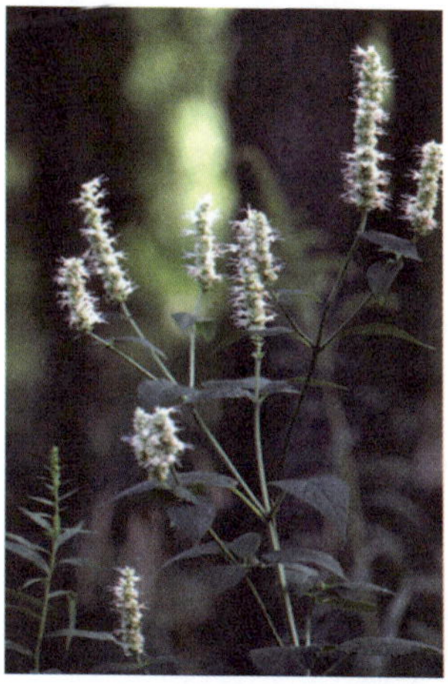

藿香

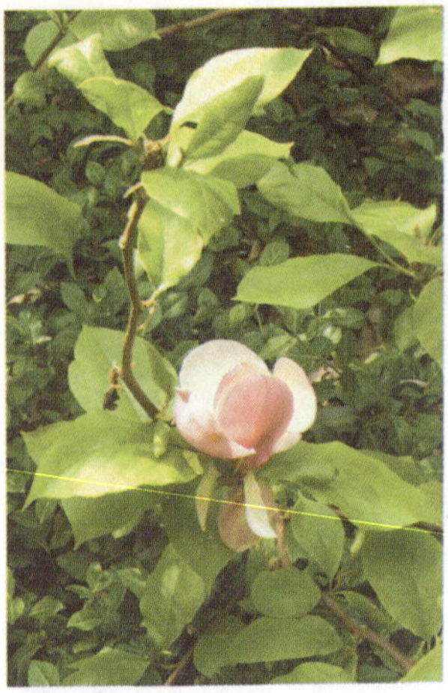

厚朴

暑热乘之，以致泄泻，阳气暴脱，实为阴寒之证，宜急补其阳，庶得保生，缓则不救。其他执为暑热，投以寒药，鲜不误事。愚故以回阳固本之方，继之于后。

如果身体的阴阳不能协调，清浊相互触犯，导致阳气暴升，阴气突然下坠，阴阳不和，经络痞结，上下疾奔，就容易导致霍乱。其症状为心腹突然疼痛，呕吐下利，怕冷发热，头痛眩晕等。严重者就会转筋并转移到腹部导致死亡。

二香散

◆治疗暑湿相搏，霍乱转筋，烦渴闷乱。

将藿香、白术、厚朴、陈皮、茯苓、半夏、紫苏、桔梗、白芷、香薷、黄连、扁豆各一钱，大腹皮、甘草各半钱。加水两盅，姜五片，葱白三根，熬至一盅，服用。

香薷散

◆治阴阳不顺，清浊相干，气郁中焦。

将厚朴（去皮，姜汁炒）、黄连（姜汁炒）各二两，香薷四两，甘草半两。一起研成粉末，每次服用四钱，用水熬制，不能沾铁器，慢火煎之。兼治不时吐痢，霍乱，腹撮痛，大渴烦躁，四肢逆冷，冷汗自出，两脚转筋，疼痛难忍，在井水中泡凉，一次服完即可见效。

桂苓白术散

◆治霍乱吐泻，转筋急痛，满腹痛闷，小儿吐泻惊风。

将桂枝、人参、白术、白茯苓各半两，泽泻、甘草、石膏、寒水石各一两，滑石二两。另一方，有木香、藿香、葛根各半两。一起研成细末，每次服用三钱，用白汤调下，或新汲水姜汤下药也可。

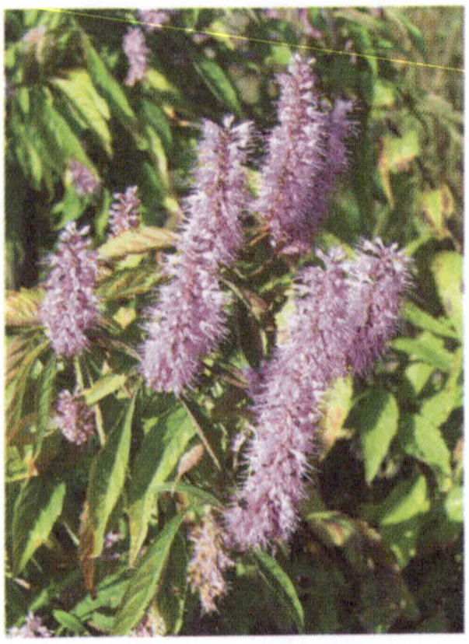

香薷

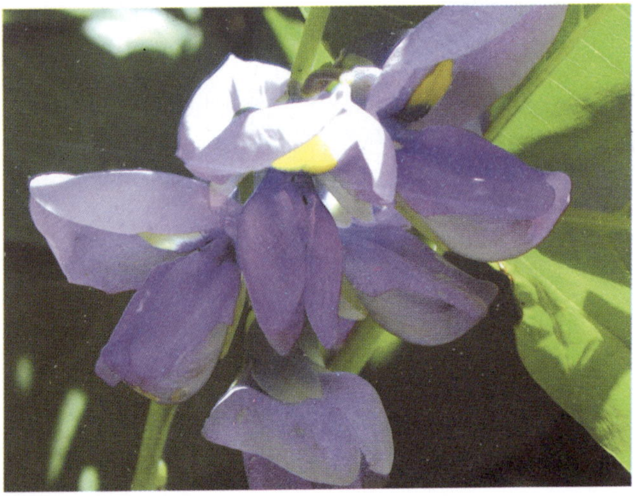

葛根

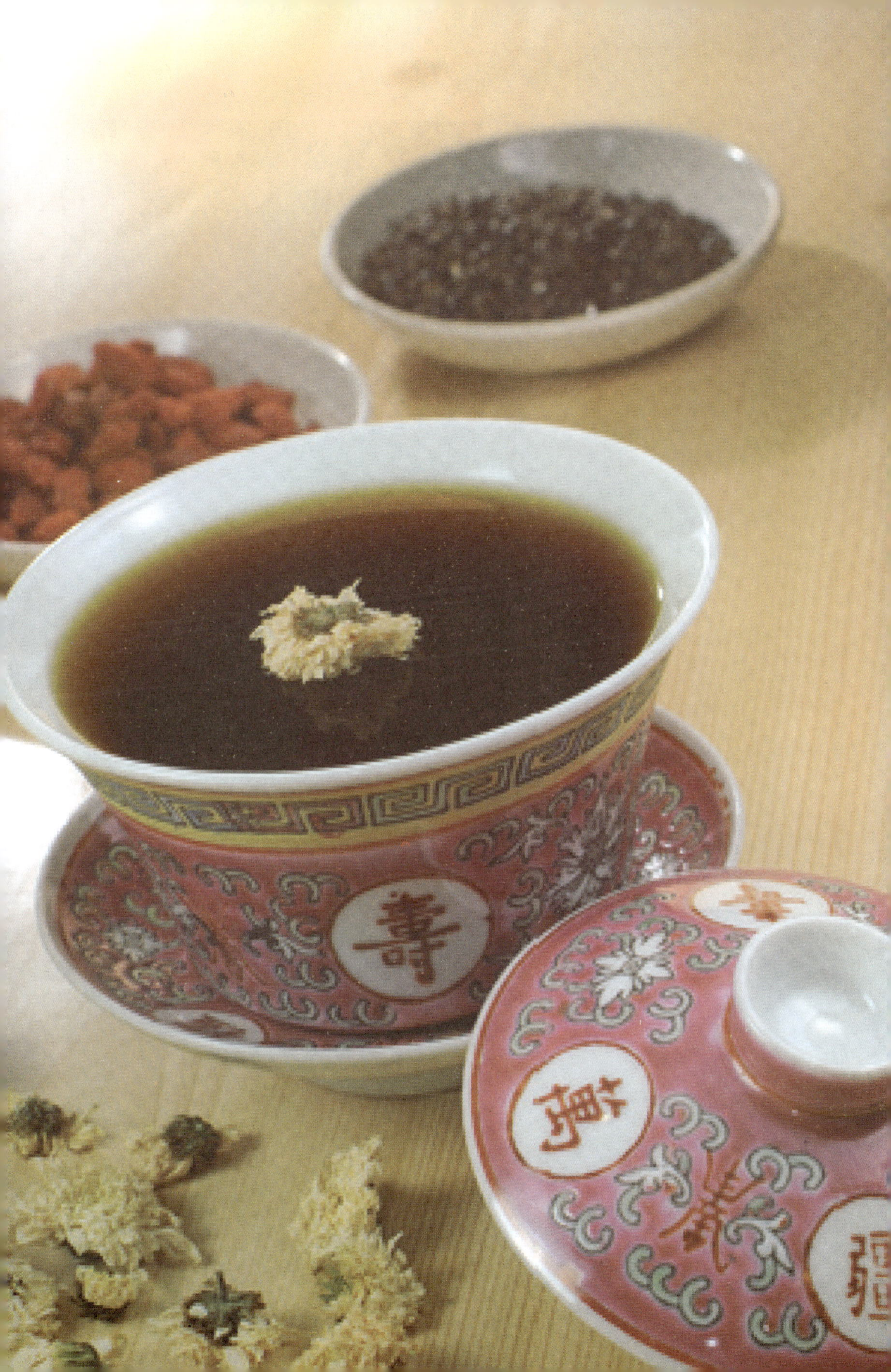
壽
萬
疆

桂苓甘露饮

◆去痰，止咳嗽，调脏腑寒热呕吐，水肿泄痢。

将肉桂、藿香、人参各半两，木香二钱半，白茯苓（去皮）、白术、甘草、泽泻、葛根、石膏、寒水石各一两，滑石二两。一起研成粉末，每次服用三钱，用白汤或冷水下药。

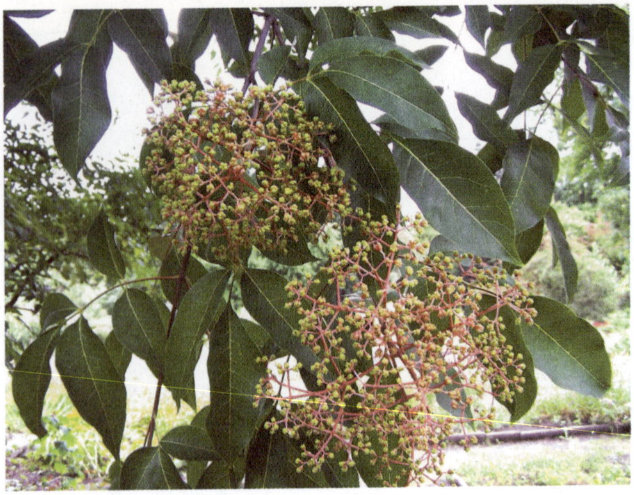

吴茱萸

吴茱萸汤

◆治疗冒暑伏热，腹痛泻痢，霍乱吐泻。

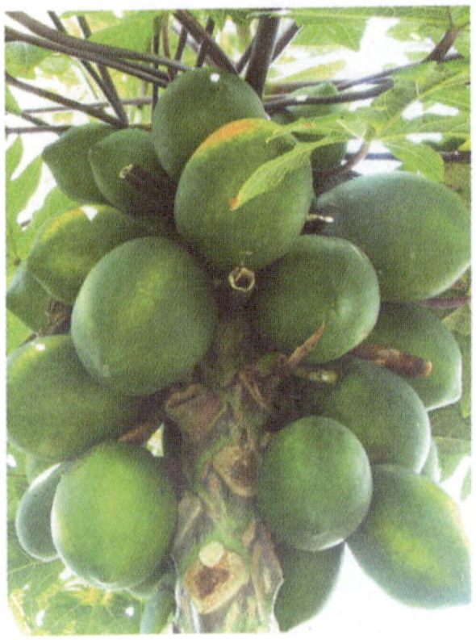

木瓜

将吴茱萸、木瓜、食盐各半两。一起炒焦，先用瓷瓶盛水三升，煮令百沸，下入药熬至二升用下，服用时倒出一盏，服下。

又方

可以用枯白矾研成末，每次服用一大钱，用沸汤调服。或者用盐一撮，醋一盏，一起熬至八分，温服。

转筋

◆转筋，是因为阳明经虚，宗筋失养，病传至胃与大肠。导致突然吐泻，严重者阴缩舌卷。通常霍乱时容易发生此症，严重者难以救治，必须紧急抢救。

《直指》木瓜汤

◆取皂角末，大约一个小豆大，放入鼻中使打喷嚏。用蓼花一把，去两头，用水二升半，熬取一升半，一顿服下。

木瓜煎

◆治吐泻转筋。

将吴茱萸（汤炮七次）、生姜（切）各二钱半，木瓜（木刀切）一两半。每次服用二、三钱，用水煎。

烦渴

阴阳不调和，清浊相干，导致饮食不能正常运化，小便闭塞，丧失津液，使肾脏枯燥，自然会多饮水缓解，所以造成烦渴。治霍乱，需要服用热性药物，所以也容易令人烦躁口渴。

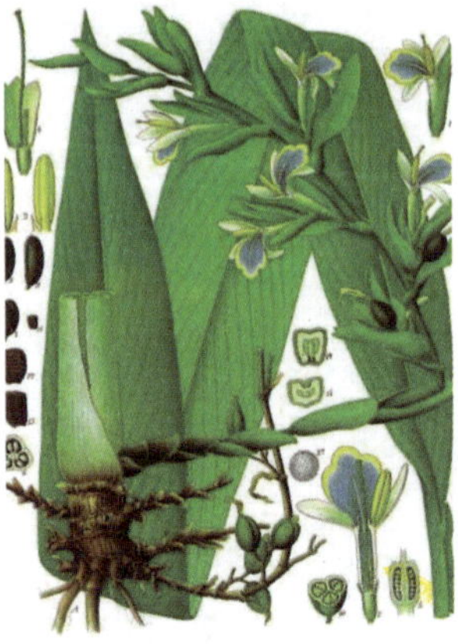

白豆蔻

白术散

◆治脾寒虚劳，呕吐不食，腹痛泄泻。

将白术、人参、草果仁、厚朴（制）、肉豆蔻（面裹煨熟，取出去面，用豆蔻）、陈皮（净）、木香麦（炒）各一两，甘草（炙）半两。一起碾碎，每次服用四钱，用水一盏，姜五片，枣一枚，煎服，随时服用。

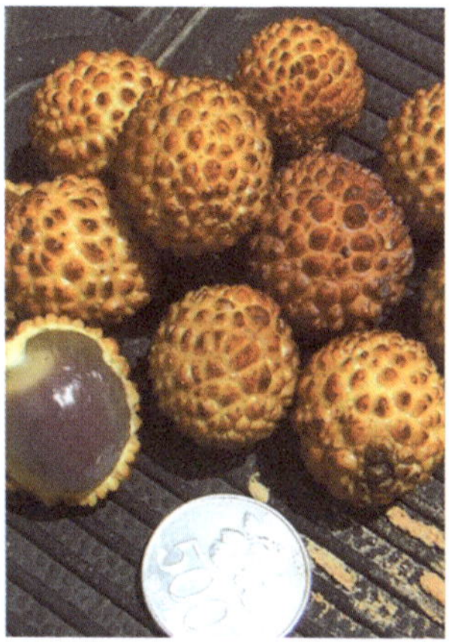

桂心

乌梅散

◆治霍乱下焦虚寒，或便后见血。

将乌梅肉（微炒）、黄连（去须，微炒）、当归（微炒）、附子（炮裂，去皮脐）、熟艾各七钱半，阿胶（捣碎，炒令燥）、肉豆蔻（去壳）、赤石脂各一两，甘

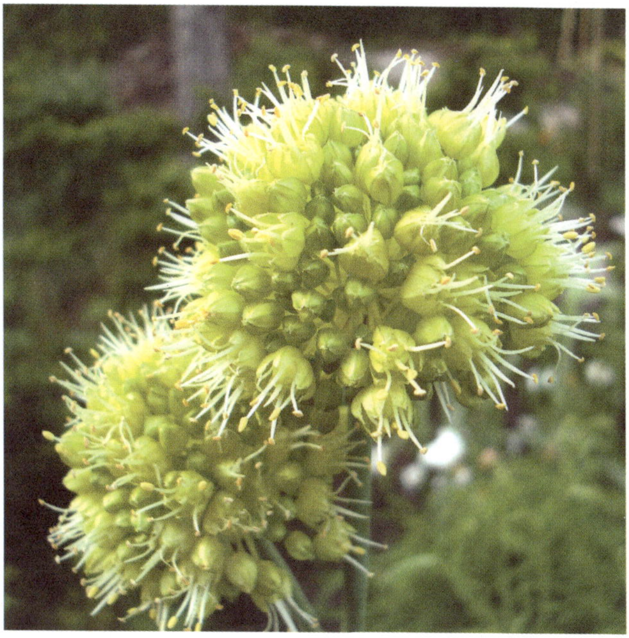

乌梅

草（炙）半两。一起研成细末，随时服用，用粥饮调下二钱。

止血汤

◆将当归（焙）、桂心（去粗皮）、续断各三两，生地黄（焙）、干姜（炮制）各四两，阿胶（炙，令燥）、蒲黄、甘草（炙）各二两。一起捣碎过筛，每次服用三钱，用水一盏，熬至七分，去掉药渣温服，一日三服。

赤石脂汤

◆治疗霍乱，下焦热结，或痢下脓血烦痛。

将赤石脂四两，升麻、白术各一两半，乌梅（去核，炒干）、干姜（炮裂）各一两，陈廪米（微炒）。将用上七味药碾碎，用水一斗煮米，取熟后去米下药，熬取二升半，分为三服。

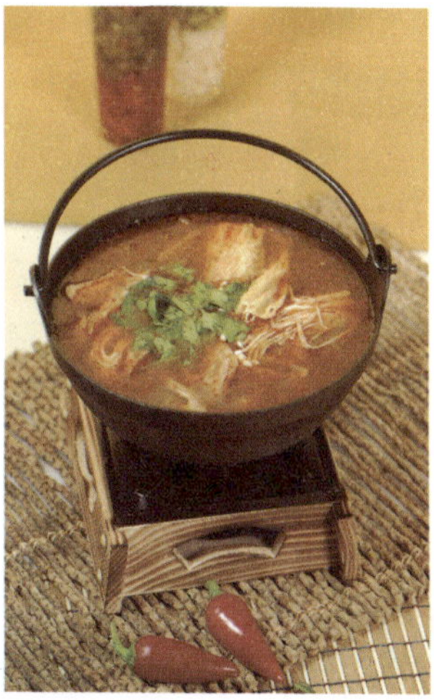

诸见血证

治心脏热盛，舌上出血。将人参、生蒲黄、麦门冬（去心）、当归（切，焙。）各半两，生地黄（焙）一两，甘草（炙）二钱半。一起研成细末，加炼蜜和丸，如小弹子大。

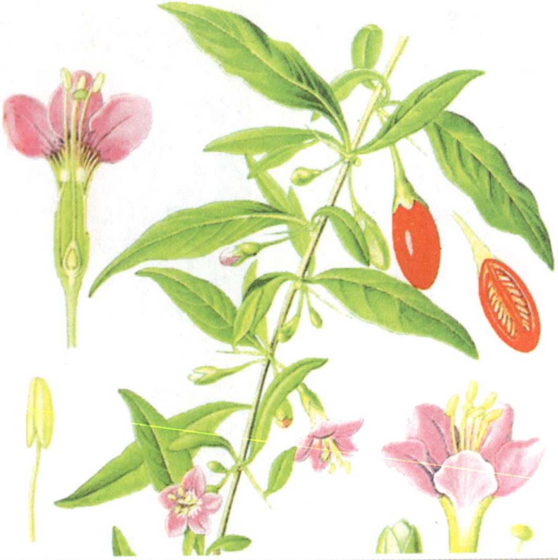

香参丸

◆治心脏热盛，舌上出血。

将人参、生蒲黄、麦门冬（去心）、当归（切，焙）各半两，生地黄（焙）一两，甘草（炙）二钱半。一起研成细末，加炼蜜和丸，如小弹子大。每次服用一丸，用温水化下，一日三、四服。

郁金散

◆治齿出血。

将郁金、白芷、细辛各等份。一起研成细末，用来擦牙，或仍用竹叶、竹皮浓煎，加入盐少许含在口中，或用盐敷亦可。

人参饮子

◆治脾胃虚弱，气促气虚，衄血、吐血。

将人参（去芦）二钱，五味子二十粒，黄芪（去芦）、麦门冬（去心）、白芍药、当归身各一钱半，甘草（炙）一钱。一起作一服，用水二盅，熬至一盅，饭前服用。

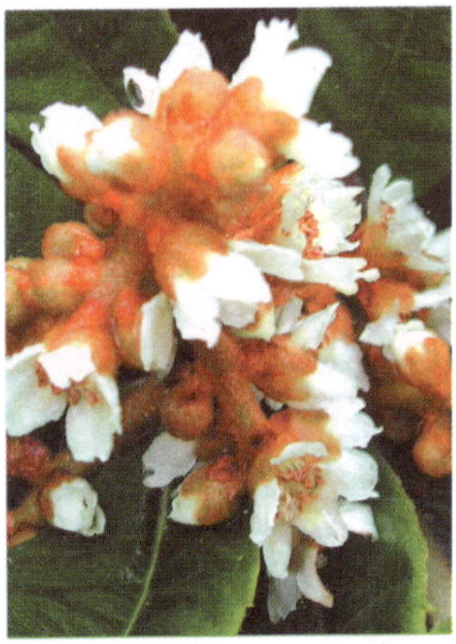

枇杷叶

补肺汤

◆治肺气不足，咳嗽出血。

将盅乳（碎如米粒）、桑白皮、麦门冬（去心）各三两，白石英（碎如米粒）、人参（去芦）、五味子（拣）、款冬花（去梗）、肉桂（去粗皮）、紫菀（洗去土）各二两。一起研成粗末，每次服用四钱，用水两盏，加姜五片，大枣一枚，粳米三十余粒，煎一盏，饭后温服。

白芨枇杷丸

◆治咯血。

将白芨一两，枇杷叶（去毛，蜜炙）、藕节各五钱。一起研成细末，再用阿胶五钱，碾成豆大，蛤粉炒成珠，用生地黄自然汁调之，放置火上顿化，加入前方制成药丸，如龙眼大。每次服用一丸，含化。

目

《内经》说：瞳仁体现的是阴气，白眼球的红色脉络体现的是阳气。所以要阴阳均衡和谐才能使眼睛精光四射。

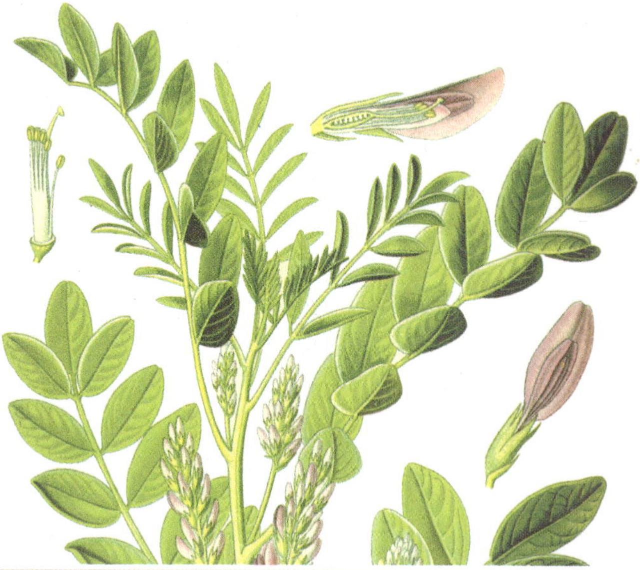

《内经》说：瞳仁体现的是阴气，白眼球的红色脉络体现的是阳气。所以要阴阳均衡和谐才能使眼睛精光四射。这就是眼睛所包含的阴阳学说。又有话说：人躺下时血液回归到肝脏，肝脏得到血液后供应到眼部，所以眼睛才能看。还有这样的论述：肝气通到眼睛，所以要肝脏正常才能使眼睛看见东西，分辨五色。且还受心脏影响。《内经》说：心脏是脉络的聚集处。所有脉络都通往眼睛。东垣又说眼睛受脾脏的影响。他的论述如下：

东垣说：五脏生成篇中说，所有的脉络都通往眼睛。眼睛得到血液的供应才能看到事物。《针经九卷》中大惑论中说：心事繁杂，饮食失节，过度劳累，会使脾胃虚弱。心火太盛，就会百脉沸腾，血脉逆行，堵塞了孔窍，天气迷蒙则日月不明啊。

五脏六腑的精气，都来自于脾土而向上到达眼睛。脾，是诸阴之首。眼睛，是血气集中体现的地方。所以脾虚则五脏的精气都失去管理，不能到达眼睛。心，是君火，主管人的神，适合静养安

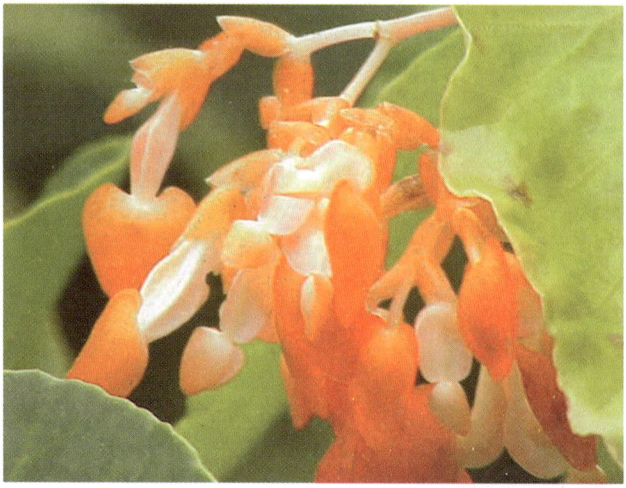

常山

定，平时由相火代替行使职责。相火，指周身的脉络，这些脉络都通向眼睛，使眼睛得到供应。

如果过于劳累，必然使血脉妄行，而且因为邪气侵害使血脉受损，所以很多病就产生了。很多医生不管调理脾胃和养血安神，治病都是治标不治本，这都是不懂此病的发生道理啊。阳主发散，阳虚则会眼神楞而且急，睫毛倒卷。阴主收敛，如果阴虚而不能收敛，就会瞳子散大，造成眼昏眼花。眼睛的内眼角，是太阳经发起的地方，血多气少。眼睛的外眼角，是属于少阳经，血少气多。目上网，属于太阳经，也是血多气少。目下网，属于阳明经，血气都多。然而阳明经发起于眼睛两边，在鼻梁中交汇，和太阳、少阳经都聚集到眼睛，只有足厥阴经是连到目系的脉络。所以血太过的话，太阳、阳明经就会过实。血不够的话，是厥阴经太虚。所以出血者，是病在太阳经和阳明经，因为这两个经脉血多的缘故啊。

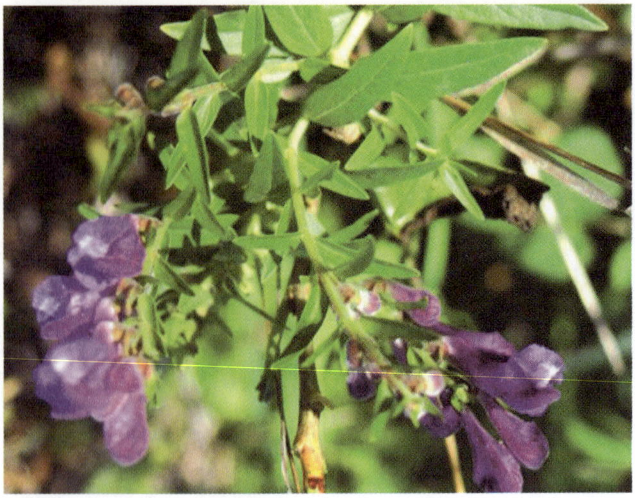

黄芩

少阳经不能出血，因为血少。如果针刺太阳、阳明，出血后眼睛会看得更清楚，刺少阳经出血后会更昏。要知道不能刺得太过或者不到，要恰到好处用养血脉。

血，太多就会溢出，太少又会干枯。人感觉热的时候就会血液运行快速

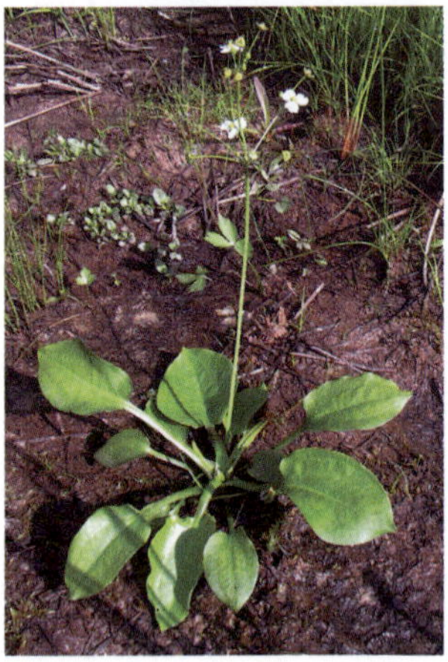

泽泻

而且量多，感觉寒冷的时候血液运行就迟缓而且少，这是常理。肝主目，眼睛是肝的状况在外面的表现。

止痛散

◆治两额角痛，目睛痛，时见黑花，及目赤肿痛，脉弦，作内障也，得之于肌饱劳役。

将柴胡一两半，甘草（炙）七钱半，栝蒌根二两，当归一两，黄芩（一半酒浸，一半炒）四两，生地黄一两。一起研成粗末，每次服用三钱，加水一盏半，姜三片，枣一枚，临睡前热服。如小便不利，加茯苓、泽泻各五钱。

还阴救苦汤

◆治疗眼睛久病，白

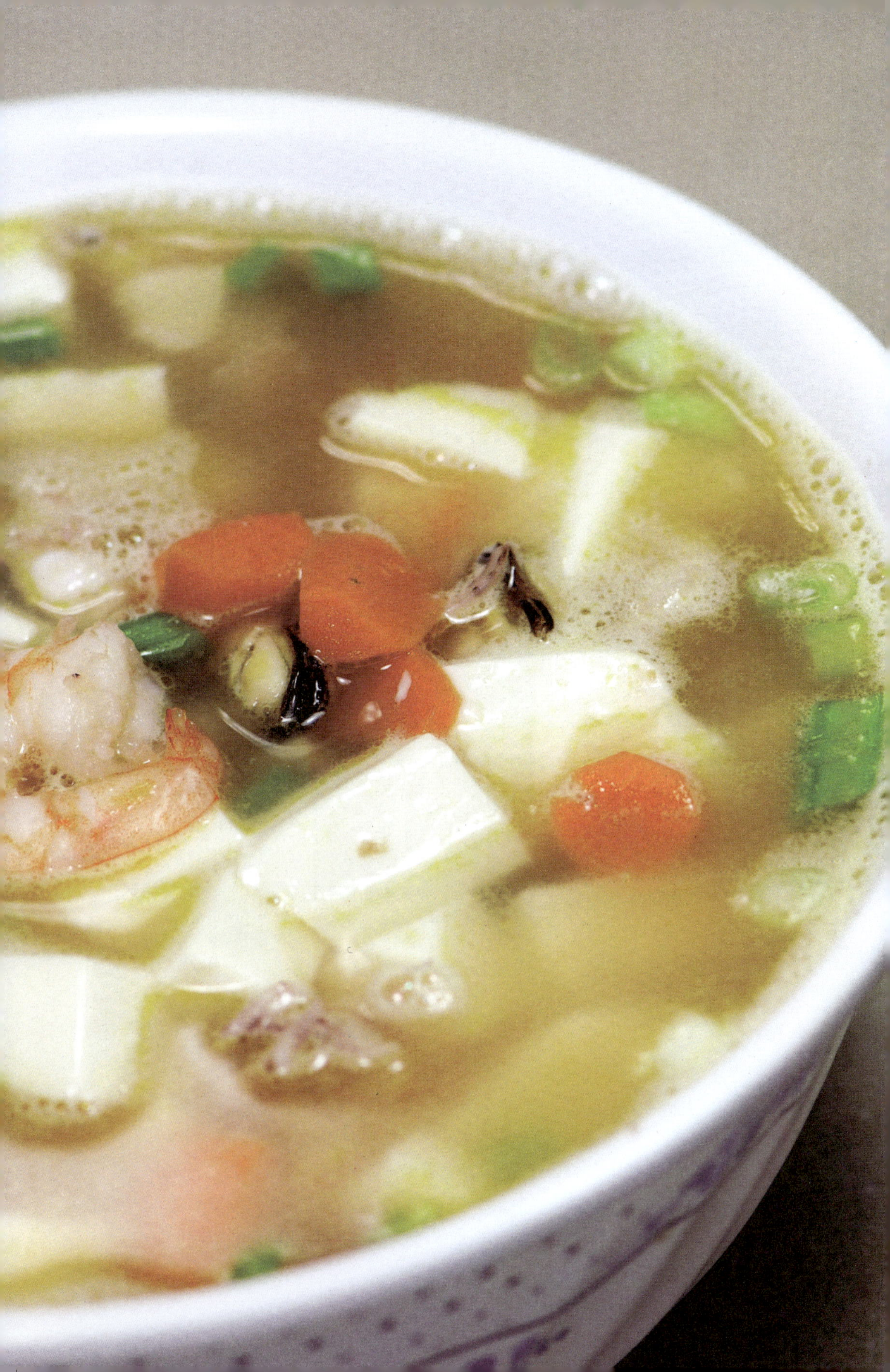

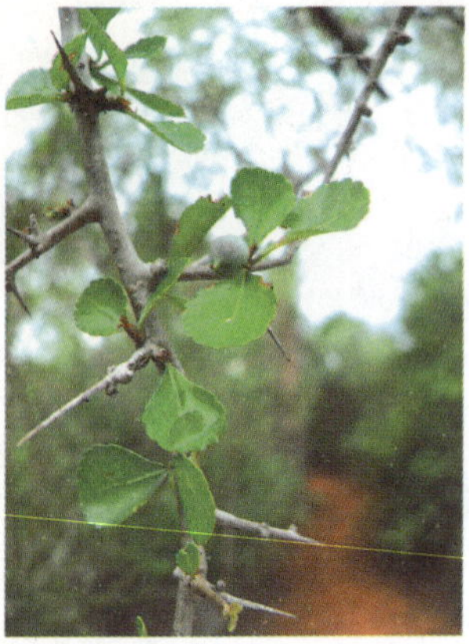

蔓荆子

睛微变青色，黑睛稍带白色，看东西朦胧不清，眼神无光，口干舌苦。

将升麻、苍术、桔梗、甘草（炙）、柴胡、防风、羌活各半两，细辛二钱，藁本四钱，川芎一两，红花一钱，当归尾七钱，黄连、黄芩、黄柏、知母、连翘、生地黄各半两，龙胆草三钱。一起研成细末，每次服用七钱，用水二盏，熬至一盏，去掉药渣热服。

金丝膏

◆治风热上攻，目赤肿痛。

将黄连（去须）二两，大黄、黄柏（去粗皮）、龙胆草、山栀仁、当归各一两，青竹叶（切）一百片，大枣（去核）二十枚，灯芯草（切）、硼砂（明者）、乳香（研）各二钱五分。一起用水五升，不拘冬夏，浸泡两个小时后取出，放在银石器内慢火熬，收汁，灭火放冷，然后用纱布榨汁，放在没有灰尘的地方澄两个小时，去掉药渣，在银器内用慢火熬令减半，再加入白蜜半斤一起搅拌，有丝则止，放冷，再用夹绢袋滤过，用瓷盒盛之。每次取约一茶脚，研龙脑一字极细，加入膏一起研磨均匀，取少许点患处。

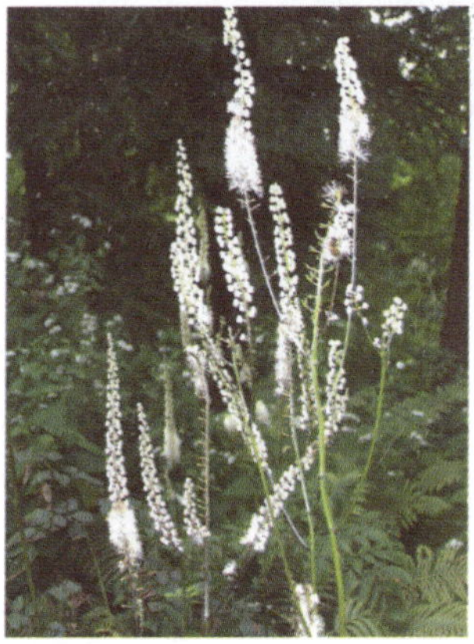

升麻

四生散

◆治眼目作痒，昏花。

将白附子、黄芪、独活、蒺藜各等份。一起研成粉末，每次服用二钱，用猪腰子一枚，劈开放入药，湿纸包裹煨熟，细嚼，用盐汤送下。

流气饮

◆治肝经不足，眼目昏暗，视物不明，常见黑花，迎风多泪，堆眵赤肿，隐涩难开，或生障翳，倒睫拳毛，眼弦赤烂，及暴赤肿眼，眼胞紫黑。

将大黄（煨）、川芎、菊花（去梗）、牛蒡子（炒）、细辛（去苗）、防风（去苗）、山栀子（去皮）、白蒺藜（炒，去刺）、黄芩（去芦）、蔓荆子、荆芥（去梗）、木贼（去根节）、甘草（炙）、玄参（去芦）各一两，草决明一两半，苍术（米泔浸一宿，控炒）三两。一起研成碎末，每次服用二钱半，临睡前用冷酒调下。

人参补胃汤

◆治劳役所伤，饮食不节，内障昏暗。

将黄芪、人参各一两，炙甘草八钱，蔓荆子二钱半，黄柏（酒拌四遍）、白芍药各三钱。一起碾碎，每次服用三、五钱，用水二盏，熬至一盏，去掉药渣，饭前趁热服，临睡前服。三、五服

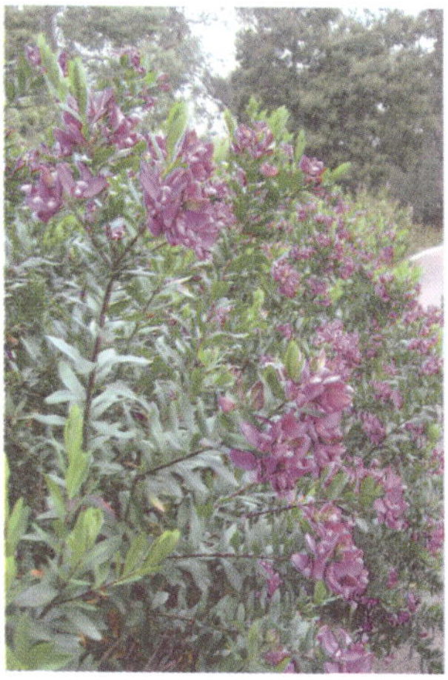

远志

后可见效果。此药只能在春季服用。

远志丸

◆清心明目，益肝退翳。

将远志（水浸，去心晒干，姜汁蘸焙）、车前子、白蒺藜（炒，去刺）、细辛各七钱半，全蝎五枚，蝉壳（洗，焙）一两，熟地黄（洗，焙）、茯神（去木）、川芎、人参、茺蔚子、芦荟（研）、琥珀、生地黄、蔓荆子各半两。一起研成细末，加炼蜜制成绿豆大的药丸。每次服用五十丸，空腹用米汤送下，临睡前用菖蒲汤下。

决明夜灵散

◆治夜晚眼睛昏暗不能视物。

将石决明（另研）、夜明砂（另研）各二钱，猪肝（生用，不食猪者，用白羯羊肝代）一两。

把前二药末调和和匀，用竹刀切将肝切作两片，把药铺于一片肝上，用另一片盖上，用麻皮扎紧，取淘米水一大碗，放在沙罐内，不要沾铁器，再加肝药于中，煮至小半碗，临睡前连肝药汁服下。

防风散结汤

◆治目上下睫突起肉疣，用手法除病后服用。

将防风、羌活、白芍药、当归尾、茯苓、苍术、独活、前胡、黄芩各五分，炙甘草、防己各六分，红花、苏木各少许。用水二盏，熬至一盏，热服，去掉药渣，再煎。

该方中，防风、羌活升发阳气。白芍药、当归尾、红花、苏木破凝行血。茯苓泻邪气，苍术去上湿，前胡利五脏，独活除风邪，

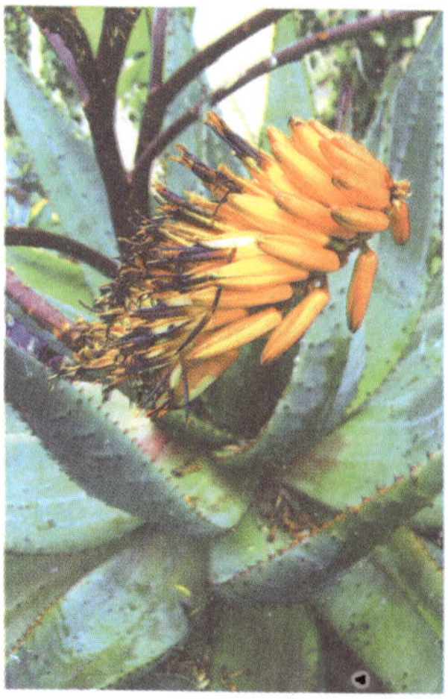

芦荟

黄芩疗热滋化。病在上眼皮，加黄连、柴胡。病在下眼皮，加藁本、蔓荆子。

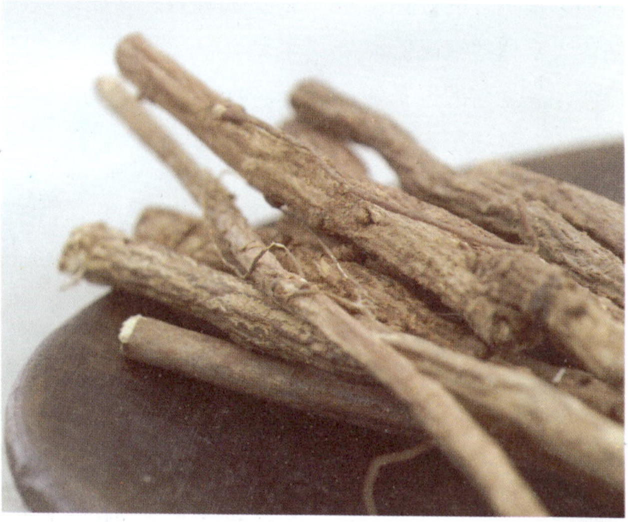

甘草

耳

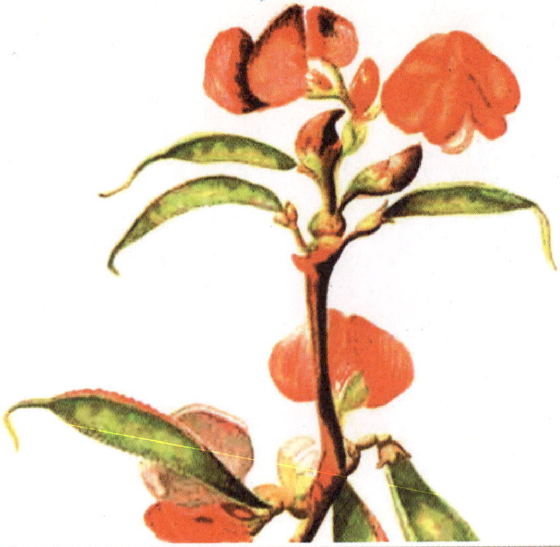

属于少阴肾经。《中藏》中说：肾，是精神的发源之地，性命的根本，向外通到耳部。《素问》说：肾的通窍在耳，肾脏调和耳朵就能听到五音。

属于少阴肾经。（《中藏》中说：肾，是精神的发源之地，性命的根本，向外通到耳部。《素问》说：肾的通窍在耳，肾脏调和耳朵就能听到五音。《灵枢·师传》说：肾，主在外，使能听得远，根据耳的好坏可以知道人身体的情况。耳朵偏向牙车之前的人肾好。牙车，就是颊车穴，在耳下面颊部，上颌角前上方约一横指处。耳朵偏高者肾有些偏移不正，耳朵高者肾也高，耳向后陷者肾也靠下，耳坚者肾也坚，耳薄不坚者肾也脆弱。《玄珠》中说：耳薄而且发黑或发白者，是肾脏衰败的象征。耳还属手少阴心经。《素问》中说：南方色属红，可以感应心脏，通窍开在耳。又说：手少阴经络交汇在耳。）耳还属手太阴肺经。

王太仆说：手太阴肺络，交汇于耳中，肺虚则少气，不能传达消息而造成耳聋。又属足厥阴肝经。（《素问》说：肝病气逆则使耳聋不聪。朱丹溪说：耳聋属于热症，是少阳、厥阴经热多。）又属于手足少阳三焦胆经和手太阳小肠经的交汇。（《素问》说：一阳独啸，即是耳鸣，这是少阳经气不足，最终会导致耳聋。胆及三焦经脉都通到耳，所以气逆向上导

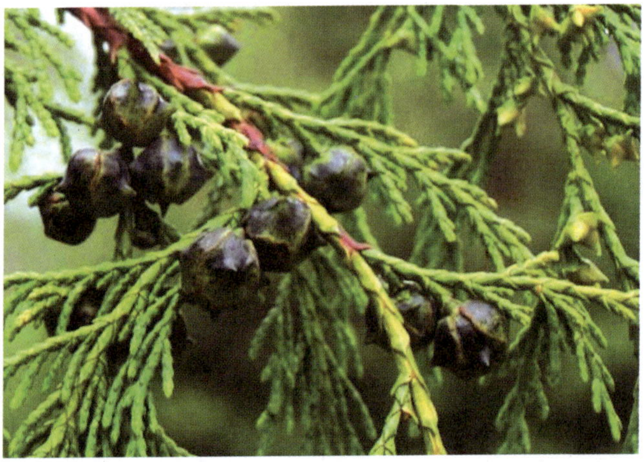

柏叶

致耳中鸣。又有话说：少阳经主胆，其脉循胁络通向耳，所以伤寒三日后少阳经就会受伤，导致胸胁疼痛而耳聋，九日后少阳病势衰微，耳聋稍微好些。《灵枢》说：手太阳经生病，会造成耳聋，眼睛发黄。）耳还属于手足阳明大肠胃经。（《素问》说：头痛耳鸣，九窍不利，这是因为肠胃方面生了病。《灵枢》说：耳

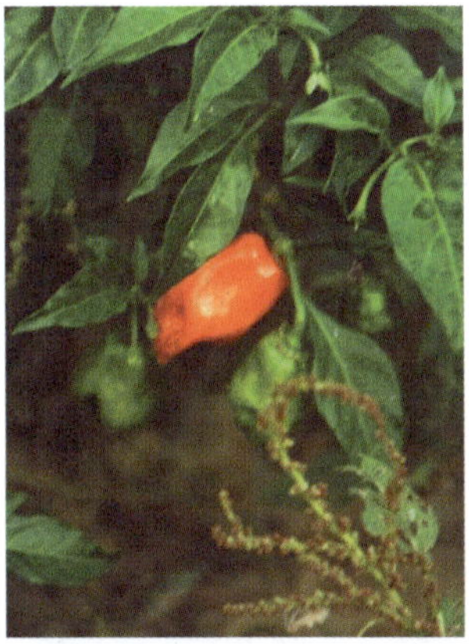

川椒

聋而且疼痛者，是手阳明经的问题；聋而不痛者，是足太阳膀胱经的问题。（《素问》说：太阳经有病造成耳鸣的原因，是由于阳气过盛而使万物向上蒸腾。）耳还属手足少阴心肾，太阴肺脾，足阳明胃经这些经络。

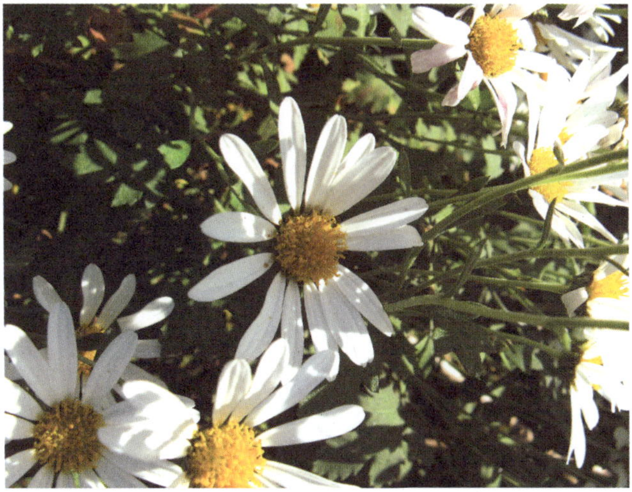

甘菊花

磁石羊肾丸

治风虚不爽，时有重听，或有风痹。

将磁石（火醋淬七次，用葱子一合，木通三两，入水同煎一昼夜，去葱、木通）二两，川椒（去目）、石枣（去核）、防风、远志肉、白术、茯苓、细辛、菟丝子（酒浸）、川芎、山药、木香、鹿茸（酒浸一宿，炙）、当归、黄芪、川乌（炮）各一两，石菖蒲一两半，肉桂六钱半，熟地黄（九蒸）二两。一起研成细末，用羊肾两对，去膜，用酒煮烂，和诸药末一起捣细，用煮肾的酒调糊制成绿豆大的药丸。每次服用五十丸，空腹温酒、盐汤送下。忌食牛肉、鸡鸭子。

清神散

◆治气壅，头目不清，耳常重听。

将甘菊花、白僵蚕（炒）各半两，羌活、荆芥穗、木通、川芎、防风各四钱，木香一钱，石菖蒲、甘草各一钱半。一起研成细末，每次服用二钱，饭后用茶清调饮。

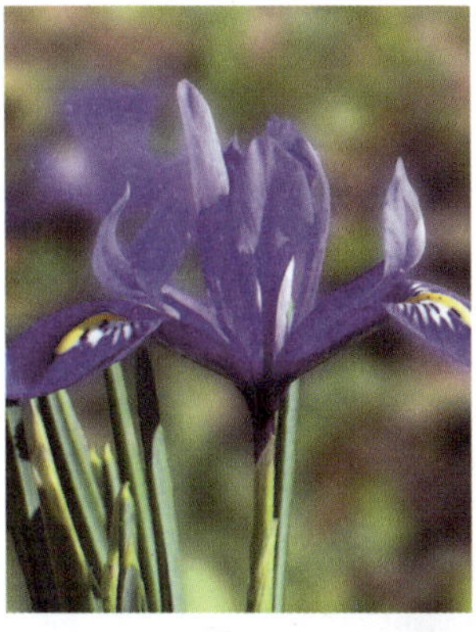

菖蒲

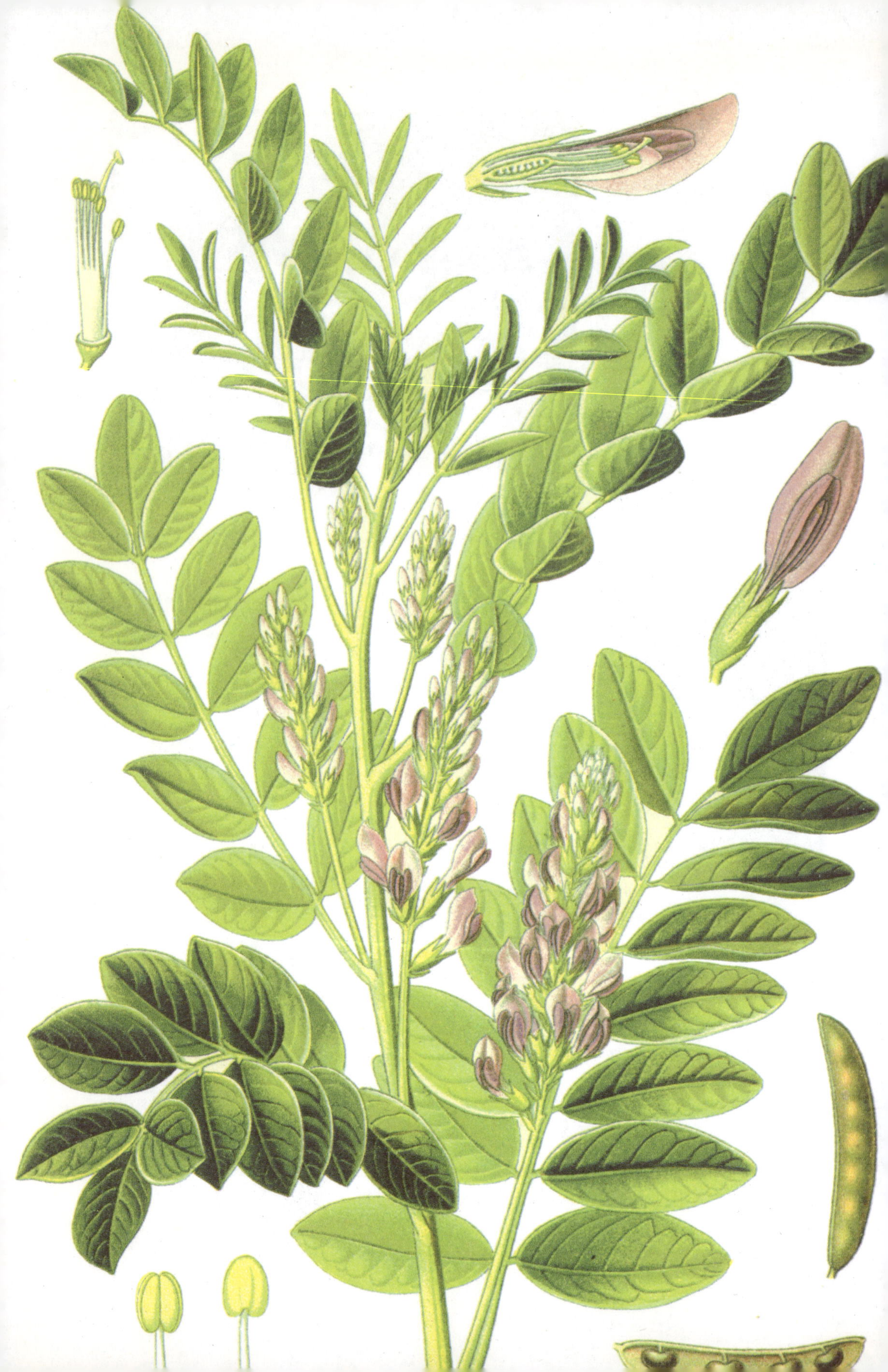

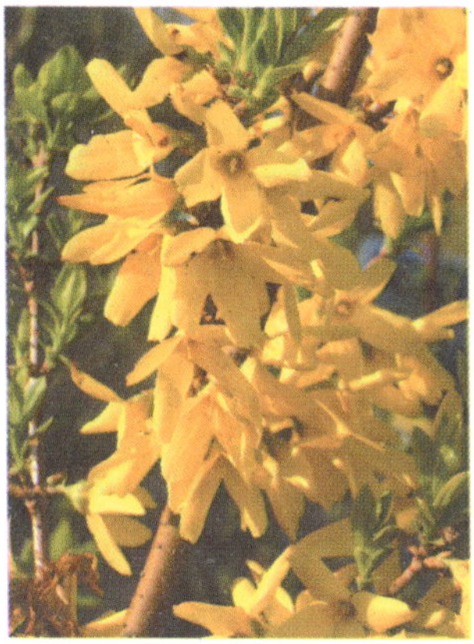

连翘

鱼脑膏

◆治风聋及耳鸣。

将生鲤鱼脑二两，当归（切，焙）、细辛（去苗荚）、附子（炮，去皮脐）、白芷、菖蒲各半两。除鱼脑外，其余药物研成粉末，将鱼脑放在银器中，加入药，用微火熬，出香后滤去药渣，倒入瓷器中凝成膏状，然后制成枣大的药丸，用绵包裹塞耳中。

柴胡聪耳汤

◆治耳中干耵，耳鸣致聋。

将柴胡三钱，连翘四钱，水蛭（炒，另研）半钱，虻虫（去翅足，研）三个，麝香（研）少许，当归身、人参、炙甘草各一钱。用水二盏，加姜三片，熬至一盏，趁热下水蛭等末，再煎一、两沸，饭前趁热服。

生犀丸

◆治耳中疼痛。

将犀角（镑）、牛黄（研）、南星、白附子（炮）、干姜（炮）、丹砂（研）、没药（研）、半夏（汤洗）、龙脑（研）、乳香（研）、乌蛇（酒浸，去皮骨，炙）、官桂各二钱半，防风、当归（焙）、麝香（研）各半两。一起研成细末，加炼蜜制成绿豆大的药丸。每次服用二十丸，空腹用温酒送下。

黍粘子汤

◆治耳内痛生疮。

将桔梗半两，桃仁一钱，柴胡、黄芪各三分，连翘、黄芩、黍粘子、当归梢、生地黄、黄连各二分，蒲黄、炙甘草、草龙胆、昆布、苏木、生甘草各一分，红花少许。用水二盏，熬至一盏，去掉药渣，饭后趁热服。忌寒药利大便。

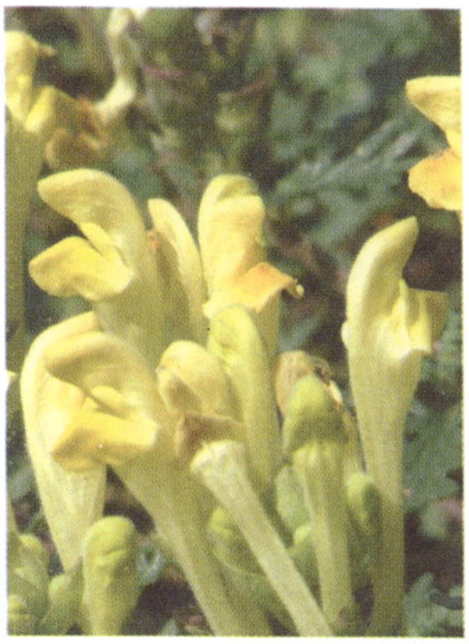

黄芩

柴胡栀子散

◆治耳内作痒生疮，或出水疼痛，胸乳间痛。

将柴胡、栀子（炒）、牡丹皮各一钱，茯苓、川芎、芍药、当归、牛蒡子（炒）各七分，甘草五分。一起用水熬制服下。

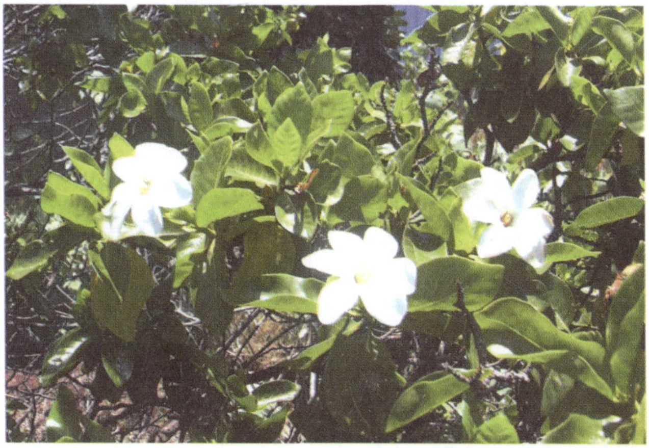

栀子

鼻

中頞，也叫作頞，就是鼻山根，俗称鼻梁。属于足阳明胃经和督脉交汇处，也属手太阴经。（《素问》说：西方属白色，通到肺，开窍在鼻，怕热。

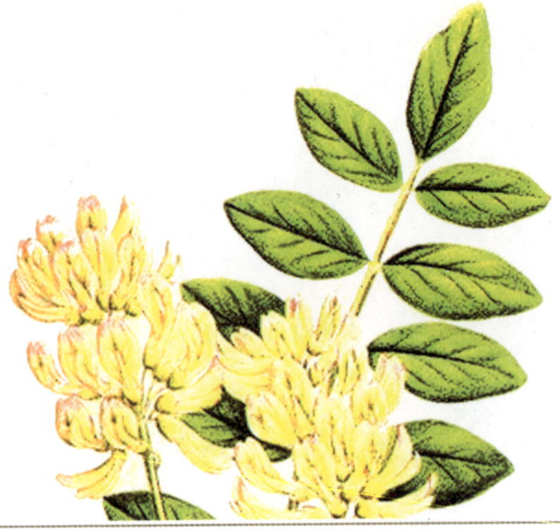

中頞，也叫作頞，就是鼻山根，俗称鼻梁。属于足阳明胃经和督脉交汇处，也属手太阴经。（《素问》说：西方属白色，通到肺，开窍在鼻，怕热。《灵枢》说：肺病患者，因为喘息而鼻孔张大。又有话说：肺虚则造成鼻塞不利，肺部如果调和就能使鼻子正常发挥作用而得问香臭。乔岳说：肺坏死就不会再有鼻涕，鼻孔发黑干燥，肺金坏死还会造成肝木反而过盛，用致凌驾肺金，使面色发青。东垣说：伤风，就会使鼻中出粗气，闭口不开，因为肺气通向上）。鼻还属手少阴心经。（李东垣说：鼻本来主肺，但之所以可以闻到香臭，是因为鼻通心，庚金生于天干的已。《素问》说：五气从鼻进入，藏于心肺，心肺如果有病，鼻子就会失去功能。）鼻还属于手足阳明大肠胃经、督脉的交汇处。

（刘河间说：因为伤风而使寒气侵入腠理就会形成鼻塞，因为寒有收敛的作用，使阳气不能通畅。《素问》说：患伤寒两天使阳明经受损，阳明经主肉，其脉在面颊下鼻旁边，所以如果鼻干就导致不能躺下。王海藏说：石膏可以发汗，性质辛寒，通到手太阴经，仲景治疗伤寒阳明经证就用它，为什么？因为胃脉运行在身体前部，胸为胃和肺的房舍，如果邪热在阳明经，就会使肺受到热邪的伤害，所以要用辛寒的药物来清肺，所以叫作白虎汤。《素问》又说：运气到阳

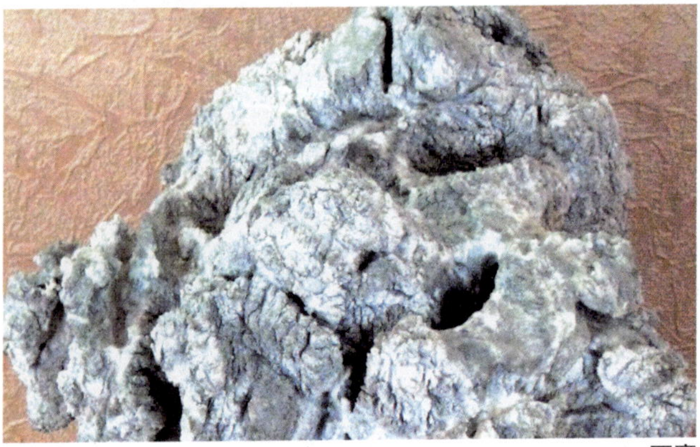

石膏

明经时，会造成鼽嚏。注：鼽，鼻窒。嚏，喷嚏。）小儿的鼻叫作明堂。

明堂，就是鼻。明堂广大者高寿，小者寿短，而且易生疾病。（这是相家看相的说法。还需要参考面部的其他部位。）鼻属足太阴脾经。（《素问》说：脾热病患者，鼻先发红。）脸颊下鼻孔两旁五分位置，叫迎香穴，属手足阳明大肠胃经的交汇处，向上直接通到眼睛的瞳仁。鼻还属足阳明胃经和阴跷脉交会处。如果别的地方没事，只有鼻尖颜色青黄者，此人必有淋病。鼻尖微微发白者，是失血过多。发红，是因为血热。发黄，意味小便艰难。

御寒汤

◆治寒气风邪，伤于皮毛，鼻塞，咳嗽上喘。

将黄芪一钱，人参、升麻、陈皮各五分，甘草（炙）、款冬花、佛耳草、防风各三分，黄连、黄柏、羌活、白芷各二分，苍术七分。用水二大盏，熬至一大盏，去掉药渣，趁热服下，服药前后不能吃饭。

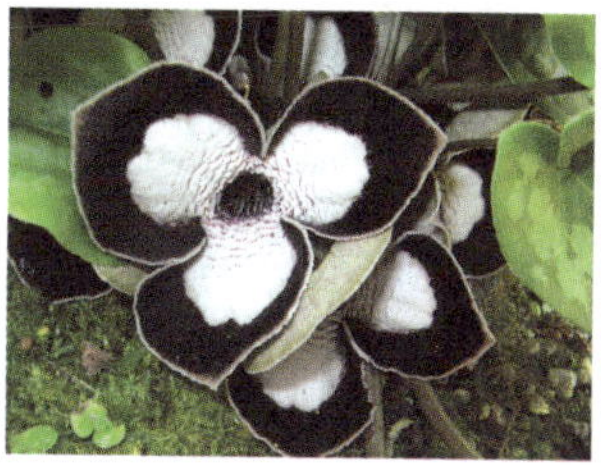

细辛

细辛膏

◆治疗鼻塞脑冷，清涕常流。

将细辛、川椒、川芎、黑附子（炮，去皮脐）、干姜、吴茱萸各二钱半，桂心三钱三分，皂角屑一钱六分半。一起用猪脂二两煎油，用米醋把药浸泡一夜，再放猪油内同煎，以附子色发黄为度，用绵蘸药塞鼻中。

◆治鼻塞常有清涕。

将桂心、细辛、干姜（炮）、川椒（去目并合口者，炒出汗）各半两，皂荚二钱半。一起研成细末，用羊脂和成膏。每次使用如枣核大，用绵包裹，塞入鼻中。

防风汤

◆治浊涕不止。

将防风（去芦）一两半，黄芩、人参、炙甘草、川芎、麦门冬（去心）各一两。一起研成细末，每次服用二钱，用沸汤点服，饭后服用，一日三次。

地黄煎

◆治鼻生疮，痒痛。

将生地黄汁、生姜汁各一合，苦参（锉）一两，酥三合、盐花（后入）二钱。用地黄汁、生姜汁浸泡苦参一夜，用酥调和，放在铜石器中煎至酥尽，去掉药渣，倒入盒中，每次用少许滴在疮上。

人参顺气散

◆治感风头疼，鼻塞声重，

将干姜半两，人参、川芎（去芦）、炙甘草、干葛、苦梗（去芦）、厚朴（去皮，姜制）、白术（去芦）、陈皮

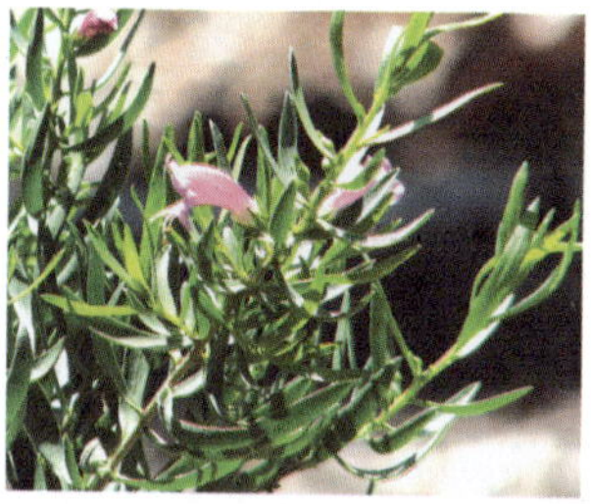

防风

（去白）、白芷各一两，麻黄（去节）一两半。一起碾碎，每次服用三钱，用水一盏，姜三片，枣一枚，薄荷五七叶，熬取八分，随时热服。如果有风头疼，咳嗽鼻塞，可加葱白煎。

口

口，是脾之所主，受胃肠脉的影响。《内经》认为：胃属足阳明经脉，在口下承浆穴交汇。脾热口就会感到甜，心热口就会感到苦，肺热口会感到辛辣，肾热就会感到口咸，胃热就会感到口中淡。

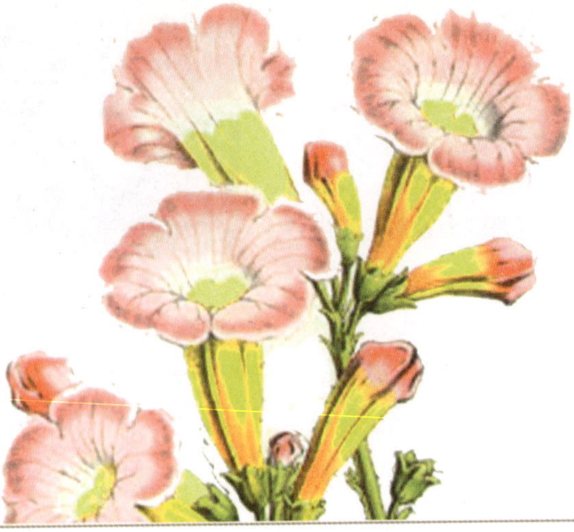

口，是脾之所主，受胃肠脉的影响。《内经》认为：胃属足阳明经脉，在口下承浆穴交汇。脾热口就会感到甜，心热口就会感到苦，肺热口会感到辛辣，肾热就会感到口咸，胃热就会感到口中淡。

口糜

胡黄连散

◆将胡黄连五分，藿香一钱，细辛、黄连各三钱。一起研成粉末，每次服用半钱，把药末含在口内，漱口后吐出。

必效散

◆将白矾、大黄各等份。一起研成细末，临睡时将药末贴患处，沥涎尽，用温水漱口。

黄柏散

◆将黄柏（蜜涂炙干，去火毒）、白僵蚕（直者，置新瓦上，下用火爆断丝，去火毒）各等份。一起研成极细的粉末，取少许放疮上、舌头上，用唾液融化。

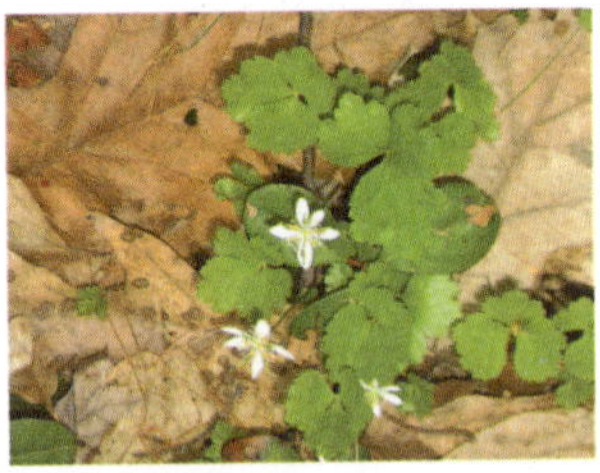

黄连

口疮

三补丸

◆将黄芩、黄连、黄柏各等份。一起制成末，加水调和成丸。每次服用三、四丸，用白汤送服。

金花丸

将黄连、黄柏、黄芩、栀子、大黄（便秘可加）等份，一起研成细末，加水调丸。每次服用三丸，白汤送下。

黄连升麻汤

◆将升麻一钱半，黄连三钱。一起研成细末，用绵包裹含嘴里，用唾液送下。

绿袍散加减泻白散

◆将黄柏四两，炙甘草二两，研成粉末，再加入青黛一两一起研磨均匀，干贴患处。

口臭

加减泻白散

◆将桑白皮三钱，地骨皮一钱半，炙甘草一钱半，知母七分，黄芩五分，五味子二十一粒，麦门冬五分，桔梗二钱。一起碾碎，加水二盏，熬至一盏，去掉药渣，温服，饭后服用，一日两服。忌酒、湿面及辛热之物。

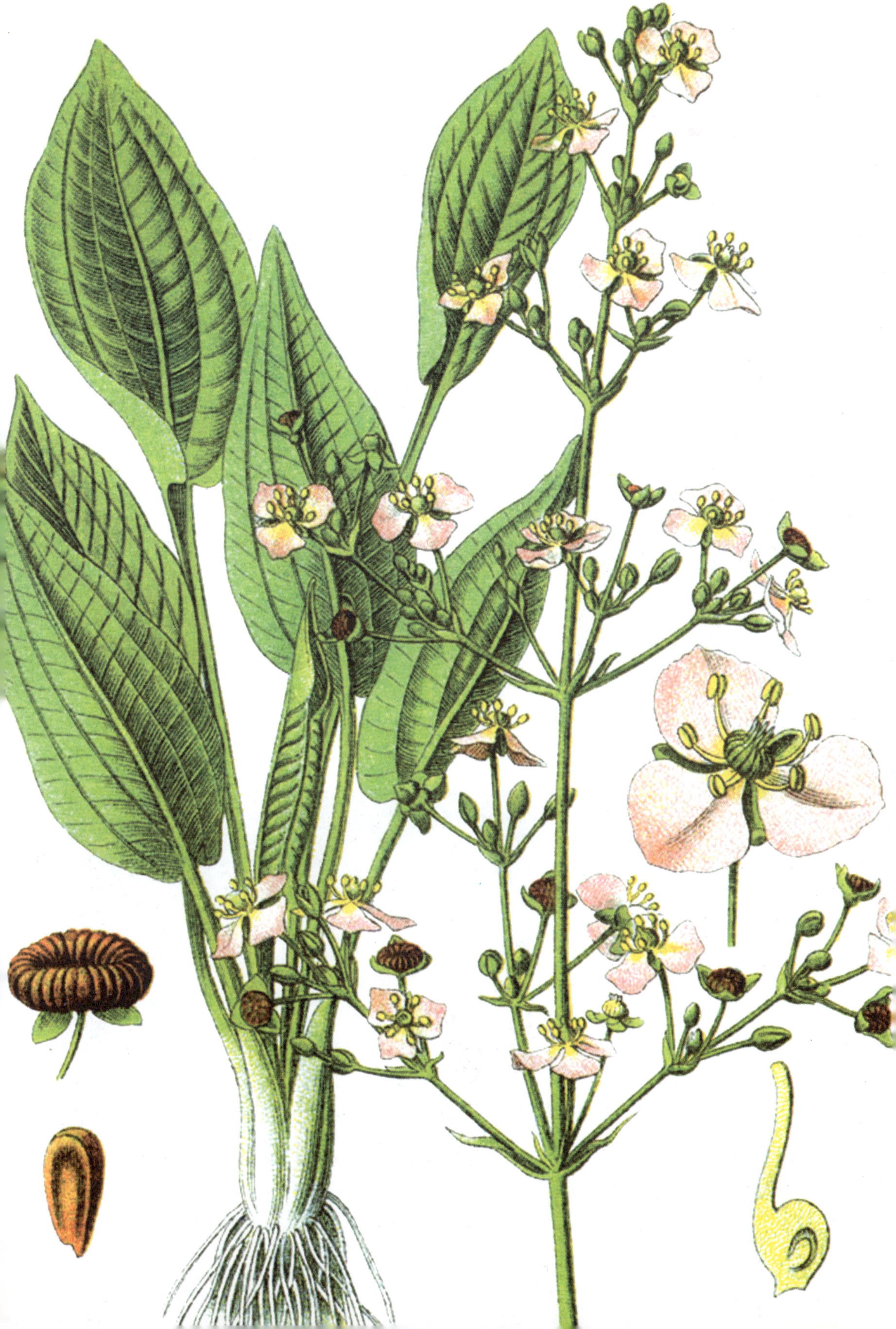

皮肤

《素问》皮肤篇中有这样的论述：人的皮肤有十二经分属部位，脉络的分布纵横有序，筋有结聚连络，骨有长短大小，所以生的病各自不同。

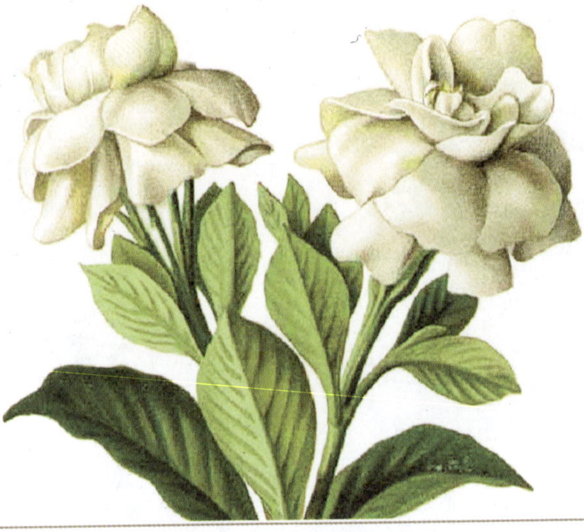

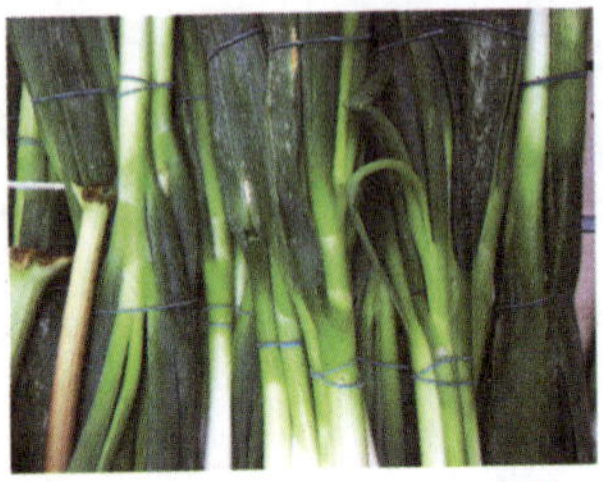

葱

《素问》皮肤篇中有这样的论述：人的皮肤有十二经分属部位，脉络的分布纵横有序，筋有结聚连络，骨有长短大小，所以生的病各自不同。百病的发生，首先是从皮毛开始，病邪侵入皮毛，就会向内传入经脉；如果病患不除，就传入五脏，对身体造成极大损害。

桑皮饮

◆治皮肤痛。

将桑白皮二钱，干葛、柴胡、枯黄芩、玄参各一钱，地骨皮、天门冬、麦门冬各一钱半，甘草、木通各四分。一起用水二盏，姜三片，葱一寸，熬至八分，取微汁。温服，服药前后不能进食。

泽肤膏

◆治皮肤枯燥。

将牛骨髓、真酥油各等份，调和均匀，用干净的瓷器贮藏，每日空腹用三匙，热酒或蜜汤调服。长期服用可滋阴养血，止嗽荣筋。

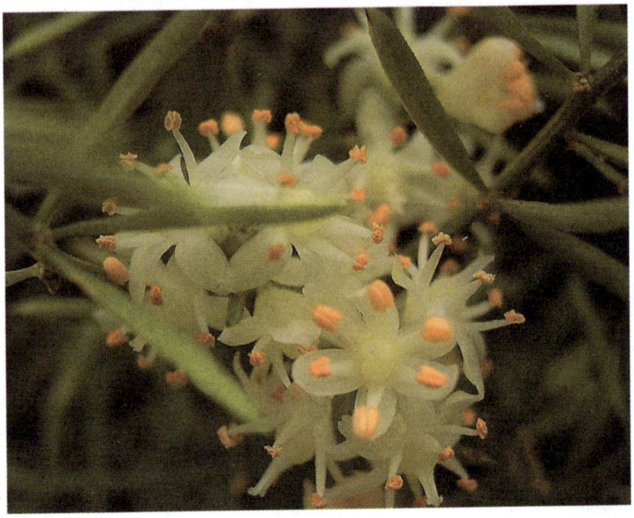

天门冬

伤寒类伤寒辨

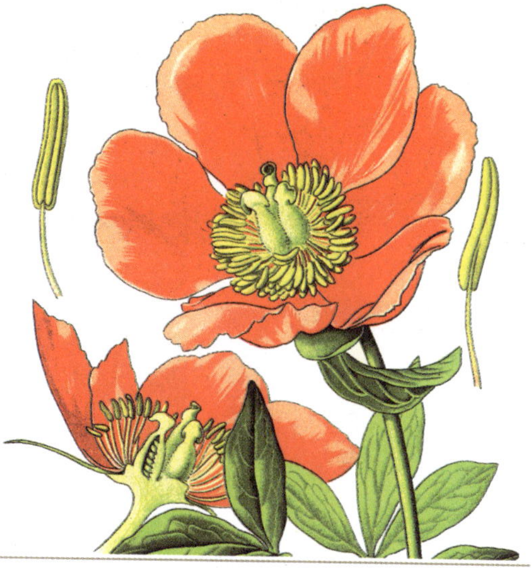

世人相传，因为痰、饮、香港脚、虚烦这四种疾病类似伤寒，王叔和又因为痓、湿、霍乱等疾病和伤寒症状相似，而将其列入到伤寒论中。然而跟表现出的症状相比较，相似者又何止这几种疾病。

世人相传，因为痰、饮、香港脚、虚烦这四种疾病类似伤寒，王叔和又因为痓、湿、霍乱等疾病和伤寒症状相似，而将其列入到伤寒论中。然而与表现出的症状相比较，相似者又何止这几种疾病。因为内伤而劳倦，症状也很像伤寒。现在将冬温等疾病，和伤寒的差别罗列在后面。自从霜降用后，因为天气寒冷而受寒而病者，就是伤寒。（脉象浮紧，无汗，这是伤寒的脉象；脉象浮，但脉缓，这是伤风。）霜降以后，天气应该寒冷却不冷，反而更加温暖，因而穿衣盖被都减了，导致受寒而得病，这是冬温。（感染时气耳病会身上出斑；伤寒还没有解热就又遇到温热，是温毒。）

春天是天气和暖，有人发高热，口渴而不怕冷，这是温病，如果用辛温发汗的药物治疗就糟了！（如果天气还冷，冰雪还没有解冻，受寒而生病，这也叫伤寒。）

三月以后，八月以前，天气有时候会突然变冷，因此受寒而得病者，这属于时行寒疫。夏至以后，时令炎热，有人发高烧，感到烦渴而不怕冷者，所得为热病。热病和中暑很相像，但是热病

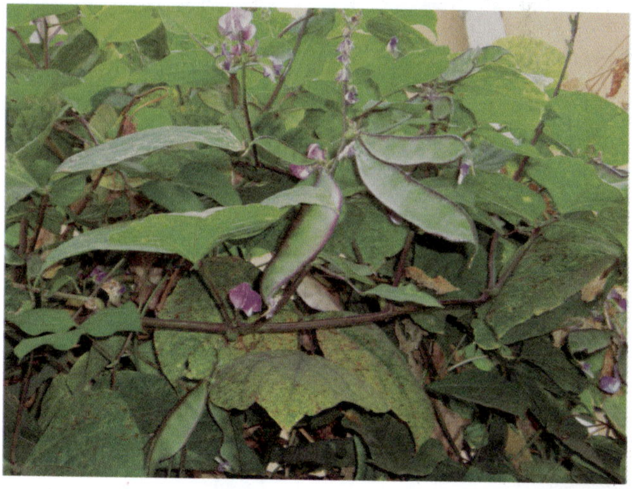

白扁豆花

的脉盛，中暑脉虚。夏天有病，会头痛、胡言乱语、无缘无故地出汗，身体也不怎么发热，两小腿发冷，四肢沉重、胸腹满的患者，这是温湿病的特征。如果有人被湿气所伤，因而中暑，湿热相搏，所以出现以上症状，千万不要用发汗的方法治疗。其中头痛、身体发热、无故出汗和伤寒相同，而脉象中尺脉和寸脉都浮，身体沉重迟缓，只是想睡，鼻息重、打鼾，开口说话吃力，手足瘫痪或软弱无力，这都是风温。此时不可发汗治疗。

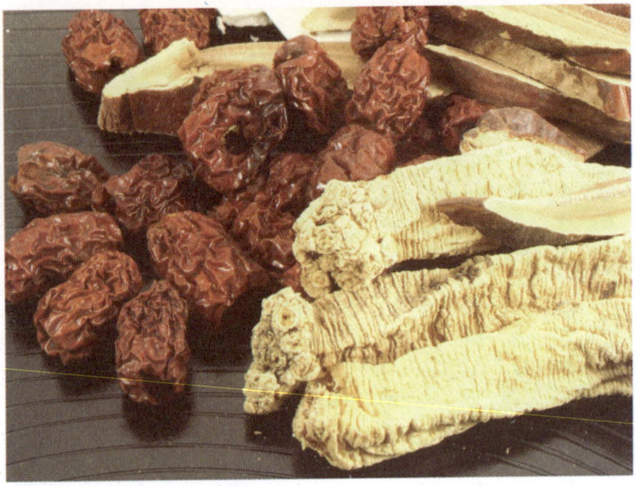

如果患者出现呕吐而且下利、头痛、身体疼痛、怕冷、发热的症状，这是霍乱。身体发热而脚冷、头颈强急、怕冷，如果出现有时头部发热、面色发红而且眼中发红，头部突然发晕、不能开口说话、身体僵直的情况，这是痉病。怕冷、无汗为刚痉，怕风、有汗为柔痉，躺下时仰面、睁眼者为阳证，躺下时用侧躺的姿势，而且闭眼为阴证；脉象浮紧快为阳证，脉象沉、细、涩为阴证；口中干燥口渴为阳证，口中舒适为阴证。阳证容易治疗，阴证治疗时会很费力。头疼发热的症状和伤寒相同，但是身体不感到疼痛，右手气口脉紧而且盛，右关脉象短滑，左手脉象平和的患者是伤于饮食。一定会同时出现中脘痞闷、噫气作酸，或者怕闻到食物的味道，或者想吐又吐不出来，或吐不完的症状，还

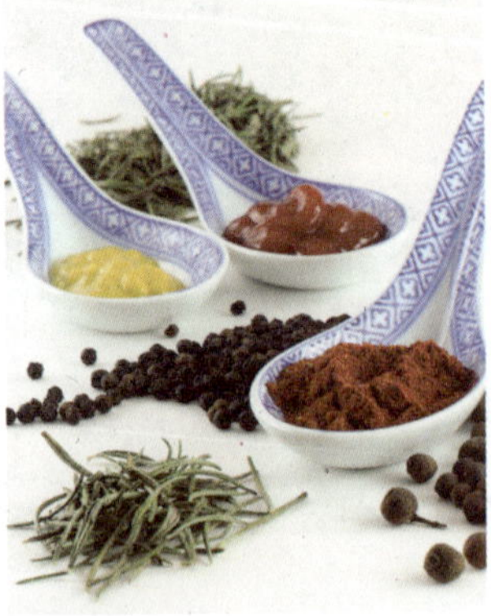

会停食而且感到冷。患者的左右手人迎气口脉象一定都大。有烦热的感觉，和伤寒相似，只是脉象不浮紧，头不疼、身体不感到疼痛、不怕冷，或者烦的时候头也痛，烦的感觉停止时痛也跟着停止，以上症状为虚烦。出现怕冷发热、怕风、无故出汗、胸满、气往上冲到咽，不能休息的症状，看起来和伤寒很相似，然而头不痛颈不僵直，也有时感到头痛，但平时行动如常，其脉象紧而不大，这是痰症。痰在上焦，则会形成寸口脉象沉滑或沉浮；如果痰在中焦，右手关脉的脉象就会滑大，如果还有气郁的情况就会脉象沉而且滑，有夹食脉象就会出

现短而且滑的现象。凡是脉象显示弦脉或滑脉，就是有痰饮，偏弦的情况说明有饮证，脉象沉而且弦者是有悬饮；体内感到疼痛，脉象显示左右关脉大，或者关上脉象浮而且大，或者眼下方好像被灰烟熏过，这都是痰症的症状。发热、怕冷、头疼、肢解疼痛、呕吐恶心的情况和伤寒很相似，然而病从脚部显现，脚膝肿痛或痉痛，或者肿满，或者枯细，大便也坚硬，这是香港脚的症状。

《伤寒论》说脉浮，当发热而且寒战，怕冷好像还有疼痛，但是饮食如常，出现这种情况，就是体内有蓄积和脓。这就是说有内痈。《素问》说：肝满、肾满、肺满这些都是实证，会造成发肿。《王注》说，满就是脉气满实，肿就是痈肿大，咳嗽时胸中就感到隐隐作痛，心胸皮肤粗糙不平，发冷时全身颤动而且脉快，咽部干燥但不口渴，所出的唾液浓浊腥臭，吐好像米粥一样形态的脓，这是肺痈。小腹感到沉重，下按

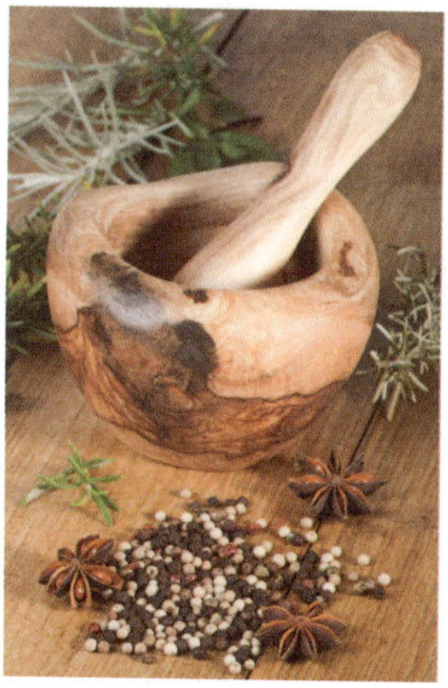

时感到疼痛，小便频而且淋沥，时时出汗，怕冷而且身体皮肤粗糙不平。腹部皮肤紧而且好像有肿块，脉象滑而且快，这是肠痈。

胃脘处隐隐作痛，手不能碰触，胃脉象沉而细，因为气逆，所以人迎脉盛，这是胃脘痈。是内伤还是外感，可以根据人迎和气口的脉象来辨别，内伤的患者脉象显示人迎脉平，而胃脘痈证的脉象显示人迎脉盛，这和伤寒是很不同的，应该详细分辨。有一女子患肠痈发热，被庸医误诊成伤寒治疗，不让进饮食，过了十余天简直都快死了，有一日下了几升脓出来，才知道是痈症，但已经来不及抢救了。如果就像伤寒一样发热，其实此人可能是从高处掉下来，受了跌打损伤，或者此人是因为大怒而动气呼叫，没有其他事情引起发病，小便也很正常，口也不感到渴，按心下，或胁下，或者脐腹有些地方有疼痛的地方，甚至手不能碰触，这是蓄血症。

身体劳逸失节，饮食不当，七情房事过度都会伤害到身体，造成淤血。

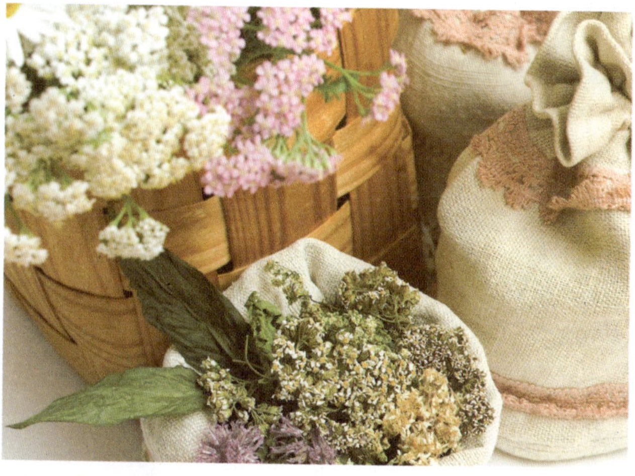

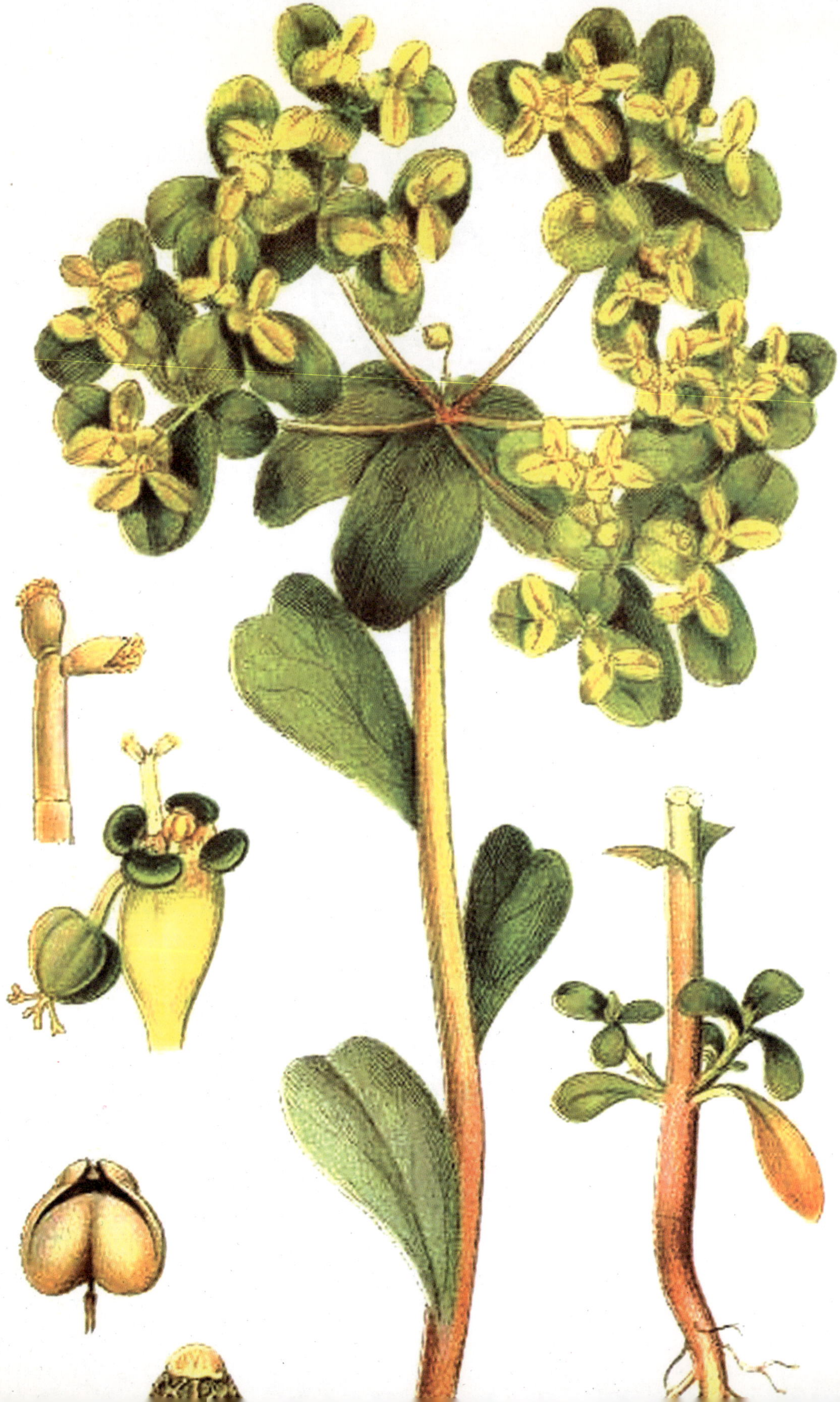

有一人经常服用滋补丸，数量多至数两，忽然一天发热，服用了解热的凉药，热度反而有增无减，感到身体沉重发困，就快支持不住了，用蓄血法治疗他。刚刚煎药，病人闻到味道就说：多么香啊。服了药就立刻退热，次日便下一斗左右黑色粪便，然后就好了。伤寒中也有蓄血症，应该从这一科寻找治疗方法。

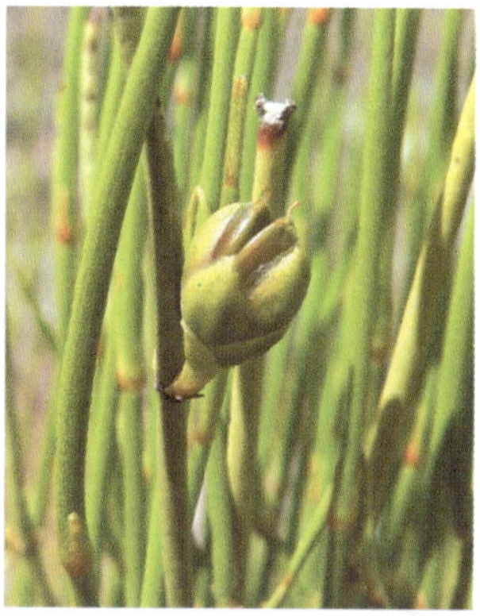

草麻黄

四时伤寒不同

冬为伤寒

◆从霜降以后到春分以前，凡是接触冒犯霜、露，身体被寒气侵袭而病者，就叫作伤寒。

春为温病

◆温病是指从立春之后，既没有突降的严寒，又没有冰雪，人突然发热生病。这是因为冬天时阳气伏于内而春天时候阳气就发于外。《内经》说：冬天必然伤于寒冷，春天必然伤于温病。

治疗春温可以服用升麻解肌汤、柴胡桂枝汤最好。发热比较严重的话可以服用小柴胡汤。不感到口渴，体表有微热者服用小柴胡加桂枝汤。有咳嗽的情况可以服用小柴胡加五味子。感到烦渴发热却不怕冷的患者可以服用竹叶石膏汤。然后服用麻黄桂枝汤和大青龙汤。在西北这两个方位照此行事没有不见效的。如果在江淮地带，地域温暖，只有冬天和初春可以如此服用。从春末到夏至用前，桂枝麻黄汤、大青龙汤内药物最好有所增减。

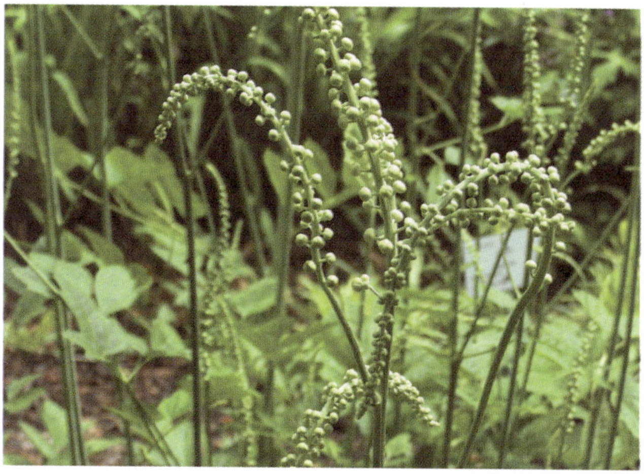

升麻

升麻解肌汤

◆治疗伤寒，温病，天行头痛、壮热。

将葛根一两，麻黄（去节汤泡）七钱半，黄芩、芍药各半两，桂心、甘草（炙）各二钱半。一起碾碎，每次服用四钱，用水一盏半，枣一枚，熬取八分，一日三次。

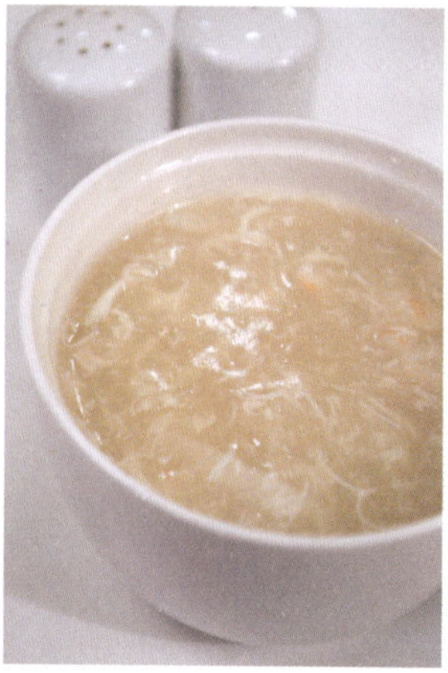

小柴胡汤方

◆将柴胡半斤，半夏

（汤洗）半升，人参、甘草、黄芩、生姜各三两，大枣（擘）十二枚。用水一斗，二升，熬取六升，去掉药渣，再熬至三升。温服一升，一日三服。

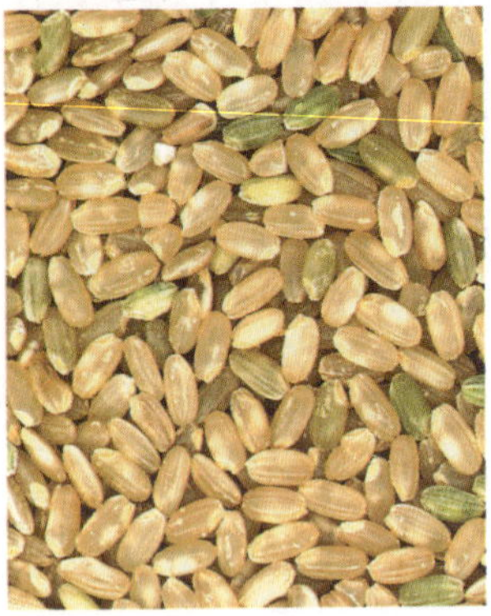

粳米

竹叶石膏汤

◆将竹叶二把，石膏一斤，半夏（洗）半斤，人参三两，甘草二两，粳米半升，麦门冬（去心）一升。用水一斗，熬取六升，去掉药渣，放入粳米，待煮米熟汤成，去米温服一升，一日三服。

大青龙汤

◆将麻黄（去节）六两，桂枝（去皮）二两，甘草（炙）二两，杏仁（去皮尖）四十枚，生姜（切）三两，大枣（擘）十二枚，石膏（碎）鸡子大。以上七味药，用水九升，先煮麻黄，减一升，去掉泡沫，放入其他药，熬取三升，去掉药渣，温服一升，取微似汗，汗出多者，温粉扑之，一服就出汗者需停后服，如果再服使汗过多，会亡阳遂（一作逆）虚，恶风烦躁，不得眠也。

夏为暑病

中暑中热看似一样，其实并不是一种病。中热是指在冬天受了寒，到夏天才发病。这是由于过时而发，病邪从内发向外。即所谓的晚发。与中暑的病症是不一样的。中暑得病，其脉象虚；晚发的病，其脉象盛。治疗的方法有清热，有解肌。中暑，多表现为患者出汗多，怕冷，发热而且口渴。

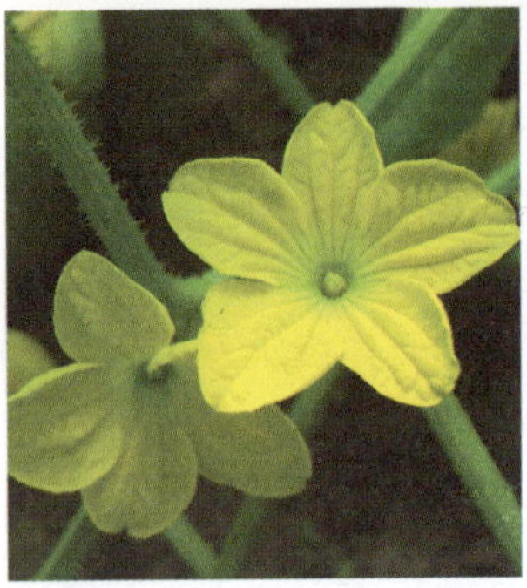

瓜蒂

瓜蒂散

◆治疗身体发热，疼痛沉重。

将瓜蒂（炒黄），赤小豆各一分。一起研为细末，取一钱用豉一合，汤七合，先将药物浸泡。须臾煎成稀糜，去掉药渣，取汁相和，趁温一次顿服。

五苓散

◆治疗小便不利，头痛微热，烦渴欲饮，舌苔白，水肿，泄泻，以及霍

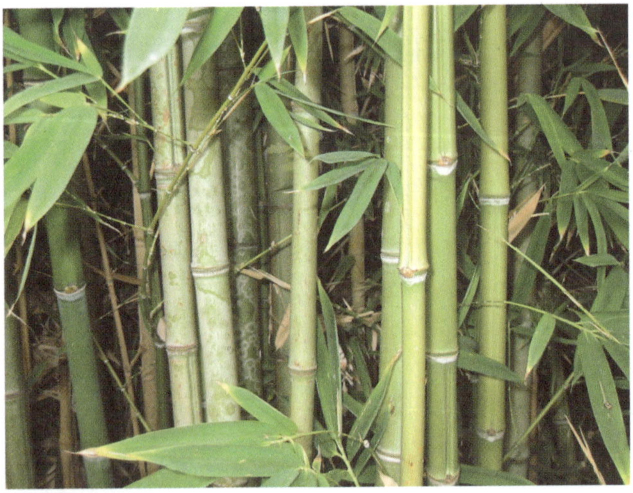

竹叶

乱，痰饮，脐下动悸。

将猪苓（去皮）十八铢，泽泻一两六株，白术十八铢，茯苓十八铢，桂枝（去皮）半两。一起捣碎，用白水饮和服一小勺，一日三服，多喝热水，汗出可愈。

秋为疟

夏天伤于暑，秋天伤于疟。疟病的脉象是阴阳俱盛。偏重于阴者变为温疟。凡是伤寒病，前热还没有消除，其脉象阴阳都盛，就是寒邪转变成温疟了。温疟如果出现寒热往来，口苦、胸胁满等症状，可服用小柴胡汤加芍药少加桂枝治疗。如果热多就用双倍柴胡。寒多就用双倍桂枝。如果发热严重而且口渴心烦，可服用人参白虎汤再少加些薄桂。如果饮食少胃弱，可以加白术。心下有痞加枳实、黄连。脉虚者要加双倍人参。口渴者去掉半夏加上栝蒌根。如果体内蓄积着邪热，会造成便秘。脉象滑、大而且有力者，用大柴胡汤下之。

白虎汤

◆治疗温疟。

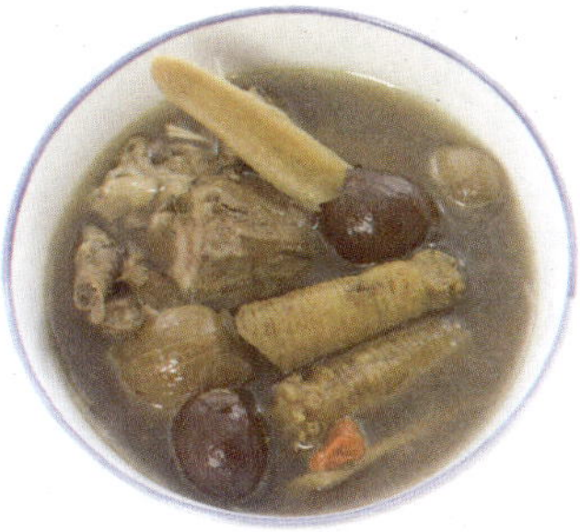

将知母六两，石膏一斤，甘草，二两，糯米六合。用水一斗，煮米熟汤成，去掉药渣，温服一升，一日三服。

大柴胡汤

◆治疗胸胁苦满，呕吐不止，郁郁微烦，心下痞硬，或心下满痛，大便不解或协热下利，舌苔黄，脉弦数有力。

将柴胡半斤，半夏（洗）半升，黄芩、芍药各三两，生姜（切）五两，大枣（擘）十二枚，枳实（炙）四枚。

以上七味，用水一斗，二升，熬取六升，去掉药渣，再煎温服一升，一日三服，一方有大黄二两，若不加大黄恐怕不为大柴胡汤也。

太阳病

《内经》里说：太阳经受病，头颈会感到僵硬疼痛而且怕风寒，大多数情况会感染经络。表现为项背僵硬、发热、怕冷、漏泄不止、小便难等症状。

发汗法

桂枝汤

◆将桂枝（去皮）三两，芍药三两，甘草（炙）二两，生姜（切）三两，大枣（擘）十二枚。一起碾碎后用水七升，微火熬取三升，去掉

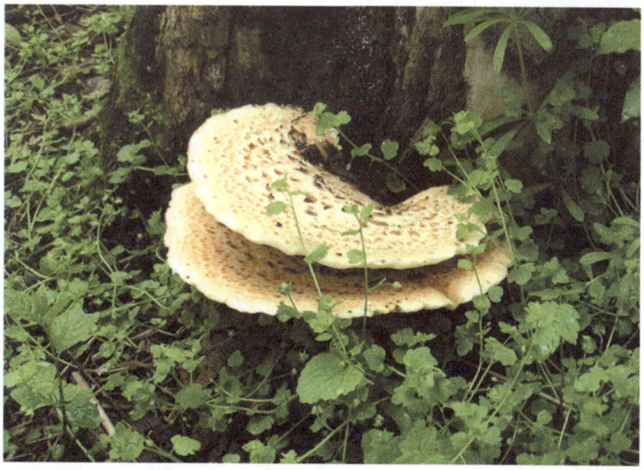

猪苓

药渣，温服一升，之后过会儿再服热稀粥一升余，用助药力，盖被取汗，以身体出微汗为效。禁食生冷粘滑肉面、五辛、酒酪、臭恶等物。

桂枝加葛根汤

◆将桂枝二钱，芍药二钱、生姜三钱，炙甘草二钱，大枣三枚，葛根四钱。用水一斗，先煮麻黄、葛根，至减二升，去掉泡沫；放入其他药；熬取三升，去掉药渣，温服一升。

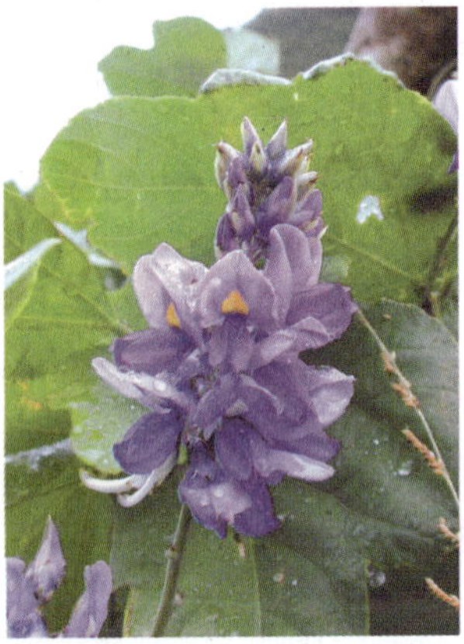

葛根

桂枝麻黄各半汤

◆将桂枝（十六铢，去皮）一两，芍药、生姜（切）、甘草（炙）、麻黄（去节）各一两，大枣（擘）四枚，杏仁（汤浸，去皮尖及两仁）二十四个。用水五升，先煮麻黄一、两沸，去掉泡沫，然后放入诸药，熬取一升八合，去掉药渣，温服六合。

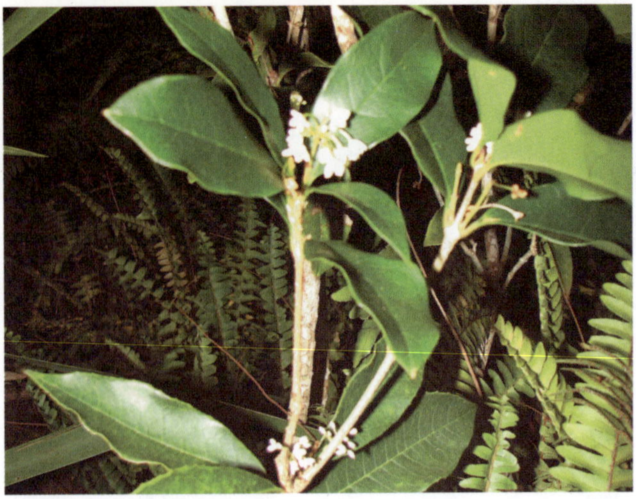

桂枝

桂枝二麻黄一汤方

◆桂枝（去皮）一两十七铢，芍药一两六铢，麻黄（去节）十六铢，生姜（切）一两六铢，杏仁（仁，医统本作人。去皮尖）十六个，甘草（炙）一两二铢，大枣（擘）五枚。用水五升，先煮麻黄一两沸，去掉泡沫，再放入其他药，熬取二升，去掉药渣，温服一升，一日两次。

葛根汤

◆有助发汗解毒，升津舒筋。

将葛根四钱，麻黄（去节）三钱，桂枝（去皮）二钱，生姜（切）三钱，甘草（炙）二钱，芍药二钱，大枣（擘）十二枚。用水一斗，先煮麻黄、葛根，减二升，去掉泡沫，放入其他药，再熬取三升，去掉药渣，每次温服一升，以出微汗为效。

麻黄汤

◆将麻黄（去节）三

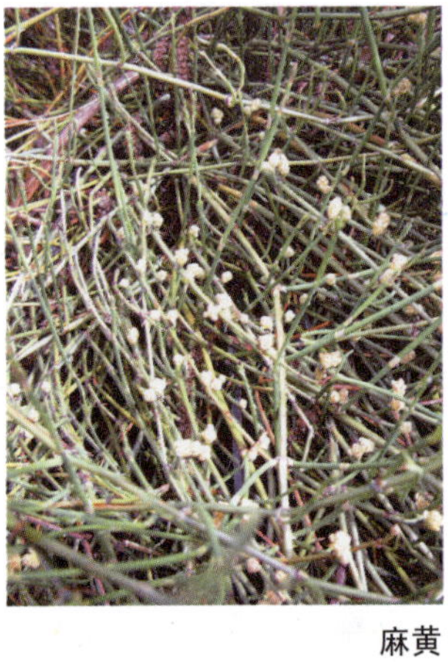

麻黄

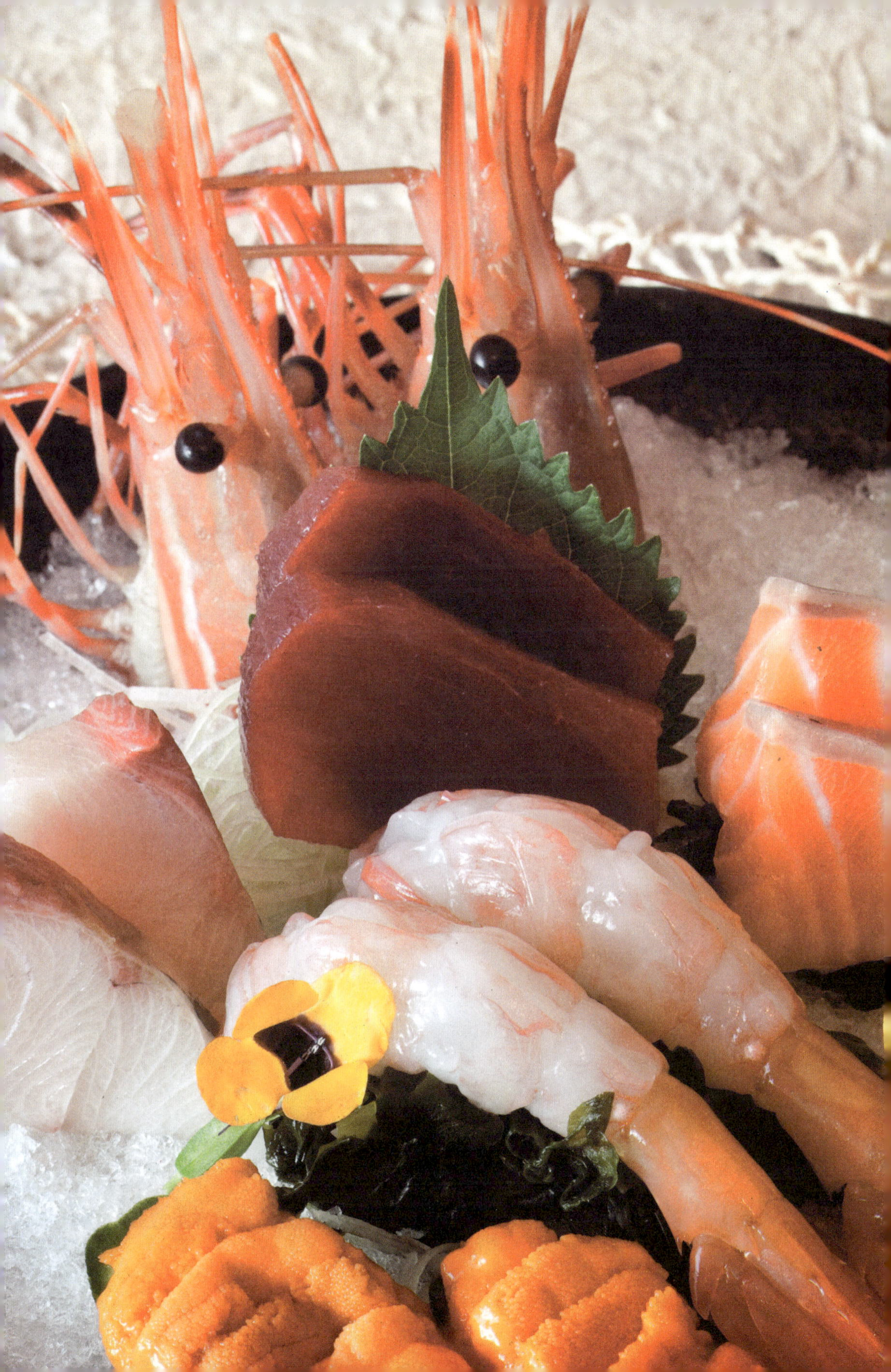

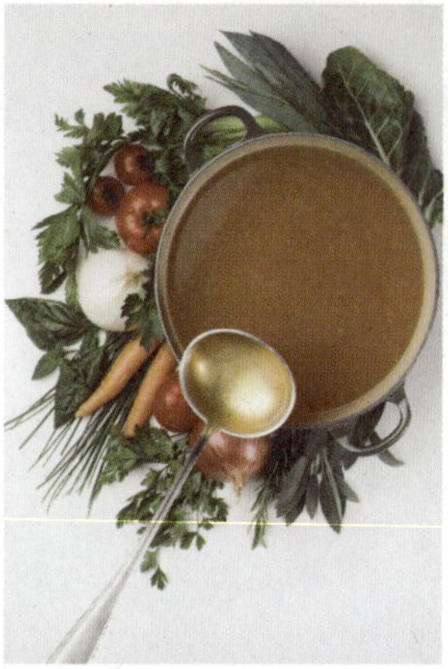

两，桂枝（去皮）二两，甘草（炙）一两，杏仁（泡去皮尖）七十个。用水九升，先煮麻黄减二升，去掉泡沫，放入其他诸药，熬取二升半，去掉药渣，温服八合，以出微汗为效。

小青龙汤

◆治疗因伤寒心下有水气，咳而微喘，发热不渴。

将麻黄（去节）、芍药、干姜、细辛、桂枝（去粗皮）各三两，五味子、半夏（汤洗）、甘草各二两。用水一斗，先煮麻黄减二升，去掉泡沫，放入诸药，熬取三升，去掉药渣，温服一升。

麻黄杏仁甘草石膏汤

◆将麻黄（去节）四两，杏仁（去皮尖）五十枚，甘草（炙）二两，石膏（碎绵裹）半斤。用水七升，先煮麻黄减二升，去掉泡沫，放入诸药，熬取二升，去掉药渣，温服一升。

吐法

栀子豉汤

◆治疗热郁于胸，虚烦失眠，胸脘痞闷等。

将栀子（擘）十四枚，香豉（绵裹）四合。用水四升，先煮栀子得二升半，放入豉，煮余一升半，去掉药渣，分为二服，温进一服。

栀子厚朴汤方

◆将栀子（擘）十四枚，厚朴（姜炙）四两，枳实（水浸去苏炒）四枚用水三升半，煮余一升半，去掉药渣，分二服温进。一服得吐者止后服。

瓜蒂散

◆将瓜蒂（炒黄），赤小豆各一分。一起研为细末，取一钱用豉一合，汤七合，先将药物浸泡。熬制一会成稀糜状，去掉药渣，取汁相和，趁温一次服下。

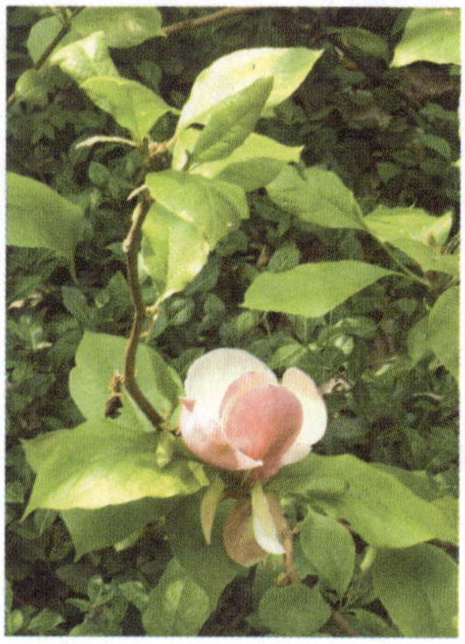

厚朴

下法

调胃承气汤

◆治疗大便不通，口渴心烦，腹中胀满，口齿

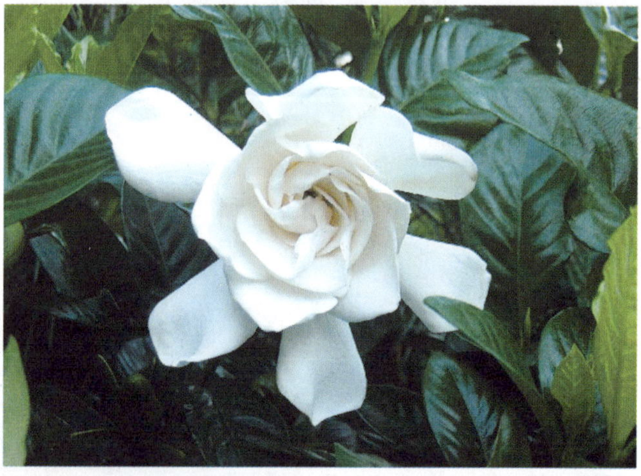

栀子

咽喉肿痛等。

将大黄（酒浸）一两，甘草（炙，甘用缓之）半两，芒硝（辛用润之咸用软之）九钱。一起碾碎，用水一盏，煮大黄甘草至七分，去掉药渣，加入芒硝，微火煮沸，温服。

柴胡加芒硝汤

◆可和少阳，泻热去实。

将柴胡二两十六铢，黄芩一两，人参一两，甘草（炙）一两，生姜（切）一两，半夏（本云五枚，洗）二十铢，大枣（擘）四枚，

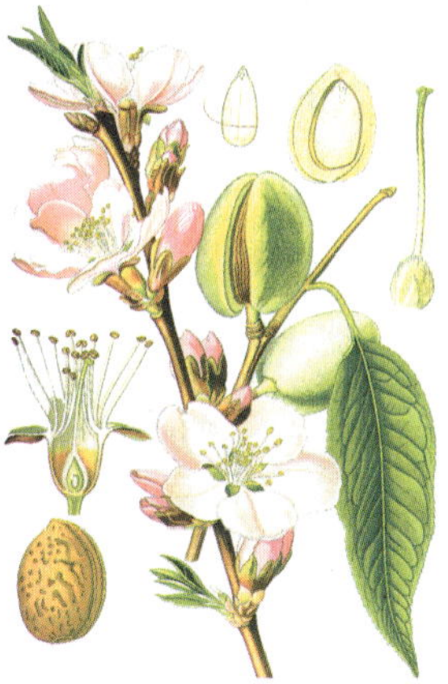

桃仁

芒硝二两。一起中用水四升，熬取二升，去渣，放入芒硝，再煮沸，温服。

桃仁承气汤

◆治疗伤寒蓄血，热结膀胱，小腹结血。

将桃仁一钱，甘草一钱，芒硝二钱，大黄四

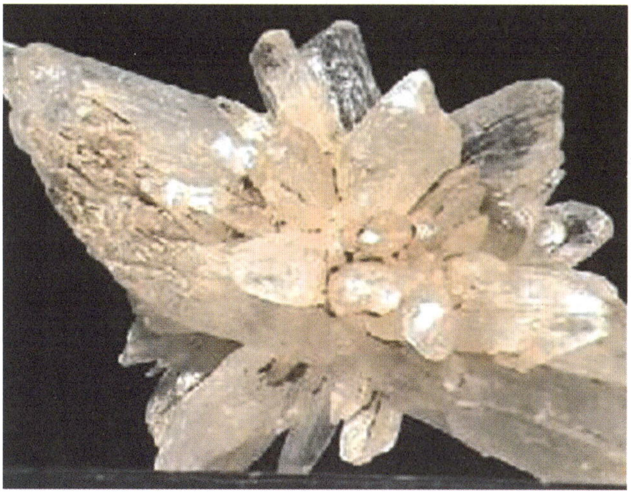

芒硝

钱。用水二盅，熬至一盅，饭前服用。

抵当丸

◆治伤寒有热，小腹满痛，小便不利或有血。

将大黄三钱，水蛭（炒后去子捣碎，再放入石灰一起炒，去灰）七枚，虻虫（去翅足、炒）七枚，桃仁（去皮尖）八个。一起研成粉末，用水调和制成一丸。水一大盅，熬至七分，随时顿服，血下停服。

大陷胸汤

◆将大黄（去皮）六两，芒硝一升，甘遂（为末）一钱。用水六升，先煮大黄取二升，去掉药渣，加入芒硝煮一二沸，加入其它药末，温服一升。

附子泻心汤方

◆将大黄、黄连、黄芩各一两，附子（炮去皮脐破别，煮取汁）一枚。一起碾碎，用麻沸汤二升趁热浸泡后绞干，去渣，放入附子汁，分两服温服。

温法

甘草干姜汤

◆将甘草（炙）四

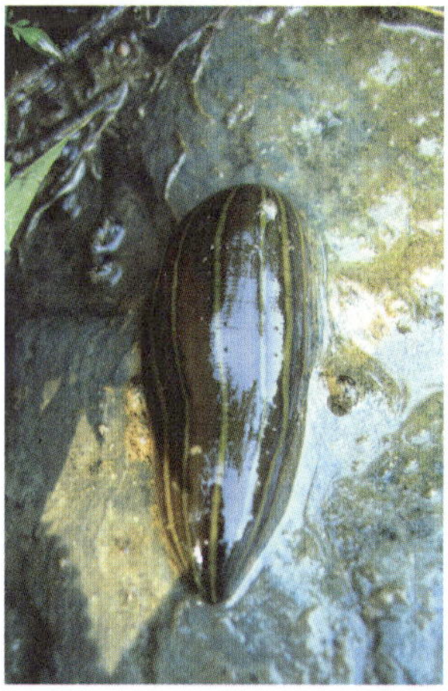

水蛭

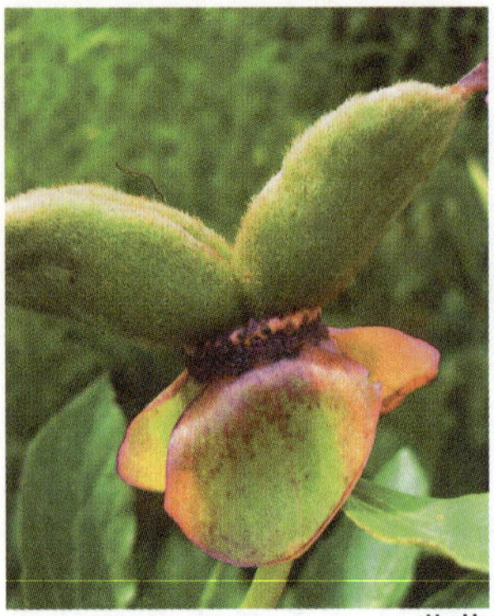
芍药

两，干姜（炮）二两。一起碾碎，用水三升，熬取一升五合，去掉药渣，分两服温服。

芍药甘草汤

◆调和肝脾，缓急止痛。治伤寒伤阴，腿脚挛急，心烦，微恶寒，肝脾不和，脘腹疼痛。

用芍药、甘草等份，水煮，去掉药渣，分两服温服。

干姜附子汤方

◆将干姜一两，附子（去皮破八片生用）一枚。用水三升，熬取一升，去掉药渣，一次服尽。

茯苓桂枝甘草大枣汤

◆将茯苓半斤，桂枝（去粗皮）四两，甘草（炙）二两，大枣（掰）十五枚。用甘烂水一斗，先煮茯苓，减二升后放入其它药，熬取三升，去掉药渣，温服一升，一日三服。

厚朴生姜甘草半夏人参汤

◆治汗后腹胀满。

将厚朴（炙）、生姜（切）各八两，半夏（洗）半升，甘草（炙）二两，人参一两。一起用水一斗，熬取三升，去掉药渣。温服一升。一日三服。

真武汤

◆治疗心悸，头眩，小便不利，四肢沉重疼痛。

将茯苓、芍药三两，白术二两，生姜三两。用水八升，熬取三升，去掉药渣，温服七合，一日三服。

和解

小柴胡汤

◆将柴胡半斤，半夏（汤洗）半升，人参、甘草、黄芩、生姜、各三两，大枣（擘）十二枚。用水一斗二升，熬取六升，去掉药渣，再熬取三升，温服一升，一日三服。

柴胡加龙骨牡蛎汤

◆将半夏（汤洗）二合，柴胡四两，大黄二两，人参、桂枝（去粗皮）、

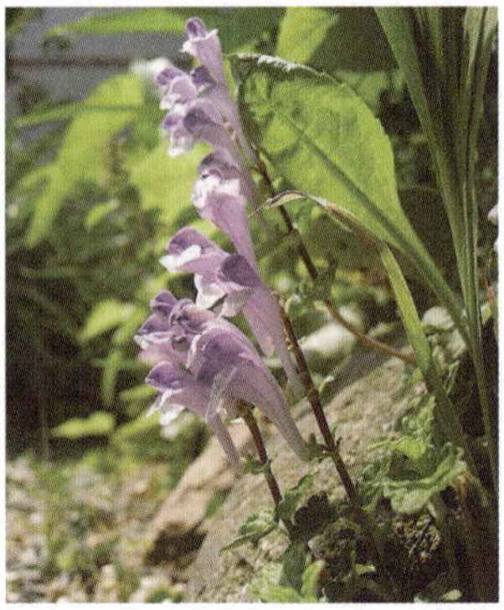
黄芩

茯苓、龙骨、铅丹、牡蛎（熬）、生姜、各一两半，

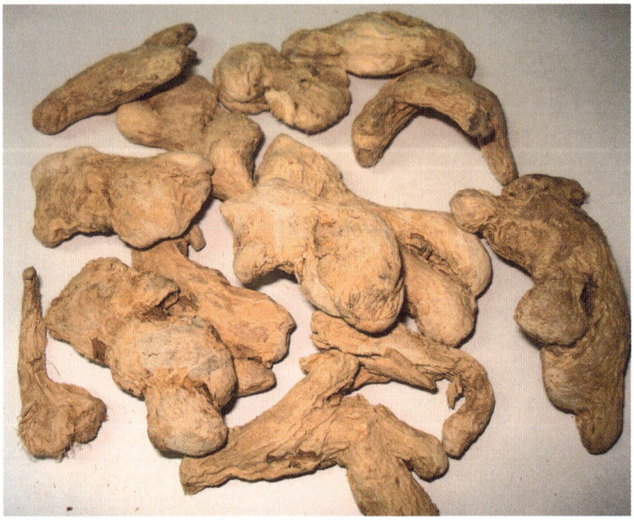
干姜

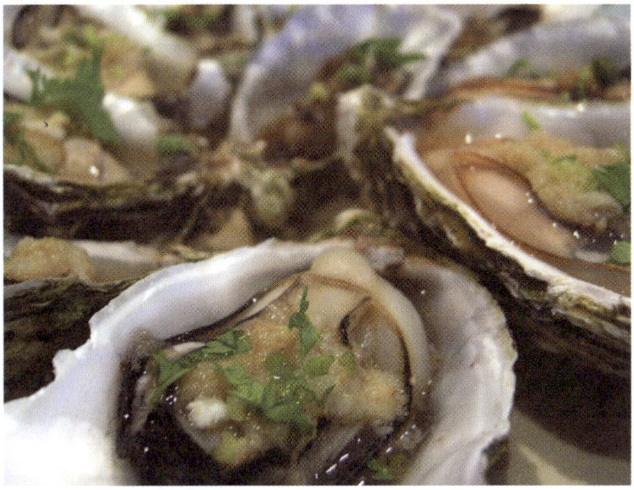
牡蛎

大枣六枚。用水八升，熬取四升后，放入棋子大小的大黄，再煮一二沸，去掉药渣，温服一升。

柴胡桂枝干姜汤

◆将柴胡半斤，栝蒌根四两，桂枝（去粗皮）三两，牡蛎（熬）、干姜、黄芩各二两，甘草（炙）一两。用水一斗二升，熬取六升，去渣，再熬至三升，温服一升，一日三服。以出汗为效。

半夏泻心汤

◆将半夏（洗）半升，黄芩、干姜、人参、甘草（炙）各三两，黄连一两，大枣（擘）十二枚。用水一升，熬取六斗，去渣，再熬取三升，温服一升，一日三服。

柴胡桂枝汤

◆将桂枝（去皮）、黄芩、人参各一两半，甘草（炙）一两，芍药、生姜（切）各一两半，大枣（擘）六枚，柴胡四两，半夏二合半。用水七升，熬取三升，去掉药渣，温服。

黄芩汤

◆将黄芩三两，芍药、甘草各二两，大枣（擘）十二枚。用水一斗，熬取三升，去掉药渣，温服一升，白天两次，晚上一次。

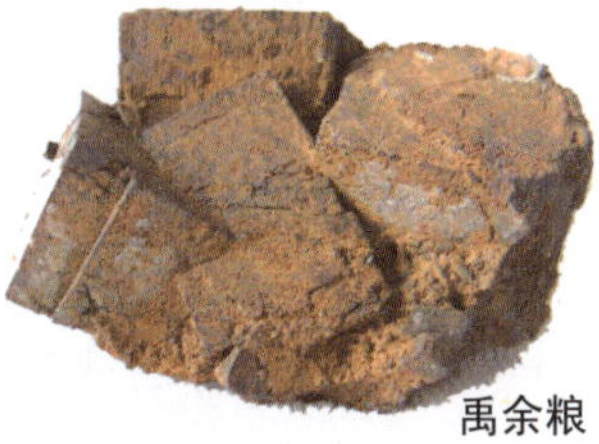
禹余粮

调法

赤石脂禹余粮汤

◆将赤石脂（碎）一斤，禹余粮（碎）一斤。用水六升，煮余二升，去掉药渣，分三次服用。

旋复代赭石汤

◆将旋复花、甘草（炙）各三两，人参二两，代赭石一两，生姜（切）五两，半夏（汤洗）半升，大枣（擘）十二枚。用水一斗，煮余六升，去掉药渣，再熬取三升，温服一升，一日三服。

黄连汤

◆将黄连、甘草（炙）、干姜（炮）、桂枝（去粗皮）各三两，人参（二两），半夏

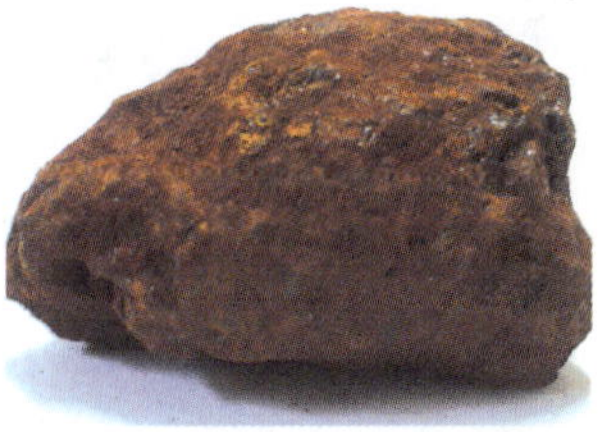
代赭石

（洗）半升，大枣（擘）十二枚。用水一斗，煮余六升，去渣，温服一升。白天三服，晚上二服。

粗末，每次服用一两，水煎，去掉药渣温服，不限时间。

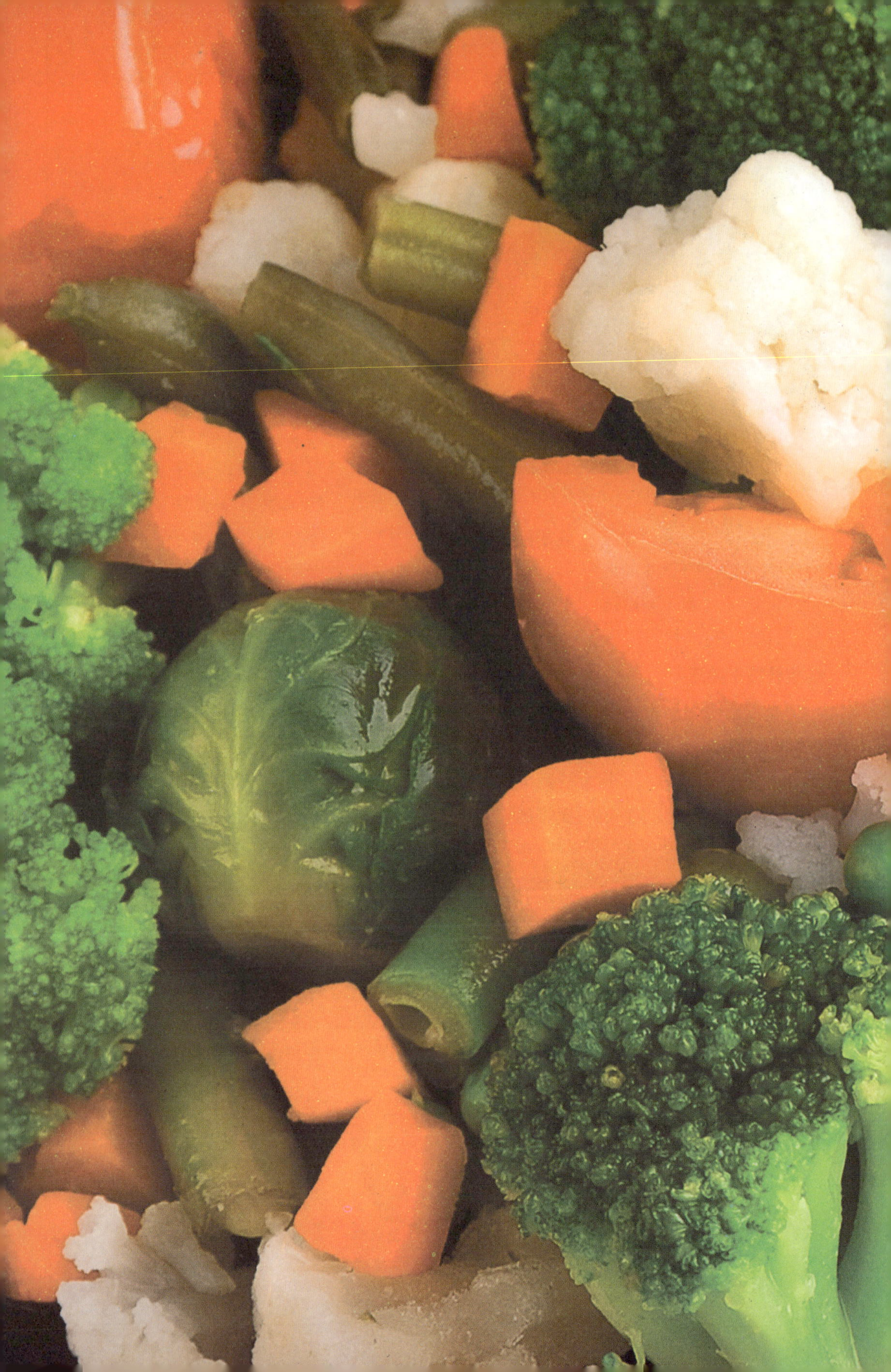

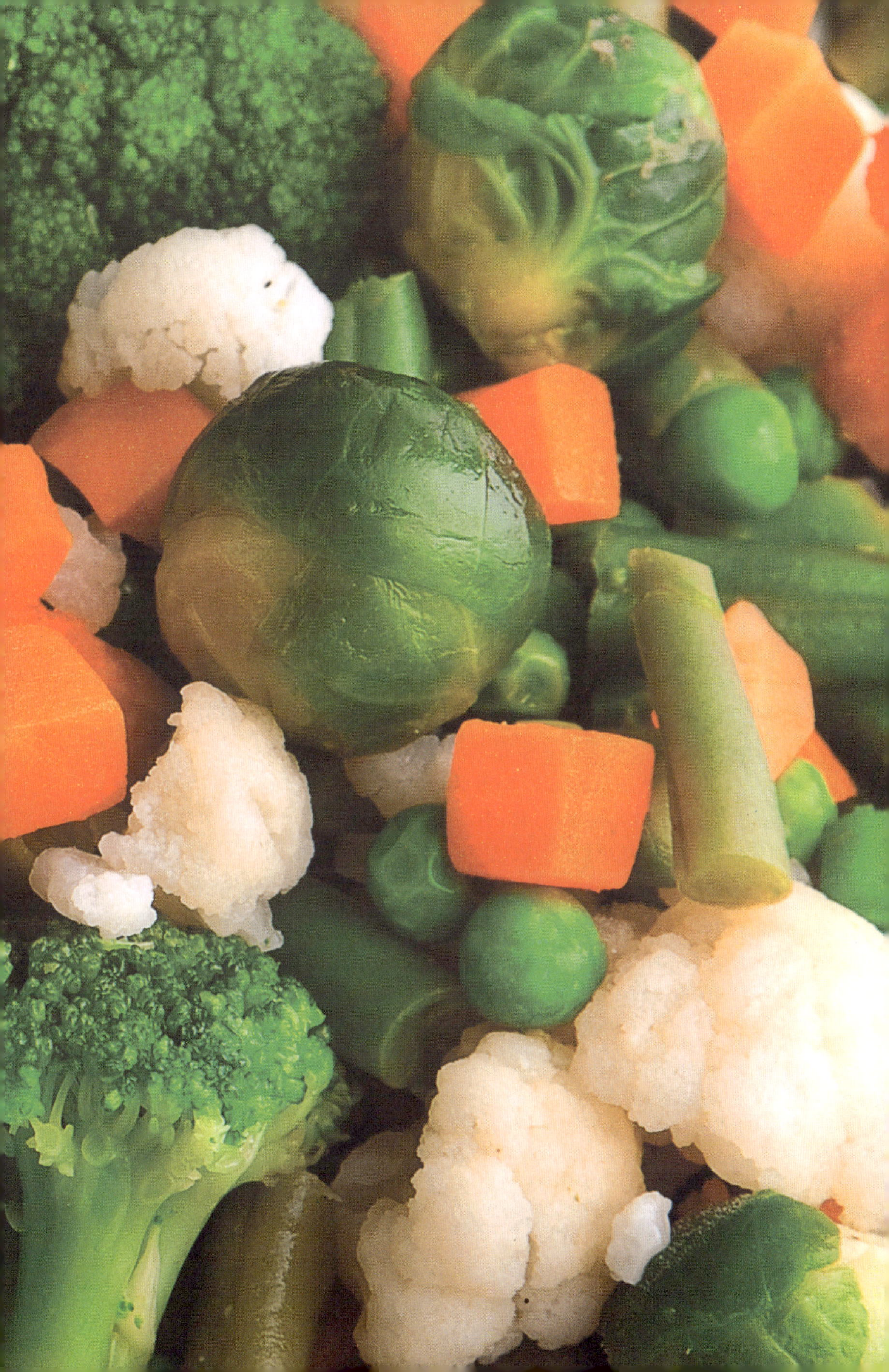

口喎目斜说中风

中风是因为人受到虚风而造成的。虚风与正风相对，指与时令所见的反向之风。身体虚弱者受到虚风的侵害，当时可能没有什么病症发作，只是停在肌肤里面，但当再次受到虚风侵害的时候，前后重叠，病症就会因为体虚而发作。

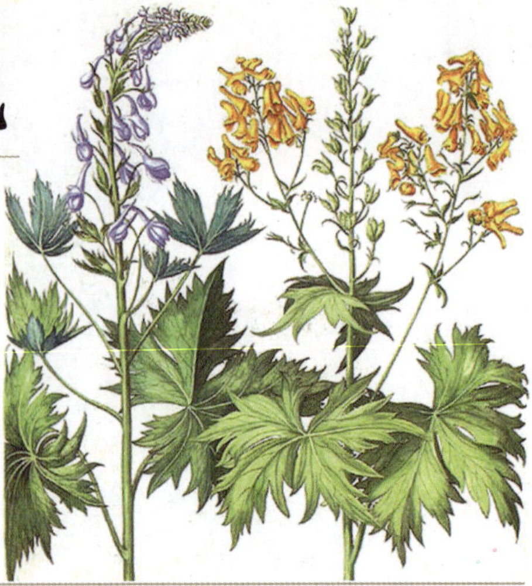

中风是因为人受到虚风而造成的。虚风与正风相对，指与时令所见的反向之风。身体虚弱者受到虚风的侵害，当时可能没有什么病症发作，只是停在肌肤里面，但当再次受到虚风侵害的时候，前后重叠，病症就会因为体虚而发作。

脏腑中风的治疗

中风在《内经》里指的就是偏枯、风痱、风懿、风痹等症，有中腑、中脏、中血脉之分。

虚风伤到脏的表现多为九窍堵塞，如果虚风伤到肝脏则有损眼睛；伤到心脏则口齿不利；伤到脾脏则舌僵便秘；伤到肺脏则鼻塞不通气；伤到肾脏则耳不能听。

续命汤

治疗因为虚风伤到腑导致手足拘急，害怕风寒等症。

用麻黄、防风、细辛、桂心、附子、芍药、防己、党参、川芎、甘草。各等份，水煎服。

大秦艽汤

◆治虚风伤到血脉，肢不能举，口不能言。

将川芎、独活、当归、白芍、石膏、甘草各二两，秦艽三两，羌活、防风、白芷、黄芩、白术、茯苓、生地、熟地各一两，细辛半两。研末，一日三服。

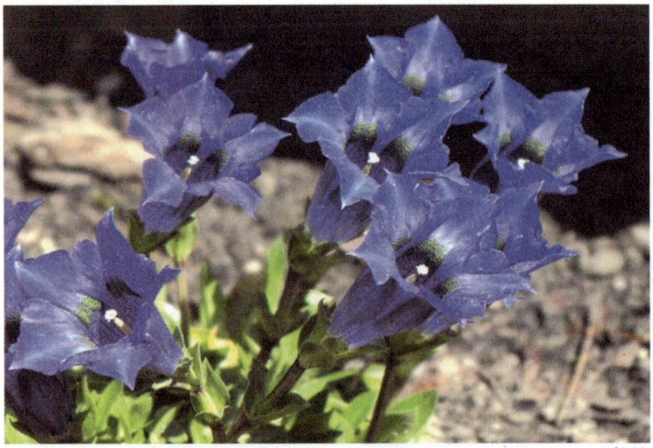

秦艽

太阴病

太阴病，是阳邪感染到体内所致。症状是腹满而且呕吐，饮食不能消化，腹中疼痛。治疗阴经有病很少用到桂枝汤，但是如果患此症而脉浮，就可用桂枝汤微微发汗。如果病人畏寒，可服用理中四逆汤。

桂枝加芍药汤

◆将桂枝、生姜各三两半，甘草（炙）二两，芍药六两，大枣（擘）十二枚。用水七升，煮余三升，去掉药渣，分三服温服。

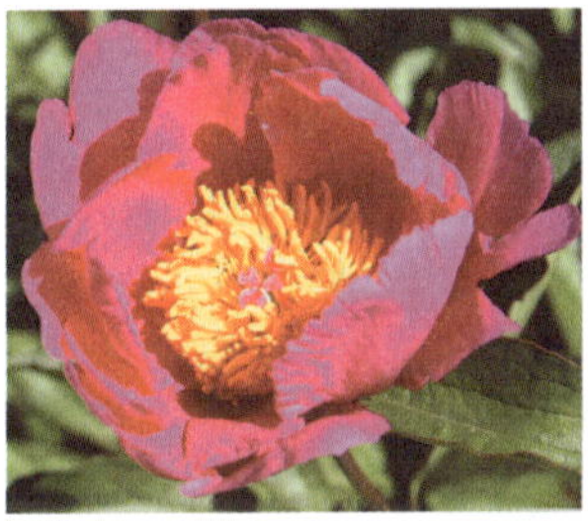

芍药

四逆汤

◆治疗四肢厥逆，恶寒倦卧，呕吐不渴，腹痛下利，舌苔白滑。

将附子（生用，去皮、破八片）一枚，干姜一两半，甘草（炙）二两。一起用水三升，煮余一升二合，去掉药渣，分温两服。强人可大附子一枚，干姜三两。

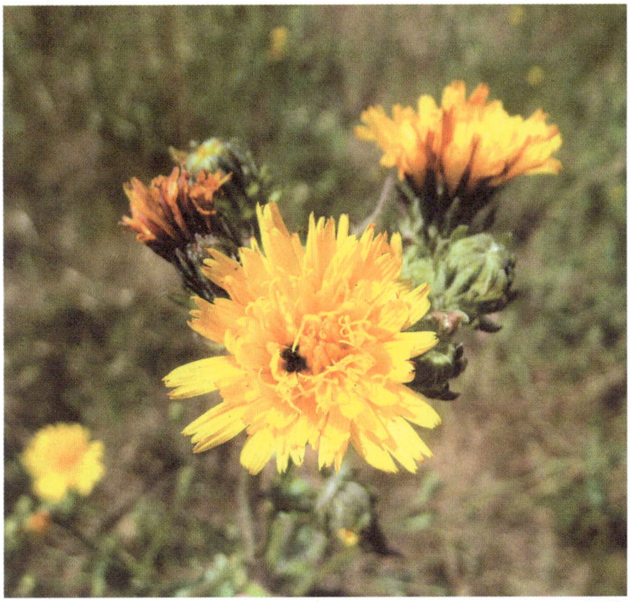

茵陈

理中汤

◆将人参、干姜（炮）、甘草（炙）各一两，白术二两。一起碾碎，每次服用四钱，水煎，去掉药渣，温服。

桂枝加大黄汤

◆将桂枝（一两），芍药（一两半），甘草（炙）半两，大黄（半两，大便实痛者加一两，虚者照本方）一起碾碎，加大枣三枚，生姜四片，水煎温服。

栀子柏皮汤

◆将栀子（擘）十五个，甘草（炙）一两，黄柏二两，用水四升，煮余一升半，去掉药渣，分两服温服。

茵陈五苓散

◆治利湿退黄。

用茵陈蒿末十分，五苓散五分，饭前服用，饮一匙，空腹时用米汤送服，一日三次。

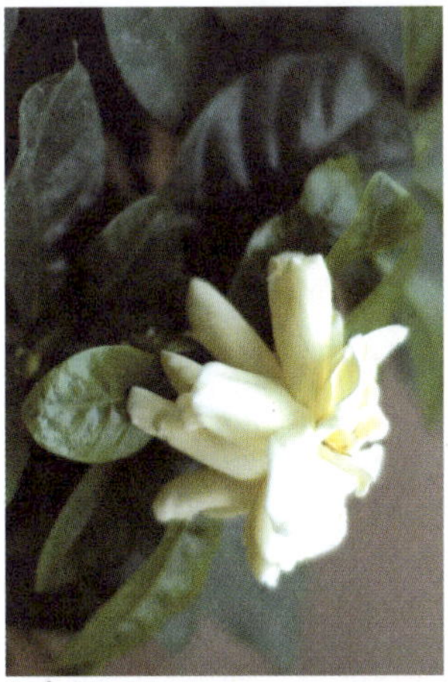

栀子

犀角散

◆治筋脉拘急，头晕目眩，手足僵直等症状。

用犀角屑、麻黄（去根节）、羌活、附子（炮裂，去皮脐）、杏仁（去皮尖，麸炒）各一两，防风（去芦）、桂心、白术、人参、川芎、白茯苓、细辛、当归各三分，石膏二两，甘草（炙赤）半两。每次服用四钱，用水一中盏，入生姜半分，

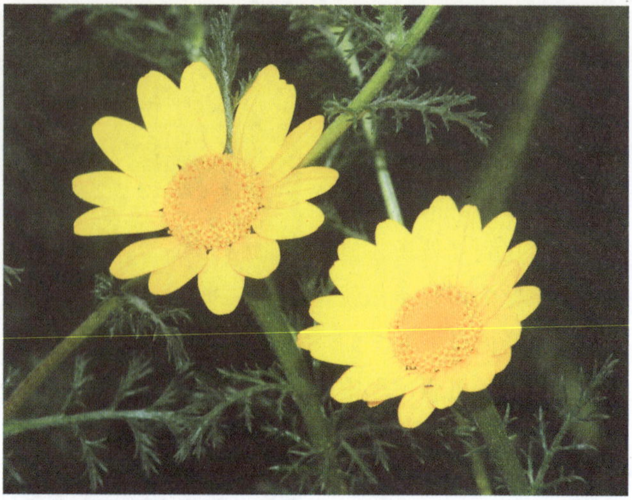

甘菊花

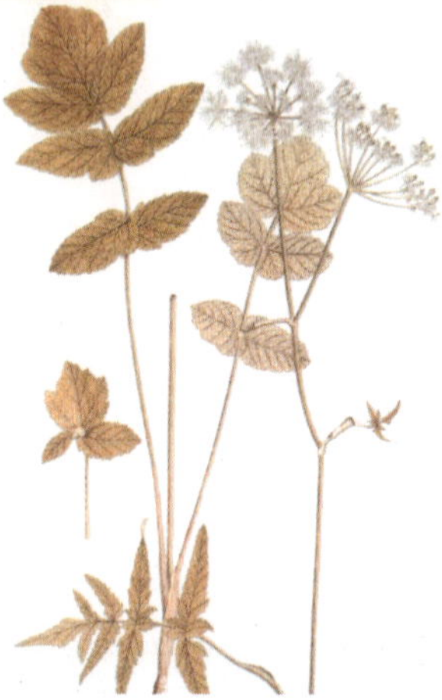

独活

熬至五分，去掉药渣，入竹沥一合，更煎一二沸，随时服用。

麻黄散

◆治汗多恶风，心神颠倒，松悸恍惚，舌僵口干，言语不流利等病症。

将麻黄（去根节）、川芎、升麻、防风（去芦头）、旱防己、桂心、羚羊角屑、酸枣仁各一两，秦艽（去苗）半两。研成末。每次服用四钱，用水一中盏，熬至五分，去掉药渣，入竹沥一合，稍煎温服。

独活散

◆治疗面目黧黑，腰脊痛引小腹痛，两耳虚鸣，骨节疼痛等病症。

用独活（去芦）、附子（炮，去皮脐）、当归（去芦）、防风（去芦）、天麻、桂心各一钱，川芎、甘菊花、枳壳（麸炒）、山茱萸（去核）、黄芪、丹参（去芦）、牛膝（酒浸）、萆薢（酒浸）、甘草（炙）、细辛（去苗）、菖蒲、白术各半钱。用水二盅，生姜五片，熬至一盅，随时服用。

十味香薷饮

◆治疗因中暑导致头痛，头晕，口渴，多汗，呕吐，腹泻等症。

将香薷、人参、陈皮、白术、黄蓍、白扁豆、炙甘草、厚朴、木瓜、茯苓（去皮）各半

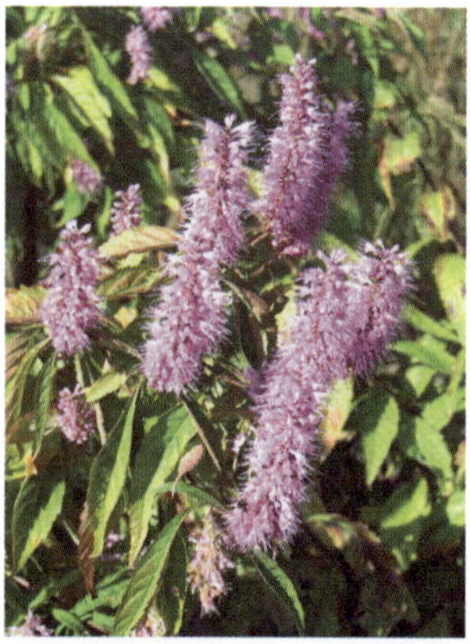

香薷

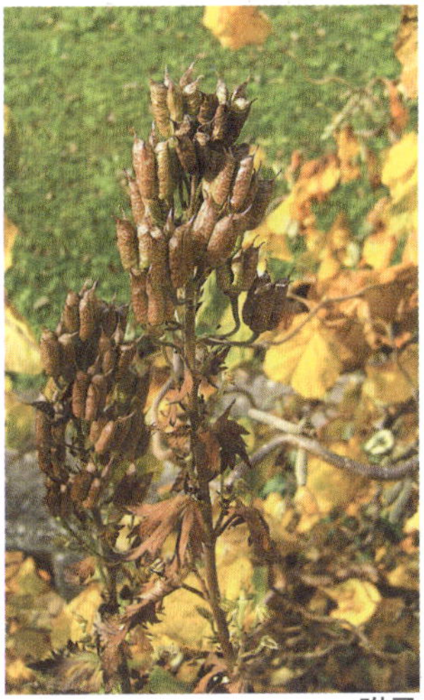
附子

两。研成细末。每次服用二钱，热汤冷水任调下，随时服用。

防风散

◆治疗妇女中风引起的言语不利，四肢拘急，身体发热，头疼目眩，心胸胀闷等症。

将防风（去芦）一两，石膏二两半，麻黄（去节）、防已（去皮）各七钱半，细辛（去穰）、黄芩、川升麻、当归（去芦）、桂心、川芎、赤茯苓（去皮）、甘草（炙）、羌活（去芦）各半两。一起研为粗末，每次服用八钱，用水一中盏半，熬至一大盏，去掉药渣滓，加入淡竹沥一合，更煎使其沸腾一两次，温服，不限时间。

附子散

◆治疗妇女中风引起的筋脉拘急，四肢疼痛，言语不利，心胸胀满等症。

将附子（炮去皮脐）、细辛各七钱半，当归（去芦，炒）、川芎、前胡（去芦）、枳壳（麸炒，去 ）、黄芩、白鲜皮、茯神（去木）、羌活（去芦）、杏仁（麸炒）、汉防已（去皮）、甘草（炙）、麻黄（去节）、桂心各一两。一起研为粗末，每次服用五钱，用水一中盏半，生姜五片，熬至一大盏，去掉药渣滓后温服，不限时间。

羌活散

◆治疗妇女中风引起的筋脉拘急，肢节酸疼，言语不利，头晕目眩等症。

将羌活（去芦）、天麻各一两，川芎、酸枣仁（微炒）各七钱半，蔓荆子、白附子（炮）、柏子仁、牛膝（酒浸）、桂心、薏苡仁、当归

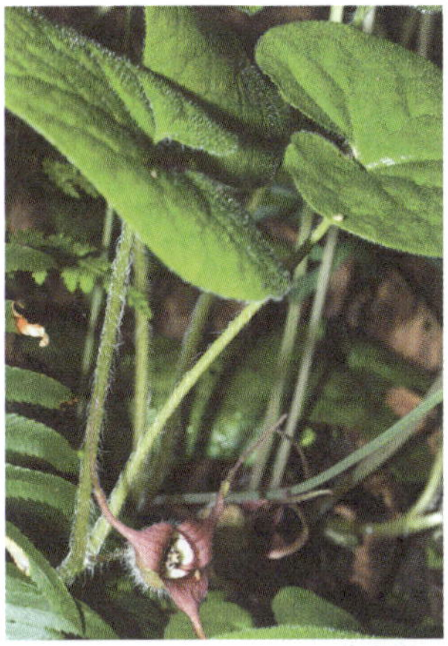
细辛

（去芦，炒）、羚羊角（屑）、乌蛇肉（酒拌炒令黄）、蝉壳（炒）各半

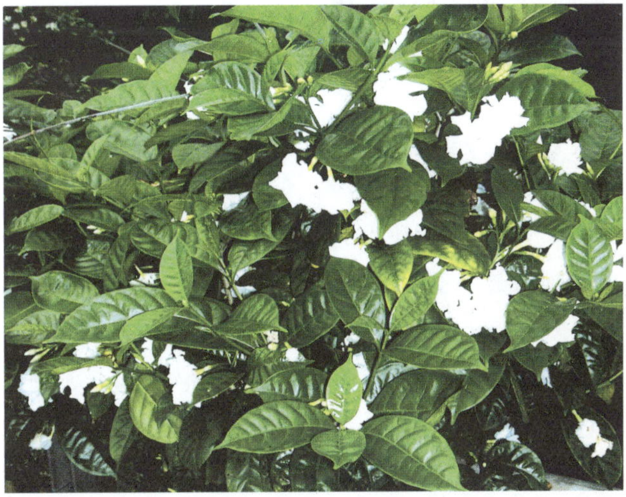
防风

两，麝香（另研）一钱半。一起研为细末后加入麝香再研，研匀，每次服用一钱，豆淋酒调和后服下，不限时间。

南星散

◆可治疗妇女因为中风引起的牙关紧急，四肢僵直，心胸痰涎，咽膈不利等症。

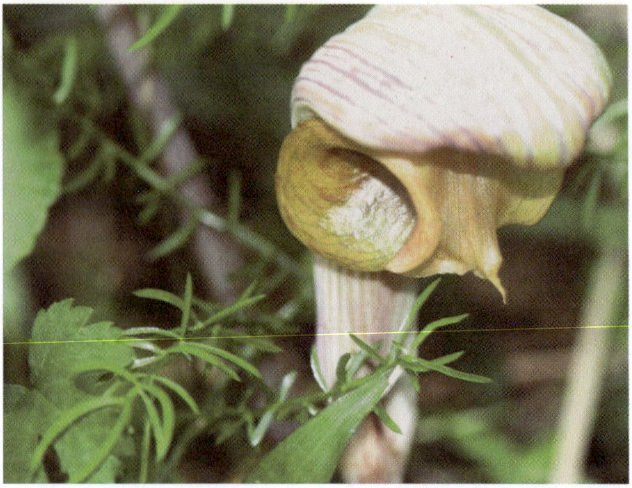
天南星

将天南星(生姜制)、麻黄、黄芪、半夏（汤洗七次，姜制）、赤箭各半两，川乌头（炮，去皮脐）、桂心、蝎梢（生用）各二钱半，麝香（研）半钱。一起研为细末后加入麝香再研，研匀，每次服用一钱，豆淋酒调和后服下，每日两服，不限时间。

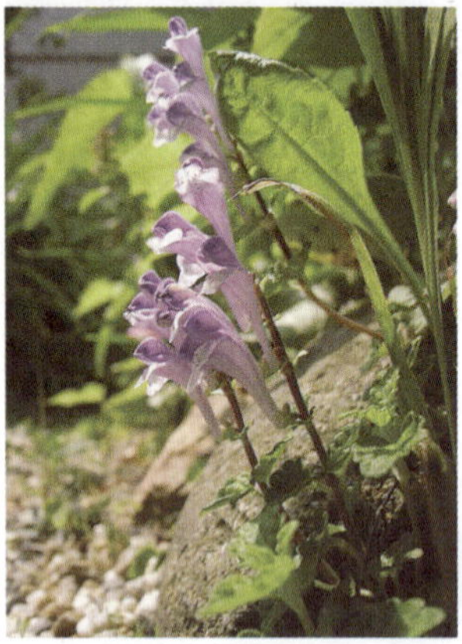
黄芩

木香煮散

◆可治疗身体瘫痪并伴有风湿之症，常服此药可以起到调气、进食、宽中的作用。

将羌活、麻黄（去节）各一两，防风七钱半，白术、陈皮、黑附子（炮）、南木香、槟榔、牛膝、大川乌（炮）、草豆蔻（连皮煨）、杏仁（去皮，麸炒）、人参、白茯苓、川芎、当归、甘草、桂心各半两。一起切片后捣碎，每次服用四钱，用水一大盏半，生姜五片，熬至八分，去掉药渣，热服。

角弓反张

【太医古语】角弓反张

夫妇人角弓反张者，是体虚受风，风入诸阳之经。人之阴阳经络，周环于身，风乘虚入于诸阳之经，则腰背反折挛急，如角弓之状，宜服小续命汤。仲景先生云：太阳病发汗大多致痉，风病下之则痉。《三因方》云：气血内虚，风寒湿热所中则痉。以风能散气，故有汗而不恶寒曰柔痉，寒能涩血，故无汗而恶寒曰刚痉。非专于风湿，因内虚发汗亡血，筋无所荣而然，乃虚象也。窃谓伤寒

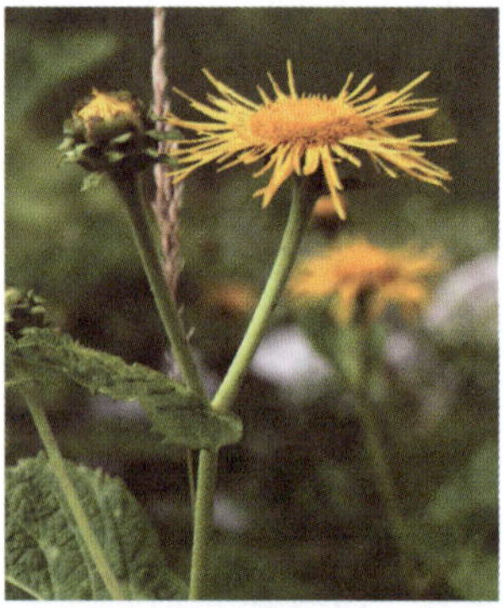
木香

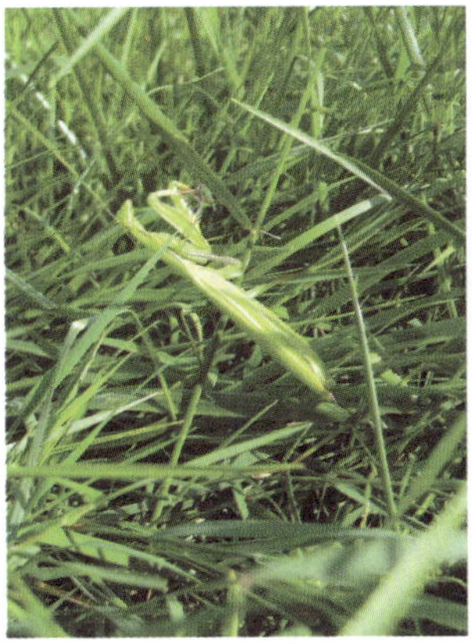

桑螵蛸

汗下过度，与产妇溃疡等病，及因克伐之剂，伤损气血而变。若金衰木旺，先用泻青丸，（幼科肝脏）后用异功散；（幼科吐泻）肾水虚，用六味丸；（杂病虚劳）肝火旺，先用加味小柴胡汤，（热入血室）次用加味四物汤；发热，用加味逍遥散；若木侮脾土，用补中益气汤（杂病伤劳倦）加芍药、山栀；脾经郁结，用加味归脾汤；（杂病健忘）脾土湿热，用大承气汤。（伤寒胃实）大凡病后气血虚弱，用参术浓煎，佐以姜汁、竹沥，时时用之，如不应，用十全大补汤，（杂病虚劳）更不应，加附子或用参附汤，缓则不救。（人参一两，附子二钱，水煎服。）

妇女角弓反张是体虚受风，风入诸阳之经引起的。阴阳经络遍布全身，风邪乘虚入于诸阳之经就会引起妇女腰背反折挛急，如角弓之状。

白僵蚕散

◆治疗妇女中风，角弓反张，口不能言，皮肤发麻疼痛，筋脉抽掣等症。

将白僵蚕（炒）一两，麝香（另研）二钱半，乌蛇肉（炒令黄）、蝉壳（炒）、桑螵蛸（炒）、犀角屑、天麻、独活（去芦）、天南星（炮）、川乌头（炮，去皮脐）、白附子（炮）、朱砂（另研，水飞）、防风（去芦）各半两。一起研为细末，加入之前已研过的药物搅拌均匀，每次服用二钱，温酒调和后服下，每日三服，不限时间。

羚羊角散

◆治疗妇女中风，角弓反张，筋脉拘急，言语不利，心神烦闷等症。

将羚羊角（屑）、鹿角胶（捣碎，炒令黄燥）、赤箭、酸枣仁（炒）、薏苡

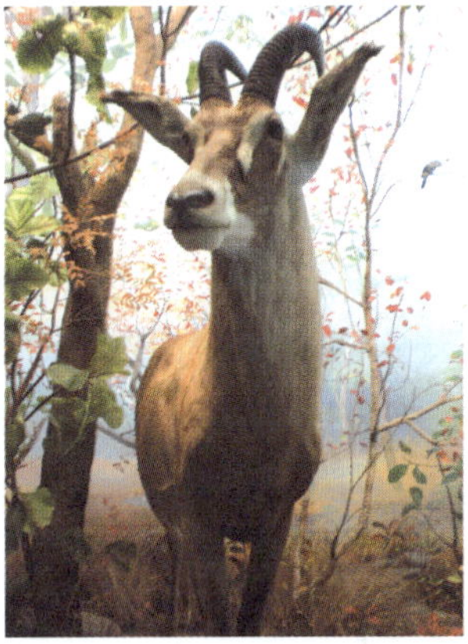

羚羊角可入药

仁各一两，白附子（炮）、川芎、当归（炒去芦）、人参（去芦）各七钱半，羌

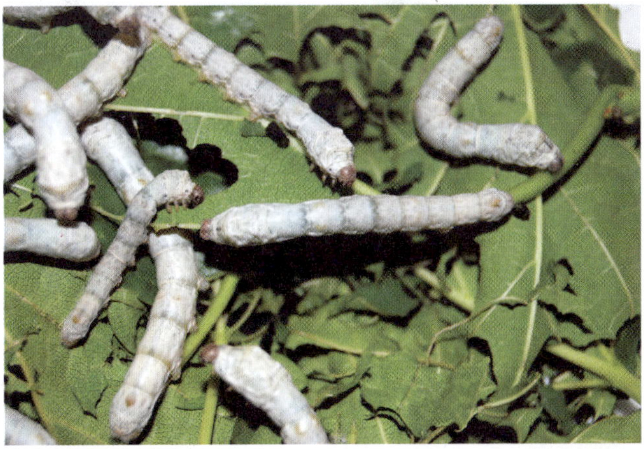

僵蚕

活（去芦）、白鲜皮、地骨皮、柏子仁、蔓荆子、犀角屑各半两），牛黄（另研）、麝香（另研）各二钱半。一起研为细末，加入之前已研过的药物搅拌均匀，每次服用一钱，与薄荷汤同煎后服下，每日三服，不限时间。

紫汤

◆治疗妇女中风，腰脊反张如弓之状。

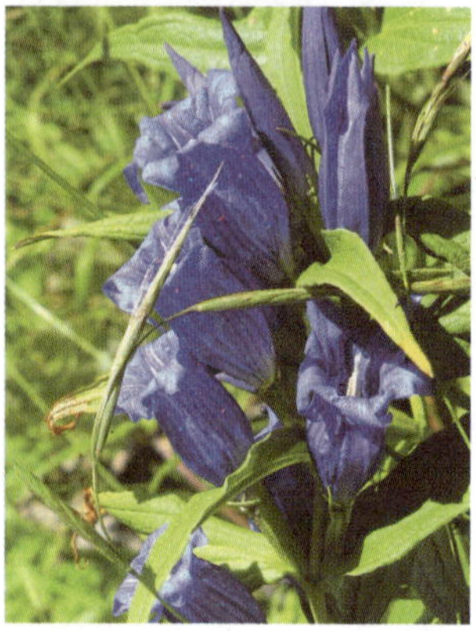

秦艽

将鸡粪白（炒微黄）一合，大豆（炒熟）二合，防风（去芦）一两。一起研为粗末，每次服用五钱，用酒、水各一中盏，熬至六分，去掉药渣，温服，不限时间。

乌蛇丸

◆治疗妇女中风，角弓反张，身体僵直，牙关紧咬等症。

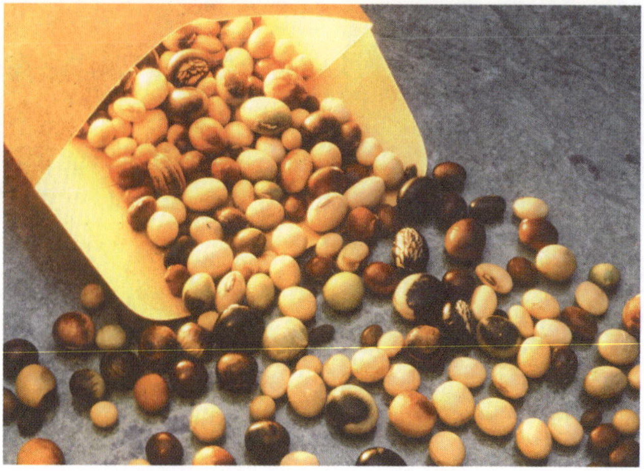

大豆

将乌蛇肉（酒浸）、犀角屑、白附子（炮）、天麻各一两，半夏（汤洗七遍，生姜制）、天南星（炮）、麻黄（去节）、桂心、独活（去芦）、白僵蚕（炒）、晚蚕砂（炒）、干蝎（微炒，各半两）、麝香（另细研）二钱半。一起研为细末，加入研过的麝香搅拌均匀，和蜜捣二、三百下，制成绿豆大的药丸，每次服用三十丸，豆淋酒送下，每日二服，不限时间。

中风不语的治疗

秦艽升麻汤

◆治疗妇女中风后牙关紧咬，口不能张开。

用升麻、干葛、甘草（炙）、芍药、人参各三钱，秦艽、白芷、防风、桂枝各二钱。一起捣碎，连须葱白两根同煎。

省风汤

◆用防风（去芦）、天南星各三钱，半夏（汤洗）、黄芩各二钱，甘草一钱。用水二盅，生姜五片，熬至一盅，不定时服用。

天南星散

◆治妇女中风口噤，四肢拘急，痰气上壅等症。

天南星（姜汁炒黄）、

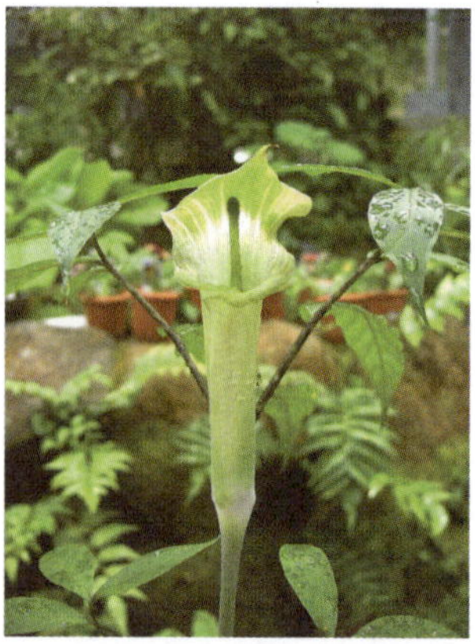

天南星

白附子（炮）、黑附子（炮）、乌蛇肉（酒炙）、全蝎（炒）等份。一起研为细末，每次服用半钱，用生姜汁、温酒调和后服下，不限时间。

走马散

◆可治疗妇女中风口噤，四肢僵直等症。

附子（炮，去皮脐）、天麻各半两，桂心、石膏（研如面）、麻黄（去节）、川乌头（炮，去皮脐）、天南星（炮）、蝎梢各二钱半，麝香（另细研）半钱。一起研为细末，之后加入麝香研匀，每次服用二钱，豆淋酒调和后服下，不限时间。

乌蛇散

◆治妇女中风口噤。

乌蛇肉（酒浸）、干蝎（炒）、白僵蚕（炒）、天南星（炮）、天麻各半两，腻粉（另研）半钱。一起研为细末后加入腻粉研匀，每次服用二钱，用生姜酒调和后服下。

白术酒

◆可治疗妇女中风口噤，不能言语。

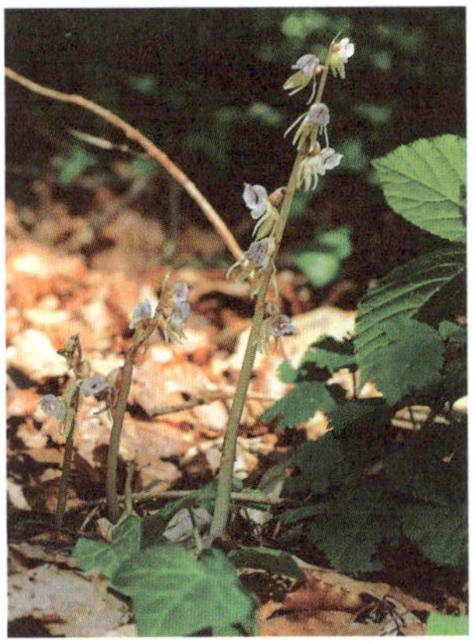

天麻

将白术（锉）、黑豆（炒熟）各三两。用酒四升一起熬至二升，去掉药渣后分四服服用。

手足不遂的治疗

【太医古语】风痹手足不随

夫妇人风痹者，由风寒湿三气合而为痹。风多者为风痹，其状肌肤尽痛。诸阳之经皆起于手足而循行于身体，风寒之气客于肌肤，始为痹，复伤阳经，随其虚处而停滞，与血气相搏，血气行则迟缓，故风痹而复手足不随也。经云：邪之所凑，其气必虚。前证若风邪淫旺，或怒动肝火，血燥筋挛，用加味逍遥散。脾肺气虚，肌肤不仁，手足麻木，用三痹汤。若肾水亏损，不能滋养筋骨，或肝脾血虚而筋痿痹，用六味丸。服燥药而筋挛者，用四物、生甘草。气血俱虚，用八珍汤。何《医林集要》等方，新刊《丹溪心法·附录》云：若人大拇指麻木不仁，或手足少力，或肌肉微掣，三年内必有大风之证，宜先服八风汤、天麻丸、防风通圣散以预防之。殊不知河间云：风者病之末也。所以

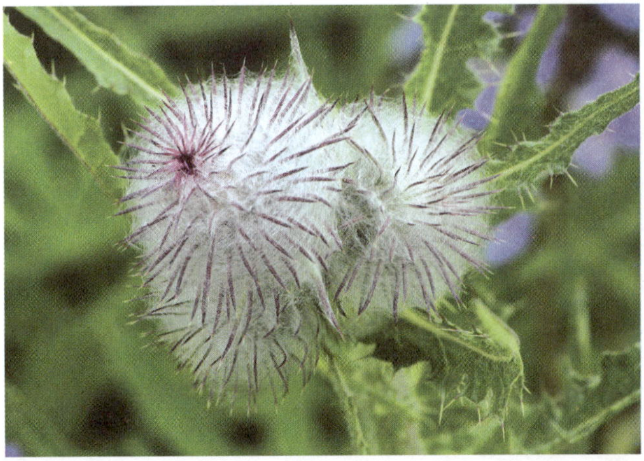

白术

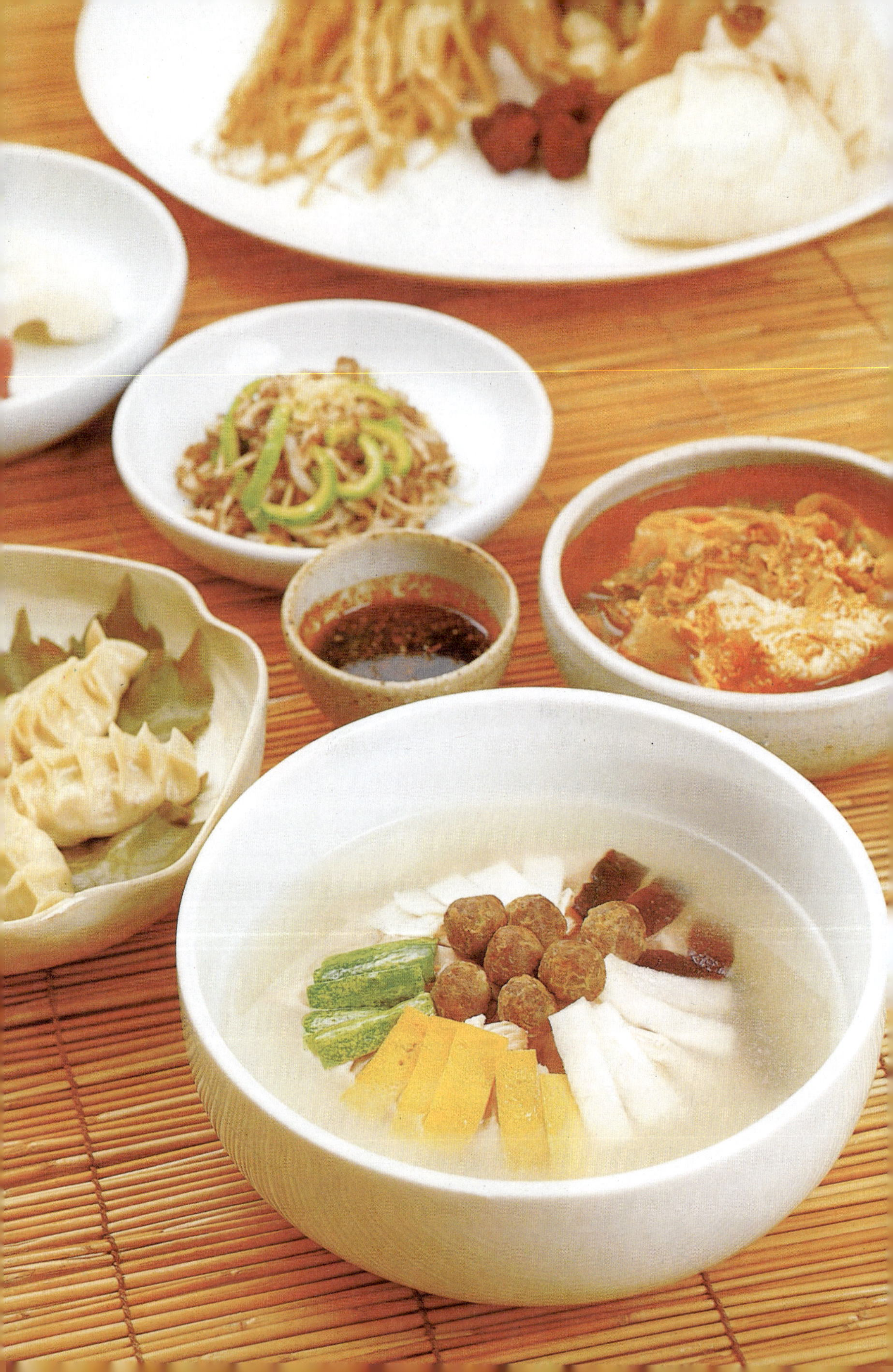

中风有瘫痪者，非谓肝木之风内中，亦非六淫风邪外袭，良由五志过极，心火炽盛，肾水虚衰，不能制之，则阴虚阳实而热气怫郁，心神昏愦，筋骨无用而卒倒无知也。治当以固元气为主。若遽服八风等药，则反伤元气，适足以招风取中。一妇人因怒，吐痰胸满，服二陈、顺气、化痰之剂，半身不遂，内热口干，形气殊倦。余视之，乃肝火炽盛而侮脾土也，用逍遥散、补中益气汤、六味地黄丸。喜其慎疾，年余而愈。一孀妇胸胁胀痛，内热晡热，月经不调，肢体酸麻，不时吐痰，或用清气化痰药，喉间不利，白带腹胀，又用清热理气药，胸膈不宽，肢体时麻。余曰：此本郁怒伤肝脾，前药伤甚耳。朝用归脾汤以解郁结，生脾气，夕用加味逍遥散以生肝血，清肝火，百余剂而愈，后因怒肢体复麻，用补中益气加山栀、茯苓、半夏而痊。后复怒，病再作，月经如注，脉浮洪而数，此肝火伤脾不能摄血

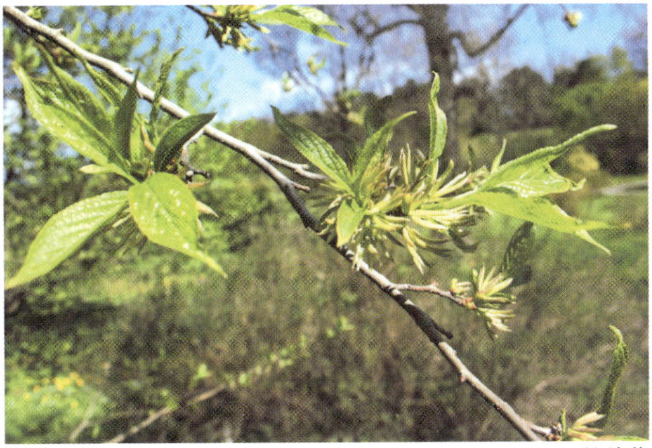
杜仲花

所致也，用六君子汤、芎、当归、炮姜，一剂而血止。用补中益气加炮姜、茯苓、半夏，四剂而胃醒。更用归脾汤、逍遥散调理而痊。一妇人头晕吐痰，用化痰理气药，肢体或麻，服祛风化痰药，肢体常麻，手足或冷或热，此脾土虚而不能生肺金，用补中益气加茯苓、半夏、炮姜，二十余剂，

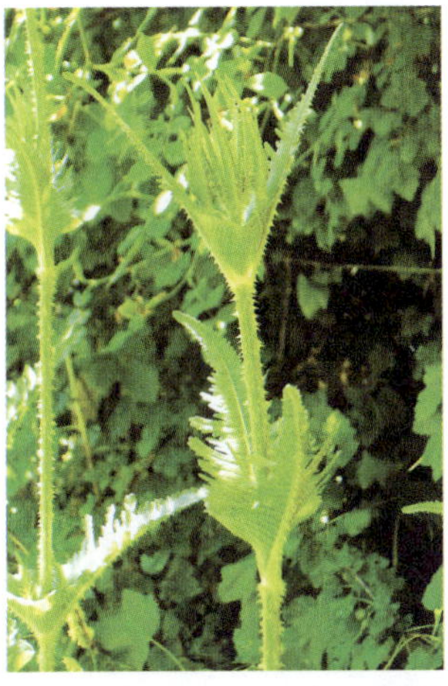
续断

脾气渐复，诸证稍愈。更用加味逍遥散三十余剂而愈。后因怒吐痰，自服清气化痰丸，饮食不进，吐痰甚多，胸胁胀满。余用六君子倍加参术，少加木香，数剂而康。

妇女风痹通常是指由风寒湿侵袭而引起的肢节疼痛或麻木的病症，病因风寒湿三邪中用风邪偏胜，所以常被称为风痹，其典型症状是肌肤疼痛，肢体酸痛。

三痹汤

◆治疗血气凝滞，手足拘挛，风痹、气痹等症。

将川续断、杜仲（锉，姜汁炒去丝）、防风（去芦）、桂心、华阴细辛、人参（去芦）、白茯苓（去皮）、当归（去芦）、白芍药、甘草

（炙）各一两，秦艽（去芦）、生地黄、川芎、川独活（去芦）各半两，黄芪（去芦）、川牛膝（酒浸）各一两。一起切片后捣碎，或者研为细末，每次服用八钱，用水二盏，生姜五片，枣一枚，熬至一盏，去掉药渣后热服，不限时间。

独活汤

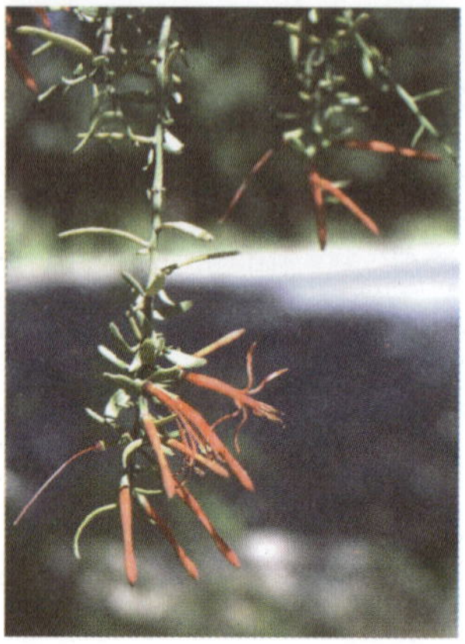

桑寄生

◆可治疗妇女风痹，肢体活动不协调，身体疼痛，言语不利，筋脉拘急等症。

将独活（去芦）、桑寄生、牛膝（酒浸）、秦艽（去芦）、赤茯苓（去皮）、桂心、防风（去芦）、附子（炮，去皮脐）、当归（炒，去芦）、生干地黄各一两，杜仲（锉，炒去丝）、细辛（去苗）、川芎、赤芍药各七钱半，甘草（炙）半两。一起切片后捣碎，每次服用八钱，用水一中盏半，熬至一大盏，去掉药渣，温服，不限时间。

乌蛇散

◆治疗妇人风痹，手足部顽固性麻木，筋脉抽搐，口眼不正，言语不利等症。

将乌蛇肉（酒拌炒）、土蜂儿（炒）、天南星（炮）、天雄（炮，去皮脐）、赤箭麻黄（去节）、薏苡仁、川芎各一两，羚羊角屑、干蝎（微炒）、桑螵蛸（微炒）、桂心、朱砂（研，水飞）各半两，当归（炒，去芦）、酸枣仁（炒）、柏子仁各七钱半。一起研为细末后加入朱砂药研匀，每次服用一钱，饭前温酒调和后服下。

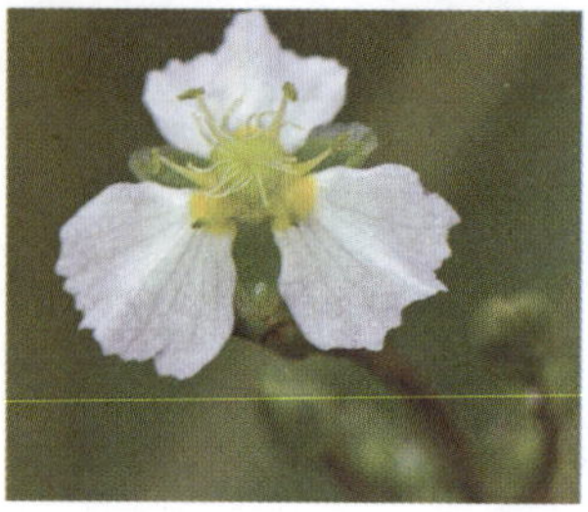

泽泻

东垣羌活汤

◆可治疗妇人湿热身重，眩晕麻木，小便赤涩，下焦痿软，无法行走等症。

将羌活、防风、柴胡各一钱，藁本、独活、茯苓、泽泻、猪苓、黄芪（炒）、甘草（炙）、陈皮、黄柏（酒炒黑）、黄连（炒）、苍术、升麻、川芎各五分。一起用水煎

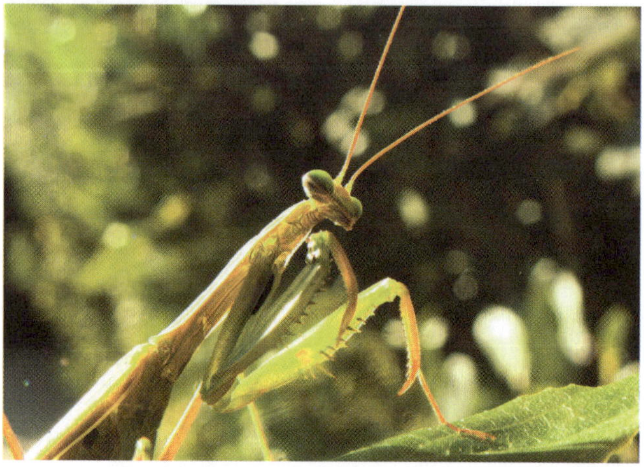

桑螵蛸

过后服用。

甘草附子汤

◆可治疗风湿相搏引起的骨节疼痛，不时抽痛，不能伸屈，受压时疼痛加剧，汗出短气，小便难以排出，怕风等症。

将甘草（炙）一两，附子（一枚，重一两三四钱，炮，去皮尖），白术（炒）一两，桂枝二两。每次服用五钱，用水煎过后服下。

自汗体虚的治疗

白天既不疲劳，也无明显诱因而时时汗出，动辄益甚的症状被称为自汗。

独活汤

◆治疗风虚昏愦，没有知觉，手足拘急，坐卧不能，发寒热。

将川独活、羌活、人参、防风、当归（前五味各去芦）、细辛（去苗）、茯神（去木）、半夏（汤洗七次，切片子）、桂心、白薇、远志（去心）、菖蒲、川芎各半两，甘草（炙）七钱半。一起切片后捣碎，每次服用八钱，用水一盏半，姜五片，熬至七分，去掉药渣后温服，不限时间。

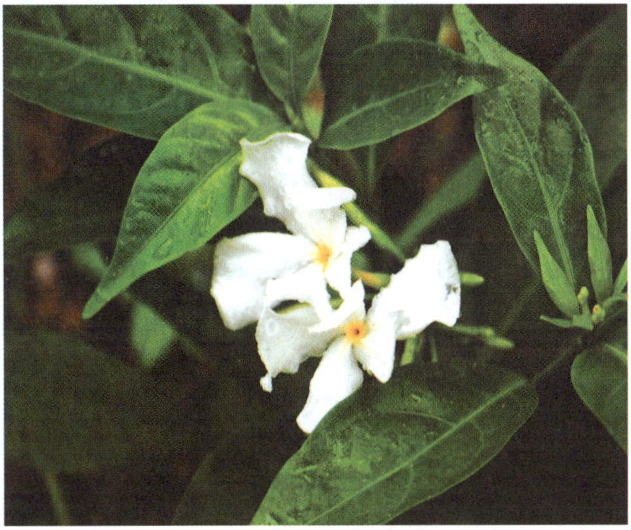

防风

续命煮散

◆治疗风气留滞，心中昏愦，四肢无力，口眼乱动，津液流失，口渴欲饮等症。

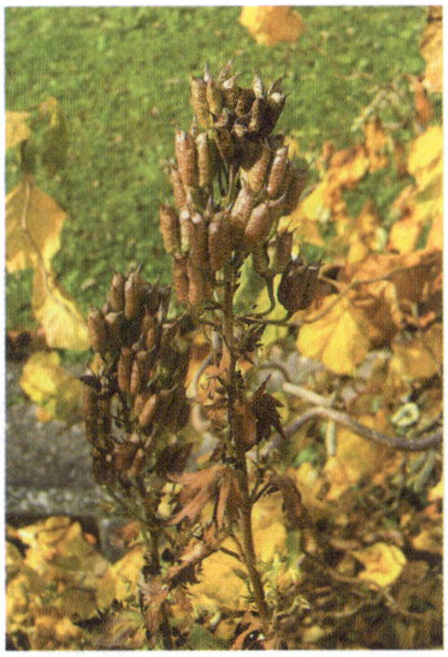

附子

将防风、独活、当归、人参、细辛、葛根、芍药、川芎、甘草、熟地黄、黄芪、半夏、远志（去心）、荆芥穗各半两，桂心七钱半。一起切片后捣碎，每次服用五钱，用一盏水生姜三大片，熬至七分，去掉药渣后温服，不限时间。如果汗多不止，可在上述药方中加入牡蛎粉一分半。

补遗防风白术牡蛎散

◆可治疗中风，自汗不止等症。

将白术、牡蛎（煅）、防风各等份。一起研成细末，用酒调和后服下，米汤送服亦可，每日三服，即可治愈。如果病症没有好转，可服用黄芪建中汤。

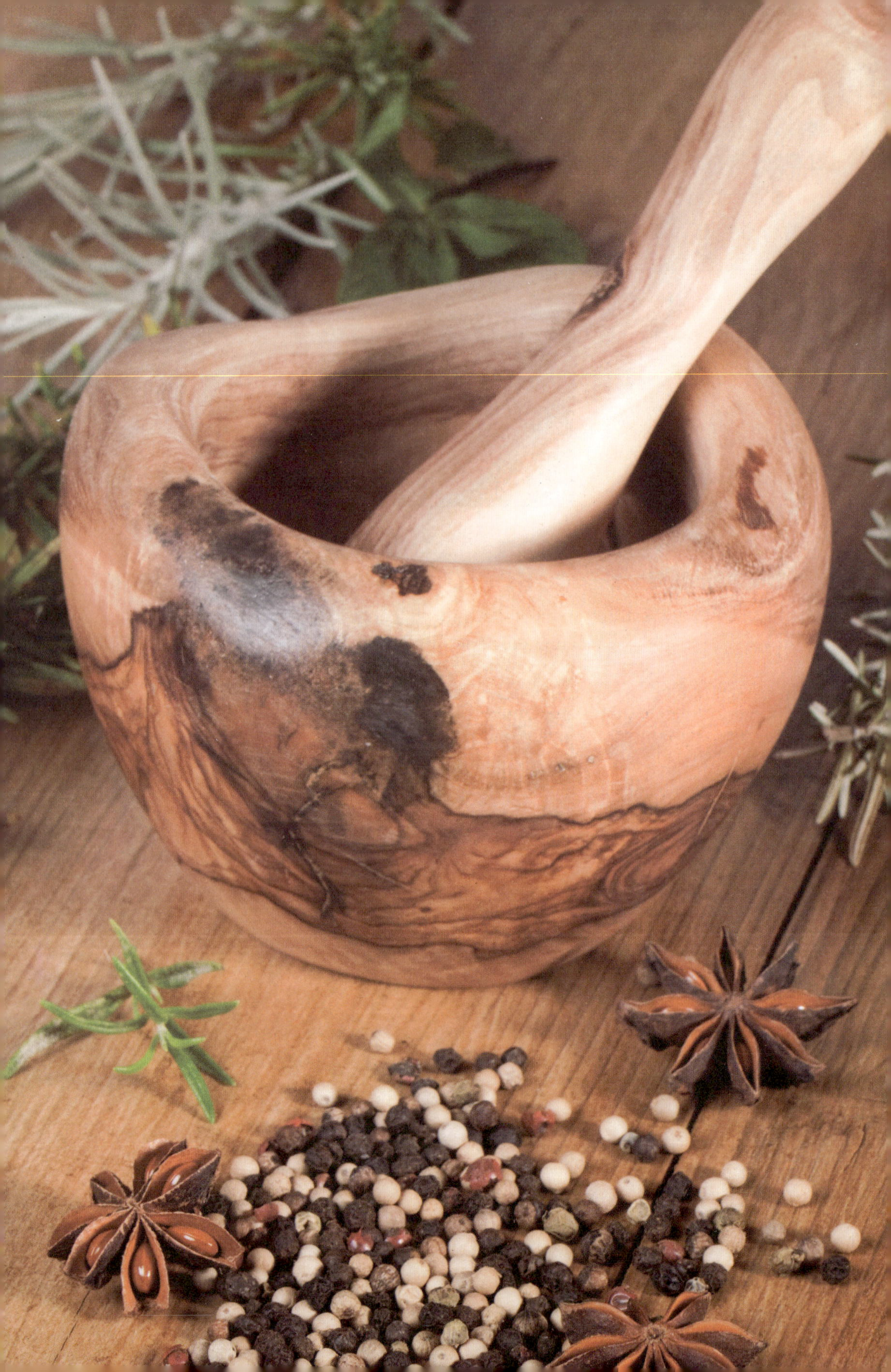